高等学校医学规划教材
（供临床、全科、基础、预防、护理、口腔、检验、药学等专业用）

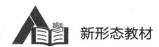
新形态教材

医学寄生虫学

Yixue Jishengchong xue

（第2版）

主　编　梁韶晖
副主编　段义农　彭鸿娟　季旻珺　刘登宇

编　委（以姓氏笔画为序）
王　飞　同济大学
方　强　蚌埠医学院
刘文权　温州医科大学
刘登宇　广西医科大学
吴家红　贵州医科大学
张青锋　同济大学
陈金铃　南通大学
季旻珺　南京医科大学
柳建发　宁波大学
段义农　南通大学
夏　惠　蚌埠医学院
黄慧聪　温州医科大学
梁韶晖　温州医科大学
彭礼飞　广东医科大学
彭鸿娟　南方医科大学
谭　峰　温州医科大学

高等教育出版社·北京

内容提要

　　本书为高等学校医学规划教材之一,针对医学院校本科生教学的特点和要求,在第1版基础上修订而成。全书共分5篇20章,包括总论、医学原虫学、医学蠕虫学、医学节肢动物学和寄生虫病实验诊断技术等内容。结合我国国情,重点阐述了常见的严重危害人体健康的寄生虫和重要病媒节肢动物,对少见但具有潜在威胁的人体寄生虫也做了介绍,涉及人体寄生虫和病媒节肢动物100余种。每章后均附小结和复习思考题,并配有数字课程,实现教学内容的拓展、丰富与及时更新,体现了教材的科学性、先进性及系统性。

　　本教材适合于高等医学院校临床、全科、基础、预防、护理、口腔、检验、药学等专业本科生使用,也可作为临床医务工作者、疾病控制与卫生防疫人员和科研人员的参考书。

图书在版编目(CIP)数据

　　医学寄生虫学 / 梁韶晖主编 . --2 版 . -- 北京：
高等教育出版社,2022.2(2023.2重印)
　　供临床、全科、基础、预防、护理、口腔、检验、药
学等专业用
　　ISBN 978-7-04-057766-2

　　Ⅰ. ①医… Ⅱ. ①梁… Ⅲ. ①医学 – 寄生虫学 – 医学
院校 – 教学参考资料 Ⅳ. ① R38

　　中国版本图书馆 CIP 数据核字(2022)第 012650 号

策划编辑　初　瑞	责任编辑　杨利平	封面设计　张　志	责任印制　耿　轩

出版发行	高等教育出版社	网　　址	http://www.hep.edu.cn
社　　址	北京市西城区德外大街4号		http://www.hep.com.cn
邮政编码	100120	网上订购	http://www.hepmall.com.cn
印　　刷	三河市吉祥印务有限公司		http://www.hepmall.com
开　　本	787mm×1092mm　1/16		http://www.hepmall.cn
印　　张	21.25	版　　次	2013 年 1 月第 1 版
字　　数	544 千字		2022 年 2 月第 2 版
购书热线	010-58581118	印　　次	2023 年 2 月第 3 次印刷
咨询电话	400-810-0598	定　　价	48.00元

数字课程（基础版）

医学寄生虫学

（第2版）

主编　梁韶晖

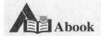

医学寄生虫学（第2版）

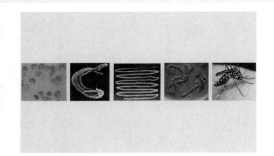

《医学寄生虫学（第2版）》数字课程与纸质教材一体化设计，紧密配合。数字课程包括教学视频、教学PPT、自测题，可供学习《医学寄生虫学（第2版）》课程的师生根据实际需求选择使用，也可供相关工作的读者参考使用。

| 用户名： | 密码： | 验证码： | 5360 忘记密码？ | 登录 | 注册 |

http://abook.hep.com.cn/57766

扫描二维码，下载Abook应用

前　言

　　本教材是高等学校医学规划教材。教材依据普通高等学校医学类本科专业教学质量国家标准和医学寄生虫学教学大纲的要求，既遵循"三基"（基本理论、基本知识和基本技能）的基本原则，又兼顾高阶性、创新性和适用性的基本要求。教材强调"以学生为中心"的教学理念，突出基础与临床的结合，注重学生综合能力的培养。

　　教材包括总论、医学原虫学、医学蠕虫学、医学节肢动物学和寄生虫病实验诊断技术等内容，仍然遵循按寄生虫生物学分类排序的编写体系，强调系统性、逻辑性，以方便学生学习。各高校可根据医学本科专业和课时数的不同，对教学内容进行适当取舍。

　　本版教材在总结第1版编写和使用情况的基础上，针对性地进行了如下修订：运用"互联网+"技术手段，使纸质教材和数字课程相融合，除了纸质教材外，依托高等教育出版社的数字课程平台提供教学视频、教学PPT、自测题等数字化学习资源；总论中更新了寄生虫病防治与研究的趋势与进展，各论中更新了寄生虫病流行与控制方面的资料；增加了近年来临床诊断的蠊缨滴虫、耐格里属阿米巴等引起的罕见或少见寄生虫病的简要介绍；附录中增加了医学寄生虫学病相关国家标准和卫生行业标准的数字资源。

　　本教材由温州医科大学、南通大学、南方医科大学、南京医科大学、广西医科大学、同济大学、贵州医科大学、广东医科大学、蚌埠医学院、宁波大学等10所高校长期在医学寄生虫学教学一线工作的专家、教授编写而成。教材编写过程中参考了国内外有关教材、专著和图谱，特此一并致以衷心的感谢。

　　本教材是在全体编写人员共同努力下完成的。由于编者水平和时间有限，书中难免存在不足之处，恳请同行专家和广大师生在使用本教材过程中，将发现的问题及时反馈给我们，以便今后加以修正，我们将不胜感谢。

梁韶晖

2021年11月

目 录

第一篇 总 论

第二篇　医学原虫学

第三篇　医学蠕虫学

第四篇 医学节肢动物学

第五篇 寄生虫病实验诊断技术

01

第一篇 | 总 论

　　医学寄生虫学（medical parasitology）是研究与人体健康有关的寄生虫的形态结构、生长发育、繁殖规律及其与人体和外界环境因素相互关系的一门学科。医学寄生虫学包括医学原虫学（medical protozoology）、医学蠕虫学（medical helminthology）和医学节肢动物学（medical arthropodology）3 部分内容。它是临床医学、预防医学等医学类专业的一门基础课程。

第一章

引 言

第一节　寄生虫对人类的危害

寄生虫对人类的危害包括作为病原体引起寄生虫病和作为媒介传播疾病，以及由此对人类健康和社会经济发展造成的巨大损失。

寄生虫病遍及全球，尤其是地处热带和亚热带的发展中国家，寄生虫病的发病率和死亡率均很高。联合国开发计划署、世界银行、世界卫生组织联合倡议的热带病研究与培训特别规划（UNDP/World Bank/WHO Special Programme for Research and Training in Tropical Diseases，TDR）2000 年公布要求重点防治的 10 种主要热带病中，除麻风病（leprosy）、登革热（dengue fever）、结核（tuberculosis）外，其余 7 种都是寄生虫病，包括疟疾（malaria）、血吸虫病（schistosomiasis）、利什曼病（leishmaniasis）、淋巴丝虫病（lymphatic filariasis）、盘尾丝虫病（onchocerciasis）、非洲锥虫病（African trypanosomiasis）和美洲锥虫病（American trypanosomiasis）。

根据 WHO（2019 年）发布的资料，目前全球有将近一半人口面临疟疾感染风险。2018 年全球疟疾病例为 2.28 亿例，其中大部分病例在非洲（2.13 亿例，占 93%），其次是东南亚（3.4%）和东地中海（2.1%）；2018 年全球疟疾死亡人数 40.5 万人，其中非洲占 94%，主要死亡病例发生在 5 岁以下儿童（占 67%）。血吸虫病流行于全球的 78 个国家和地区，感染者达 2 亿余人。利什曼病主要流行于热带和亚热带地区，每年约有 70 余万新发病例和 2 万余死亡病例。淋巴丝虫病流行于全球 50 余个国家和地区，约 9 亿人生活在受到淋巴丝虫病感染威胁的地区，因患淋巴丝虫病而致残的高达 4 000 余万人。盘尾丝虫病主要流行于非洲的 31 个国家。在非洲和中南美洲流行的非洲锥虫病和美洲锥虫病约有数百万感染病例。

此外，其他寄生虫病对人类健康的危害也不容忽视。土源性肠道蠕虫感染仍然十分严重，尤其在亚洲、非洲、拉丁美洲的农业地区，据估计全球有超过 15 亿人感染蛔虫、钩虫、鞭虫；溶组织内阿米巴、华支睾吸虫、并殖吸虫、带绦虫等寄生虫感染率仍较高。

在经济发达国家，寄生虫病虽然不像发展中国家那样严重流行，但也是重要的公共卫生问题。如阴道毛滴虫、蓝氏贾第鞭毛虫感染和粪类圆线虫病等寄生虫病在发达国家也受到关注；弓形虫、隐孢子虫等机会性致病寄生虫（opportunistic parasite）引起的感染已成为艾滋病患者等免疫缺陷人群死亡的主要原因之一；此外，异尖线虫病、输入性疟疾和锥虫病等在日本、欧美等经济发达国家也常有报道。

寄生虫病不仅影响患者的健康和生活质量，而且也造成社会经济的巨大损失，如劳动力的丧失、工作效率的降低、额外的治疗费用和预防费用等。如据 WHO（2019 年）资料报道，2018 年，全球仅用于疟疾控制和消除的费用就高达 27 亿美元。此外，如棘球蚴病、猪囊尾蚴病、旋毛虫病等人兽共患寄生虫病也会给经济发达地区的畜牧业造成重大损失。

第二节 中国寄生虫病防治的成就、现状及任务

中国疆域辽阔，大部分地区处于温带和亚热带地区，自然条件千差万别，动物种群极为丰富，人民的生活和生产习惯复杂多样，加之社会和历史的因素，中国曾是寄生虫病种类多且流行严重的国家之一。新中国成立初期，严重危害人民身体健康的五大寄生虫病分别是疟疾、血吸虫病、丝虫病、黑热病和钩虫病。据 1954 年不完全统计，全国有 694 万疟疾患者，20 世纪 70 年代初，黄淮平原出现大规模的疟疾爆发流行，5 个省发病人数高达 2 198 万，疟疾给人民健康和社会发展造成了严重危害，经过数十年的积极防治，成效极为显著，至 2019 年，全国仅报告疟疾 2 674 例，均为境外输入病例，无本土感染病例。据 20 世纪 50 年代的调查，日本血吸虫病流行于我国长江流域及其以南的 12 个省（区、市），1 000 余万人受感染，经过 60 多年的防治，至 2017 年，12 个省（区、市）分别达到消除疾病、阻断传播或控制传播的标准，据抽查结果推算，全国感染者为 37 601 例。20 世纪 50 年代，我国 16 个省（区、市）的 864 个县曾经流行丝虫病，估算全国患者累计 3 099 万，经过半个多世纪的防治，于 2006 年在全国范围内实现了消除丝虫病的成效。1951 年，我国流行于长江以北 16 个省（区、市）的黑热病患者达 53 万，1958 年在我国大部分流行区基本消灭黑热病。20 世纪 50 年代，我国钩虫感染者 2 亿多人，感染率高达 50% 以上，据 2018 年发布的 2015 年全国人体寄生虫病现状调查报告，我国钩虫感染率为 2.62%，推算全国感染人数为 1 697 万人。与 2001～2004 年全国人体重要寄生虫病现状调查结果比较，2018 年发布的 2015 年全国人体寄生虫病现状调查报告表明，我国土源性线虫病感染率大幅下降，钩虫感染率从 6.12% 下降至 2.62%，蛔虫感染率从 12.72% 下降至 1.36%，鞭虫感染率从 4.64% 下降为 1.02%。

尽管中国在寄生虫病防治方面取得了举世瞩目的成就，但是寄生虫病仍然是重要的公共卫生问题。如血吸虫病的流行区地形复杂，螺区分散，钉螺控制难度大，加之多种动物保虫宿主的存在容易引起疫情复燃，同时经济全球化下的人口流动及输入性血吸虫病传播媒介的入侵风险，都为血吸虫病的监测和防治增添了难度；2018 年以来，虽无本土蚊传播感染疟疾病例，但输入性疟疾病例数仍居高不下，因输入性传染源导致本地疟疾传播的潜在风险依然不容忽视；黑热病虽已基本消灭 60 余年，但每年仍有数百例新发病例。因此血吸虫病、疟疾、黑热病的最终消除尚需不懈努力。一些组织内寄生虫病如棘球蚴病、猪囊尾蚴病和旋毛虫病等在中国部分地区还是常见和多发病种，尤其是棘球蚴病每年仍有数千例新发病例，已成为流行区人民因病返贫的重要人兽共患病。中国人口众多，地区间经济发展不平衡，寄生虫感染人数仍然巨大，据 2015 年全国人体寄生虫病现

状调查报告推算，钩虫、蛔虫、鞭虫、原虫、华支睾吸虫、蛲虫和带绦虫感染人数分别为1 697万、882万、660万、642万、598万、214万和37万，一些省或局部地区人群土源性线虫感染仍然严重，甚至高达20%以上。随着中国市场开放和一些不良饮食习惯的存在，食源性寄生虫病（food-borne parasitic disease）的种类和发病人数也在不断增加，如华支睾吸虫在广东、广西、吉林和黑龙江等省仍有流行，部分地区感染严重。此外，随着国际交往的日益频繁，一些输入性境外寄生虫病，如卵形疟疾、罗阿丝虫病、曼氏血吸虫病、埃及血吸虫病、锥虫病等在中国也时有报道。

随着中国社会经济的发展及流行区环境条件的变化，寄生虫病防治工作面临着新情况、新问题和新要求。人群寄生虫感染情况是国际上公认的衡量一个国家卫生文明水平的重要标志。因此，为了进一步巩固和扩大寄生虫病防治成果，必须进一步完善防治计划、策略和措施，加大寄生虫病重点地区、重点人群、重点病种的防治力度，开拓创新，为健康中国、美丽中国建设做出更大贡献。实现中华民族伟大复兴的中国梦，寄生虫病防治工作者大有可为，任重而道远。

小 结

2000年TDR公布要求重点防治的7种寄生虫病为疟疾、血吸虫病、利什曼病、淋巴丝虫病、盘尾丝虫病、非洲锥虫病、美洲锥虫病。

新中国成立初期，严重危害人民身体健康的五大寄生虫病分别是疟疾、血吸虫病、丝虫病、黑热病和钩虫病。

中国在寄生虫病防治方面取得了举世瞩目的成就，但是寄生虫病仍然是重要的公共卫生问题。

中国的寄生虫病防治工作面临新情况、新问题和新要求，为了进一步巩固和扩大寄生虫病防治成果，必须进一步完善防治计划、策略和措施，加大寄生虫病重点地区、重点人群和重点病种的防治力度。

复习思考题

1. 寄生虫对人类有哪些危害？
2. 简述中国寄生虫病防治的成就、现状及任务。

（梁韶晖）

数字课程学习

▶ 教学视频　　　⬇ 教学PPT　　　✐ 自测题

第二章
寄生虫生物学

第一节　寄　生　现　象

在漫长的生物进化过程中，生物与生物之间形成了各种错综复杂的关系。一种生物在其生命中的某一阶段或终生与另一种生物存在着共同生活的关系，就称为共生（symbiosis）。根据共生生活中的 2 种生物之间的相互依赖程度和利害关系可分为互利共生、共栖和寄生 3 种类型。

一、互利共生

2 种生物生活在一起，双方互相依赖，彼此受益，称为互利共生（mutualism）。互利共生一般是专性的，因为共生的任何一方都不能独立生存。例如白蚁和其消化道中的鞭毛虫，白蚁不能合成和分泌纤维素酶，所以不能消化食入的木质纤维素，而生活在白蚁消化道内的鞭毛虫却能合成纤维素酶，并能利用白蚁食入的木质纤维素作为营养来源，白蚁则以鞭毛虫的代谢产物作为营养来源而生存，两者互相依存，不可分离。

二、共栖

2 种生物生活在一起，其中一方从共同生活中受益，另一方既不受益也不受害，这种关系称为片利共生，又称共栖（commensalism）。如生活在人口腔中的齿龈阿米巴，以细菌、食物颗粒和死亡的上皮细胞为食，但不损害宿主的口腔组织，也不被宿主伤害。

三、寄生

2 种生物生活在一起，其中一方受益，另一方受害，后者给前者提供营养物质和居住场所，这种关系称寄生（parasitism）。在寄生关系中，受益的一方称为寄生物，如病毒、立克次体、细菌、真菌、寄生虫等，受害的一方称为宿主（host）。寄生虫（parasite）是指营寄生生活的单细胞的原生动物和多细胞的无脊椎动物，如原虫、吸虫、线虫、绦虫与节肢动物。寄生虫永久或暂时地在宿主的体表或体内生存，并通过夺取宿主营养、机械性损害、损伤性炎症或免疫病理反应等综合作用损害宿主。

第二节　寄生虫生活史、寄生虫与宿主的类型

一、寄生虫生活史

寄生虫生活史（life cycle of parasite）是指寄生虫完成一代生长、发育和繁殖的整个过程。它包括寄生虫侵入人体的途径，虫体在宿主内移行、定居和离开宿主的方式，以及发育过程中所需的宿主（包括传播媒介）种类和内外环境条件等。寄生虫生活史中对人有感染性的阶段称为感染阶段（infective stage）。寄生虫种类繁多，其生活史具有多样化的特点，根据寄生虫完成整个生活史过程是否需要经历宿主转换，可将寄生虫生活史分为直接型与间接型 2 种类型。

1. 直接型生活史　是指不需要更换宿主的寄生虫生活史，即完成全部生活史只需 1 种宿主，排离宿主的寄生虫某些阶段即具有感染性或可在外界直接发育为感染阶段，经空气、接触皮肤、污染食物或饮水而感染人体。如阴道毛滴虫滋养体、溶组织内阿米巴成熟包囊在排离宿主后即具有感染性；蛔虫卵、钩虫卵排离宿主后可在外界直接发育为感染期虫卵或感染期幼虫而感染人体。

2. 间接型生活史　是指需要更换宿主的寄生虫生活史，即完成全部生活史需要 1 种以上的宿主，寄生虫需在中间宿主或媒介节肢动物体内发育到感染阶段后才能感染人体。如卫氏并殖吸虫、丝虫、链状带绦虫等蠕虫和疟原虫、杜氏利什曼原虫等。

二、寄生虫及其类型

寄生虫种类繁多，根据其与宿主的关系，可将寄生虫分为下列几种类型。

1. 体外寄生虫（ectoparasite）和体内寄生虫（endoparasite）　体外寄生虫是指寄生在宿主体表或暂时侵犯表皮组织的寄生虫，主要为蚊、蚤、蜱、螨等节肢动物，通常在吸血时才接触宿主，饱食后即离开。体内寄生虫是指寄生在宿主体内组织、器官、细胞内或体液中的寄生虫，如寄生于人体肝细胞和红细胞内的疟原虫、肠道内的似蚓蛔线虫、组织内的猪囊尾蚴等。

2. 专性寄生虫（obligatory parasite）和兼性寄生虫（facultative parasite）　专性寄生虫是指其生活史全部或至少其中部分阶段必须营寄生生活，否则不能生存的寄生虫，如丝虫生活史各阶段均营寄生生活，钩虫的幼虫可在土壤等外界环境中营自生生活，但发育到丝状蚴阶段后，必须侵入人体内营寄生生活才能发育为成虫。兼性寄生虫是指既可营自生生活又可营寄生生活的寄生虫，这些寄生虫在正常情况下营自生生活，只在偶然情况下进入宿主体内营寄生生活，如粪类圆线虫一般在土壤内营自生生活，但也可侵入人体，寄生于肠道营寄生生活。

3. 机会性致病寄生虫（opportunistic parasite）　有些寄生虫在宿主免疫功能正常时处于隐性感染状态不出现明显的临床症状，当宿主免疫功能低下时，虫体大量繁殖、致病力增强，导致宿主出现明显的临床症状和体征。此类寄生虫称为机会性致病寄生虫。如刚地弓形虫、隐孢子虫等。

三、宿主及其类型

不同类型的寄生虫完成其生活史所需宿主的数目不尽相同,有的只需一个宿主,有的需要 2 个或 2 个以上宿主。寄生虫不同发育阶段所寄生的宿主可分为以下几种类型。

1. 终宿主(definitive host) 寄生虫成虫或有性生殖阶段寄生的宿主称为终宿主。如卫氏并殖吸虫寄生在人肺内,故人为此吸虫的终宿主。间日疟原虫在按蚊体内进行有性生殖,因此按蚊为间日疟原虫的终宿主。

2. 中间宿主(intermediate host) 寄生虫幼虫或无性生殖阶段寄生的宿主称为中间宿主。若有一个以上中间宿主,则按寄生的先后顺序分别命名为第一中间宿主和第二中间宿主。如卫氏并殖吸虫幼虫阶段先后寄生在川卷螺和溪蟹、蝲蛄体内,所以川卷螺是第一中间宿主,而溪蟹、蝲蛄为第二中间宿主。

3. 保虫宿主(reservoir host) 有些寄生虫是人兽共患寄生虫,除可寄生在人体外,还可寄生在其他脊椎动物体内,完成与人体内相同的生活阶段,感染动物在一定条件下可将其体内的寄生虫传播给人,在流行病学上称这些脊椎动物为保虫宿主。如卫氏并殖吸虫成虫既可寄生于人体内,又可寄生于狗和猫体内,虫卵随狗和猫的粪便或痰液排出体外,可造成卫氏并殖吸虫病的流行,因此狗和猫是该虫的保虫宿主。

4. 转续宿主(paratenic host) 某些寄生虫的幼虫侵入非正常宿主,虽能存活,但不能发育为成虫,长期保持幼虫阶段,当此幼虫有机会进入正常宿主后,仍可继续发育为成虫,这种非正常宿主称为转续宿主。如卫氏并殖吸虫童虫在非正常宿主(野猪)体内,长期保持幼虫阶段,当正常宿主(人)食入含幼虫的野猪肉时,该幼虫可在人体内发育为成虫,因此野猪即为卫氏并殖吸虫的转续宿主。

第三节 寄生虫的分类及命名

一、寄生虫的分类

寄生虫分类的目的是建立寄生虫系统种群的等级状态,探索寄生虫各虫种、各种群之间的亲缘关系,追溯各种寄生虫的演化线索,了解寄生虫与宿主之间,特别是与人之间的关系。

生物学分类的阶元依次为界(Kingdom)、门(phylum)、纲(class)、目(order)、科(family)、属(genus)、种(species)。随着分类研究的发展,分类层不断增加,出现次生阶元,如亚门(subphylum)、亚纲(subclass)、亚科(subfamily)、总纲(superclass)、总目(superorder)、总科(superfamily)为中间阶元。有些种下还有亚种(subspecies)、变种(variety)、株(strain)。

传统的寄生虫分类主要以形态为依据。随着生物科技的发展,基于对低等动物的生物化学和分子生物学认识的进展,目前的分类学已超出形态学范围,进入生态学、遗传学、地理学与分子生物学等领域。新的分类系统将人体寄生虫分类在 3 个真核生物界,即原生动物界(Protozoa)、色混界(Chromista)和动物界(Animalia)。原生动物界和色混界动物是单细胞动物,而动物界动物(也称后生动物)是多细胞动物,其体内有组织器官结构,见表 2-1。

表 2-1 医学寄生虫分类（classification of medical parasites）

界 Kingdom	门 Phylum	寄生虫 Parasites
原生动物界 Protozoa	阿米巴门（阿米巴） Amoebozoa（amebae）	棘阿米巴 *Acanthamoeba*，巴氏阿米巴 *Balamuthia* 内阿米巴 *Entamoeba*
	眼虫门（鞭毛虫） Euglenozoa（flagellates）	利什曼原虫 *leishmania*，锥虫 *Trypanosoma*
	后滴虫门（鞭毛虫） Metamonada（flagellates）	贾滴虫 *Giardia*，唇鞭毛虫 *Chilomastix*
	副基体门（鞭毛虫） Parabasala（flagellates）	毛滴虫 *Trichomonas*，双核阿米巴 *Dientamoeba*
	透色动物门（鞭毛虫） Percolozoa（flagellates）	耐格里阿米巴 *Naegleria*
	孢子虫门（孢子虫） Sporozoa（sporozoans）	疟原虫 *Plasmodium*，弓形虫 *Toxoplasma*， 隐孢子虫 *Cryptosporidium*，肉孢子虫 *Sarcocystis*，等孢球虫 *Isospora*，圆孢子虫 *Cyclospora*，巴西贝虫 *Babesia*
	纤毛虫门（纤毛虫） Ciliophora（ciliates）	小袋纤毛虫 *Balantidium*
色混界 Chromista	双环门 Bigyra	人芽囊原虫 *Blastocystis hominis*
动物界 Animalia	线形动物门（线虫） Nemathelminthes（nematodes）	蛔线虫 *Ascaris*，弓首线虫 *Toxocara*，鞭虫 *Trichuris*，钩口线虫 *Ancylostoma*，板口线虫 *Necator*，住肠线虫 *Enterobius*，粪圆线虫 *Strongyloides*，吴策线虫 *Wuchereria*，布鲁线虫 *Brugia*，盘尾线虫 *Onchocerca*，罗阿线虫 *Loa*，毛形线虫 *Trichinella*，管圆线虫 *Angiostrongylus*，吸吮线虫 *Thelazia*，毛细线虫 *Capillaria*，筒线虫 *Gongylonema*，异尖线虫 *Anisakis*，颚口线虫 *Gnathostoma*，龙线虫 *Dracunculus*
	扁形动物门（吸虫、绦虫） Platyhelminthes（trematodes, cestodes）	吸虫 trematodes：支睾吸虫 *Clonorchis*，姜片吸虫 *Fasciolopsis*，并殖吸虫 *Paragonimus*，裂体吸虫 *Schistosoma*，毛毕吸虫 *Trichobilharzia*，东毕吸虫 *Orientobilharzia*，片形吸虫 *Fasciola*，异形吸虫 *Heterophyes*，棘口吸虫 *Echinostoma* 绦虫 cestodes：迭宫绦虫 *Spirometra*，带绦虫 *Taenia*，棘球绦虫 *Echinococcus*，膜壳绦虫 *Hymenolepis*，裂头绦虫 *Diphyllobothrium*，复孔绦虫 *Dipylidium*
	棘颚门（棘头虫） Acanthognatha（acanthocephalan）	巨吻棘头虫 *Macracanthorhynchus*，念珠棘头虫 *Moniliformis*
	节肢动物门（昆虫、螯肢动物、甲壳类动物） Arthropoda（insects, chelicerates, crustaceans）	昆虫 insects：按蚊 *Anopheles*，库蚊 *Culex*，伊蚊 *Aedes*，舍蝇 *Musca*，绿蝇 *Lucilia*，金蝇 *Chrysomyia*，黑麻蝇 *Helicophagella*，丽蝇 *Aldrichina*，螫蝇 *Stomoxys*，白蛉 *Phlebotomus*，库蠓 *Culicoides*，蚋 *Simulium*，斑虻 *Chrysops*，客蚤 *Xenopsylla*，虱 *Pediculus*，臭虫 *Cimex*，小蠊 *Blattla* 螯肢动物 chelicerates：硬蜱 *Ixodes*，钝缘蜱 *Ornithodoros*，禽刺螨 *Ornithonyssus*，纤恙螨 *Leptotrombidium*，蠕形螨 *Demodex*，疥螨 *Sarcoptes*，尘螨 *Dermatophagoides*，粉螨 *Acarus* 甲壳类动物 crustaceans：剑水蚤 *Cyclops*，溪蟹 *Potamon*，蝲蛄 *Cambaroides*

二、寄生虫的命名

根据国际动物命名法，寄生虫的命名采用双名法（binomial nomenclature），以拉丁文或拉丁化文字命名，其学名（scientific name）包括属名（genes name）、种名（species name）、命名者的姓和命名年份。属名在前，种名在后，如有亚种名，则放在种名之后，种名或亚种名之后是命名者的姓和命名年份。如日本血吸虫（*Schistosoma japonicum* Katsurada，1904），表示 Katsurada 于 1904 年命名该虫；班氏吴策线虫［*Wuchereria bancrofti*（Cobbold，1877）Seurat，1921］，表示 Cobbold 于 1877 年命名该虫，Seurat 于 1921 年又确定此学名。

小　结

在自然界，生物种间的共同生活方式可分为互利共生、共栖和寄生 3 种类型。

根据寄生虫与宿主的关系，可将寄生虫分为：体外寄生虫、体内寄生虫、专性寄生虫、兼性寄生虫和机会致病性寄生虫等不同类型。

寄生虫不同发育阶段所寄生的宿主可分为：终宿主、中间宿主、保虫宿主和转续宿主等不同类型。

寄生虫生活史是指寄生虫完成一代生长、发育和繁殖的整个过程。可分为直接型生活史与间接型生活史 2 种类型。

人体寄生虫被分类在 3 个真核生物界，即原生动物界、色混界和动物界。寄生虫的命名采用双名法，其学名包括属名、种名、命名者的姓和命名年份。

复习思考题

1. 什么是寄生、寄生虫和宿主？寄生虫和宿主有哪些类型？
2. 什么是寄生虫的生活史？寄生虫的生活史分哪几种类型？

（梁韶晖）

数字课程学习

　教学视频　　　　　教学 PPT　　　　　自测题

第三章
寄生虫和宿主的相互关系

寄生虫和宿主的相互关系是在长期的生物进化过程中逐渐演变而成的一种特定关系，包括寄生虫对宿主的损害和宿主对寄生虫的影响。一方面，寄生虫进入宿主，必将受到宿主免疫系统的攻击，力求将寄生虫消灭；另一方面，寄生虫为了适应寄生环境，也会发生形态、生理、生化、代谢等方面的改变，并对宿主带来一定的损害。

第一节　寄生虫对宿主的损害

有些寄生虫对宿主损害不明显，但大多数寄生虫都会对宿主造成不同程度的损害。寄生虫对宿主的危害主要取决于虫种（株）、毒力、感染虫数、在人体内的移行过程、寄生部位及生理活动等。寄生虫对宿主的危害主要有掠夺营养、机械性损伤、毒素作用和免疫病理等造成的综合致病作用。

一、掠夺营养

寄生虫在宿主体内生长、发育及繁殖所需的营养物质主要来源于宿主，包括宿主不易获得而又必需的物质。寄生的虫数越多，对宿主营养的掠夺越严重。如钩虫寄生时，其吸血造成宿主体内蛋白质和铁的丢失超过宿主通过饮食补充的量时，就可导致宿主出现低色素小细胞性贫血（缺铁性贫血）。有些肠道寄生虫（如似蚓蛔线虫、链状带绦虫）除掠夺大量营养外，还可造成肠黏膜损伤，影响肠道的吸收功能，导致宿主营养不良，产生疾病。

二、机械性损伤

寄生虫在宿主腔道、组织或细胞内寄生，可引起堵塞腔道、压迫组织、破坏细胞及虫体移行和吸附作用造成的机械性损害。如似蚓蛔线虫大量寄生可造成肠梗阻，还可钻入胆道，引起胆道蛔虫病等；细粒棘球蚴寄生在肝、肺、脑，引起占位性病变；疟原虫寄生在红细胞内，进行裂体增殖，破坏红细胞；钩虫幼虫在肺内移行时穿破肺泡壁毛细血管，引起出血。

三、毒素作用

寄生虫在宿主体内寄生时，其分泌物、排泄物和死亡虫体的分解产物对宿主均有毒性作用，可造成宿主的损伤。如溶组织内阿米巴滋养体侵入肠黏膜和肝时分泌的蛋白水解酶可溶解和破坏组织细胞，形成阿米巴溃疡和脓肿；寄生于肝胆管的华支睾吸虫，其分泌物、代谢产物可引起胆管局限性扩张、胆管上皮增生、管壁增厚、附近肝实质萎缩，进一步发展可致胆管上皮瘤样增生。

四、免疫病理作用

寄生虫侵入机体后，寄生虫体内和体表多种成分、代谢产物、死亡虫体的分解产物、线虫的蜕皮液、绦虫的囊液等都具有抗原性，可诱导宿主产生超敏反应，造成局部或全身免疫病理损害。寄生虫与其他病原微生物产生的超敏反应类型相似。如细粒棘球蚴破裂溢出的囊液被大量吸收入血引起的过敏性休克属Ⅰ型超敏反应（速发型超敏反应）；疟原虫和杜氏利什曼原虫引起的免疫性溶血属Ⅱ型超敏反应（细胞毒型超敏反应）；三日疟原虫、杜氏利什曼原虫和日本血吸虫引起的肾炎属Ⅲ型超敏反应（免疫复合物型超敏反应）；日本血吸虫虫卵引起的虫卵肉芽肿属Ⅳ型超敏反应（迟发型超敏反应）。

第二节 宿主对寄生虫的影响

寄生虫及其产物对宿主而言均为抗原性异物，能引起宿主的一系列防御性反应，也就是宿主的免疫，包括固有免疫和适应性免疫。

固有免疫（innate immunity）也称非特异性免疫（nonspecific immunity），是生物在长期种系进化过程中针对病原体感染逐渐形成的一系列防御体系，受遗传因素控制，具有相对的稳定性。固有免疫包括皮肤、黏膜的屏障作用，吞噬细胞的吞噬、清除作用，体液因素对寄生虫的杀伤作用等。个别宿主对某种寄生虫具有固有免疫力，如 Duffy 抗原阴性者，缺少间日疟原虫受体抗原决定簇，不感染间日疟原虫。

适应性免疫（adaptive immunity）也称特异性免疫（specific immunity），是寄生虫侵入宿主后，其抗原物质刺激宿主免疫系统引起的特异性免疫应答，表现为体液免疫和细胞免疫，对侵入的寄生虫可发挥杀伤作用，对同种寄生虫的再感染也具有一定的抵抗作用，其特征为特异性和记忆性。寄生虫感染与细菌、病毒、真菌感染的免疫过程基本相同，但多数寄生虫感染所产生的适应性免疫比细菌和病毒的水平低（详见第四章）。

第三节 寄生虫与宿主相互作用的结果

寄生虫与宿主相互作用的结果，与宿主的遗传因素、营养状态、免疫功能、寄生虫种类和数量、寄生部位等因素有关，可出现 3 种结局，即清除寄生虫、带虫状态和患寄生虫病。

一、清除寄生虫

寄生虫寄生时，诱导宿主产生较强的免疫力，能够抑制、杀伤和清除寄生虫，并可防御再感染。

二、带虫状态

寄生虫与宿主在相互作用中形成一定的平衡状态，宿主体内免疫力虽能杀伤大部分寄生虫，但未能清除体内的全部寄生虫，并获得部分抗感染的抵抗力。在宿主体内虽有寄生虫寄生，但不表现出临床症状，而呈带虫状态或称隐性感染（inapparent infection）。

三、寄生虫病

寄生虫在宿主体内发育、繁殖，会对宿主产生不同程度的损害，出现病理变化和临床症状，引起寄生虫病。寄生虫病具有宿主特异性、慢性感染、幼虫移行、异位寄生、多寄生现象、人兽共患等特点。

1. 宿主特异性（host specificity）　是指寄生虫能发育成熟的宿主范围。大部分寄生虫仅在限定的宿主范围内发育，即寄生虫有不同的宿主特异性。有些寄生虫仅感染一种宿主，有些可感染几种宿主，少数寄生虫可感染很多种宿主。如阴道毛滴虫仅寄生在人体内，而弓形虫可寄生在哺乳动物、鸟类、爬行类等各种动物体内。

2. 慢性感染（chronic infection）　是寄生虫病的重要特点之一。慢性感染可源于寄生虫的初次感染，也可继发于原发感染后未获彻底治疗者。在慢性感染期，人体往往同时伴有组织损伤和修复，临床症状轻微或无。如血吸虫病流行区大多数患者属慢性感染，这些患者体内既有虫卵肉芽肿的形成，也有纤维化的形成。

3. 幼虫移行　有些蠕虫幼虫进入宿主后有移行特点，依据侵入宿主种类（正常宿主或非正常宿主）分正常移行和幼虫移行症。

（1）正常移行：有些蠕虫幼虫进入正常宿主，必须经循环系统、呼吸系统或其他组织器官移行才能到达寄生部位，发育为成虫。如似蚓蛔线虫、十二指肠钩口线虫和美洲板口线虫等。

（2）幼虫移行症（larva migrans）：某些动物寄生蠕虫的幼虫侵入非正常宿主人体内，不能发育为成虫，但可在人体内长期存活并移行，破坏组织，引起局部或全身性病变，称为幼虫移行症。根据寄生虫幼虫侵犯的部位和症状，将幼虫移行症分为内脏幼虫移行症和皮肤幼虫移行症。

1）内脏幼虫移行症（visceral larva migrans）：是指侵入人体的寄生虫幼虫在内脏窜扰，引起内脏器质性病变与功能损害。如人犬弓首线虫（*Toxocara cani*）是犬肠道内的常见寄生虫，如果人误食了其感染期虫卵，因为人是其非正常宿主，在小肠孵出的幼虫不能在人体内发育为成虫，但可在体内移行侵犯各组织器官，引起严重病变。此外，斯氏并殖吸虫（*Paragonimus skrjbini*）、肝毛细线虫（*Capillaria hepatica*）、广州管圆线虫（*Angiostrongylus cantonensis*）也是常见的引起内脏幼虫移行症的病原。

2）皮肤幼虫移行症（cutaneous larva migrans）：是指寄生虫幼虫侵入人体后主要在皮下移行，皮肤可出现匍行疹（creeping eruption）或游走性包块。如犬钩口线虫（*Ancylostoma caninum*）丝状蚴引起的匍行疹；斯氏并殖吸虫童虫引起的游走性皮下结节或包块。

有的寄生虫既可引起皮肤幼虫移行症，又可引起内脏幼虫移行症，对人体危害较大，应引起足够的重视。如斯氏并殖吸虫可引起皮肤或内脏幼虫移行症，在临床上均可出现明显症状和体征，且常伴有嗜酸性粒细胞增多、高丙种球蛋白血症及 IgE 水平升高。

4. 异位寄生（ectopic parasitism） 是指有些寄生虫在常见寄生部位以外的组织或器官内寄生并引起异位损害的现象。如日本血吸虫卵除寄生在主要寄生部位（肝、肠）以外，还可寄生在肺、脑等部位，引起异位损害。

5. 多寄生现象（polyparasitism） 是指在一个宿主内同时有 2 种或 2 种以上寄生虫寄生的现象。不同虫种寄生虫生活在同一宿主体内可能会促进或相互制约，增加或减少各自的致病作用，从而影响临床表现。这种现象在消化道中相当普遍。如蓝氏贾第鞭毛虫与钩虫、蛔虫同时存在时，其生长、繁殖受到抑制；而与短膜壳绦虫同时寄生时，则有利于蓝氏贾第鞭毛虫的生存。

6. 人兽共患寄生虫病（parasitic zoonosis） 有些寄生虫既可寄生在某些脊椎动物（包括野生动物和家畜）体内，又可寄生在人体内，人和动物体内的寄生虫可互为传染源，这种在人与脊椎动物之间自然传播的寄生虫病叫人兽共患寄生虫病。如在自然界中旋毛形线虫是肉食动物的寄生虫，这些动物之间相互蚕食或摄食尸体而构成的"食物链"，成为人类感染的自然疫源。

小 结

寄生虫主要通过掠夺营养、机械性损伤、毒素作用和免疫病理对宿主产生损害作用。

宿主对寄生虫的作用主要表现为宿主免疫系统识别和清除寄生虫的防御性反应，包括固有免疫和适应性免疫。

寄生虫与宿主相互作用的结果，可出现 3 种结局：清除寄生虫、带虫状态和患寄生虫病。

寄生虫病具有宿主特异性、慢性感染、幼虫移行、异位寄生、多寄生现象和人兽共患等特点。

复习思考题

1. 举例说明寄生虫能对宿主造成哪些损害作用。
2. 阐述人体对入侵的寄生虫的防御作用。
3. 阐述寄生虫慢性感染、幼虫移行症、异位寄生、多寄生现象、人兽共患寄生虫病的概念并举例说明。

（梁韶晖）

数字课程学习

▶ 教学视频　　　⬇ 教学 PPT　　　🖉 自测题

第四章
寄生虫感染的免疫

第一节　寄生虫抗原

人体寄生虫是单细胞或多细胞结构的生物体，并具有复杂的生活史，因此寄生虫抗原十分复杂。了解寄生虫抗原特点，不仅是认识寄生虫免疫致病机制的重要内容，也是建立寄生虫病免疫诊断方法、研制寄生虫病疫苗的基础。

一、寄生虫抗原种类

寄生虫抗原种类繁多，按其来源可分为表面抗原（surface antigen）、代谢抗原（metabolic antigen）和体抗原（somatic antigen）；按其功能可分为诊断抗原（diagnostic antigen）、保护性抗原（protective antigen）和免疫原（immunogen）等；按寄生虫发育阶段可分为不同的期抗原（stage antigen）。在这些抗原中，因为寄生虫表面抗原和代谢抗原可与宿主免疫系统直接接触产生致敏作用，诱导宿主产生免疫应答，故属于寄生虫感染免疫的重要抗原。如寄生虫循环抗原（circulating antigen，CAg）系指活虫排放到宿主体液中的大分子微粒，主要是排泄分泌物或脱落物中具有抗原性，且能被免疫学试验所证明的物质。一般认为检测 CAg 可提示体内是否有活虫寄生，可用于判断现症患者及评价疗效等，因此 CAg 可作为一种免疫诊断的靶抗原。

二、寄生虫抗原特性

寄生虫抗原的化学成分包括蛋白质或多肽、糖蛋白、脂蛋白和多糖等；寄生虫抗原具有属、种、株和期的特异性，即不同属、种、株和发育时期的寄生虫之间既具有共同抗原，又具有各自的特异性抗原。一般认为特异性抗原比较重要，它的分离、纯化和鉴定不仅有助于提高免疫诊断的特异性，而且在免疫病理和疫苗的研究等方面也具有重要意义。

第二节　寄生虫感染的适应性免疫

寄生虫感染的适应性免疫分消除性免疫（sterilizing immunity）和非消除性免疫（non-sterilizing immunity）2 类。

一、消除性免疫

消除性免疫是指宿主适应性免疫应答能清除体内的寄生虫，并对同种寄生虫的再感染具有完全的抵抗力。如热带利什曼原虫感染引起的东方疖患者，能产生很强的适应性免疫，可完全清除体内的原虫而痊愈，并对再感染具有持久、稳固的抵抗力。这种免疫现象在寄生虫感染中罕见。

二、非消除性免疫

非消除性免疫是寄生虫感染中最常见的一种免疫现象。大多数寄生虫感染均可诱导宿主产生一定程度的适应性免疫力，此免疫力不能完全清除体内已寄生的寄生虫，而是维持低水平虫荷，并对再感染具有一定的免疫力，一旦用药物清除体内的寄生虫后，宿主的免疫力也随之逐渐消失。带虫免疫和伴随免疫均属非消除性免疫。

1. 带虫免疫（premunition） 某些血内寄生原虫感染（疟原虫、弓形虫、锥虫）诱导的适应性免疫应答，可使宿主体内的原虫数量降低、增殖减慢、维持低水平虫荷，导致临床痊愈，并产生一定的抗特异性攻击的能力，这种免疫现象称带虫免疫。

2. 伴随免疫（concomitant immunity） 某些蠕虫感染诱导的适应性免疫应答，具有抗同种寄生虫幼虫再感染的能力，而对体内已有的寄生虫无杀伤或清除效应，这种免疫现象称伴随免疫。如日本血吸虫成虫寄生诱导宿主产生的适应性免疫力能有效杀伤入侵的童虫，但对体内已寄生的成虫无免疫效应。这是因为成虫表面具有宿主成分，不被免疫系统识别，而幼虫不具备上述特征，易受免疫攻击，由于成虫与幼虫有共同抗原，因而成虫激发的免疫反应可通过交叉反应防止幼虫的感染。

第三节 免 疫 应 答

寄生虫抗原致敏宿主免疫系统，诱发免疫应答，这是一种由多种免疫活性细胞和免疫分子（补体、细胞因子、免疫球蛋白等）参与作用的复杂过程，包括抗原的处理和呈递、T 细胞的活化和细胞因子的产生及免疫效应。

一、抗原的处理和呈递

寄生虫抗原以多种形式结合于巨噬细胞、树突状细胞、B 细胞等抗原呈递细胞（antigen-presenting cell，APC）表面，通过 APC 的吞噬作用被摄取到细胞内，可溶性抗原通过液相胞饮过程被摄入。寄生虫蛋白抗原在 APC 内被降解成免疫原性多肽，与主要组织相溶性复合体（major histocompatibility complex，MHC）分子结合，形成多肽-MHC 复合物，并被转运至 APC 表面供 T 细胞抗原受体（TCR）识别。寄生虫非蛋白类抗原，如多糖、糖脂和核酸等，不能形成抗原肽-MHC 复合物而被呈递，但可与 B 细胞表面上的膜受体发生最大程度的交联，使无需 T 细胞辅助的 B 细胞活化，直接产生体液免疫效应。

二、T 细胞的活化和细胞因子的产生

T 细胞对抗原肽-MHC 的应答称为 T 细胞活化。T 细胞表面有多种表面标志，TCR-

CD3 分子复合物为 T 细胞的特有标志，当 TCR 与 APC 呈递的抗原肽 –MHC 复合物结合后，CD3 分子将信号向细胞内传导。T 细胞的完全活化有赖于双信号和细胞因子的作用：T 细胞活化的第一信号来自 TCR 与抗原的特异性结合，即 T 细胞对寄生虫抗原的识别；T 细胞活化的第二信号来自协同刺激分子，即 APC 上的协同刺激分子与 T 细胞表面的相应受体的相互作用；T 细胞的充分活化需要细胞因子的参与，活化的 APC 和 T 细胞可分泌 IL-2、IL-12 等多种细胞因子，它们在 T 细胞的激活中发挥着重要作用。

T 细胞按功能可分为不同的亚群：Th1 细胞亚群可分泌 IL-2、IFN-γ、TNF-β 等细胞因子，介导细胞免疫应答；Th2 细胞亚群可分泌 IL-4、IL-5、IL-6、IL-10 和 IL-13 等细胞因子，促进体液免疫应答。两者都可分泌 IL-3、GM-CSF。

三、免疫效应

免疫效应包括效应细胞（致敏的淋巴细胞和浆细胞）及其效应分子（细胞因子和抗体）与相对应的抗原物质或带有抗原的靶细胞之间的免疫效应。可分为抗体依赖性和非抗体依赖性 2 大类，即体液免疫和细胞免疫效应。

1. 体液免疫　体液免疫在清除寄生于宿主血液、体液、肠道等细胞外寄生虫时具有主要作用。大多数寄生虫均可诱导感染宿主产生明显的体液免疫，寄生虫感染诱导宿主产生的主要抗体是 IgM、IgG 和 IgE。其中最主要的抗体类型是 IgG，原虫感染主要是 IgM 和 IgG，蠕虫和医学节肢动物感染可引起高滴度 IgE。最早出现的抗体是 IgM，IgM 标志为急性感染。体液免疫与细胞免疫有协同作用，但抗体的保护作用一般不完全。特异性抗体在寄生虫感染中的主要生物学功能包括如下几种。

（1）抗体阻断寄生虫与宿主细胞表面受体结合，使其丧失入侵宿主细胞的能力，如抗疟原虫裂殖子表面抗原抗体能阻断裂殖子入侵红细胞。

（2）抗体与相应抗原结合后通过抗体的 Fc 段与嗜酸性粒细胞、巨噬细胞及中性粒细胞结合诱生抗体依赖细胞毒作用（antibody-dependent cell-mediated cytotoxicity，ADCC），如抗体（IgG 和 IgE）与嗜酸性粒细胞表面的 Fc 受体结合可杀伤血吸虫童虫；血中的疟原虫裂殖子或疟原虫感染的红细胞与抗体结合后可被巨噬细胞吞噬。

（3）抗体与相应的寄生虫抗原结合后，在补体参与下，直接破坏寄生虫。如冈比亚锥虫病患者血清中的 IgM 和 IgG 能凝集在锥虫表面，在补体参与下，使锥虫溶解。

2. 细胞免疫　近年来证实，在抗原虫和蠕虫的适应性免疫中，特别是在清除寄生于细胞内寄生虫时，细胞免疫应答起着重要作用。细胞免疫的主要效应机制有以下几种。

（1）细胞毒 T 细胞（cytotoxic lymphocyte，CTL）：如 CTL 与靶细胞结合，并分泌穿孔素（perforin）、颗粒酶（granzyme）等引起靶细胞的裂解；CD8+ 细胞经抗原激活可分泌多种细胞因子（如 IFN-γ），抑制细胞内寄生的疟原虫和弓形虫的增殖。

（2）细胞因子活化效应细胞（lymphokine activated effector cells，LAK）：细胞因子活化效应细胞是指与抗原结合的淋巴细胞释放细胞因子，吸引效应细胞，并释放细胞毒性产物，与炎症反应一起破坏组织，改变周围环境，常不利于寄生虫生存。细胞因子活化效应细胞可直接杀伤寄生虫，或在 ADCC 中与抗体协同杀伤寄生虫，LAK 活化作用对侵犯巨噬细胞的寄生虫（如弓形虫和利什曼原虫）效果最明显。

第四节 免 疫 逃 避

寄生虫侵入免疫功能正常的宿主体内后，能逃避宿主的免疫效应攻击而继续生存、发育、繁殖，这种现象称为免疫逃避（immune evasion）。免疫逃避是寄生虫与宿主长期进化，彼此相互适应的结果。寄生虫的免疫逃避机制主要有以下几个方面。

一、组织学隔离

有些寄生虫寄生在细胞、组织和腔道中，特殊的生理屏障使之与宿主免疫系统隔离，从而逃避宿主免疫系统的攻击。

1. 有些寄生虫被宿主源性囊膜包裹。如细粒棘球绦虫棘球蚴和链状带绦虫囊尾蚴外部均有宿主源性囊膜包裹，可有效防止宿主免疫系统的攻击。

2. 有些细胞内寄生虫，宿主的抗体难以对其发挥中和作用与调理作用。如寄生在巨噬细胞内的利什曼原虫和弓形虫，虫体在细胞内形成纳虫空泡（parasitophorous vacuole，PV），既避免了抗体对其产生中和调理作用，又逃避了宿主细胞内溶酶体酶的杀伤作用。

3. 肠道寄生虫能防御宿主大部分免疫反应的攻击。肠黏膜分泌的免疫球蛋白以 IgA 为主，分泌型 IgA 的杀伤能力有限，其他循环免疫球蛋白很少进入肠腔，肠腔中缺乏补体和巨噬细胞，故宿主免疫系统对肠道寄生虫的免疫反应受到一定的限制。

二、表面抗原的改变

1. 抗原变异　是寄生虫逃避宿主免疫效应的有效机制。有些寄生虫在宿主体内寄生时，不断改变其表膜抗原，直接干扰宿主免疫识别能力。如布氏锥虫在宿主血液内能有序地更新其表膜糖蛋白，其表膜抗原不断发生变异，宿主体内产生的抗体，对新出现的抗原变异体无作用，从而逃避宿主体内特异性免疫反应对其的杀伤作用。这种抗原变异的现象还见于疟原虫、蓝氏贾第鞭毛虫等寄生虫。

2. 抗原伪装与分子模拟　有些寄生虫体表能结合宿主的抗原分子或被宿主抗原包被，妨碍了宿主免疫系统的识别，称抗原伪装（antigenic disguise）。有些寄生虫体表能表达与宿主组织抗原相似的成分，称为分子模拟（molecular mimicry）。如曼氏血吸虫皮肤期童虫表面不含宿主抗原，但肺期童虫表面结合有宿主血型抗原（A、B、H）和主要组织相容性抗原（MHC），使抗体不能与之结合。

3. 表膜脱落与更新　蠕虫在生长、发育过程中，虫体表膜不断脱落与更新，与表膜结合的抗体随之脱落，使抗体不能发挥杀伤虫体的作用，从而干扰 ADCC 作用或补体介导的细胞毒作用。

三、抑制宿主的免疫应答

有许多证据表明有些寄生虫感染可诱导宿主的全身性或局部性免疫抑制（immune suppression），这些寄生虫能在免疫抑制的宿主体内长期存活，同时增加了宿主对另外一些疾病的敏感性。如正常大鼠对魏氏盖头丝虫感染不敏感，然而在感染曼氏血吸虫后此丝虫能在大鼠中发育成熟产微丝蚴，并可在血液循环中发现。

有些寄生虫抗原可直接诱导宿主的免疫抑制，主要的机制如下。

1. 特异性 B 细胞克隆的耗竭　有些寄生虫感染可诱发宿主产生高免疫球蛋白（Ig）血症，提示多克隆 B 细胞激活，产生大量无明显保护作用的抗体。至感染晚期，虽有抗原刺激，但不能刺激特异的抗寄生虫 B 细胞的增殖，说明多克隆 B 细胞的激活导致能与抗原反应的特异性 B 细胞的耗竭，抑制了宿主的免疫应答，甚至出现继发性免疫缺陷。

2. Treg 细胞的诱导和激活　Treg 细胞激活可抑制免疫活性细胞的增殖、分化和效应。动物实验证实，感染日本血吸虫的小鼠能产生大量 Treg 细胞，导致免疫抑制，从而在减轻免疫病理损害的同时也可能会有利于寄生虫逃避宿主的免疫攻击。

3. 虫源性淋巴细胞毒性因子　有些寄生虫的分泌、排泄物中某些成分具有直接的淋巴细胞毒性作用或抑制淋巴细胞激活作用。如肝片形吸虫的分泌、排泄物可使淋巴细胞凝集；克氏锥虫分泌、排泄物中的 30×10^3 和 100×10^3 蛋白质可抑制宿主外周血淋巴细胞增殖和 IL-2 的表达。

4. 封闭抗体的产生　有些寄生虫抗原诱导的抗体可结合在虫体表面，不仅不具有杀虫作用，反而可阻断具有杀虫作用的抗体与之结合，这类抗体称为封闭抗体（blocking antibody）。已证实在感染曼氏血吸虫、丝虫和旋毛虫的宿主中存在封闭抗体，这较好地解释了在曼氏血吸虫感染流行区的低龄儿童虽有高滴度抗体水平，但对再感染却无保护力的现象。

小　结

1. 寄生虫抗原按其来源可分为表面抗原、代谢抗原和体抗原；按其功能可分为诊断抗原、保护性抗原和免疫原；寄生虫循环抗原可作为一种免疫诊断的靶抗原；寄生虫抗原具有属、种、株和期的特异性。

2. 宿主对寄生虫感染产生的适应性免疫大多数是非消除性免疫，这是一种由多种免疫活性细胞和免疫分子参与作用的过程，包括抗原的处理和呈递、T 细胞的活化和细胞因子的产生及免疫效应。如带虫免疫和伴随免疫均属非消除性免疫。

3. 寄生虫具有免疫逃避现象，其免疫逃避机制包括组织学隔离、表面抗原的改变、抑制宿主的免疫应答。

复习思考题

1. 阐述寄生虫抗原的特点。
2. 举例说明带虫免疫和伴随免疫。
3. 阐述寄生虫免疫逃避的机制。

（梁韶晖）

数字课程学习

▶️ 教学视频　　　⬇️ 教学 PPT　　　✏️ 自测题

第五章
寄生虫病的流行与防治

寄生虫病的流行是由寄生虫从宿主排出开始，经外界环境（包括传播媒介和中间宿主）发育和（或）增殖，传入新宿主的过程。寄生虫病能否流行取决于是否具备流行的基本条件，此外，还受生物因素、自然因素和社会因素的影响。

第一节　寄生虫病流行的基本环节

寄生虫病流行的发生必须具备完成其生活史发育的三个基本环节，即传染源（source of infection）、传播途径（route of transmission）和易感人群（susceptible population）。

一、传染源

寄生虫病的传染源是指感染了寄生虫的人和动物，包括患者、带虫者和保虫宿主。作为传染源，其体内的寄生虫在生活史的某一发育阶段可通过直接或间接方式排出体外并进入另一宿主体内继续发育。如外周血液中含有疟原虫配子体的疟疾患者或带虫者是疟疾的传染源；能排出成熟日本血吸虫卵的日本血吸虫病患者、带虫者或保虫宿主是日本血吸虫病的传染源。

二、传播途径

传播途径是寄生虫从传染源到易感宿主感染的全过程，包括寄生虫从传染源排出、在外界或动物体内（包括中间宿主和节肢动物体内）生存或发育为感染阶段及经合适的感染途径进入新宿主的全过程。感染阶段是指寄生虫侵入人体后能继续发育或繁殖的发育阶段。寄生虫病的传播途径比较复杂。

1. 人体寄生虫病常见的传播途径

（1）经水传播　有些寄生虫的感染期（虫卵、包囊或幼虫）污染水源，人可因饮水或接触疫水而感染，经水传播的寄生虫病称为水源性寄生虫病（water-borne parasitic disease）。如饮用被溶组织内阿米巴包囊污染的水可感染溶组织内阿米巴，接触含日本血吸虫尾蚴的疫水可感染日本血吸虫。经饮水传播的水源性寄生虫病的特点是病例分布与供水范围一致，不同年龄、性别、职业者均可发病；经接触疫水传播的水源性寄生虫病则患者均有疫水接触史，发病不仅有地区性和季节性的特点，而且有职业上的区别。

（2）经食物传播 经食物传播、感染的寄生虫病称为食源性寄生虫病（food-borne parasitic disease）。主要经食入被寄生虫感染阶段污染的食物，或生食、半生食含寄生虫感染阶段的动物肉类而感染。例如，人因食入被溶组织内阿米巴包囊、细粒棘球绦虫卵、似蚓蛔线虫感染性虫卵污染的食物而感染上述寄生虫；生食、半生食含囊蚴的淡水鱼、蟹可感染华支睾吸虫、卫氏并殖吸虫等；生食、半生食含寄生虫的肉类可感染旋毛形线虫、链状带绦虫、刚地弓形虫等。

（3）经土壤传播 有些直接发育型的线虫，需在土壤中发育为感染性虫卵或感染性幼虫，人因经接触疫土而感染的寄生虫病称为土源性寄生虫病。例如，似蚓蛔线虫和毛首鞭形线虫卵在土壤中发育为感染期虫卵，经污染的手、食物或饮水而感染人体；十二指肠钩口线虫和美洲板口线虫卵在土壤中发育为丝状蚴，经皮肤侵入而感染人体等。

（4）经节肢动物传播 有些寄生虫须通过媒介节肢动物进行传播。如利什曼原虫、疟原虫、锥虫和丝虫必须经过在媒介节肢动物体内的发育才能完成生活史，因此，它们需经媒介节肢动物吸血传播。蝇则可机械性传播溶组织内阿米巴、蓝氏贾第鞭毛虫和似蚓蛔线虫等寄生虫。经媒介节肢动物传播的寄生虫病除具有一定的地区性和季节性等特点外，还具有病例分布与媒介节肢动物的分布相一致的特点。

（5）经人体接触传播 有些寄生虫可通过人与人之间的接触而传播。如阴道毛滴虫、疥螨和蠕形螨可通过人体的直接接触或间接接触而感染。

（6）经空气（飞沫）传播 有些寄生虫的虫卵（如蠕形住肠线虫卵）可飘浮在空气中，随呼吸进入人体，致人感染。肺孢子虫包囊可经飞沫传播等。

2. 感染途径 寄生虫侵入人体的方式称感染途径，常见的感染途径有以下几种。

（1）经口感染 有些寄生虫主要通过被其感染阶段污染的食物、水或手等而经口感染人，如溶组织内阿米巴包囊、细粒棘球绦虫卵、似蚓蛔线虫感染性虫卵等都是通过污染的饮水、食物或手而经口感染人。有些人因有生食或半生食动物肉类的不良饮食习惯而感染寄生虫，如食用生的或未煮熟的猪肉、溪蟹可分别感染链状带绦虫和卫氏并殖吸虫。

（2）经皮肤感染 接触被寄生虫幼虫污染的土壤或植物，可使钩虫和粪类圆线虫丝状蚴经皮肤感染人体；接触含血吸虫尾蚴的疫水，血吸虫尾蚴可经皮肤钻入人体。

（3）经媒介节肢动物叮咬感染 有些寄生虫的感染阶段寄生在媒介节肢动物体内，当感染的媒介节肢动物叮咬人体吸血时侵入人体。如按蚊、白蛉和舌蝇叮咬时分别可将感染阶段的疟原虫、杜氏利什曼原虫和锥虫注入人体而致感染。

（4）接触感染 包括皮肤接触和性接触感染。如性生活可使阴道毛滴虫感染性伴侣。

（5）经胎盘感染 又称垂直传播，如疟原虫和刚地弓形虫均可通过胎盘传给胎儿，造成先天性感染。

（6）经输血感染 有些寄生在血液内的寄生虫，可经输血而由感染该寄生虫的供血者传播给受血者。如疟原虫可经输血感染引起受血者的输血性疟疾。

三、易感人群

人群作为一个整体对某种寄生虫的易感程度称为人群易感性。易感人群是指对某种寄生虫缺乏免疫力或免疫力低下而处于易感状态的人群。主要包括未曾感染某种寄生虫的人，以及儿童、免疫力低下或缺陷者。一般而言，人体对寄生虫缺乏先天免疫力，寄生虫感染（或隐性感染）后可诱导宿主产生一定的获得性免疫，从而降低其易感性。当体内寄生虫全部被消灭或排出后，免疫力随之降低或消失，而重新成为易感者。此外，易感性还与人群的遗传因素有关，如 Duffy 血型抗原阴性者对间日疟原虫具有先天免疫力。

第二节　影响寄生虫病流行的因素

寄生虫具有在外界（包括中间宿主和传播媒介）中生存和发育的阶段，因此，寄生虫病的流行受到生物因素、自然因素和社会因素的制约与影响。

一、生物因素

中间宿主或传播媒介的存在是一些寄生虫病流行的必需条件，这些寄生虫病的流行与中间宿主和传播媒介的地理分布和活动季节相符。如日本血吸虫的中间宿主钉螺在我国主要分布于长江两岸及以南地区，因此我国的血吸虫病流行区也分布在长江流域及其以南地区；卫氏并殖吸虫的中间宿主川卷螺和溪蟹主要孳生于山涧溪流中，因而卫氏并殖吸虫病主要流行于山区或丘陵地带。

二、自然因素

自然因素是指能影响寄生虫生长、发育和繁殖的自然条件，包括地理环境和气候因素，如温度、湿度、雨量、光照等。自然因素通过对寄生虫病流行环节的影响而发挥作用。地理环境会影响到中间宿主的孳生与分布，可间接影响寄生虫病的流行。气候条件会影响到寄生虫在外界的生长发育及其中间宿主和媒介昆虫的孳生，如温暖、潮湿的环境有利于蚊的孳生、吸血活动和疟原虫在蚊体内的发育，增加传播疟疾的机会。温度低于15℃时疟原虫不能在蚊体内发育，此时为疟疾流行的休止期。因而在我国南方是高疟区，而东北地区则很少有疟疾。

三、社会因素

人们的经济状况、文化教育水平、卫生水平、社会活动、居住条件、生产方式和生活习惯都是制约寄生虫病传播与流行的重要因素。经济不发达地区人们生活水平低、居住环境差、卫生习惯不良、生产方式和生活习惯落后都不可避免地造成寄生虫病的广泛流行。社会的进步、经济的发展、医疗卫生条件的改善和群众科学文化水平的提高，对控制寄生虫病的流行起着重要的影响和作用。

第三节　寄生虫病的流行特点

寄生虫病的流行具有地方性、季节性和自然疫源性的特点。

一、地方性

寄生虫病的地方性（endemicity）是指在某些特定的自然和社会条件下，某种寄生虫病在某一地区持续或经常发生，无需从外地输入。常见的人体寄生虫病如疟疾、血吸虫病、黑热病、肝吸虫、钩虫病等均具有明显的地方性流行特点。影响寄生虫病地方性流行的因素主要如下。

1. 气候条件 温暖、潮湿的环境适合于多数寄生虫的发育、生存，有利于其传播，如钩虫病在我国淮河及黄河以南地区广泛流行，而在气候干寒的西北地区则少见流行。

2. 生物因素 中间宿主或传播媒介的种类和地理分布影响寄生虫病的流行。如血吸虫病与钉螺的地理分布有严格的相关性，两者分布基本一致。又如黑热病流行于长江以北地区，这与媒介白蛉仅分布在长江以北地区密切相关。

3. 社会因素 人群的生活习惯和生产方式与寄生虫病的流行密切有关。如华支睾吸虫病主要流行于有生食或半生食鱼习惯的地区，链状带绦虫病与肥胖带绦虫病主要流行于有生食或半生食猪肉、牛肉习惯的地区。

二、季节性

某些疾病的发病率在每年的某季节出现高峰，这种现象称疾病流行的季节性（seasonality）。有些寄生虫病有显著的季节性流行特点。如下因素可影响寄生虫病的季节性流行。

1. 气候条件 温度、湿度、雨量、光照等气候条件会影响寄生虫在外界（包括中间宿主和传播媒介）的发育。寄生虫病主要流行在温暖、潮湿的春、夏季。如春、夏季节的土壤适合于钩虫卵的发育和丝状蚴的生存，因此钩虫感染多见于春、夏季节。

2. 生物因素 由医学节肢动物传播的寄生虫病与传播媒介的季节消长一致。如疟原虫的流行与中华按蚊和嗜人按蚊的活动季节相符。

3. 社会因素 人们的生产活动和生活习惯因季节而异，如夏季居民因生产或生活（游泳）接触疫水频繁而易感染日本血吸虫。

三、自然疫源性

有些寄生虫病可以在人和动物之间自然地传播，这些寄生虫病称为人兽共患寄生虫病。在原始森林或荒漠地区，这些人兽共患寄生虫病可在脊椎动物之间相互传播，人类通常不参与这一流行过程，只有当人偶然进入该地区，这些寄生虫病才可能通过一定的途径从脊椎动物传播给人，这种地区称为自然疫源地。这类不需要人的参与而存在于自然界的人兽共患寄生虫病具有明显的自然疫源性。如杜氏利什曼原虫、日本血吸虫、细粒棘球绦虫等均可能有自然疫源地。寄生虫病的这种自然疫源性不仅反映了寄生于人类的寄生虫绝大多数是由动物寄生虫进化而来的，同时也说明某些寄生虫病在流行病学和防治方面的复杂性。在涉及野外活动，如地质勘探、探险和开发新的旅游区时，了解当地寄生虫病的自然疫源性是很有必要的。

第四节 寄生虫病的防治原则

根据寄生虫病的流行环节和影响因素，寄生虫病的防治要采取控制和消灭传染源、切断传播途径和预防感染、保护健康人群等综合性防治措施。

一、控制和消灭传染源

在寄生虫病的防治过程中，控制和消灭传染源是寄生虫病防治的首要措施，主要包括以下三项措施。

1. 治疗患者和带虫者　通常采用病原学诊断或血清学检查等方法，对流行区居民进行检查（普查或重点人群调查）。对检查出的患者或带虫者进行药物治疗，部分患者需要手术治疗。在寄生虫病流行严重的地区也可采取全民化疗措施，以降低人群的感染率。

2. 查治和处理保虫宿主　消除动物传染源，有价值的动物如牛、猪等应定期驱虫治疗，无价值又有害的感染动物如鼠等可采取捕杀的办法进行处理。

3. 加强寄生虫病监测　寄生虫病监测是控制寄生虫病的重要环节，及时发现传染源是控制其输入和扩散的必要手段，尤其是对流动人口的监测更为重要。

二、切断传播途径

不同寄生虫的传播途径不尽相同，因此，应结合寄生虫的生活史特点，根据当地的生产、生活方式，采取合适的措施切断传播途径。

1. 改造环境，消灭孳生地，或用化学、物理或生物等防治方法控制和消灭中间宿主或传播媒介，如灭螺、灭蚊、灭蝇等。

2. 加强粪便和水源管理，对粪便进行无害化处理，防止寄生虫卵和包囊污染土壤、水源、食物或用品。注意个人卫生、饮食卫生和饮水卫生。例如，目前在我国血吸虫病流行区正在推广"以机代牛"、"封洲禁牧"和"改水改厕"等措施，其目的是阻断含有血吸虫虫卵的家畜粪便对有螺地带的污染。

3. 防止"病从口入"，对食源性寄生虫病，要做好猪、牛、羊、狗及淡水鱼、虾、蟹等的管理和病原监测及检查，做好这些肉类和水产品的生物安全工作，防止经食物感染。

三、预防感染、保护健康人群

人类对各种人体寄生虫的感染大多缺乏先天的特异性免疫力，因此对人群采取必要的保护措施是防止寄生虫感染的必要手段，主要措施包括以下几点。

1. 开展宣传教育　积极开展预防寄生虫病的宣传教育工作，普及防治寄生虫病的基本知识，提高群众的自我保护意识，这是控制寄生虫病最有效、最经济的预防措施。

2. 建立良好的卫生习惯　改变不良的饮食习惯，建立良好的卫生行为和饮食习惯，是预防食源性寄生虫病的主要措施。

3. 加强集体和个人防护　主要包括以下措施：改进生产方式和改善生产条件，减少直接接触疫土和疫水的机会；对某些寄生虫病（如疟疾）可采取预防服药的办法预防，如服用乙胺嘧啶、伯氨喹等预防疟疾；必要时可在暴露的皮肤上涂抹驱避剂，以防止吸血节肢动物叮咬；积极研制有效的疫苗（如疟疾疫苗、血吸虫病疫苗），预防危害严重的寄生虫病的发生和流行。

小 结

1. 寄生虫病流行基本环节包括传染源、传播途径和易感人群。寄生虫病的传染源是指感染了寄生虫的人和动物，包括患者、带虫者和保虫宿主。传播途径是寄生虫从传染源到易感宿主感染的全过程，主要通过传播方式和感染方式来实现。常见的传播方式有经水传播、经食物传播、经土壤传播、经节肢动物传播、经人体接触传播和经空气传播。常见的感染方式有经口感染、经皮肤感染、经媒介节肢动物叮咬感染、接触感染、经胎盘感染和经输血感染。

2. 影响寄生虫病流行的因素包括生物因素、自然因素和社会因素。

3. 寄生虫病的流行具有地方性、季节性和自然疫源性的特点。

4. 寄生虫病的防治原则包括控制和消灭传染源、切断传播途径预防感染、保护健康人群。

复习思考题

1. 寄生虫病流行有何特点？影响寄生虫病流行的因素有哪些？
2. 寄生虫病的常见传播方式有哪些？常见感染方式有哪些？
3. 阐述预防寄生虫病流行的基本原则。

（梁韶晖）

数字课程学习

▶ 教学视频　　　⬇ 教学PPT　　　✐ 自测题

02

第二篇 | 医学原虫学

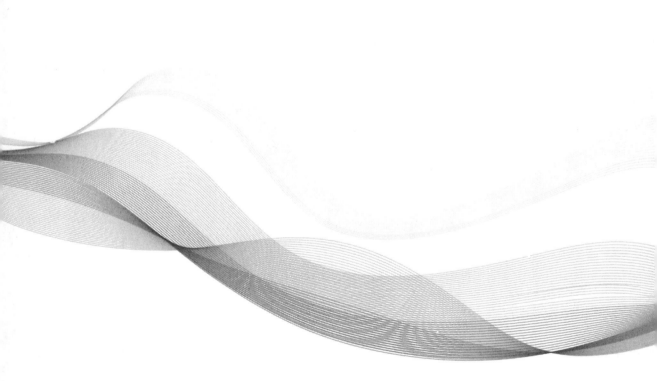

第六章
医学原虫概述

原虫（protozoa）为单细胞真核动物，个体微小，但能独立完成全部生理功能，如摄食、运动、呼吸、代谢、排泄和生殖等。原虫在自然界中分布广泛、种类众多，迄今已发现的虫种约 65 000 种，大多数原虫营自生生活或腐生生活，主要生活在水体、土壤及腐败物中；部分原虫营寄生生活，寄生在人或动物的体内或体表。医学原虫（medical protozoa）是指寄生在人体体腔、体液、组织或细胞内的致病或非致病原虫，约有 40 余种，有些会对人体健康产生严重的危害；有些原虫还会引起人兽共患病，给畜牧业生产带来损失。

值得关注的是，随着旅行和移民的增加，原虫流行区有扩大趋势。据报道世界范围内，每年的阿米巴病发病率估计约为 1 亿人，大多数病例都与来自流行地区的旅行者有关。在夏秋季节常见的感染性腹泻病原体除细菌和病毒外，原虫也可感染人体肠道并引起严重疾病，如蓝氏贾第鞭毛虫肠炎、隐孢子虫病、微孢子虫病、芽囊原虫病等。此外，某些原虫也可能作为微生物组（microbiome）的重要成员，参与人体的微生态系统（microecology），维持机体正常的内稳态（homeostasis）。

【形态】

原虫的形态各异，大多为球形或卵圆形，部分呈梭形或不规则形状，体积微小，直径约为 2 ~ 200 μm。其基本结构是细胞膜、细胞质和细胞核 3 部分。

1. 细胞膜　亦称质膜（plasma membrane）或表膜（pellicle），是包裹于细胞表面的生物膜。在电子显微镜下观察，可见大部分细胞膜是由双层膜结构组成，称为单位膜（unit membrane）。其外层是嵌有蛋白质的脂质双分子层结构和多糖分子结合形成的，呈液态镶嵌模型（fluid mosaic model），即胞膜是一种具有流动性、可塑性、不对称性的、镶嵌有蛋白质的脂质双分子层。多糖分子主要是一些寡糖链和多糖链，以共价键的形式与脂类或蛋白质结合形成糖脂或糖蛋白，由于这些糖类多数裸露在膜的外面，故称糖被（surface coat）或糖萼（glycocalyx）。其生理功能主要包括：①保护作用；②识别作用；③递质和激素受体；④参与原虫侵袭与致病等。细胞膜蛋白质以内在蛋白和外周蛋白 2 种形式与脂类分子结合，形成原虫细胞表膜上的载体、表面抗原、特异受体和酶等不同结构。细胞膜内层由紧贴的微管和微丝支撑，可使虫体维持一定的形状。

细胞膜最重要的作用是维持细胞自身稳定的重要结构，同时作为原虫和外界环境接触的界面，在与宿主细胞相互作用过程中起识别、入侵和免疫等作用。故原虫细胞膜的结构与相关功能的研究，对揭示宿主和寄生原虫之间的相互作用机制，继而对控制寄生虫病的危害具有重要的意义。

2. 细胞质　是原虫进行新陈代谢和营养储存的重要场所。细胞质内含有肌动蛋白组成的微丝和微管蛋白构成的微管，不但可以维持原虫的形态，其肌动蛋白丝（actin filament）的收缩也可调节细胞质的流动性。细胞质由基质（fundamental cytoplasm）、细胞器和内含物（inclusions）3 种组分构成。

（1）基质：为均匀、半透明的胶体物质，其主要成分是蛋白质。大多数原虫的基质有内、外质之分。外质（ectoplasm）透明，呈凝胶状，具有运动、摄食、感觉、呼吸、排泄和保护等功能；内质（endoplasm）呈溶胶状，含细胞器、细胞核和内容物，是原虫进行营养物质储存和新陈代谢的主要场所。有些原虫的基质均匀一致，并无内、外质之分。

（2）细胞器：是原虫细胞质内具有一定化学组成、执行特殊生理功能的亚细胞形态单位。这些细胞器类型多样，在原虫生长发育的过程中，各自履行不同的生理功能。按其功能主要可分为以下 3 类。

1）膜质细胞器：包括线粒体（mitochondrion）、内质网（endoplasmic reticulum，ER）、高尔基复合体（Golgi complex）、溶酶体（lysosome）等。

线粒体是细胞的"能量工厂"，是能量合成的重要细胞器，营养物质的终末氧化途径是在线粒体内进行的。锥虫、疟原虫和利什曼原虫是具有线粒体结构的原虫，故线粒体结构中参与氧化磷酸化的关键酶可以作为此类原虫新型治疗干预的潜在药物靶标，但有的虫种被认为是缺乏线粒体，如肠道阿米巴和贾第虫。

动基体（kinetoplast），属于一种含 DNA 的特殊细胞器，5% DNA 存在于动基体内。动基体为一种有嵴的双层膜结构，其结构和功能均近似线粒体，故被认为是一种特殊类型的线粒体。锥虫和利什曼原虫都具有动基体。

内质网具有承担细胞内物质运输的作用。滑面内质网无核糖体附着，主要参与类固醇、脂类的合成与运输等功能；粗面内质网有核糖体附着，功能主要与蛋白质的合成和运输有关。寄生性原虫以含有滑面内质网多见。

高尔基复合体的主要作用是对来自粗面内质网的蛋白质进行加工、分类和包装，并将加工后的蛋白质排出细胞外，用以合成黏液多糖等。内质网 - 高尔基体靶细胞器途径是蛋白质分选和递送的保守机制，但是也发现驱动蛋白质分选和运输的非常规途径，如贾第鞭毛虫在没有高尔基体的情况下，也能够将蛋白分类并将蛋白定向到不同的区室，是建立替代靶向途径的良好模型。

溶酶体单层膜包被的囊状结构，内含多种水解酶，根据溶酶体的形成过程和功能，把溶酶体分为初级溶酶体、次级溶酶体和残余小体。溶酶体可与食物泡融合，将细胞吞噬的大颗粒物质消化成生物大分子，残渣通过外排作用排出细胞；同时参与细胞分化过程中，能将衰老细胞器和生物大分子等陷入溶酶体内进行消化，实现生物体自身重新组织，比如溶酶体在自噬各环节中起重要作用，无论是在自噬体起始，还是在自噬体降解阶段。

2）运动细胞器：原虫主要有伪足（pseudopodium）、鞭毛（flagellum）和纤毛（cilium）等 3 种运动细胞器，具有以上 3 种运动细胞器的原虫分别称为阿米巴原虫、鞭毛虫和纤毛虫。伪足是细胞外质伸出呈舌状或叶状的突起。鞭毛为较长的运动细胞器，数目较少，通常位于虫体的前端、侧面或后端。与鞭毛相比，纤毛则较短且数目多，常均匀密布于虫体表面。基体（basal body）是发出鞭毛或纤毛的部位。细胞质中的微管和微丝，也参与形成鞭毛和纤毛。少数原虫的波动膜、吸器、伸缩泡、轴柱等也有协助虫体运动的作用。这些运动细胞器也是原虫重要的分类标志。

3）营养细胞器：有些原虫具有胞口（cytostome）、胞咽（cytopharynx）和胞肛（cytopyge）等营养细胞器，其主要功能是帮助原虫摄食、营养物质消化和排出代谢产物。

（3）内含物（inclusions）：寄生性原虫胞质内均具有各种类型的空泡或内含物。这些空泡主要含有晶体蛋白、脂质、糖原泡（glycogen vacuole）和拟染色体（chromatoid body）等营养储存小体。此外营寄生生活的纤毛虫，其细胞质内含有的伸缩泡（contractile vacuole）为周期性收缩和舒张的泡状结构，具有调节虫体渗透压的功能。很多原虫细胞质中还有原虫的代谢产物堆积（如疟色素）和一些共生物（如细菌或病毒）等。特殊的内含物也可作为虫种鉴定的标志。

3. 细胞核　由核膜、核质、核仁和染色质所构成，是调控原虫生长、发育和繁殖的重要结构。原虫属真核生物，核膜为双层单位膜结构，其上面的微孔是核膜内外进行沟通和传递的通道。核仁含有丰富的RNA物质。染色质则由DNA、蛋白质和少量RNA组成。原虫细胞核经染色后核型主要可分为2种：①泡状核（vesicular nucleus）：寄生于人体的大多数原虫属于此种核型；圆球形，染色质稀少且颗粒状，分布于核膜内缘，中央具有1个细小的粒状核仁。②实质核（compact nucleus）：寄生于人体的纤毛虫细胞核为此型。核大而不规则，染色质丰富，散在分布于核质中，具有1个以上的核仁。细胞核的形态也是鉴别和区分不同虫种的重要依据。

【生活史】

原虫的生活史包括生长、发育和繁殖的各个阶段，以及从一个宿主传播到另一个宿主的整个过程。原虫的生活史一般都含有结构与活力不同的几个阶段或期（stage）。滋养体（trophozoite）是指原虫生活史中具有运动、摄食和繁殖能力的阶段，往往是原虫致病的主要阶段。利什曼原虫的前鞭毛体和无鞭毛体，锥虫的上鞭毛体和锥鞭毛体，以及刚地弓形虫的速殖子和缓殖子都归属为滋养体。某些原虫的生活史中具有包囊（cyst）阶段。当生活环境中出现不利因素时，这些原虫的滋养体开始团缩、排出水分并分泌成囊物质，形成包囊（cyst）或卵囊（oocyst）。包囊期虽然不食不动，但对外界有较强的抵抗力，并且是大多数原虫的感染阶段，能够转换宿主，在流行病学上具有重要的传播意义。根据医学原虫传播方式的不同，可将其生活史分为以下3种类型。

1. 人际传播型（person to person transfer）　此类原虫生活史中只需要一种宿主，通过直接、间接接触或经中间媒介的携带而传播。大多数肠道阿米巴原虫、鞭毛虫、纤毛虫及阴道毛滴虫属于此种类型。

2. 循环传播型（circulation transfer）　此类原虫在完成生活史过程中需一种以上脊椎动物作为终末宿主和中间宿主，其感染阶段可在两者之间传播。如刚地弓形虫在终末宿主猫和中间宿主人及鼠、猪等动物之间相互传播。

3. 虫媒传播型（vector transfer）　此类原虫需在媒介昆虫体内发育、繁殖至感染阶段，再经昆虫叮吸人、畜血液或组织液进行传播，如疟原虫和利什曼原虫属于此型。

【生理】

医学原虫生长发育过程中所进行的生理过程包括运动、摄食、营养与代谢和繁殖。

1. 运动 运动是原虫生命活动重要的特征，不同种类的原虫借助于几种不同类型的运动细胞器完成，包括伪足运动、鞭毛运动和纤毛运动。有些寄生性原虫没有运动细胞器，但它们可以通过扭动、滑动的方式进行运动，如孢子虫的裂殖子和子孢子可以通过滑动、扭动、螺旋和弯曲等方式在人或动物体内进行运动。

（1）伪足运动 伪足是一种临时性运动细胞器，引导原虫进行运动。当伪足形成时，外质向外伸出指状或叶状突起，内质流入其中，即溶胶质朝运动的方向流动，流动到突起前端后，又向外分开，接着又变为凝胶质，同时后边的凝胶质又转变为溶胶质，不断地向前流动，这样虫体不断地向伪足伸出的方向移动，这种现象称为阿米巴运动（amoeboid movement）。这种运动方式是由 Ca^{2+} 活性调节肌动蛋白与肌球蛋白复合体介导的细胞质运动。肌动蛋白与肌球蛋白微丝收缩时，胞质后极（posterior pole）产生的压力可使胞质向顶极（apical pole）流动，从而使局部胞质从稳定的凝胶质状态转化为溶胶质状态，由此可产生典型的伪足运动。如溶组织内阿米巴滋养体等原虫就是进行伪足运动的。

（2）鞭毛运动 鞭毛为能动的细胞表面细长突起。鞭毛轴丝（axoneme）由基体发出。在电镜下观察鞭毛的结构，最外是细胞膜，内部由纵行排列的微管（microtubule）组成。周围有 9 对联合的微管，中央有 2 个微管。动基体（kinetosome）常位于距离鞭毛发出的底部的更深处的位置，与鞭毛及相关的细胞器共同构成完整的鞭毛单位（mastigont system）。如蓝氏贾第鞭毛虫、阴道毛滴虫等原虫运动就是鞭毛运动。鞭毛可有不同命名，如前鞭毛、后鞭毛和侧鞭毛等。鞭毛也可弯曲并松散地附着于细胞膜的表面形成鳍状的波动膜（undulating membrane），以适应相应的寄生环境。

（3）纤毛运动 其运动方式与鞭毛相似，每一根纤毛都由位于表膜下的一个基体发出。纤毛由围成一周的 9 组二联体微管和中央的二联体微管构成，并包含一些微管结合蛋白。如寄生于人体的结肠小袋纤毛虫滋养体运动。

2. 摄食 原虫在其生长、发育过程中，通过表膜渗透和多种扩散等方式获得营养物质，或借助细胞器摄取较大分子的营养物质。具体的摄食方式主要有以下 3 种。

（1）渗透（osmosis） 一些小分子营养物质以被动扩散和主动运输的形式穿透细胞膜转运至细胞内。

（2）胞饮（pinocytosis） 指液体物质吸附在细胞表膜时，表膜内陷，液体物质进入，然后表膜内折，逐渐包围液体，形成许多小囊泡，并向细胞内部移动。胞饮作用在吸收水分的同时，还可把水分中的物质一起吸收进来，如盐类和大分子物质，甚至可以是病毒。

（3）吞噬（phagocytosis） 指细胞内吞噬较大的固体颗粒物质。吞噬现象是原虫获取营养物质的主要方式。吞噬的过程可通过胞口将食物摄入，缺乏胞口的原虫，则通过表膜内陷将食物摄入胞内。溶酶体与摄入的物质形成的食物泡结合，经各种水解酶的作用将之消化、分解、吸收。

3. 营养与代谢 原虫在富有营养的宿主内环境所获取的营养物质与一般动物基本相

同，需要葡萄糖、氨基酸、碱基及核苷、脂肪酸、维生素和微量元素等。糖类是原虫重要的碳源，不同种类的原虫对糖类的吸收和利用不同，无氧酵解是原虫的能量来源主要获得途径。由于寄生环境及其含氧量的差异，使寄生虫在能量转化过程中采取的呼吸方式也不同。如贾第虫和阿米巴等肠道内寄生原虫主要通过糖酵解产生 ATP。延胡索酸呼吸系统也是一些原虫获取能量的一种重要方式。在血液内寄生的原虫，如疟原虫和锥虫可进行有氧代谢。

此外，原虫在生长发育、繁殖过程中需要蛋白质和氨基酸。原虫可利用各种酶类将摄入的蛋白质分解为游离的氨基酸，分解代谢由于虫种不同而有所差异。原虫的多种生物合成途径也需要各种辅助因子参与，如在疟原虫的生物合成中，对氨苯甲酸（PABA）和四氢叶酸（THF）作为重要的辅助因子参与其能量代谢。在核苷酸代谢中大多数寄生虫自身不能合成嘌呤，而是依赖宿主体内含量丰富的碱基、核苷来完成嘌呤合成途径。嘧啶的合成可通过从头合成途径和补救途径同时发挥作用，如锥虫和弓形虫。

4. 生殖 原虫生殖方式主要包括无性生殖和有性生殖。

（1）无性生殖（asexual reproduction） 包括以下几种类型：①二分裂（binary fission），首先细胞核分裂为 2 个，胞质随后分裂，最后形成 2 个新的子体，二分裂是原虫最常见的生殖方式。②多分裂（multiple fission），细胞核多次分裂，细胞质再分裂并包绕每个分裂的细胞核，最后增殖形成多个子代。疟原虫在肝细胞和红细胞内的裂体生殖（schizogony）就是多分裂方式。③出芽生殖（budding），是细胞核分裂为大小不均等的子代，产生 1 个或多个芽体，最后发育成新的个体。如弓形虫滋养体的内二芽分裂（endodyogeny）。

（2）有性生殖（sexual reproduction） 是原虫一种重要的生殖方式，包括配子生殖和接合生殖。①配子生殖（gametogony），是原虫细胞先分化产生雌、雄配子，雌雄配子结合形成合子的过程，疟原虫在蚊体内的发育就经历该过程。②接合生殖（conjugation）是指两虫体暂时接合在一起，交换核质后分离，继而分裂形成新的个体，DNA 近似均等地分配到 2 个子代中，如结肠小袋纤毛虫的生殖过程即是如此。

有些原虫在其生活史发育过程中存在着无性生殖和有性生殖 2 种交替进行的繁殖方式，称为世代交替（alternation of generation），如疟原虫在人体内行无性生殖过程，而在蚊体内则行有性和无性生殖。

【致病】

医学寄生性原虫和营自生生活原虫的致病作用与虫种、株系、数量、毒力、寄生部位、宿主的免疫功能状态及与其他病原生物的协同作用等因素密切相关。原虫的致病作用，主要由以下因素造成。

1. 增殖作用（multiplication） 致病性原虫要在其生活史某一发育阶段在宿主体内增殖到一定数量时，才能使宿主出现明显的病理损害和相应的临床症状。如疟原虫在人体红细胞内增殖，数量达到一定阈值时造成红细胞周期性破裂，并出现相应临床症状。

2. 播散致病作用（diffusion and invasion） 原虫在原发病灶增殖到一定数量后，使其向邻近或远处组织播散成为可能，即通过浸润或腔道移行向原发病灶外的器官组织侵袭与播散，形成新的病灶。例如疟原虫、弓形虫和阿米巴原虫等，通过血行或淋巴播散，引发身体其他部位的新感染病灶。

3. 毒素作用（toxic effect）　原虫分泌的多种酶类、代谢产物、排泄物和虫体死亡后裂解物对人体均有毒性作用。例如溶组织内阿米巴原虫分泌的酶对宿主肠黏膜组织产生溶解破坏作用；肉孢子虫产生的肉孢子虫毒素（sarcocystin）能作用于宿主神经系统、心、肾上腺和肝等器官组织，引起严重免疫病理损害。

4. 机会性致病作用（opportunistic pathogenesis）　某些原虫在免疫功能正常的宿主体内，并不表现出明显的临床症状，处于隐性感染状态（suppressed infection），但当艾滋病、长期接受免疫抑制剂治疗或晚期肿瘤等患者由于宿主免疫功能缺陷或受到损坏，原虫的繁殖能力、播散能力和致病能力增强，导致患者出现明显的临床症状和体征，甚至累及生命。此类原虫被称为机会性致病原虫（opportunistic protozoa），如弓形虫和隐孢子虫等。

【分类】

医学原虫在生物分类学上隶属于原生生物界（Kingdom protista），原生动物亚界（Subkingdom protozoa）下的 6 个门，其中 3 个门涵盖引起人类疾病的最重要虫种，如肉足鞭毛门（Phylum Sarcomastigophora）、顶复门（Phylum Apicomplexa）及纤毛门（Phylum Ciliophora）。随着分子生物学诊断技术的发展，在医学原虫的分类学上也广泛采用分子分类法用于种群及株系的判定，结合最为实用的形态学分类方法及生物化学、免疫学技术，使得医学原虫的分类日趋完善。本文沿用传统的分类方法，目前常见医学原虫及其分类可见表 6-1。

表 6-1　常见医学原虫及其分类

纲（Class）	目（Order）	科（Family）	虫种
动鞭纲 Zoomastigophora	动基体目 Kinetoplastida	锥虫科 Trypanosomatidae	杜氏利什曼原虫 *Leishmania donovani*
			热带利什曼原虫 *Leishmania tropica*
			巴西利什曼原虫 *Leishmania braziliensis*
			布氏冈比亚锥虫 *Trypanosoma brucei gambiense*
			布氏罗得西亚锥虫 *T. brucei rhodesiense*
	毛滴虫目 Trichomonadida	毛滴虫科 Trichomonadidae	阴道毛滴虫 *Trichomonas vaginalis*
			口腔毛滴虫 *Trichomonas tenax*
			人毛滴虫 *Trichomonas hominis*
			脆弱双核阿米巴 *Dientamoeba fragilis*

续表

纲（Class）	目（Order）	科（Family）	虫种
	双滴虫目 Diplomonadida	六鞭毛科 Hexamitidae	蓝氏贾第鞭毛虫 *Giardia lamblia*
叶足纲 Lobosea	阿米巴目 Amoebida	内阿米巴科 Entamoebidae	溶组织内阿米巴 *Entamoeba histolytica*
			哈门内阿米巴 *Entamoeba hartmani*
			结肠内阿米巴 *Entamoeba coli*
			布氏嗜碘阿米巴 *Iodamoeba butschlii*
			齿龈内阿米巴 *Entamoeba gingivalis*
		口腔棘阿米巴科 Acanthamoebidae	卡氏棘阿米巴 *Acanthamoeba castellanii*
	裂核目 Schizopyrenida	双鞭阿米巴科 Dimastiamoebidiae	福氏耐格里阿米巴 *Naegleria fowleri*
孢子纲 Sporozoea	真球虫目 Eucoccidiida	疟原虫科 Plasmodidae	间日疟原虫 *Plasmodium vivax*
			三日疟原虫 *Plasmodium malariae*
			恶性疟原虫 *Plasmodium falciparum*
			卵形疟原虫 *Plasmodium ovale*
			诺氏疟原虫 *Plasmodium knowlesi*
		弓形虫科 Toxoplasmatidae	刚地弓形虫 *Toxoplasma gondii*
		肉孢子虫科 Sarcocystidae	人肉孢子虫 *Sarcocystis hominis*
		爱美虫科 Eimeriidae	贝氏等孢子虫 *Isospora belli*
		隐孢子虫科 Cryptosporidae	微小隐孢子虫 *Cryptosporidium parvum*
动基裂纲 Kinetofragminophorea	毛口目 Trichostomatida	小袋科 Balantidiidae	结肠小袋纤毛虫 *Balantidium coli*

小　结

1. 原虫为单细胞真核动物，归属于原生动物界。虫体具有真核细胞的基本结构如细胞膜、细胞质和细胞核，亦具有完整的生理功能，如运动、摄食、代谢、生殖等。原虫借助于伪足、鞭毛或纤毛等运动细胞器运动。有的寄生性原虫虽并不具备明显的运动细胞器，但却具有特殊的运动方式。原虫生殖方式包括无性生殖和有性生殖。无性生殖方式有二分裂、多分裂和出芽生殖；有性生殖方式有配子生殖和接合生殖。

2. 根据医学原虫传播方式的不同，可将其生活史分为 3 种类型：人际传播型、循环传播型和虫媒传播型。医学原虫的致病具有增殖作用、播散致病作用、毒素作用和机会性致病作用等特点。

复习思考题

1. 从哪些方面可以看出医学原虫具有完整的生理功能？
2. 医学原虫的生活史有哪几种类型？致病特点包括哪几方面？

（黄慧聪）

数字课程学习

▶ 教学视频　　　　⬇ 教学 PPT　　　　✎ 自测题

第七章
叶 足 虫

叶足虫属于肉足鞭毛门（Phylum Sarcomastigophora）的叶足纲（Class Lobosea）。这类原虫在自然界中，大多营自生生活，少数营寄生生活。生活史一般有滋养体和包囊 2 个时期，滋养体以二分裂方式进行无性繁殖，以舌状或叶状的伪足作为运动器官进行运动，也称阿米巴原虫。伪足是叶足虫与其他原虫进行生物学鉴别的重要依据。溶组织内阿米巴是叶足虫中一种最常见、并能导致人体疾病的重要虫种，其他人体内常见的叶足虫还有结肠内阿米巴、迪斯帕内阿米巴、哈门内阿米巴和齿龈内阿米巴等，主要寄生于人体消化道内；营自生生活的叶足虫可偶尔侵入人体，如营自生生活的棘阿米巴能引起严重的原发性阿米巴脑膜脑炎，产生严重的后果。

第一节　溶组织内阿米巴

溶组织内阿米巴（*Entamoeba histolytica* Schaudinn，1903），亦称痢疾阿米巴或痢疾变形虫，主要寄生于人体结肠内，引起阿米巴痢疾（amoebic dysentery）；该虫也能侵入人体肝、肺、脑等其他器官，引起相应脏器组织的病变，对人体健康产生严重的危害。1875 年俄国学者 Fedor Losch 在腹泻患者粪便中首先发现了本原虫，称其为结肠阿米巴（*Amoeba coli*）。1891 年 Councilman 和 Lafleur 在无菌性肝脓肿的脓液中也发现了此原虫。1903 年德国微生物学家 Fritz Schaudinn 将本虫命名为溶组织内阿米巴。1929 年 Brumpt 发现并提出溶组织内阿米巴存有 2 个不同虫种。Tannich、Clark 和 Diamond 在随后的几年的研究中以 DNA 分析和核型证实了这 2 种阿米巴虽形态相似，但抗原特性和小亚基核糖体 RNA 基因型完全不同，1993 年正式将能引起人类侵入性阿米巴病的虫株命名为 "*Entamoeba histolytica* Schaudinn，1903"，而将非致病肠腔共栖型的阿米巴虫株命名为 "*Entamoeba dispar* Brumpt，1925"，即迪斯帕内阿米巴，从而澄清了原先认为的迪斯帕内阿米巴是溶组织内阿米巴非致病型的误解。

我国古代医书《黄帝内经·素问》《伤寒论》中就有关于阿米巴所致病症的描述，如下痢、疫痢、赤痢等相关记载。溶组织内阿米巴病目前已经历 100 多年的研究，已被列为世界 10 种最常见的寄生虫病之一。

【形态】

溶组织内阿米巴生活史包括滋养体和包囊 2 个不同阶段（图 7-1）。

1. 滋养体　形态多变且不规则，虫体直径为 12～60 μm，平均直径约为 30 μm。内外质分界明显，外质透明，呈凝胶状；内质为溶胶状，富含颗粒，常含有被吞噬的红细胞，在未经染色的标本中有较强的折光性，常为浅绿色。滋养体在运动时，外质形成舌状或呈宽指状伪足（pseudopodium），颗粒状内质随着伪足的方向缓慢流入其内，使虫体向伪足形成的方向作定向的阿米巴运动。虫体活动时，细胞核一般不易看清。在铁苏木精染色标本中，一个球形泡状核，直径为 4～7 μm，核膜纤细，核膜内侧染色质颗粒排列整齐，核仁较小，位于核的中央；被吞噬的红细胞被染成蓝黑色。

2. 包囊　呈圆球形，直径为 10～20 μm，囊壁厚 125～150 nm，核的数目为 1～4 个，细胞核构造与滋养体相似。成熟包囊含有 4 个核，为感染期。未成熟包囊含 1～2 个核；经铁苏木精染色，包囊呈蓝褐色，还可见拟染色体（chromatoid body）和糖原泡（glycogen vacuole）。拟染色体呈蓝黑色，短棒状、两端钝圆，为特殊的营养储存结构；糖原泡大而圆，无色透明，呈空泡状；拟染色体和糖原泡随包囊的成熟而逐渐消失。碘液染色时包囊呈棕黄色，细胞核为浅棕色，边界清晰；拟染色体不着色，为透明的棒状结构；糖原泡棕红色，边界模糊。

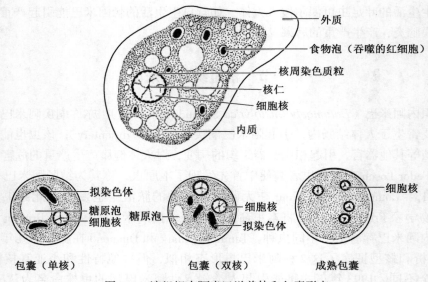

图 7-1　溶组织内阿米巴滋养体和包囊形态

【生活史】

溶组织内阿米巴生活史简单，其基本过程为包囊 - 滋养体 - 包囊，感染阶段为成熟的四核包囊，致病阶段为滋养体期。

人误食或误饮溶组织内阿米巴四核包囊污染的食物和饮水后，包囊进入小肠下段，受到碱性消化液的作用，阿米巴虫体脱囊而出，成为活动增强的滋养体，并分裂发育为 8 个独立的单核滋养体。脱囊后的滋养体以细菌、已消化的食物或宿主肠黏液为营养来源，以二分裂法进行繁殖。虫体脱囊一般发生在回盲部，因为该部位的厌氧环境和酸碱度最适宜阿米巴的繁殖。滋养体可随肠蠕动下移，当肠腔内环境发生改变，如水分及营养物质逐渐被吸收等，滋养体逐渐停止活动，排出未消化食物，团缩形成囊前期，继而分泌厚厚的囊壁，形成含 1~4 个细胞核的圆形包囊结构，并随宿主成形粪便排出体外。包囊在外界潮湿环境中可以存活数日至 1 个月。有证据显示，一个带囊者每天可排包囊数最多可达4 亿个。当宿主肠蠕动加快，有些滋养体可直接随宿主稀水便排出体外，但会很快裂解、死亡。

当宿主抵抗力下降、肠功能紊乱或肠壁组织受损伤时，结肠内的滋养体利用伪足的机械性运动，同时分泌蛋白酶，侵入肠壁黏膜组织内，吞噬组织细胞或红细胞，破坏肠壁组织，同时进行分裂增殖，致使肠黏膜局部坏死，引起肠壁溃疡。在引发宿主肠壁组织炎症损害的同时，部分滋养体可随坏死肠壁组织和血液一起脱落入肠腔，随黏液脓血便排出体外。侵入肠黏膜下层及肌层的阿米巴滋养体也可侵入血管，随血流播散至全身各处的其他脏器，如肝、肺、脑等部位，引起肠外阿米巴病（图 7-2）。阿米巴肝脓肿是最常见的肠外阿米巴病。

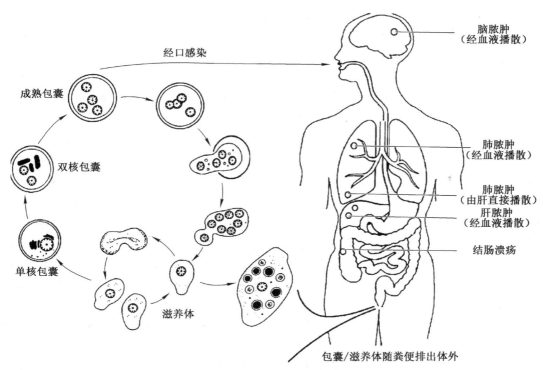

图 7-2　溶组织内阿米巴生活史（仿 Mehlhorn H，2008）

【致病机制和临床表现】

1. 致病机制　溶组织内阿米巴滋养体的致病能力受到多种因素的影响，如原虫虫株毒力、在宿主体内寄居环境、理化、生物因素及宿主自身免疫状态等，在虫体与宿主相互作用之后其致病作用也表现复杂多样，如临床上大多表现为无症状带囊者，仅有少部分人表现为肠阿米巴病或出现严重的肠外阿米巴病等。

（1）虫株毒力　分子生物学和免疫学等方面的实验研究发现，毒力强弱在不同虫株间存有明显的差异。如热带地区阿米巴虫株的毒力明显大于温带和寒带地区虫株；从阿米巴病患者体内分离到的 H_{120} 与 C_1 虫株毒力明显强于从带虫者分离的 H_{101} 和 H_{103} 虫株；另外，一些虫株的毒力还具有一定的遗传特性，如同一致病株经长期离体培养可减弱虫株毒力，而经过动物接种可增强其毒力。

（2）虫体侵袭力　溶组织内阿米巴滋养体侵袭组织的过程，包括对靶细胞和组织黏附、溶解和降解的连续过程。由于宿主炎性细胞的溶解作用，加剧病灶损伤程度，结果导致黏膜层破损，结肠出现溃疡，引起肠阿米巴病。甚至通过血行播散，导致肠外阿米巴病。在这一过程中，在分子水平上已被广泛研究和认可的滋养体的毒力因子包括：半乳糖／乙酰氨基半乳糖可抑制性凝集素（Gal/GalNAc inhibitable lectin）、阿米巴穿孔素（amoebapore protein）、半胱氨酸蛋白酶（cysteine proteinases）等。

首先，滋养体分泌的黏附分子，即凝集素吸附靶细胞，使得滋养体黏附于宿主肠上皮细胞、红细胞和中性粒细胞等表面。随后，穿孔素和半胱氨酸蛋白酶就会对靶细胞产生溶解作用，并参与细胞信号传导。阿米巴穿孔素可在宿主细胞形成孔状破坏，是一组存在于滋养体胞质颗粒中的小分子蛋白家族。该蛋白在靶细胞膜能形成渗过钠、钾、钙及一些阴离子的离子通路，所以阿米巴穿孔素亦称形成离子通路蛋白。培养基中的阿米巴并不分泌穿孔素，这也许是体外培养阿米巴毒力降低的原因之一。半胱氨酸蛋白酶属于木瓜蛋白酶的大家族，是虫体最丰富的蛋白酶，它具有降解纤连蛋白、层粘连蛋白和 Ⅰ 类胶原纤维的作用，导致靶细胞溶解，还能降解补体 C3 为 C3a，也可降解血清型和分泌型 IgA。

（3）细菌协同作用　某些细菌对阿米巴病变的发展有着非常显著的影响。动物实验发现，如用无菌培养的阿米巴感染豚鼠，并不引起病变。在产气荚膜杆菌、枯草杆菌等多种细菌合并感染后，所致病变加重，并出现死亡。溶组织内阿米巴滋养体与肠道某些细菌在致病上具协同作用，细菌不仅可作为阿米巴的营养来源，亦可提供适宜阿米巴生长、繁殖的理化环境，促进阿米巴增殖。同时，细菌还可直接损害宿主的肠黏膜，为阿米巴侵入肠壁组织提供有利条件。

（4）宿主免疫力　溶组织内阿米巴必须突破宿主的防御体系，才能侵入组织。临床和实验资料表明，宿主生理功能改变，如营养不良、感染、肠黏膜损伤、肠功能紊乱等，均有利于阿米巴对组织的侵袭。宿主的营养水平也可影响病变的严重程度，在营养不良的人群或实验动物，其阿米巴的发病率和病理指数均显著高于正常者。

细胞免疫在抗阿米巴病中起重要作用，接受抗淋巴细胞血清注射后的实验动物，感染阿米巴后病变程度较重。测定阿米巴病患者的若干细胞免疫指标亦显示细胞免疫功能低下。溶组织内阿米巴原虫的功能性抗原较弱，虽可产生抗体，但不具有免疫保护和防止再感染的作用，病愈后仍可重复感染。

2. 临床表现　溶组织内阿米巴病的潜伏期从 2 d 到 26 d 不等，通常为 2 周。本病发病可急或隐匿，同时常有暴发性或迁延性特点。临床上将其分为无症状带囊者、肠阿米巴病、肠外阿米巴病和机会致病性阿米巴病 4 种类型。

（1）无症状带囊者（asymptomatic carrier）　感染溶组织内阿米巴后，无任何临床症状或仅出现极为轻微的胃肠不适。在溶组织内阿米巴感染人群中，无症状带囊者占绝大多数，并且这类患者往往在感染数月后有自愈的现象。有资料显示，在约有90%溶组织内阿米巴感染者中常伴有迪斯帕阿米巴的感染，临床症状不明显。

（2）肠阿米巴病（intestinal amoebiasis） 滋养体侵入肠黏膜层引起的阿米巴病，即阿米巴结肠炎（amebic colitis）。临床发病过程可分为急性和慢性2个时期。急性阿米巴病的临床表现可从轻度、间歇性腹泻至暴发性、致死性的痢疾。主要为消化道症状，典型患者临床表现为腹痛、腹泻及黏液血便。亦有患者表现有胃肠胀气、里急后重、厌食、恶心和呕吐等症状。在感染严重的儿童患者中，此期病情容易发展成为急性暴发型阿米巴痢疾，甚至危及生命。急性暴发性阿米巴痢疾起病急，中毒症状明显，严重者可致命。急性暴发性阿米巴痢疾患者表现为高热、低血压和一天数次大量黏液血便，并有广泛性腹痛、强烈而持续的里急后重感、厌食、恶心呕吐；甚至发展为肠穿孔和腹水，也可发展为肠外阿米巴病。慢性阿米巴病常为急性病变反复发作所致，患者表现为长期间歇性腹泻、腹部不适、腹痛、腹泻和便秘交替进行、体质虚弱和消化不良，可持续一年以上，甚至5年之久。

肠阿米巴病临床上常见的并发症包括肠阿米巴肉芽肿（amebic granuloma）、阿米巴性腹膜炎（amebic peritonitis）和中毒性巨结肠（toxic megacolon）等。

（3）肠外阿米巴病（extra-intestinal amebiasis） 滋养体侵入肠黏膜下层静脉，可通过血行播散，经门静脉到达肝或其他组织器官所致的病理改变，如阿米巴肝脓肿（amebic liver abscess）、肺脓肿（amebic lung abscess）、脑脓肿（amebic brain abscess）和皮肤阿米巴病（cutaneous amebiasis）等。

1）阿米巴肝脓肿：阿米巴肝脓肿为最多见的肠外阿米巴病。患者以青年男性为主，本病大多起病缓慢，好发部位在肝右叶，以右叶顶部为主，常伴有肠阿米巴病史。临床多表现为发热、寒战、盗汗和右上腹痛，并向右肩放射。查体肝大、黄疸，伴有肝区有压痛和叩击痛。患者还可表现为进行性消瘦、贫血和营养不良性水肿等。肝脓肿定位穿刺检查可见果酱样的脓液。当肝脓肿破裂时，引起继发性胸腔脓肿（10%～20%）和腹腔脓肿（2%～7.5%），极少数情况下可破入心包而致人死亡。

2）阿米巴肺脓肿：有肝源性和肠源性2种，前者是由肝脓肿穿过横膈入侵肺部；肠源性常经血路播散至肺部。脓肿常位于右肺下叶。患者临床表现有咳嗽、发热伴胸痛，类似肺结核症状，并咳出咖啡色果酱样黏痰，伴有腥臭味，痰中可查见阿米巴滋养体。脓肿可破入气管引起呼吸道阻塞，亦可溃破入胸腔，若并发细菌感染时，则呈炎症表现。

3）阿米巴脑脓肿：临床上极少见（1.2%～2.5%的患者），常为中枢皮质单一性脓肿，为阿米巴滋养体经血液循环进入脑部而引起。在临床上，约有94%阿米巴脑脓肿患者合并有肝脓肿。患者临床表现常有头痛、眩晕、恶心、呕吐、癫痫和精神异常等神经系统症状。约45%的患者晚期病变可发展为严重的脑膜脑炎，病死率高。

4）皮肤阿米巴病：可能是直接接触阿米巴滋养体所致。肛门或会阴部皮肤阿米巴病，常由直肠病灶播散而来。患者阴道、宫颈和尿道等组织器官亦可被侵犯。胸腹部穿刺检查亦可导致局部皮肤阿米巴病。

（4）机会致病性阿米巴病：严重营养不良、大剂量使用类固醇皮质激素及艾滋病导致免疫功能受到损害的患者容易并发溶组织内阿米巴的感染，引发暴发性或坏死性结肠炎等严重后果。患者临床表现为腹痛、腹胀和反跳痛等。

【病理变化】

肠阿米巴病病变部位多出现在盲肠、升结肠，其次为乙状结肠和直肠，严重病变可累及整个结肠和小肠下段。由于滋养体的吞噬和破坏作用，肠黏膜出现组织坏死，随着虫体不断增殖，病变坏死区逐渐扩大，病灶加深，形成典型的口小底大"烧瓶状"溃疡。镜下观察，病灶溃疡处可查见滋养体和大量坏死组织，底部可见有淋巴细胞和浆细胞的浸润。当病情严重时，肠黏膜病变可突破黏膜肌层深及肌层，并与邻近的溃疡病灶互相融合，致使大片黏膜脱落，极易并发肠出血、肠穿孔、阿米巴性腹膜炎和肠外阿米巴病等。

阿米巴肉芽肿是结肠黏膜对阿米巴刺激的增生性反应，主要是黏膜下层纤维结缔组织增生，致使肠壁增厚，形成局部包块。肠外阿米巴病分布在肝、肺、腹腔、心包、脑、皮肤、生殖器等部位，病理发现脓肿大小不一，脓肿中央呈液化性坏死，脓肿边缘可查出含有红细胞或无红细胞的滋养体，伴有淋巴细胞浸润为主，极少伴有中性粒细胞。

【实验诊断】

检测方法主要包括病原学诊断、免疫学诊断、分子生物学检查和影像学检查。临床上主要根据患者主诉病史和临床症状做出初步诊断，检查到阿米巴病原体是确诊的依据。

1. 病原学检查　针对不同检查样本采用不同的病原学检查方法，包括显微镜检查粪便、肠镜活检、体外培养、穿刺物涂片检查和核酸诊断。根据患者的临床表现，针对某一部位选择取材，常可采用上述检查方法检获得不同发育时期的阿米巴原虫。从患者的脓血便、粥样便、活检病灶组织和穿刺物内检测滋养体，从慢性患者和带虫者成形粪便中查包囊。

（1）滋养体检查

1）取材：①粪便：从急性阿米巴痢疾患者的脓血便或阿米巴结肠炎患者的稀便中，挑取脓血和黏液部分，反复多次检查（4~6次）查找滋养体。典型的阿米巴痢疾粪便呈酱红色，伴有特殊的腥臭味、带有血和黏液。②肠黏膜组织：主要针对无典型脓血便的慢性阿米巴病患者，粪便及血清学检查结果呈阴性，但临床上不能排除该病，可采用乙状结肠镜或纤维结肠镜直接观察肠壁病变。由于阿米巴结肠炎致肠黏膜溃疡，通常病变部位位于盲肠和升结肠，活检可从溃疡边缘采集黏膜组织，检获滋养体及根据相应的病理变化可作出确切的诊断。③脓肿穿刺液：对于阿米巴肝、肺、脑脓肿的患者，可作局部穿刺抽取脓肿液，在穿刺液涂片中一般不易发现滋养体，但在脓腔壁部的坏死组织中滋养体检获可能性较大，同时还要注意脓液的性状特征。

2）检查方法：生理盐水直接涂片法，镜检，可观察到活动的滋养体，这是急性阿米巴痢疾患者最常用的方法之一。溶组织内阿米巴滋养体伪足形成快，而且细胞质内常含吞噬的红细胞。同时可见黏液里含很多成团的红细胞和少量白细胞；黏液里常可见夏科雷登结晶，可作为与细菌性痢疾的鉴别依据。如果虫体活动性不好，难以观察其典型的伪足运动时，则可作铁苏木精染色或碘液染色法检查。

3）注意事项：因滋养体在外界极易死亡，故标本必须新鲜，送检迅速，同时注意保温（25℃以上）；此外盛标本的容器要清洁、干燥，不要混入化学药物、尿液、水或其他生物，以免影响检查结果。

（2）包囊检查

1）取材：慢性间歇性阿米巴患者的成形粪便。

2）检查方法：①碘液涂片染色法：为首选方法。也可在生理盐水直接涂片法后，再用碘液染色。镜检可见包囊呈淡棕色或黄色，细胞核为浅棕色，拟染色体可见，但不着色，呈透明状。②包囊浓集法：包囊检查可用浓集法提高检出率，常用的方法有硫酸锌离心浮聚法、汞碘醛离心沉淀法（MIFC）和甲醛乙醚沉淀法。

3）注意事项：因为慢性阿米巴病患者排出的包囊具有间歇性的特点，故临床检查需要反复多次。间隔 1 d 以上的 3 次送检，阳性率可提高 60%~80%；送 5 次者可达 90% 以上。故对于少数慢性患者，粪检应持续 1~3 周，以确保没有漏诊。

（3）体外培养　在实验室检查过程中，体外培养法比通常的涂片法检查结果更为敏感，尤其是对亚急性或慢性阿米巴病例检出率更高，通常体外培养所采用的是 Robinson 培养基，培养物为粪便或脓肿抽出物。该方法实验条件要求高，不宜用作常规检查。

1997 年 WHO 专门委员会建议，在显微镜下检获到含有四个核的包囊应鉴定溶组织内阿米巴/迪斯帕内阿米巴，可用同工酶分析、酶联免疫吸附实验和聚合酶链反应等方法鉴别；在粪中检获到含有红细胞的滋养体应高度怀疑为溶组织内阿米巴感染；在血清学检查中，抗体高滴度阳性者应高度怀疑溶组织内阿米巴感染；阿米巴病仅由溶组织内阿米巴感染所致。

在粪便检查过程中，溶组织内阿米巴还应注意与结肠内阿米巴（*Entamoeba coli*）、布氏嗜碘阿米巴（*Iodamoeba butschlii*）、微小内蜓阿米巴（*Endolimax nana*）和哈门内阿米巴（*Entamoeba hartmani*）等其他肠道阿米巴原虫鉴别。分子生物学技术可用于不同阿米巴虫种间差异的检测。

2. 免疫学诊断　免疫学诊断是溶组织内阿米巴重要的辅助诊断技术，尤其对于肠外阿米巴病的诊断具有较大的实用价值。自阿米巴的无菌培养建立以来，提供了溶组织内阿米巴纯抗原和相应抗体的制备方法，国内外陆续发展了多种血清诊断方法。作为有效的检测方法，血清诊断方法有实用价值（尤其对不能检测粪便抗原或应用分子诊断技术的实验室）。常用方法包括间接血凝实验（IHA）和间接荧光抗体试验（IFA）及酶联免疫吸附试验（ELISA）等具有敏感性高、特异性强及重复性好的特点，此外该法操作简便快速，同时成本低廉，因此，对该病的诊断具有推广意义。

但免疫学诊断方法也具有一定局限性，如无法判断现症患者和既往感染，在肠外阿米巴病的诊断中无法准确定位，阿米巴原虫各种间与血清的交叉反应等，故不能单靠一种血清学诊断方法而对疾病作出最终诊断。

3. 分子生物学检测　通过提取脓肿穿刺物、活检肠病变组织、排泄物培养物和石蜡切片中的虫体 DNA，结合特异性引物进行 PCR 扩增反应，并对扩增产物进行鉴定分析，从而鉴别诊断溶组织内阿米巴和其他阿米巴原虫。核酸诊断也可结合流行病学参数对不同地域溶组织内阿米巴的发病学、严重程度和流行病学进行分析和监测。

4. 影像学检查　在临床上，对于肠阿米巴诊断可用结肠镜，通过活检和吸取分泌物，通过病原学和免疫学甚至分子生物学检测提高敏感性；对于肠外阿米巴病，超声波、X 线、CT 和磁共振成像等影像学检查技术可作为阿米巴病的重要辅助检查和定位手段。

【流行病学】

溶组织内阿米巴呈全球性分布，主要流行于热带和亚热带地区，如印度、印度尼西亚、热带非洲、中南美洲。世界各地的感染率不等，在加拿大和阿拉斯加地区可低于1%，而很多热带国家可高达 40%。阿米巴在人群中感染率的高低与不同国家的社会经济发展水平、卫生防疫条件及人口密度等因素密切相关。此外，免疫功能低下、营养不良和恶性肿瘤患者等人群常出现严重感染。据调查，美国人群的感染高峰年龄段主要在 26～30 岁，5 岁以下儿童感染率低于其他年龄段。我国的阿米巴感染分布很广，人群平均感染率为 0.949%。近年来，由于我国社会经济高速发展、食品卫生安全和卫生检疫等方面工作水平提高，急性阿米巴痢疾和阿米巴脓肿病例已明显减少。但在局部地区或特殊人群中，血清阳性率高达 11.05%。

1. 传染源　溶组织内阿米巴滋养体对外界抵抗力很弱，在自然界中没有传播意义，四核包囊在外界环境中抵抗力较强，在温湿度适当情况下可生存数周并保持感染力，是阿米巴病的感染期。因此，该病的传染源主要是指粪便中持续排包囊的带囊者、慢性迁延性患者和恢复期患者。虽也有调查报道犬、猫、猪、鼠和灵长类动物也可自然或实验感染本虫，但它们感染数量少，与人接触也不密切，故作为保虫宿主意义不大。

2. 传播途径　人体感染阿米巴的途径主要是感染期包囊通过粪便污染水源、食物和餐具，经口造成感染。尤其在欠发达地区，不良居住环境和不洁饮食造成该病传播流行。包囊对外界抵抗力强，在粪便中存活至少 2 周，水中可活 9～30 d；对化学消毒剂抵抗力也较强，于 0.2% 过锰酸钾中仍可存活数日。包囊对干燥、高温的抵抗力较弱，如温度上升到 50℃时，短时间即可造成包囊死亡。阿米巴包囊也可以完整地通过蝇、蜚蠊的消化道进行传播。

在发达国家的一些同性恋者中（尤其是男同性恋），阿米巴病的发病率显著升高，如调查发现美国 30% 男性同性恋者感染溶组织内阿米巴，因此，欧美日等国家已将该病列为性传播疾病（sexually transmitted disease，STD）。

3. 易感人群　任何年龄组均可感染阿米巴。由于缺乏有效的获得性免疫，治愈的阿米巴病患者仍是本病的易感者。本病的高危人群为同性恋者、免疫功能缺陷或受到损坏者和旅游者等，另外，精神异常和智力低下人群亦须引起重视。

【防治】

1. 普查普治　治疗患者和带囊者，首先要治愈肠内外的侵入性病变；还要清除肠腔内包囊以控制传染源，特别是对饮食行业人员应作定期的粪便检查。治疗阿米巴病的药物很多，可分为以下几种。

（1）甲硝唑（灭滴灵，metronidazole）　是目前治疗阿米巴病的首选药物。尤其对急性或慢性侵入性阿米巴滋养体的清除有较好的效果，如肝、肺、脑、皮肤阿米巴脓肿的治疗，但不能杀灭包囊。本药口服几乎 100% 吸收，不良反应少。但在动物实验中发现其有潜在的致癌性，孕妇慎用。替硝唑（tinidazole）：疗效不亚于甲硝唑，且不良反应少，并未发现其致癌性，有替代甲硝唑的趋势。奥硝唑（ornidazole）和塞克硝唑（secnidazole）与替硝唑作用相似。

（2）二氯尼特（diloxanide） 是目前最有效的杀包囊药，临床上使用甲硝唑控制症状后，再口服二氯尼特，可有效地预防复发。巴龙霉素（paromomycin）或喹碘方（iodoquinofonum）等药物也具有肠壁不吸收且不良反应小的特点，适于带包囊者的治疗。

（3）中药 目前临床也采用一些传统的中药治疗阿米巴病，如鸦胆子仁、大蒜素、白头翁等，其抗虫的活性成分值得深入研究。其他药物如依米丁、去氢依米丁和氯喹等均有一定的治疗作用，但副作用较大，仅在甲硝唑疗效不满意时才酌情选用。

2. 切断传播途径 加强粪便管理，对垃圾和粪便进行无害化处理，保护水资源，注意环境卫生，消灭苍蝇、蜚蠊等传播媒介。防止水源污染是切断阿米巴感染与流行的重要环节。

3. 加强个人防护和环境保护 阿米巴病的感染和流行仍是当前世界范围内一个重要的公共卫生问题，除了采取综合性措施防治本病外，还要在全社会范围内加强对本病防治的卫生宣传教育，教育每个人应注意养成良好的饮食和饮水卫生习惯，防止病从口入。同时，还要加强周围环境水资源的保护，加强食品卫生检疫和监督管理，改善环境卫生和对有害生物的防控，从而达到防治本病感染和控制流行的目的。

第二节 其他消化道阿米巴

在人类消化道内尽管有一些阿米巴原虫，但并不侵入人体组织，也不引起典型的临床症状，称为非致病性阿米巴。但在大量寄生、宿主免疫功能减弱、肠功能紊乱或合并细菌感染时，可能会出现临床症状。实验证明，这类消化道阿米巴可以引起实验动物的肠道病变，如迪斯帕内阿米巴（*Entamoeba dispar*）、结肠内阿米巴（*Entamoeba coli*）、哈门内阿米巴（*Entamoeba hartmanni*）、微小内蜒阿米巴（*Endolimax nana*）、布氏嗜碘阿米巴（*Iodamoeba butschlii*）和齿龈内阿米巴（*Entamoeba gingivalis*）等。

一、迪斯帕内阿米巴

迪斯帕内阿米巴（*Entamoeba dispar* Brumpt，1925）呈世界性分布，感染人数众多，其虫体形态与生活史几乎与溶组织内阿米巴完全一致。该原虫的滋养体不侵犯宿主组织，细胞质内无吞噬的红细胞，食物泡内可见细菌颗粒（图7-3）。光学显微镜不能区别迪斯帕内阿米巴和溶组织内阿米巴，但是它们之间的表面抗原决定簇、同工酶谱和基

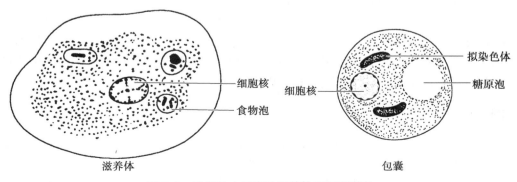

图7-3 迪斯帕内阿米巴滋养体和包囊形态

因存有差异，可借助 PCR 和特异性单克隆抗体技术进行鉴别。感染本虫后一般无临床症状，WHO／PAHO／UNESCO（1997 年）也认为迪斯帕内阿米巴感染者不需治疗。

二、结肠内阿米巴

结肠内阿米巴（*Entamoeba coli* Grassi，1879）亦为世界性分布的肠道原虫，以温暖地区多见，在寒冷地区也有流行报告。人因食入包囊污染的食物或水而感染。该原虫尽管不侵犯宿主组织，但常与溶组织内阿米巴共存。结肠内阿米巴滋养体直径 15～50 μm（通常 20～30 μm），其内、外质区别不明显，外质仅在伪足形成时才能见到，伪足短而钝，不透明，运动迟缓。内质颗粒状，含有 1 个细胞核和许多食物泡，食物泡中主要含有细菌。其核仁大、不规则而常偏位，核周染粒大小不一致，排列不齐。包囊直径约 10～35 μm，细胞核 1～8 个，胞质颗粒状。成熟包囊含有 8 个细胞核，未成熟包囊胞质内常含有糖原泡及两端尖细的碎片状拟染色体，糖原泡多位于核周围（图 7-4）。生活史与溶组织内阿米巴相似，成熟包囊经口感染宿主，人、鼠、猪、犬等动物结肠内均可发现本虫，粪便污染是主要传播方式，粪便检查可以明确诊断。

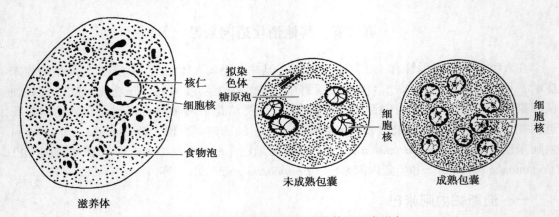

图 7-4　结肠内阿米巴原虫滋养体和包囊形态

三、哈门内阿米巴

哈门内阿米巴（*Entamoeba Hartmanni* von Prowazek，1912）呈世界性分布。其形态与溶组织内阿米巴相似，但体积较小。哈门内阿米巴滋养体直径 4～12 μm，不含被吞噬红细胞，核膜较厚，核周染粒少、较粗、排列不规则、着色较深。包囊直径为 4～10 μm，未成熟包囊 1～2 核，糖原泡明显；拟染体数目不等，呈细杆状或米粒形。成熟包囊内有 4 个核。哈门内阿米巴生活史亦与溶组织内阿米巴相似，感染与食用和饮用被污染的食物和水有关。目前常通过 PCR 方法与溶组织内阿米巴进行鉴别，以避免不必要的治疗。

四、微小内蜒阿米巴

微小内蜒阿米巴（*Endolimax nana* Wenyon et O'Connor，1917）呈世界性分布，我国的平均感染率为 1.579%。滋养体和包囊大小类似哈门内阿米巴。滋养体直径 6～12 μm，外质薄，伪足短而钝，运动缓慢；内质细颗粒状；细胞核结构特殊，核仁粗大且不规则，占核直径的 1/3 ~ 1/2，常偏位；核膜与核仁之间有清晰的空隙和相连的核丝；通常无核周染色质粒。食物泡含有细菌、真菌和植物细胞等，不吞噬红细胞。包囊为卵圆形，大小与滋养体大致相同；未成熟包囊中常有大糖原泡，偶见小而弯曲的拟染色体；成熟包囊 4 个核，核仁大而居中。微小内蜒阿米巴以细菌为食，是肠道共栖性原虫。其生活史与溶组织内阿米巴类似，以通过粪便污染水源传播为主，特殊情况下，偶尔引起腹泻。

五、布氏嗜碘阿米巴

布氏嗜碘阿米巴（*Iodamoeba Butschlii* Von Prowazek，1912）呈世界性分布，人的感染率略低于结肠内阿米巴和微小内蜒阿米巴，我国的平均感染率为 0.559%。滋养体直径 8 ~ 20 μm，外质与颗粒状内质不易区别，伪足缓慢运动。细胞核较大，1 个核仁位于中心，大而明显，约占核内径的 1/2，常由一圈淡染的染色质颗粒围绕，并与核膜及核丝相连；核膜无核周染色质粒。内质食物泡常含有细菌和酵母，不吞噬红细胞。包囊呈不规则长圆形，直径 5 ~ 20 μm，仅有 1 个核，核仁近于核膜一端；无拟染色体；因包囊中有 1 个大糖原泡而得其属名，在未染色的包囊中该糖原泡大而圆、边缘清晰，常把核推向一边；包囊经碘液染色，糖原泡呈棕色团块，成熟包囊中糖原泡仍存在。布氏嗜碘阿米巴通过粪便污染传播，对人类为非致病性。

六、齿龈内阿米巴

齿龈内阿米巴（*Entamoeba gingivalis* Gros，1849）呈世界性分布，是人和许多哺乳动物口腔内常见的一种共栖性原虫，我国的平均感染率为 47.247%，口腔门诊患者平均感染率为 56.90%。生活史中仅有滋养体阶段，直径为 5 ~ 15 μm。形态类似溶组织内阿米巴，内、外质分明，外质透明，内质为颗粒状，活动迅速；胞核内核仁较小，居中或偏位；食物泡中含有细菌、白细胞，偶见红细胞。食物泡中含有白细胞为其重要的鉴别特征。本虫生活在牙龈和牙齿之间的界面，偶有子宫内感染的报告。通过飞沫或直接接触传播，以牙龈刮拭物生理盐水涂片诊断，正常人和口腔疾病患者中均可检获，但后者检出率更高，在人类免疫缺陷病毒感染者中寄生率较高。保持口腔清洁为预防本虫感染的重要措施。

第三节 致病性自生生活阿米巴

致病性自生生活阿米巴原虫多见于自然界的土壤、水体及腐败植物中，主要种类包括耐格里属（*Naegleria*）、棘阿米巴属（*Acanthamoeba*）和狒狒巴拉姆希阿米巴（*Balamuthia mandrillaris*），均具潜在致病性。此类原虫感染较为罕见，但可侵入人体的中枢系统、眼部和皮肤引起严重损伤，尤其在免疫缺陷患者中的感染率相对较高，已经引起医学界的广泛重视。随着阿米巴原虫特异性基因检测探针的不断完善，对虫种鉴别诊断的精确性将会不断提高，将来报告的病例数量也会不断增加。

一、耐格里属阿米巴

耐格里属阿米巴中致病的主要为福氏耐格里阿米巴（*N. fowleri*），可引起致命的原发性阿米巴脑膜脑炎（primary amoebic meningoencephalitis，PAME）。

当人们接触水体时，阿米巴滋养体可侵入鼻腔黏膜。在鼻内增殖后可经嗅神经移行，经筛状板入颅，侵犯脑组织，引起原发性阿米巴脑膜脑炎。耐格里属阿米巴滋养体有阿米巴型和鞭毛型，阿米巴型滋养体呈椭圆或狭长形，直径为 10~35 μm。滋养体体运动活跃，虫体一端可见圆形伪足；泡状核，直径约 3 μm，核仁居中致密。细胞质颗粒状，内含多个食物泡。若滋养体被置于 37℃蒸馏水中，可在 24 h 内转变成暂时的梨形，并在虫体一端伸出 2 根至多根鞭毛，为鞭毛型，此虫型直径为 10~15 μm，尽管运动活跃，但不摄食、不分裂，也不能直接形成包囊，往往在 24 h 内又恢复成原先的阿米巴型。包囊呈圆形，直径 7~10 μm，双层囊壁结构，囊壁厚约 1 μm，在扫描电镜下，囊壁上有 1~2 个孔。细胞核为单个核，结构与滋养体相似（图 7-5）。本虫在不利环境中可形成包囊（滋养体可在外界因干燥形成包囊），但在宿主组织内仅见滋养体而无包囊结构。

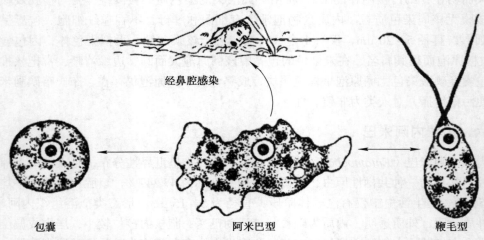

图 7-5　福氏耐格里阿米巴的形态与生活史（仿 Schmidt GS，2000 和 Mehlhorn H，2008）

PAME 多见于健康儿童与青壮年，有在淡水湖、池塘、温泉中游泳、戏水史。潜伏期 1~7 d，发病急骤，迅速恶化。早期突然高热，常伴有恶心、呕吐及持续性颞侧疼痛，可单侧或两侧，1~2 d 出现脑水肿症状，迅速进入瘫痪、谵妄、昏迷状态，患者常在 1 周内死亡。该病起病急、病程短、预后差、死亡率高。病理结果是以急性脑膜炎和浅层坏死出血性脑炎为主，滋养体周围有大量炎性细胞浸润。

诊断福氏耐格里阿米巴患者，询问发病前 2~6 d，是否有接触池水的历史，尤其是停滞不流动的水体；穿刺脑脊液常见中性粒细胞数增加，蛋白含量升高；湿片中可见活动的阿米巴滋养体；培养法或组织接种可提高检出率。

中枢神经系统的感染，可用两性霉素 B 和磺胺嘧啶缓解一些临床症状，也有报道使用利福平进行治疗，但患者病死率仍达 95% 以上。河水中即便加入过量的氯（10 ppm）仍无法杀死耐格里阿米巴。该属疾病的预防应尽量避免与不流动的河水或温泉水接触，避免鼻腔接触水。

二、棘阿米巴属阿米巴

棘阿米巴属中能侵犯人体的棘阿米巴有 7 种，如卡氏棘阿米巴（*A. castellanii*），柯氏棘阿米巴（*A. cullertsoni*），多噬棘阿米巴（*A. polyphaga*），皱棘阿米巴（*A. rhysodes*）等，其中卡氏棘阿米巴引起的棘阿米巴角膜炎最常见，此外该属原虫还可致棘阿米巴性脑膜脑炎和皮肤损伤。

棘阿米巴生活史中有滋养体和包囊阶段，棘阿米巴滋养体或包囊可能通过侵入呼吸道、皮肤黏膜破损处、损伤的眼结膜及生殖道等，由血行播散至脑部，引起肉芽肿性阿米巴脑炎（granulomatous amebic encephalitis, GAE）。滋养体为多变的长椭圆形，直径约为 $20 \sim 40 \mu m$。活体形态多变，虫体不仅有叶状伪足，体表还有不断形成的棘状凸起，称为棘状伪足（acanthopodia），运动缓慢无定向性；核大，直径约 $6 \mu m$，核仁球状位于核中央。包囊圆球形，直径为 $9 \sim 27 \mu m$。2 层囊壁，外层囊壁略显皱褶；单个核，核仁与滋养体相似（图 7-6）。

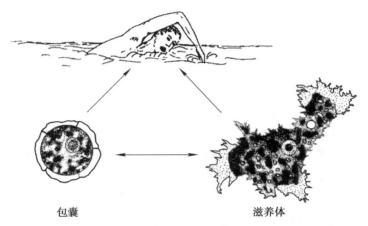

包囊　　　　　　　　　　滋养体

图 7-6　棘阿米巴的形态与生活史（仿 Mehlhorn H，2008）

肉芽肿性阿米巴脑炎主要由柯氏棘阿米巴引起，潜伏期较长，病程亦相对较长，为 $1 \sim 2$ 个月。典型的临床表现有意识模糊、头晕、嗜睡、头痛、癫痫等占位性病变症状，有时伴轻微偏瘫，最后患者常因高热、癫痫、脑功能退化及呼吸衰竭而死亡。患者脑脊液以淋巴细胞为主。病理表现以肉芽组织和胶质细胞增生为特点，故称肉芽肿性阿米巴脑炎，病灶中滋养体和包囊可同时存在。对慢性病患者、体弱和免疫抑制患者如 AIDS 患者，棘阿米巴常侵犯脑，或造成皮肤慢性溃疡。肉芽肿病变还可见于肾上腺、肾、肺、肝等内脏组织器官。

棘阿米巴还可引起阿米巴角膜炎（amebic keratitis, AK），主要由卡氏棘阿米巴引起，该病与角膜外伤、接触污水或佩戴不洁的隐形眼镜有关，如清洗或储存眼镜片的液体被空气浮尘中棘阿米巴包囊污染而感染。临床表现为慢性或亚急性进行性角膜炎和溃疡，患者通常有眼部剧烈疼痛、流泪、畏光、视物模糊、异物感等症状，如不及时治疗，可引起角膜穿孔、失明。近年来棘阿米巴角膜炎的发病率逐年增加。

实验诊断方法：①从脑脊液、眼的分泌物和病变组织（角膜或皮肤）的刮取物中检查棘阿米巴；②免疫酶染色检查组织内棘阿米巴；③血清学方法如 ELISA、IFAT 及 IHA 等；④棘阿米巴培养法，可提高检出率；⑤核酸诊断，用 PCR 技术检测眼分泌物中的棘阿米巴 DNA，具有很高的敏感性和实用性。

棘阿米巴引起的 GAE 目前尚缺乏有效药物，建议喷他脒结合磺胺药治疗。阿米巴角膜炎可用抗真菌和抗阿米巴眼药治疗，严重者可施行角膜移植或角膜成形术。慢性病患者、体弱者或免疫抑制患者也应及时治疗，增强体质，防止脑炎的发生。该属疾病的预防应尽量避免与不流动的水或温泉水接触，尤其是免疫力低下的特殊人群及婴幼儿。

三、狒狒巴拉姆希阿米巴

狒狒巴拉姆希阿米巴（*B. mandrillaris*）亦具有滋养体和包囊阶段，引起的 GAE 与棘阿米巴相似，常呈亚急性和慢性过程，免疫力低下的特殊人群多见。狒狒巴拉姆希阿米巴可感染实验动物制备中枢神经系统的动物模型，用于研究自生生活阿米巴的致病及其机制。

小　结

溶组织内阿米巴主要寄生于人体结肠，常引起肠阿米巴病和肠外阿米巴病。其生活史基本过程为包囊 – 滋养体 – 包囊，致病阶段为滋养体，感染阶段为四核包囊。人常因误食或误饮溶组织内阿米巴四核包囊污染的食物和饮水而感染，肠阿米巴病典型的病理损害为口小底大的烧瓶状溃疡，临床表现为腹痛、腹泻及黏液血便。肠外阿米巴病包括阿米巴肝脓肿、肺脓肿、脑脓肿和皮肤阿米巴病。病原学诊断查到阿米巴病原体是确诊的依据。阿米巴病的传染源主要粪便中排包囊的带囊者、慢性迁延性患者和恢复期患者。甲硝唑是治疗阿米巴病的首选药物。注意饮食和饮水卫生是预防阿米巴病的关键。

非致病性阿米巴常见的种类有迪斯帕内阿米巴、结肠内阿米巴、哈门内阿米巴、微小内蜒阿米巴、布氏嗜碘阿米巴、齿龈内阿米巴等，上述非致病性阿米巴除齿龈内阿米巴外，其余 5 种均寄生在人体结肠内，一般不侵入人体组织。

耐格里属、棘阿米巴属阿米巴和狒狒巴拉姆希阿米巴原虫为致病性自生生活阿米巴，福氏耐格里阿米巴可引起致命的原发性阿米巴脑膜脑炎；棘阿米巴属中能侵犯人体的棘阿米巴有 7 种，其中以卡氏棘阿米巴引起棘阿米巴角膜炎最为常见，柯氏棘阿米巴主要引起肉芽肿性阿米巴脑炎（GAE）；狒狒巴拉姆希阿米巴引起的 GAE 与棘阿米巴相似。

复习思考题

1. 简述溶组织内阿米巴生活史与致病的关系。
2. 急性肠阿米巴病患者的肠壁病变有何特点？有哪些临床表现？
3. 急性阿米巴痢疾患者如何诊断？取材要注意哪些问题？
4. 生活在人体消化道的阿米巴有哪几种？其致病性如何？

（黄慧聪）

数字课程学习

▶ 教学视频　　　📥 教学PPT　　　✎ 自测题

第八章
鞭 毛 虫

鞭毛虫（flagellate）的运动细胞器为鞭毛，故而得名，它们隶属于原生动物界（kingdom Protozoa）的后滴门（phylum Metamonada）、副基体门（phylum Parabasal）、透色动物门（phylum Percolozoa）、眼虫门（phylum Euglenozoa）。其种类多，分布广泛，生活史均有滋养体阶段，以二分裂进行增殖。也有些种类可形成包囊。寄生人体的常见鞭毛虫有十余种，如寄生在血液和组织内的利什曼原虫和锥虫，寄生在消化系统的蓝氏贾第鞭毛虫、人毛滴虫和口腔毛滴虫，还有寄生于泌尿生殖系统的阴道毛滴虫等。

第一节 杜氏利什曼原虫

利什曼原虫属于锥体目（Trypanosomatida）、锥体科（Family Trypanosomatidae）、利什曼属（Genus Leishmania）。引起人类利什曼病的虫种主要有杜氏利什曼原虫［*Leishmania donovani*（Laveran & Mesnil, 1903）Ross, 1903］、巴西利什曼原虫（*L. braziliensis* Vianna, 1911）、热带利什曼原虫［*L. tropica*（wright, 1903），Luhe, 1906］和墨西哥利什曼原虫［*L. mexicana*（biagi, 1953）Garnham, 1962］。杜氏利什曼原虫为内脏利什曼病（visceral leishmaniasis, VL）或黑热病（kala-azar）的病原体。杜氏利什曼原虫通过感染的雌性白蛉叮咬进行传播，是一种重要的虫媒寄生虫病。其临床表现主要为长期不规则发热、脾大、贫血、消瘦、全血细胞减少和高球蛋白血症等。患者若得不到正确治疗，大都在发病后1~2年内因并发症而死亡，病死率可高达90%以上。

【形态】

1. 无鞭毛体（amastigote） 无鞭毛体也称利杜体（Leishman-Donavan, LD body），寄生于人或感染动物的单核巨噬细胞内。虫体为卵圆形，大小（2.9~5.7）μm×（1.8~4.0）μm，平均为4.4 μm×2.8 μm。瑞氏染液染色后，无鞭毛体细胞质呈淡蓝或淡红色。内有一个较大的核，近圆形，呈红色或紫色。动基体（kinetoplast）位于核旁，着色较深，近深紫色，细小、杆状。在染色好的片上，有时还可见到一个红色粒状的基体（basal body）和由此伸出的根丝体（rhizoplast），见图8-1。

无鞭毛体的超微结构显示虫体由内外2层表膜包被。在内层表膜下有排列整齐的管状纤维，称为膜下微管。虫体前端的表膜向内凹陷，形成一袋状腔，称为鞭毛袋。内有一根很短的鞭毛。鞭毛的外膜为鞭毛鞘，由虫体表膜延续而成。鞭毛鞘内包有轴线，鞭毛鞘与轴线间充有一些纤丝，称为辅助纤丝。基体为中空圆形。动基体为腊肠状，其内有一束与长轴平行的纤丝，该纤丝由 DNA 组成。内质网不发达，呈管状或泡状。核一个，卵圆形，大小约 1.5 μm × 1.0 μm。核膜 2 层，可见核孔。核仁 1~2 个。膜下微管的数目、直径、间距等在种和株鉴定方面有一定参考价值。

2. 前鞭毛体（promastigote） 成熟的前鞭毛体呈梭形，前端有一根伸出体外的鞭毛。体表有表膜包被，体形较无鞭毛体大，大小为（14.3~20）μm ×（1.5~1.8）μm。核位于虫体中部，动基体在前部。基体在动基体之前，鞭毛即由此发出（图 8-1）。前鞭毛体有时可聚集成团，以其体前端指向中心，排成菊花状。

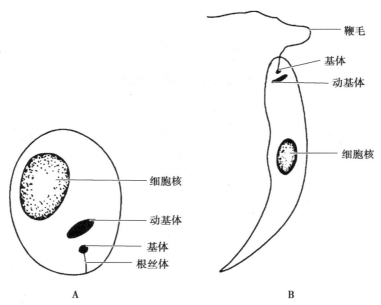

图 8-1 杜氏利什曼原虫无鞭毛体和前鞭毛体模式图

A. 无鞭毛体；B. 前鞭毛体

【生活史】

杜氏利什曼原虫生活史需要 2 个宿主，即白蛉和人或哺乳动物，犬是其重要保虫宿主。前鞭毛体寄生在白蛉消化道内，是杜氏利什曼原虫的感染阶段；无鞭毛体寄生在人或哺乳动物的巨噬细胞内，是杜氏利什曼原虫的致病阶段。感染方式是白蛉叮刺吸血。

1. 在白蛉体内发育 当雌性白蛉叮刺患者或受感染的动物宿主时，含无鞭毛体的巨噬细胞随血液被吸入白蛉胃内，无鞭毛体经 24 h 发育为早期前鞭毛体。此时虫体呈卵圆形，鞭毛也已开始伸出体外。至第 3、4 天出现大量梭形成熟前鞭毛体，活动力明显加强，并以纵二分裂法繁殖。在数量剧增的同时，虫体逐渐向白蛉前胃、食管和咽部移动。1 周后，具感染力的前鞭毛体大量聚集在白蛉口腔及喙。当白蛉叮刺人时，前鞭毛体即随白蛉唾液进入人体。

2. 在人或哺乳动物体内发育　当感染有前鞭毛体的雌性白蛉叮咬人或哺乳动物吸血时，聚集在白蛉口腔和喙的前鞭毛体即可随其唾液进入人或哺乳动物的皮下组织。一部分前鞭毛体可被多核白细胞吞噬消灭，一部分则被巨噬细胞吞噬。原虫进入巨噬细胞后，逐渐变圆，失去鞭毛的体外部分。同时巨噬细胞形成纳虫空泡，无鞭毛体在巨噬细胞的纳虫空泡内不但可以存活，且能进行分裂繁殖。巨噬细胞形态上除纳虫空泡增多之外，电镜下也未见明显改变，巨噬细胞仍可照常进行有丝分裂。无鞭毛体在巨噬细胞内以二分裂法进行繁殖，虫数不断增加，可含数十到百余个无鞭毛体，巨噬细胞可因虫数过多而破裂，逸出的无鞭毛体又可被其他的巨噬细胞吞噬，开始新一轮的繁殖，因此，无鞭毛体数量大增，破坏大量巨噬细胞，从而刺激巨噬细胞增生，引起内脏的严重病变。期间患者如再被白蛉叮刺，无鞭毛体又可进入白蛉胃内，重复其在白蛉体内的发育繁殖（图 8-2）。

前鞭毛体并非主动侵入巨噬细胞，其进入巨噬细胞的过程经历了黏附与吞噬两步。黏

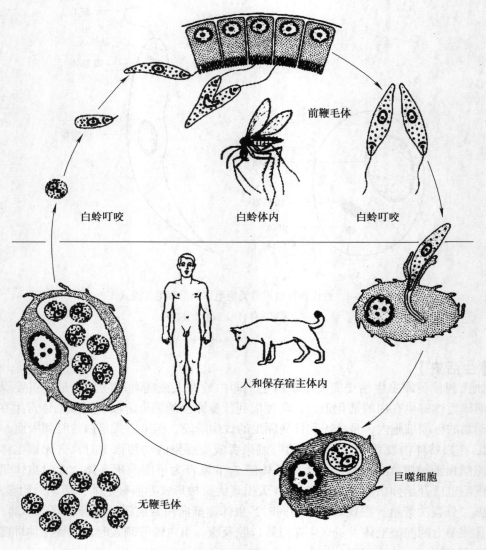

图 8-2　杜氏利什曼原虫生活史示意图（仿 Mehlhorn H，2008）

附的途径大体可分为 2 种：一种为配体 – 受体结合途径，另一种为前鞭毛体黏附的抗体和补体与巨噬细胞表面的 Fc 或 C3b 受体结合途径。还有实验表明，原虫质膜中的相对分子质量为 63×10^3 的糖蛋白（GP63）能与巨噬细胞表面结合，通过受体介导的细胞内吞作用使前鞭毛体进入巨噬细胞。前鞭毛体附着于巨噬细胞后，随巨噬细胞的吞噬活动而进入细胞。

【致病机制和临床表现】

1. 内脏利什曼病（visceral leishmaniasis，VL） 内脏利什曼病（黑热病）三大症状为：长期不规则发热，脾、肝、淋巴结肿大和全血细胞减少性贫血。患者若不加以适当治疗，大都在发病后 1～2 年因病情恶化而死亡。

人感染杜氏利什曼原虫后，经 3～5 个月或更长的潜伏期，方出现全身性症状及体征。脾肿大是黑热病最主要的体征。无鞭毛体在巨噬细胞内繁殖，使巨噬细胞大量破坏并刺激巨噬细胞增生。巨噬细胞增生主要见于脾、肝、淋巴结、骨髓等器官。浆细胞也大量增生。细胞增生是脾、肝、淋巴结肿大的根本原因。脾肿大最为常见，出现率在 95% 以上，后期则因网状纤维组织增生导致脾变硬。

贫血是黑热病重要症状之一，常出现红细胞、白细胞及血小板都减少，即全血象减少，这是由于脾肿大导致脾功能亢进，血细胞在脾内遭到大量破坏所致。白细胞的减少一般比红细胞为早，严重的贫血常说明病情已发展至危险期。若患者脾肿大严重，常同时伴有血细胞的显著减少，脾切除后血象可迅速好转。此外，免疫性溶血也是产生贫血的重要原因。实验表明，患者的红细胞表面附有利什曼原虫抗原，此外杜氏利什曼原虫的代谢产物中有 1～2 种抗原与人红细胞抗原相同，因而机体产生的抗利什曼原虫抗体可直接与红细胞膜结合，在补体参与下破坏红细胞造成贫血。由于血小板减少，患者常发生鼻出血、牙龈出血和皮下出血等症状。

患者血清中球蛋白增加，白蛋白减少，出现白蛋白与球蛋白比例倒置，IgG 滴度升高。白蛋白的减少可能与肝受损致使合成减少及肾受损导致白蛋白由尿液排出有关，球蛋白增高与浆细胞的大量增生有关。尿蛋白及血尿的出现可能与患者发生肾小球淀粉样变性及肾小球内有免疫复合物的沉积有关。黑热病患者病程中易发生并发症，是引起死亡的主要原因，常见并发症有走马疳、肺炎和肺结核，儿童患者多见。合并感染 HIV 的患者，由于机体免疫系统的全面崩溃和利什曼原虫在体内的广泛寄生，预后十分恶劣，最后常因并发其他疾病而死亡。

2. 淋巴结型内脏利什曼病（lymph gland visceral leishmaniasis，LGVL） 此型患者无内脏利什曼病病史，病变局限于淋巴结。临床表现为局部淋巴结肿大，大小不一，较表浅，无压痛，无红肿，嗜酸性粒细胞增多。淋巴结活检可在类上皮细胞内查见无鞭毛体。

3. 黑热病后皮肤利什曼病（post-kala-azar dermal leishmaniasis，PKDL） 部分内脏利什曼病患者在用锑剂治疗过程中，或治愈后数年甚至十余年后可发生皮肤利什曼病。患者面部、颈部、四肢或躯干等部位出现许多结节，结节呈大小不等的肉芽肿或暗色丘疹状，常见于面部及颈部，在结节内可查到无鞭毛体。皮肤型黑热病易与瘤型麻风混淆。皮肤型黑热病在中国多出现在平原地区。据统计，皮肤损害与内脏病变并发者占 55.0%；35.0% 的患者皮肤损害发生在内脏病变消失多年后，另有 10.0% 的皮肤损害者既未查见内脏感染，又无内脏利什曼病病史。

【实验诊断】

查到杜氏利什曼原虫是确诊黑热病最可靠的依据，但并非所有患者都可查见原虫。常需配合血清学、分子生物学技术进行诊断。

1. 病原学诊断

（1）穿刺检查

1）涂片法：可进行骨髓、淋巴结或脾穿刺，以穿刺物涂片、染色、镜检。骨髓穿刺最常用，原虫检出率为 80%～90%。淋巴结穿刺应选取表浅、肿大的淋巴结，如腹股沟、肱骨上滑车、颈淋巴结等，检出率为 46%～87%。也可做淋巴结活检。脾穿刺检出率虽较高，达 90.6%～99.3%，但不安全，一般少用。

2）培养法：用无菌方法将上述穿刺物接种于 NNN 培养基中，置于 22～25℃温箱内。约 1 周后在培养物中若查见运动活泼的前鞭毛体，则判为阳性。

3）动物接种法：把穿刺物接种于易感染动物（如黄金地鼠、BALB/c 小鼠等），1～2 个月后取肝、脾做印片或涂片染色镜检。

（2）皮肤活组织检查 在皮肤结节处用消毒针头取少许组织液，或用手术刀刮取少许组织做涂片染色镜检。

2. 血清学诊断

（1）检测血清抗体 可采用酶联免疫吸附试验（ELISA）、间接血凝试验（IHA）、对流免疫电泳（CIE）、间接荧光试验（IF）、直接凝集试验（DA）等，阳性检出率高，但假阳性时有发生。因抗体短期内不会消失，故不宜用于疗效评价。

（2）检测循环抗原 单克隆抗体 - 抗原斑点试验（McAb-AST）检测血清循环抗原方法来诊断黑热病，阳性率高，敏感性、特异性、重复性均较好，还可用于疗效评价。

3. 分子生物学方法 利用利什曼原虫动基体 kDNA 微环序列设计的引物做 PCR 及 DNA 探针诊断黑热病取得了较好的效果，具有敏感性高、特异性强的特点，还具有确定虫种的优点。近年来用分子生物学方法获得了纯抗原，例如利什曼原虫动基体基因编码 39 氨基酸的重组片段产物，即重组 k39（rk39）。将 rk39 应用于 Disp-stick 纸条法，快速诊断内脏利什曼病，具有操作简便，敏感性高的特点。

诊断黑热病应综合考虑以下几个方面：①曾于白蛉活动季节（5～9 月）到过黑热病流行区。②起病缓慢，反复不规则发热，肝、脾大。③实验室检查：全血细胞减少，免疫学试验抗体阳性或检查出抗原或 DNA 检测阳性。

【流行病学】

黑热病在世界上分布很广。在亚洲主要流行于印度、中国、孟加拉国和尼泊尔等国家。东非、北非、欧洲的地中海沿岸地区和国家，俄罗斯中亚地区，中、南美洲的部分国家也有此病流行。1949 年以前，我国黑热病流行广泛，疫区范围有 16 个省（区、市）。1951 年调查估计全国共有 53 万黑热病患者，之后开展了大规模防治工作，取得了显著的效果。近年来，黑热病主要发生在新疆、内蒙古、甘肃、四川、陕西、山西等省（自治区）。新疆和内蒙古都有黑热病自然疫源地存在。四川省黑热病散发于川北的汶川、九寨沟、茂县、理县、北川和黑水等县（市）。在甘肃以陇南市的文县、武都和舟曲的患者为多。上述地区犬的感染率都很高，是主要传染源。新疆目前有 33 个县（市）仍陆续出现新发患者，27 个县呈散发。2005—2010 年全国上报黑热病病例 2 450 例，平均每年发病人数为 408 例，其中以新疆、甘肃和四川的患者最多。

根据传染源不同，黑热病在流行病学上可大致分为 3 种不同的类型，即人源型、犬源型和自然疫源型。

（1）人源型　又称为平原型，多见于平原地区，分布在黄淮地区的苏北、皖北、鲁南、陕西关中和新疆南部的喀什等地。主要在人群中分布，患者以青少年为主，婴儿与犬很少感染。患者为主要传染源。传播媒介为家栖型中华白蛉和新疆长管白蛉。

（2）犬源型　又称为山丘型，多见于山丘地区，分布于甘肃、青海、宁夏、川北、陕北等地。患者散在，绝大多数患者为儿童，婴儿的感染率较高，成年人很少得病。犬为主要传染源，感染率较高。传播媒介为近野栖型中华白蛉。这类地区为我国目前黑热病主要流行区。

（3）自然疫源型　又称为荒漠型，多分布新疆和内蒙古的某些荒漠地区。患者主要见于婴幼儿，2 岁以下患者占 90% 以上。进入这类地区的外地成年人常患淋巴结型黑热病，病例散发，传染源可能是野生动物。传播媒介为野栖蛉种，主要是吴氏白蛉，其次为亚历山大白蛉。动物宿主尚需要进一步证实。

【防治】

1. 治疗患者　首选药物为五价锑化物，对利什曼原虫有很强的杀伤作用。包括葡萄糖酸锑钠（斯锑黑克）和葡萄糖酸胺锑（甲基葡胺锑），葡萄糖酸锑钠高效低毒，疗效较好。近年来报告，应用脂肪微粒结合五价锑剂治疗黑热病获极好效果。对抗锑剂的患者治疗可用喷他脒（戊烷脒）、司替巴脒（二脒替）等，该类药效果较好，但毒性大，疗程长。

2. 预防　在流行区采取查治患者、杀灭病犬和消灭白蛉的综合措施，可有效预防黑热病。对患者做到早发现、早诊断、早治疗。捕杀和控制病犬，以及杀灭中华白蛉是犬源型疫区阻断传播途径、降低发病率的重要措施。

第二节　锥　　虫

锥虫（trypanosome）属于眼虫门（Euglenozoa）、动基体纲（Kinetoplastea）、锥体目（Trypanosomatida）、锥体科（Trypanosomatidae）、锥虫属（*Trypanosoma* Gruby，1843），是寄生在鱼类，两栖类、爬行类、鸟类、哺乳类及人的血液或组织细胞内的鞭毛虫。鞭毛自虫体后端的基体发出，沿虫体前缘向前，与虫体表面有波动膜相连，可在虫体前缘游离。寄生于哺乳动物的锥虫依其感染途径可分为 2 大类，即通过粪便传播的粪源性锥虫和通过唾液传播的涎源性锥虫，前者有 3 个亚属，后者有 4 个。与人体寄生有关的虫种有布氏锥虫（*T.brucei*）、克氏锥虫（*T. cruzi*）和蓝氏锥虫（*T. rangeli*），后者被认为对人体不具有致病性。布氏锥虫被认为有 3 个亚种，即布氏布氏锥虫［*T. (T.) b.brucei*］、罗得西亚布氏锥虫［*T. (T.) b. rhodesiense*］、冈比亚布氏锥虫［*T. (T.) b. gambiense*］，构成布氏锥虫复合体；后两者可感染人体，而布氏布氏锥虫一般仅感染动物宿主，寄生于牛、羊引起动物非洲锥虫病，但有实验表明经过在动物宿主传代后，也可对人体形成感染性。

【形态】

冈比亚布氏锥虫和罗得西亚布氏锥虫以锥鞭毛体的形式在人体血液、淋巴液和脑脊液内寄生，在血液中，锥鞭毛体具有多形性的特点，可分为细长型、中间型和粗短型。细长型长 20~40 μm，游离鞭毛可长达 6 μm，动基体位虫体近末端，腊肠形，含 DNA；粗短型长 15~25 μm，宽 3.5 μm，游离鞭毛不足 1 μm 或不游离，动基体位于虫体后端。鞭毛从虫体后端发出沿边缘向前，虫体结构和其他真核细胞相似。细胞膜为典型的单位膜结构，表面为表被覆盖，含变异表面糖蛋白；核居中，可见核周染色质和核仁。

【生活史】

冈比亚布氏锥虫和罗得西亚布氏锥虫的生活史过程包括在舌蝇体内和在脊椎动物体内的发育，见图 8-3。锥鞭毛体在病程的早期存在于血液、淋巴液内，晚期可侵入脑脊液。在高原虫血症时，锥鞭毛体以细长型为主，血中虫数因宿主的免疫反应而下降时，则以粗短型居多。细长型以二分裂法增殖，而粗短型不增殖。粗短型对舌蝇具感染性。

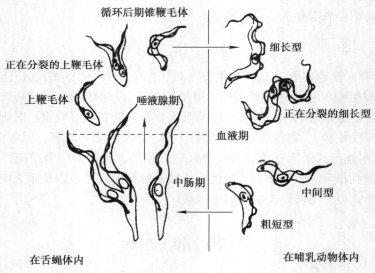

图 8-3 布氏锥虫生活史示意图（仿 Vickenmanr, 1965）

当雌性或雄性舌蝇叮咬已受感染的脊椎动物宿主，锥鞭毛体随血餐进入舌蝇食管，经前胃到达中肠，随之细长型虫体死亡，粗短型转变为前循环期，并进行分裂增殖，之后虫体穿过围食膜进入胃部，停止分裂，线粒体体积开始缩小，进入中循环期，最终到达舌蝇唾腺，在唾腺内先发育为上鞭毛体（epimastigote），其动基体在核之前，虫体分裂增殖，形成循环后期锥鞭毛体（metacyclic trypomastigote）。循环后期又分为前循环后期、初生循环后期和成熟循环后期 3 个阶段。成熟循环后期锥鞭毛体小而短粗，高度活跃，具有位于端部的动基体但无游离鞭毛。循环期锥鞭毛体成熟后从唾液腺细胞游离，合成表被，为脊椎动物宿主的感染期，此期无游离鞭毛。从舌蝇经血餐摄入锥虫到成熟循环后期锥鞭毛体形成并具感染性的周期为 3~4 周，依外界环境条件和温度、湿度及舌蝇的龄期、性别和其他因素而有较大差异。

　　克氏锥虫生活史复杂，包括在昆虫媒介锥蝽体内和人或脊椎动物体内的若干发育阶段。昆虫媒介似乎并不受克氏锥虫感染的影响，非复制型的血流内的锥鞭毛体和复制型的细胞内的无鞭毛体是在哺乳动物宿主体内寄生的典型形式，而复制型的上鞭毛体和循环后期锥鞭毛体容易感染锥蝽媒介。克氏锥虫主要有 3 种不同的发育时期，即无鞭毛体、上鞭毛体和锥鞭毛体。锥鞭毛体存在于血液或锥蝽的后肠内（循环后期锥鞭毛体），具一核，动基体独立可见，含核外 DNA。自人体分离的虫体经测量长 11.7~30.4 μm，宽 0.7~5.9 μm。无鞭毛体见于细胞内，球形或卵圆形，大小为 2.4~6.5 μm，具核和动基体，无鞭毛或有很短的鞭毛。无鞭毛体在细胞内行二分裂增殖。上鞭毛体呈纺锤形，长 20~40 μm，动基体在核的前方，游离鞭毛从核的前方发出。该期在锥蝽消化道内行二分裂增殖。

　　克氏锥虫在人体内的发育包括无鞭毛体和锥鞭毛体 2 个阶段。循环后期锥鞭毛体从局部侵入人体后，进入吞噬细胞或非吞噬细胞，转变为无鞭毛体，开始二分裂增殖，形成假囊或假包囊，约 5 d 后假囊内可达约 500 个无鞭毛体，继之转变为小而活动的锥鞭毛体，呈"C"字形，动基体位于后部，不分裂。锥鞭毛体释入周围组织，可侵入其他细胞或进入血液循环。在血液内锥鞭毛体不增殖；在巨噬细胞和其他组织细胞，以及肌细胞，尤其是心肌细胞内，锥鞭毛体约经 3 h 转变为无鞭毛体，经 35 h 静止期后行二分裂增殖，破坏细胞，再转变为锥鞭毛体，从而维持感染。在巨噬细胞内，锥鞭毛体可穿过吞噬泡的膜进入胞质，从而逃避溶酶体的作用。释出的锥鞭毛体有 2 种类型，即细长型和粗短型，前者虫体细长高度活跃，如同发现于锥蝽粪便内的感染阶段的循环后期锥鞭毛体；后者较短略宽不甚活跃。推测细长型是侵入细胞再行增殖的形式，而粗短型则是待媒介血餐时进入昆虫体内的形式。当锥蝽叮咬吸血时，血液循环中的锥鞭毛体随血餐进入昆虫体内，在其消化道内发育。

【致病机制和临床表现】

　　布氏锥虫的致病与免疫病理反应密切相关。锥虫感染所诱导产生的免疫反应并不形成宿主保护性，且参与免疫病理过程。其变异表面糖蛋白与虫体的免疫逃避、细胞因子网络功能失常和自身抗体产生有关。变异表面抗原与抗体形成的可溶性免疫复合物沉积于血管壁和局部组织内，引起炎症反应致组织损伤，构成非洲锥虫病的基本病理基础。在实验动物和人体病例中均可见高免疫球蛋白血症，血中和中枢神经系统有大量免疫复合物；以及高水平的激肽，伴有凝血酶原活性、纤维蛋白及纤维蛋白原，补体水平和细胞因子的变化，并可能伴有激素水平的异常。

　　布氏锥虫侵入人体后的基本过程包括虫体在局部增殖所致的局部初发反应，在体内播散的血淋巴期及侵入中枢神经系统的脑膜脑炎期。初期，锥虫在局部形成红肿的锥虫下疳，继之侵入血液和淋巴液，随病程进展淋巴结和脾均肿大，脑组织水肿，脑脊液中蛋白和白细胞均增高，心脏和脑组织出现血管周围淋巴细胞、浆细胞和单核细胞浸润，并可有水肿和出血；可有心肌炎、心外膜炎及心包积液、神经元变性、胶质细胞增生；因免疫复合物与红细胞结合致溶血性贫血，可有红细胞数和血红蛋白量降低及血小板减少。

冈比亚布氏锥虫病和罗得西亚布氏锥虫病在临床表现方面具有许多共性，但也存在显著差异；其潜伏期也依致病虫种而异，冈比亚布氏锥虫病为数月至数年，而罗得西亚布氏锥虫病则为数日至数周。病程可大致分为 3 个阶段，即锥虫下疳期、全身系统症状期和中枢神经系统受累期。罗得西亚布氏锥虫病患者中枢神经系统受累及的症状出现较早，病情迅速恶化，常在数周至数月内死亡，故病程的区分常不确切；冈比亚布氏锥虫病患者随病程进展逐渐衰弱，因中枢神经系统受累、循环衰竭或并发症而死亡。

克氏锥虫是克氏锥虫病即恰加斯病（Chagas disease）的病原体，主要有三种不同的发育时期，即无鞭毛体、上鞭毛体和锥鞭毛体。克氏锥虫的确切致病机制尚不清楚，其致病过程可分为潜伏期、急性期、隐匿期和慢性期。急性期主要是受染细胞直接损害的结果，慢性期主要由于自主神经系统神经节受破坏而引起。

（1）潜伏期　可短至 7~14 d，经输血感染者则可长达数月，可能是由于血液中粗短型锥鞭毛体侵入细胞的能力较细长型弱有关。

（2）急性期　可出现局部的恰加斯肿，呈结节性炎性肿胀。若锥虫经结膜侵入，可致无痛性炎性单侧眼周水肿和结膜炎，即 Romana 征，可伴有邻近淋巴结肿大。该期一般临床表现包括发热、肝脾大、全身淋巴结肿大、颜面部或全身水肿、皮疹、呕吐、腹泻及厌食。患者以儿童多见，约 10% 的患儿在急性期死亡。脑膜脑炎主要见于婴幼儿，预后极差。在因艾滋病而致恰加斯病复发的患者体内，原虫可通过血脑屏障引起致死性的脑膜脑炎。一部分血清阳性的孕妇，原虫可经胎盘引致流产或早产。先天性感染的患儿肝脾大常见，可有发热、水肿、转移性恰加斯肿以及惊厥、震颤、反射减弱等神经系统症状如和呼吸暂停，心脏累及的指征少见。

（3）隐匿期　经过急性期的患者进入隐匿期，患者无症状体征，但体内仍有原虫存活。

（4）慢性期　原发感染 10~20 年后，约有 30% 的患者发展至慢性期，以心脏病变最为常见，可有心律失常、心悸、胸痛、水肿、眩晕、晕厥及呼吸困难。与各种非恰加斯病性心脏病相比较，从猝死的病例数、循环衰竭等方面分析，恰加斯病性心脏病的临床进程更差。

慢性恰加斯病最常见的消化道累及部位是食管和结肠，可形成巨食管和巨结肠，前者更为常见，其形成认为与相关的副交感神经丛的神经节损害有关；两者可见于同一患者且常伴有恰加斯心脏病。在急性感染阶段食管和结肠平滑肌可有中度或严重的炎性反应，出现于肠肌丛即 Auerbach 神经丛。因蠕动减少，食物反流淤积，患者吞咽困难并出现严重便秘，致食管和结肠进行性扩张。这类患者见于特定的地理区域，可能与不同地理株致病性的差异有关。

【实验诊断】

流行病学史和临床症状是重要的诊断线索，确切的诊断依据有赖于病原学和免疫学检查。

1. 病原学检查　在病程早中期血液中和其他体液中虫体数量较少，检测困难。薄血膜和厚血膜吉姆萨染色检查法仍是较好的诊断技术，每日重复检查可提高检出率。应用浓集检查方法可使锥虫检出的敏感性提高数倍，如血细胞比容管离心结合显微镜检查。一种改良的血细胞比容管离心法即 QBC 法，具有快速、敏感的检测效果。也可从脑脊液离心沉淀镜检锥虫。

2. 免疫学检查 检测方法包括免疫荧光试验、补体结合试验、卡式凝集试验等。检测抗原采用变异型虫体悬液并基于较大范围内人群中出现的抗原变异频度对凝集试验加以改进，可提高检测效果。敏感的抗原检测方法除用于现症感染的诊断，对疗效判断尤其是评价是否达到病原治愈也具有实用价值。

3. 其他检测 基于 DNA 杂交试验的分子探针和 PCR 技术已应用于媒介和人群的流行病学研究。

【流行病学】

非洲锥虫分布于非洲撒哈拉以南的 36 个国家，约有 200 个灶性流行区，其中冈比亚布氏锥虫分布于西非和中非，罗得西亚布氏锥虫则分布于东非和南非。在一些国家如扎伊尔和乌干达，两者有重叠分布。据 WHO 估计，共有约 6 000 万人受感染威胁，每年新增病例仅 10% 得到诊断治疗。布氏锥虫引起的动物锥虫病还导致肉类、乳类及肥料和使役牲畜缺乏。因而锥虫病构成严重的公共卫生问题，成为流行区社会与经济发展显著的阻滞因素。据 WHO 报道，在流行区对非洲锥虫病持续的控制努力减少了急性病例的发生，2009 年报道的病例数目在 50 年间第一次降到 10 000 例以下，2014 年记录的病例数为 3 796 例。冈比亚布氏锥虫病的主要传染源包括动物和人。与家居及野生环境的舌蝇接触者易感染，渔民、狩猎警察和其他进入舌蝇孳生地者尤易感。

克氏锥虫分布于中美洲及南美洲。贫困和恶劣的居住条件是导致流行的主要经济因素。据估计目前有 700 万~800 万人感染克氏锥虫，病例绝大多数在拉丁美洲，逾 2 500 万人有感染风险；仅 2008 年一年即报道了 10 000 余恰加斯病死亡病例。恰加斯病最初局限于南美和中美洲贫困的农村地区；过去 20 年在拉丁美洲由于多次防治运动，以及强制性的血库血源筛选，使恰加斯病的新发病例和疾病负担显著下降。

恰加斯病已成为全球性公共卫生问题。来自克氏锥虫流行国家的感染者移民至北美、欧洲和西太平洋地区，据估计拉丁美洲以外的克氏锥虫感染者逾 40 万人，其中美国受影响最大，占这部分患者总数的 3/4。仅在欧洲，发展至慢性恰加斯心脏病的患者据估计达 54 000 例。

【防治】

早期治疗可缩短疗程，提高治愈率并降低死亡率，因而尽早确立病原诊断，及时化疗具有重要意义。本病的主要病原治疗药物有苏拉明钠，戊烷脒（羟乙基磺酸戊双脒）和硫砷嘧胺。近期研究表明口服抗疟药他非诺奎显示出对布氏锥虫的杀灭活性。

苏拉明钠（suramin sodium）又称盐酸妥拉唑林，是治疗该病应用最广泛的药物，为非金属有机化合物，对冈比亚布氏锥虫和罗得西亚布氏锥虫均有效，因不能通过血脑屏障，用于病程早中期中枢神经系统受累之前。戊烷脒也不能通过血脑屏障，仅用于早期清除血液中原虫。硫砷嘧胺属有机砷剂，体外实验表明可抑制锥虫的多种酶和生物功能，可通过血脑屏障。

二氟甲基鸟氨酸（difluoromethylornithine，DFMO）是一种鸟氨酸脱羧酶抑制剂，锥虫暴露于 DFMO 可很快导致腐胺耗竭和精脒水平降低。该药可致细长型锥鞭毛体向粗短型转变，因而可抑制锥虫增殖。对于以硫砷嘧胺治疗反应不佳的患者较有价值。

治疗布氏锥虫常用治疗药物为合成硝基呋喃类的硝呋替莫（nifurtimox）和硝基咪唑类的苄硝唑（benznidazole），在急性感染阶段抑制虫血症可减低死亡率，而慢性期经化疗后仍有达 50% 的患者维持感染状态，因而慢性期较少进行病原治疗。别嘌醇（allopurinol）对动物实验感染显示较好疗效，且价廉无毒性，逐步成为化疗替代药物。巨结肠和巨食管症需予手术治疗。

锥虫病的预防与控制宜采取综合措施，包括媒介控制、人群治疗和持之以恒地进行媒介和动物 / 人群感染的监测。媒介控制措施主要包括杀虫剂应用和物理捕杀。预防感染的措施包括加强个人防护、穿长袖衣裤、使用驱避剂等。对可能暴露于舌蝇、锥蝽者，包括当地居民和外来人员如旅游者和短期工作人员，应进行必要的健康教育。预防用药可肌内注射戊烷脒，给予羟乙磺酸戊烷脒 50 mg，每 6 个月 1 次。该病目前尚无可用疫苗。

第三节　蓝氏贾第鞭毛虫

蓝氏贾第鞭毛虫（*Giardia lamblia* Stile，1915）亦称小肠贾第鞭毛虫（*G. intestinalis*）或十二指肠贾第鞭毛虫（*G. duodenalis*），简称贾第虫，属于双滴纲（Trepomonadea）、双滴目（Diplomonadida）、六鞭毛科（Hexamitidae）。该虫寄生于人的小肠，引起以腹泻及营养不良等症状为主的蓝氏贾第鞭毛虫病（giardiasis），是一种常见的人体肠道寄生虫病。1681 年，荷兰学者 van Leeuwenhoek 首先在自己的粪便内发现蓝氏贾第鞭毛虫滋养体。因蓝氏贾第鞭毛虫病曾在国际旅游者中流行，故又称为"旅游者腹泻"（traveler's diarrhea，backpackers' disease）。自 20 世纪 70 年代以来，蓝氏贾第鞭毛虫病在世界各地发生流行或暴发流行，已被列为危害人类健康的 10 种主要寄生虫病之一。近年来，蓝氏贾第鞭毛虫已被认为是一种机会致病性原虫，在艾滋病患者中常发现有蓝氏贾第鞭毛虫的合并感染，在同性恋人群中亦可互相传播，故本病的重要性已引起重视。饮用水被污染是造成该病流行和暴发的重要因素，故蓝氏贾第鞭毛虫病是一种水源性疾病（waterborne disease）。蓝氏贾第鞭毛虫可感染人和多种野生动物及家养动物，被列入人兽共患寄生虫病。

【形态】
蓝氏贾第鞭毛虫生活史中有滋养体和包囊 2 个发育阶段（图 8-4）。

1. 滋养体　呈纵切为半的倒置梨形，长为 9~21 μm，宽 5~15 μm，厚 2~4 μm。两侧对称，前端钝圆，后端尖细，腹面扁平，背面隆起。腹面前半部向内凹陷形成左右 2 个吸盘，1 对卵圆形的泡状细胞核位于吸盘底部，不含核仁。滋养体借吸盘吸附于肠黏膜上。虫体有 4 对鞭毛，均由位于两核间靠前端的基体（basal body）发出。活虫体借助鞭毛的摆动而做活泼运动。1 对尾鞭毛向虫体后方伸展，2 对侧鞭毛分别位于虫体两侧，1 对腹鞭毛位于虫体腹面。虫体有轴柱 1 对，纵贯虫体中部，将虫体分为均等的两半，不伸出体外。在轴柱的中部可见 2 个半月形的中体（median body）。无胞口，胞质内亦无食物泡，以渗透方式从体表吸收营养物质。

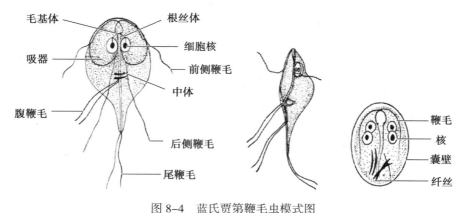

图 8-4 蓝氏贾第鞭毛虫模式图

2. 包囊 呈椭圆形，长为 8 ~ 14 μm，宽 7 ~ 10 μm，囊壁较厚，与虫体间有明显的间隙。碘液染色后呈棕黄色，未成熟包囊内含 2 个细胞核，成熟包囊有 4 个核，多偏于一端。囊内可见到鞭毛、丝状物及轴柱等。

【生活史】

滋养体为营养繁殖阶段，成熟的四核包囊为传播阶段。人或动物摄入被包囊污染的食物或饮水而被感染。包囊在十二指肠内脱囊形成 2 个滋养体，后者寄生于小肠，主要是在十二指肠，借助吸盘吸附于小肠绒毛表面，通过体表摄取营养物质，以纵二分裂法进行繁殖。如果滋养体落入肠腔而随食物到达回肠下段或结肠腔后，滋养体则分泌囊壁形成包囊并随粪便排出体外。仓鼠实验感染后 3 周粪便中的包囊排出量达高峰。包囊在水中或凉爽环境中可存活数天甚至数月之久。一般在正常成形粪便中只能查到包囊，腹泻者的粪便中则可发现滋养体。据估计，在一次腹泻粪便中滋养体可超过 140 亿个，一次正常粪便中可有包囊 9 亿个。滋养体在外界环境中不能存活。

【致病机制和临床表现】

人吞食 10 ~ 25 个蓝氏贾第鞭毛虫四核包囊即可引起感染。蓝氏贾第鞭毛虫滋养体通过吸盘吸附于小肠黏膜上，造成机械性刺激，至一定程度时可使肠道活动机能失常。

1. 致病机制 蓝氏贾第鞭毛虫的致病性与虫株致病力、宿主的营养状况及免疫力等因素有关。

（1）虫株致病力 宿主感染贾第虫后的严重程度与虫株的毒力强弱密切相关，而毒力的强弱则与虫株的基因型有关。来源不同的虫株具有明显不同的致病力，如接受 ISR 株的 5 名志愿者无一人感染，而接受 GS 株的 10 名志愿者均被感染，且其中 50% 感染者出现了临床症状。

（2）低丙球蛋白血症 先天或后天低丙球蛋白血症者，由于免疫球蛋白水平下降，不仅对贾第虫易感，而且感染后可出现慢性腹泻和吸收不良等临床表现。IgA 缺乏是导致贾第虫病的主要因素，人群中约有 10% 的人缺乏 IgA，这些人对贾第虫易感染。胃肠道分泌型 IgA 可能与宿主清除体内的贾第虫有关。贾第虫滋养体能分泌降解 IgA 的蛋白酶，虫体因此可逃避宿主的免疫反应，从而在宿主小肠内寄生和繁殖。此外，胃酸缺乏患者对贾第虫也易感。免疫功能低下或艾滋病患者可发生贾第虫的严重感染。

（3）二糖酶缺乏 动物实验表明，在二糖酶水平降低时，贾第虫滋养体可直接损伤小鼠的肠黏膜细胞，导致小肠微绒毛变短、变平。在贾第虫病患者和动物模型体内，二糖酶均有不同程度的缺乏和活性降低，从而影响糖的吸收而引起高渗性腹泻。因此，二糖酶水平降低是导致宿主腹泻的主要原因之一。

2. 临床表现 免疫功能正常的健康人感染蓝氏贾第鞭毛虫后一般不出现临床症状，可仅有轻微的腹泻而成为带虫者。成年人感染贾第虫后约有 13%（儿童约为 17%）成为带虫者。本病的潜伏期一般为 2 周左右，但长者可达 45 d。临床表现在感染后的不同时期有所不同，病程可分为以下 2 期。

（1）急性期 发病初期可有低热、寒战、头痛、厌食、上腹部及全身不适等症状，继之出现本病的典型症状，表现为暴发性大量恶臭水样泻，常见于清晨，伴有胃肠胀气、恶心、呕吐、中上腹部痉挛性疼痛，粪便内偶见黏液，但无脓血。部分患者急性期历时 3 ~ 4 d 可自行消退，转变为无症状的带虫者。但儿童患者的病程可持续数月，表现为吸收不良、脂肪痢、体质虚弱和体重减轻等。

急性期需与急性阿米巴痢疾、细菌性痢疾、急性病毒性肠炎、食物中毒及由肠毒性大肠杆菌引起的"旅游者腹泻"相鉴别。当患者出现恶臭水样稀便、腹胀而粪内无黏液脓血等时，则提示可能为贾第虫病，应做进一步检查。

（2）慢性期 部分未得到及时治疗的患者可转变为慢性期，典型表现为周期性短时间排带黄色泡沫的恶臭稀便，泡沫漂在粪水中。可伴有消化不良、腹胀、腹痛、恶心、厌食、嗳气、反酸、体重减轻、便秘、神经衰弱、过敏性皮肤病等。

【实验诊断】

1. 病原学检查

（1）粪便检查 最常用的检查方法，包括粪便直接涂片法和浓集法。在患者的不同病期，粪便内含有滋养体或包囊。通常在水样稀便中查找滋养体，在成形粪便中检查包囊。采集粪便标本时粪便应新鲜。

急性期粪便检查时，粪便呈水样或糊样，内含极易死亡而趋崩解的滋养体，取水样稀便进行生理盐水直接涂片，镜下可查到左右翻滚的梨形滋养体，但检查时应注意需用新鲜粪便，及时检查，冬季标本还需注意保温。慢性期粪便检查一般用 2% 碘酒直接涂片检查包囊，但为了提高包囊的检出率，常选用醛 – 醚沉淀法或 33% 硫酸锌漂浮法等浓集法检查包囊。由于感染者粪便中的包囊形成和排出具有间歇性的特点，故检查时以隔天粪检并连续检查 3 次以上为宜。对于进行流行病学调查时的大量标本，可先用 10% 甲醛（福尔马林）或硫柳汞 – 碘 – 甲醛溶液固定，然后再进行检查。

虽然粪便涂片后显微镜检查是诊断贾第虫感染的金标准，但常规粪检费时且敏感性低，粪便检查的漏检率达 30% ~ 50%，因此，在一次粪便检查结果阴性时，也不能排除贾第虫感染的可能性，应连续检查 2 ~ 3 d。

（2）十二指肠引流液检查 粪便检查多次阴性而临床上又不能完全排除本虫感染的病例可用此法，以提高检出率。

（3）肠检胶囊法 让患者禁食后吞下一特制的装有尼龙线的胶囊，将线的游离端固定于口外侧皮肤上，吞下的胶囊在体内溶解后，尼龙线自动松开伸展，经 3 ~ 8 h（或过夜）后到达十二指肠或空肠，含滋养体的肠液即黏附于尼龙线上。将线拉出后用戴胶皮手套的手指将尼龙线上的黏液抹在玻片上，镜检。本法较十二指肠引流液检查简便易行，患者易于接受，尤其是儿童，检出率也高，可替代十二指肠引流液检查。

（4）小肠黏膜活检　用内镜在小肠 Treitz 韧带附近摘取黏膜组织，可先压片初检，固定后用吉姆萨染色，肠上皮细胞呈粉红色，而贾第虫滋养体着紫色，借此可将两者区别开来。

此外，还有报道从胸腔引流液、腹水、胃镜活检标本中检出贾第虫滋养体。

2. 血清学检查　检测血清中的特异性 IgG 抗体可作为辅助诊断方法，主要有酶联免疫吸附试验、间接荧光抗体试验（IFAT）及对流免疫电泳等方法。IFAT 的血清抗体阳性率可达 81% ~ 97%。以抗蓝氏贾第鞭毛虫抗体用 ELISA 检测宿主粪便中的抗原，阳性率为89.7%，特异性为 100%，从粪便中检测蓝氏贾第鞭毛虫抗原比从血清中检测抗体的敏感性和特异性均高，并具有疗效考核价值。

3. 分子生物学方法检查　应用 PCR 可检出 2 pg 的蓝氏贾第鞭毛虫滋养体基因组 DNA和低至 100 μL 粪便标本中 10 个贾第虫。应用荧光素标记的寡核苷酸探针通过荧光原位杂交试验（FISH），只可检出有活力的蓝氏贾第鞭毛虫包囊。

【流行病学】
蓝氏贾第鞭毛虫呈世界性分布，多见于温带和热带地区，据 WHO 估计全世界蓝氏贾第鞭毛虫感染率为 1% ~ 20%，但与当地的经济条件和卫生状况密切相关。经济落后、卫生状况差、缺乏清洁饮用水的地区发病率较高，达 10% ~ 20%。在俄罗斯流行特别严重，在其他发达国家如美国、加拿大及澳大利亚等国也均有流行，发病人数亦有增加趋势。目前，世界上至少已报道了 325 次水源性原虫病的暴发，其中由贾第虫引起的有 132 次，占水源性原虫病爆发次数的 40.6%。

蓝氏贾第鞭毛虫在我国呈全国性分布，据 1988—1991 年对全国 30 个省市区 726 个县市的调查结果，全国贾第虫的感染率为 2.52%，其中以新疆的感染率最高（9.26%），其次为西藏（8.23%）和河南（7.17%）；估计全国的感染人数为 2 850 万。以涝坝水为饮用水的感染率最高（13.94%）。全国第 2 次人体寄生虫病调查时，上海、河南及新疆调查了人群的蓝氏贾第鞭毛虫感染情况，人体感染率分别为 0.24%、2.55% 及 3.94%。

1. 传染源　本病的传染源为粪便中含有蓝氏贾第鞭毛虫包囊的带虫者、患者及动物宿主，后者包括野生动物（如河狸、狼、美洲驼等）和家养动物（如猫、犬、牛、马、羊、鹿、猪等）。近年来在我国的犬、牛、绵羊、山羊、啮齿类宠物（仓鼠和毛丝鼠）、兔、貉、猕猴等动物中均发现有蓝氏贾第鞭毛虫的感染。此外，牡蛎可对水中的隐孢子虫及蓝氏贾第鞭毛虫等起过滤作用，将这些病原体聚集在其体内，生食牡蛎有可能导致蓝氏贾第鞭毛虫病的暴发。因此，牡蛎等甲壳纲动物可作为蓝氏贾第鞭毛虫病间接的传染源。

2. 传播途径　蓝氏贾第鞭毛虫主要有以下几种传播方式。
（1）水源传播　饮用水被污染是造成本病流行和暴发的主要因素，故本病是一种水源性疾病。由于包囊能改变其形状，穿过孔径小于虫体直径的滤膜孔，因而在以过滤设备净化饮用水的自来水厂中，如对原水的处理不当，则可造成本病的暴发流行。原水水体可由感染蓝氏贾第鞭毛虫的啮齿动物如河狸的粪便所污染，而大量的哺乳动物均可作为本虫的保虫宿主，在温带地区的传播作用更大。

（2）食物传播 食物被食物制作、销售或管理者（带虫者）所污染。此外，生食或半生食蛤、贝类及牡蛎等水产动物也有可能感染蓝氏贾第鞭毛虫。

（3）"人－人"接触传播 主要见于小学、托儿所和家庭成员之间，是贾第虫病传播的另一种重要方式。在贫穷落后、人口过度拥挤、用水不足及饮水卫生条件差的地区较为普遍。

（4）性传播 近年来贾第虫病在同性恋者中流行的报告不断增多，同性恋者的肛交方式亦常导致包囊的间接"粪－口"传播，因此贾第虫病在欧美等国家也是一种性传播疾病。

（5）其他传播方式 包囊在蝇的消化道中可存活 24 h，在蟑螂消化道内经 12 d 仍有活力，提示昆虫在某些情况下可能成为传播媒介。

3. 易感人群 任何年龄的人群对贾第虫均易感，尤其是儿童、年老体弱者、免疫功能缺陷者、旅游者、男同性恋者、胃酸缺乏及胃切除的患者对贾第虫更易感染。

【防治】

1. 加强粪便管理，防止水源污染 水源污染是造成贾第虫病暴发流行最主要的原因，在有些地区本病的流行是因自来水管漏水后被下水道内的污水污染所引起的。因此，应加强人和动物宿主的粪便管理，防止污染水源，尤其应特别重视饮用水源的卫生。

2. 做好饮食卫生及个人卫生 饭前便后洗手，不进食生的蔬菜（若生食，应将蔬菜完全冲洗干净）和未洗净的水果。对艾滋病患者进行充分的洗手干预（便后、清洗排便的婴儿后、做饭与进食前及性生活前后充分洗手），可明显降低因蓝氏贾第鞭毛虫感染引起的腹泻。蓝氏贾第鞭毛虫包囊对外界环境有较强的抵抗力，除了 3% 苯酚和 2% 碘酒对包囊有较强的杀灭作用外，其他常用的消毒剂在标准浓度下对包囊并无杀灭作用；包囊在日用调味品（如酱油、醋）中的存活率也较高。包囊在温度较低的环境中抵抗力更强，在 4℃可存活 2 个月以上，在 −4℃保存 7 d 仍有活性，在 37℃最多只能存活 4 d，但在 50℃或干燥环境中易死亡，在 64℃以上的水中则立即死亡。在粪便中包囊的活力可维持 10 d以上。

不生食或半生食蛤及贝类等水产动物，不喝生水；将水煮沸，可杀死水中可能含有的贾第虫包囊；消灭苍蝇和蟑螂等。对厨师、食品销售和供应人员应定期体检，发现有蓝氏贾第鞭毛虫感染者应及时治疗，带虫者不能从事饮食服务工作。托儿所内的玩具及尿布应定期消毒，防止蓝氏贾第鞭毛虫病在托儿所内流行。

3. 治疗患者 治疗本病的常用药物有甲硝唑（灭滴灵）、替硝唑及阿苯哒唑等，均有较好的疗效。甲硝唑为目前治疗本病的首选药物，包囊转阴率达 90% 以上。由于蓝氏贾第鞭毛虫是一种机会致病性原虫，艾滋病等免疫功能低下者合并本虫感染后常可危及患者生命，故对这些高危人群应特别重视蓝氏贾第鞭毛虫感染的预防性治疗。

第四节　阴道毛滴虫

阴道毛滴虫（*Trichomonas vaginalis* Donne，1837）是女性滴虫性阴道炎和尿道炎的病原体。男性泌尿生殖系统也可受染，感染后引起相应部位的炎症病变。由阴道毛滴虫感染引起的疾病多为性传播疾病。阴道毛滴虫隶属于动鞭纲（Class Zoomastigophorea）的毛滴虫属（*Trichomonas*）。

【形态】

阴道毛滴虫的发育仅有滋养体期并无包囊期。活体呈无色透明状，有折光性，体态多变，活动力强。固定染色后呈椭圆形或梨形，体长 7～23 μm，宽 10～15 μm。虫体有 4 根前鞭毛和 1 根后鞭毛。体外侧前 1/2 处有一波动膜，其外缘与向后延伸的后鞭毛相连。虫体借助鞭毛的摆动向前运动，以波动膜的波动作旋转式运动。1 个椭圆形的泡状细胞核位于虫体前端 1/3 处，核上缘有 5 颗排列成环状的基体，5 根鞭毛即由此发出。1 根纤细透明的轴柱由前向后纵贯虫体，并于后端伸出体外（图 8-5）。胞质内有深染的颗粒状物质，为本虫特有的氢化酶体。

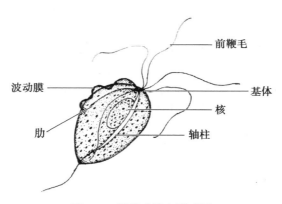

图 8-5　阴道毛滴虫模式图

【生活史】

阴道毛滴虫生活史简单，滋养体主要寄生于女性阴道，尤以后穹隆多见，偶可侵入尿道。男性感染者一般寄生于尿道、前列腺，也可侵入睾丸、附睾及包皮下组织。虫体以二分裂法繁殖，滋养体既是繁殖阶段，又是感染和致病阶段。通过直接或间接接触方式在人群中传播。

【致病机制和临床表现】

1. 致病机制　阴道毛滴虫的致病机制与虫体本身毒力及宿主的生理状态有关。健康女性阴道内环境，因乳酸杆菌的作用而呈酸性（pH 3.8～4.4），借此抑制虫体和（或）细菌生长繁殖，此即阴道的自净作用。然而在滴虫寄生时，虫体消耗了阴道内的糖原，妨碍了乳酸杆菌酵解作用，降低了乳酸浓度，使得阴道内 pH 由原来的酸性转为中性或碱性，从而破坏了"阴道自净作用"，使得滴虫得以大量繁殖并促进继发性细菌感染，造成阴道黏膜发生炎性病变。

体外实验结果表明，本虫对阴道上皮细胞的杀伤作用，系一种接触依赖性细胞病变效应（contact-dependent cytopathic effect）。业已证明，至少有4种毛滴虫表面蛋白参与该杀伤方式的细胞黏附过程。此外，虫体的鞭毛还可分泌细胞离散因子（cell-detaching factor），该因子能够促使体外培养的哺乳动物细胞离散。这种现象与临床观察到的阴道黏膜病变上皮细胞脱落相仿。由此认为，离散因子可能是阴道毛滴虫的毒力标志。另有实验研究表明，滴虫性阴道炎的临床症状还受到阴道内雌激素浓度的影响。雌激素浓度越高，临床症状越轻，反之亦然。其原因可能是 β- 雌二醇降低了细胞离散因子的活性。据国内学者陈文列等报道，本虫具有吞噬阴道上皮细胞的能力。

滴虫性阴道炎的主要病理组织学改变为阴道壁黏膜充血、水肿，上皮细胞变性脱落，白细胞浸润等。轻度感染者的阴道黏膜无异常改变。

2. 临床表现　大多数女性感染者并无临床表现或症状不明显；有临床症状者，常见白带增多，外阴瘙痒或烧灼感。阴道内镜检查可见分泌物增多，呈灰黄色或乳白色，泡状，有异味。合并细菌感染时，白带呈脓液状或为粉红色黏液状。阴道壁可见弥散性黏膜充血和鲜红色的细胞核点状损害，或仅见片状充血或正常黏膜。多数病例，感染可累及尿道，患者出现尿频、尿急、尿痛等症状。少数病例可见膀胱炎。有学者认为宫颈肿瘤的发生与本虫感染有关。

在阴道式分娩过程中，婴儿可受到感染，感染部位主要见于呼吸道和眼结膜。男性感染者虽常呈无临床表现的带虫状态，但可导致配偶连续重复感染。在感染者尿道分泌物或精液内有时可查见虫体。当感染累及前列腺、储精囊或高位输尿管时症状往往比较严重，出现尿痛、夜尿、前列腺肿大及触痛和附睾炎等症。尿道的稀薄分泌物内常含虫体。有学者认为阴道毛滴虫可吞噬精子，或因感染者分泌物增多影响精子活力，而导致男性不育症。

【实验诊断】

取阴道后穹隆分泌物、尿液沉淀物或前列腺液，用生理盐水涂片法或涂片染色法（瑞氏或吉姆萨氏染色）镜检，若查得本虫滋养体即可确诊。也可采用培养法，将上述标本用肝浸液培养基或 Diamond 培养基在 37℃ 下培养 48 h 镜检。

市售检测本虫抗原的免疫学诊断试剂盒，如酶联免疫吸附试验（ELISA）、直接荧光抗体试验（DFAT）和乳胶凝集试验（LA），以及 DNA 探针可用于本虫感染的辅助诊断。

【流行病学】

阴道毛滴虫呈全球性分布，我国的流行也很广泛，各地区和不同人群感染率不等。在美国，妇女感染者每年有 200 万～300 万。本虫为性传播病原体，妓女感染率尤高。目前我国卫生管理部门规定，婚前检查的 10 个项目中包括阴道毛滴虫的检查。导致流行的因素可有以下诸方面。传染源为滴虫性阴道炎患者和无症状带虫者，或为男性带虫者。传播途径包括直接传播和间接传播 2 种方式，前者主要通过性交传播，为主要的传播方式；后者系因使用公共浴池、浴具、公用游泳衣裤、马桶等。滋养体在外界环境中可保持较长时间的活力。在半干燥环境可存活 14～20 h，在 −10℃至少存活 7 h，在潮湿的毛巾、衣裤中可存活 23 h，在 40℃（相当浴池水温）水中存活 102 h，2～3℃水中存活 65 h，普通肥皂水中存活 45～150 min。由此可见人体可通过间接方式获得感染。

【防治】

应及时治疗无症状的带虫者和患者以减少和控制传染源。夫妻或性伴侣即使一方感染，双方均应同时接受治疗才能根治。临床上常用的首选口服药物为甲硝唑（灭滴灵），亦可用替硝唑。局部可用乙酰胂胺（滴维净）或 1∶5 000 高锰酸钾溶液冲洗。注意个人卫生与经期卫生。不使用公用游泳衣裤和浴具。在公共浴室，提倡使用淋浴。慎用公共马桶。

第五节 蠊缨滴虫

蠊缨滴虫（*Lophomomas blattarum* Stein，1860）属于副基体门（Parabasala）、动鞭毛纲（Zoomastigophorea）、超鞭毛目（Hypermastigida）、缨滴虫科（Lophomonadae），是主要寄生在白蚁及蜚蠊肠道的单细胞原虫，可侵袭人体的呼吸系统，引起肺部及上呼吸道感染。该虫发现时间较短，部分病例报道时尚未定种，统称之为超鞭毛虫（*Hypermastigote*）。蠊缨滴虫所致感染是一种新发的尚未完全认识的机会性感染寄生虫病。

【形态】

蠊缨滴虫滋养体（图 8-6）呈圆形或椭圆形，大小差别较大，长为 10～60 μm，宽为 12～20 μm，前端有成簇的不规则排列的鞭毛，鞭毛不停地快速摆动，使虫体沿其纵轴向前旋转泳动，或左右摆动前进。经瑞氏或吉姆萨染色后用油镜观察，细胞质富含颗粒呈紫红色，细胞核大而明显，呈紫褐色，泡状，位于虫体前端。虫体前端有 40～80 根鞭毛，长 5～18 μm，染成深紫红色，呈环状排列。电镜下可见细胞核外由喇叭状的萼（calycial

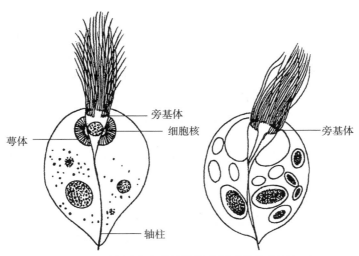

图 8-6　蠊缨滴虫滋养体模式图（仿徐大刚）

69

body）呈环领状包裹，萼向后延伸形成轴柱，轴柱后端可突出虫体外。萼周围是旁基体，排列呈环状，无胞口。

蠊缨滴虫在湿涂片镜下观察时最易与气道纤毛上皮细胞混淆。脱落的纤毛上皮细胞在一定时间内仍然能保持一定的活力，细胞顶部的纤毛摆动可推动细胞运动，极易被误诊为蠊缨滴虫。

【生活史】

有关蠊缨滴虫的生活史尚未完全清楚。蠊缨滴虫主要寄生在白蚁或蜚蠊的消化道内，以二分裂繁殖，可形成圆形或椭圆形的包囊。虫体可随宿主的排泄物和分泌物排出，通过污染的食物、衣物、用品或粉尘等传播。人体可能通过食入或吸入蠊缨滴虫而感染，虫体经咽部进入气管、支气管后，主要黏附于支气管黏膜上进行二分裂繁殖。

【致病机制和临床表现】

致病机制尚未明确，致病作用与吸入包囊的数量、活力和虫体侵犯部位及人体免疫力等因素有关。接受器官移植患者、艾滋病患者、患慢性基础疾病老年人等免疫功能低下者为蠊缨滴虫主要的易感人群。长期使用抗生素，导致体内正常菌群失调，也是易感染该虫的重要因素。呼吸系统感染患者多有发热，一般为低热，体温 38～39℃；有胸闷、胸痛、气急、心慌、气短等症状，可伴有全身乏力，重者可发生呼吸困难；咳嗽、咳痰，多为白色黏痰或黄脓痰；也可因机体超敏反应导致哮喘；听诊时呼吸音粗，双下肺可闻及大量湿性啰音或细湿性啰音、哮鸣音，也有呼吸音减弱甚至消失者；胸部 X 线片提示双肺局限性炎症渗出阴影。上颌窦感染者上颌窦区疼痛，无明显的流涕与鼻塞；窦内充满糊状暗褐色干酪样物、窦壁黏膜肥厚、窦口呈不完全堵塞状。泌尿系感染者有尿道内不适感、偶有赤痒赤痛，无明显尿频、尿急。宫腔感染有停经、下腹坠痛及阴道出血。一般抗生素治疗效果有限，联用或单用甲硝唑或替硝唑行局部或全身用药后起效明显。

【实验诊断】

1. 病原学检查 经纤维支气管镜刷检及肺泡灌洗液的涂片镜检是简单、有效的确诊方法，但痰液涂片镜检仍是普通基层医院最常用的检查措施。常用检查方法是生理盐水湿涂片或经瑞特氏或吉姆萨染色后，在显微镜下找到蠊缨滴虫即可确诊。取材除痰液和支气管肺泡灌洗液外，咽拭子、支气管镜检查取可疑组织或分泌物、腹水、宫腔内组织或病变部位组织等亦可。目前在患者血液、尿液、粪便中均未发现蠊缨滴虫。干燥后虫体很快死亡，死亡虫体易与纤毛柱状上皮混淆，所以应注意标本及时送检、保温、避光等。

2. 血液检查 多数患者外周血白细胞总数升高，中性粒细胞比例升高，淋巴细胞比例下降，约 1/3 病例外周血嗜酸粒细胞增多，可有总 IgE 升高；蠊缨滴虫感染的肾移植患者外周血淋巴细胞计数明显减少。

3. 支气管镜检查 镜下可见支气管口狭窄或阻塞，黏膜充血、水肿，炎性改变。在支气管腔内可见成团的黏性分泌物，取材后涂片可查获蠊缨滴虫。

4. 影像学检查 X 线片及 CT 检查显示肺部支气管影增粗、肺泡渗出、肺纹理增强，可有散在的大小不等斑片状影，边缘模糊，肺门密度增高，表现为肺炎或间质性肺炎样改变，或肺脓肿、胸腔积液、中心支气管扩张伴感染等。

【流行病学】

到目前为止，国、内外报道的蠊缨滴虫病病例多在中国。国外近几年有秘鲁、西班牙、土耳其报道了该病，2016年伊朗报道第一例由蠊缨滴虫感染引起的鼻窦炎。我国自首次报道了人体感染蠊缨滴虫病例后，广东、山东、安徽、浙江、江苏、河北、湖南、新疆、上海、天津和重庆等10余省（区、市）陆续有人体感染蠊缨滴虫的病例报道，至2005年全国共报告15例，2006年至2010年又报道了78例，至今国内累计报道100多例，其中呼吸系统感染占总报道例数90%以上，但也有副鼻窦、泌尿系统及宫腔内感染的报道。无暴发性流行报道。

蠊缨滴虫通常寄生在蜚蠊和白蚁的肠道内，在目前的文献中尚未有感染其他动物的报道，也未见人与人之间互相传播的报道。1980年，调查从美国纽约中产阶层家庭采集的德国小蠊，蠊缨滴虫感染率达47.62%；2015年，武汉市检查了110只美洲大蠊，其蠊缨滴虫感染率为40.0%。我国大部分地区位于亚热带和温带，适于蟑螂、白蚁孳生，因而蠊缨滴虫分布地区较广。目前所报道的病例均为散发，但绝大部分发生在长江以南，应与南方地区温暖潮湿，全年都适宜蟑螂、白蚁生长繁殖，增加了感染机会有关。

【防治】

目前，临床上治疗蠊缨滴虫感染的常用药物为甲硝唑和替硝唑。确诊后症状较轻者可静脉滴注或口服甲硝唑，病情严重者常合并有其他病原体的感染，此时单纯甲硝唑用药治疗效果不佳，需灌洗支气管和肺泡，再辅以甲硝唑局部用药治疗，可有效清除虫体及其分泌物。因呼吸衰竭而不能行灌洗者，可加用氯喹。甲硝唑和替硝唑治疗无效病例，可改用吡喹酮进行治疗。本病预后良好，诊治过程要重视结合患者是否所处寄生虫感染流行区域、居住环境条件及生活饮食习惯等综合分析。

蠊缨滴虫的感染方式是通过蟑螂的排泄物污染食物、衣物或器具后经咽进入人体呼吸道或排泄物干燥后悬浮于粉尘中进入呼吸道所致，在清理被蟑螂污染的水槽橱柜等处或接触被蟑螂污染的器物时，要注意做好自身防护，避免因接触了被污染的衣物和粉尘而患病；讲究居住卫生，定期清理，定期灭蟑螂；政府要重视人居环境卫生管理，改善过于潮湿及卫生条件差地区的生活质量，加强对供水系统和食品生产环境卫生的监管。

第六节　其他鞭毛虫

一、人毛滴虫

人毛滴虫［*Trichomonas hominis*（Davaine，1860）Leuchart，1879］为世界性分布，以热带和亚热带地区较为常见。滋养体寄生于人体盲肠和结肠，引起以消化道功能紊乱（腹泻）为主要临床表现的人毛滴虫病。

Davine于1854年首次发现，于1860年对其进行了描述并命名人毛滴虫；1968年

Wenrish 首先提出了人毛滴虫有 5 根前鞭毛；Flick 等在 1978 年通过光镜观察，认为只有 90% 左右虫体是有 5 根前鞭毛；1994 年国内学者杜之鸣等经对人毛滴虫的超微结构的观察，提出前鞭毛是以"4+1"模式排列的 5 根鞭毛。

人毛滴虫滋养体呈椭圆形或梨形，形似阴道毛滴虫，大小为（5~14）μm×（7~10）μm。具有 5 根前鞭毛和 1 根后鞭毛，鞭毛起源于基体；后鞭毛附着于波动膜的外缘，从前端向后延伸，末端游离于虫体后端；波动膜借助内侧一弯曲、薄杆状的肋与虫体相连，波动膜与肋也起源于基体，与虫体等长。波动膜特点是一个重要的鉴别特征。虫体前端靠近基体处有 1 个细胞核，核内染色质分布不均匀，核仁小，居中。轴柱起源于虫体前端，纵贯虫体，从后端伸出，末端尖。胞质内含有食物泡和细菌。波动膜使虫体旋转运动，前鞭毛作为推动力，致滋养体运动活跃，但无方向性（图 8-7）。

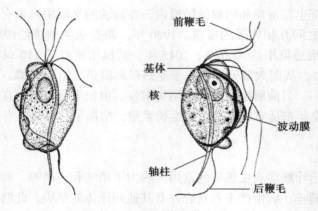

图 8-7 人毛滴虫模式图

人毛滴虫生活史中只有滋养体期而无包囊期。滋养体既是致病期，也是传播期。滋养体寄生在肠道，多见于盲肠、结肠内，以纵二分裂方式进行繁殖，随粪便排出体外。滋养体在外界有一定抵抗力，室温下能够在粪便中存活 8 d，在土壤中能生存 7 d 左右。感染途径为粪 - 口传播，误食被滋养体污染食物、蔬菜瓜果和水均可感染。也可经蝇类机械性传播。保虫宿主有犬、猫、小鼠和其他啮齿类动物。

目前尚无明确的证据表明人毛滴虫对人体有致病作用。但腹泻患者中，该虫感染率明显高于健康人群几倍甚至十多倍，采用抗人毛滴虫的药物治疗有效，提示人毛滴虫与腹泻有一定的关系。有研究显示该虫对幼儿及儿童可能单独致病，而对成年人多与病原菌协同致病或因机体抵抗力降低而致病。致病机制认为与人毛滴虫活动迅速，其鞭毛、波动膜和轴柱等运动细胞器对肠黏膜机械刺激引起腺体分泌亢进有关。研究中还发现在虫体吞噬过程中，当初级溶酶体与正在形成又尚未完全封闭的食物泡融合时，可将溶酶体酶泄漏到胞外。而当有大量虫体吞噬活动活跃或死亡时，可能漏出大量的溶酶体酶，使宿主肠道黏膜细胞受损，出现肠道炎症、腹痛、腹泻等症状。

人毛滴虫感染主要引起胃肠道症状，最常见临床表现为腹痛、腹泻、糊状便、水样便、黏液便、里急后重和大便混有少量血液，多数患者大便每日 2~6 次，也有腹泻便秘交替者，病程长者症状时轻时重，自发缓解与加重交替出现，也可出现发热、纳差、腹胀、恶心、呕吐、便秘和肠鸣音亢进等症状。少数仅有腹痛，无腹泻，易误诊为其他腹痛性疾病。近年国内陆续报道人毛滴虫除引起感染性腹泻外，还可移行至胆道、肝、膈下、腹腔等，造成严重感染。

对于腹泻患者疑似人毛滴虫感染时，生理盐水涂片法或涂片染色法从粪便中检出滋养体可确诊。粪便要新鲜、及时检查、冬天注意保温。涂片法易漏诊，采用培养法可提高检出率。常用 Boeck 及 Drbahlav 培养基，其他培养溶组织内阿米巴的培养基也可使用。

人毛滴虫呈世界性分布，以热带和亚热带地区常见，尤其是卫生条件较差的国家和地区较多见。无爆发性流行报道。发病可见于一年四季，无季节流行性。各地感染率不等。我国 19988—1992 年调查结果表明，全国平均感染率为 0.33%，估计全国感染人数为 25 万~49 万。全国共有 14 个省（区、市）查到本虫感染，其中青海省最高（1.132%），其次是福建（0.498%），新疆、河北、广西感染率也较高。陈豪等（2002）对福州地区 3 116 例腹泻患者的粪便样本检查结果显示平均感染率为 0.61%，其中 0~5 岁组感染率最高达 2.91%，其次是 5~10 岁组为 1.96%。

常用治疗药物为甲硝唑、替硝唑及奥硝唑。另外，卡巴肿、依米丁（吐根碱）、喹碘方、阿的平及中药雷丸等也有较好的疗效。

预防人毛滴虫感染主要为注意饮食卫生和个人卫生，不食用不洁食物，不饮生水，勤洗手；普查普治，控制传染源；加强粪便管理，避免人毛滴虫污染食物及饮水；灭蝇；积极开展医疗卫生宣传教育，提高医务工作者对本病的认识及人们的防病意识。

二、口腔毛滴虫

口腔毛滴虫［Trichomonas tenax（Müller，1773）Dobell，1939］寄生于人体口腔，定居于牙垢、龋齿的蛀穴、牙龈脓溢袋和扁桃体隐窝内，常与牙槽化脓同时存在。

生活史中仅有滋养体期，外形与阴道毛滴虫相似，呈梨形，大小为（4~13）μm×（2~9）μm。有 4 根前鞭毛，常分为两组，每组有 2 根长度几乎相等的鞭毛，而 2 组间鞭毛长度略有差异；1 根后鞭毛，附着于波动膜边缘，末端不游离。波动膜长约为虫体大半，稍长于阴道毛滴虫；细胞核 1 个，位于体前中央部，核内染色质粒丰富、深染；轴柱较纤细，从前端向后延伸出虫体外。有时还可见食物泡颗粒（图 8-8）。

口腔毛滴虫在口腔内以食物残渣、上皮细胞和细菌为食，纵二分裂法繁殖。滋养体在外界有较强抵抗力，室温下可活 3~6 d。接吻是口腔毛滴虫的主要传播方式，也可以通过餐具、饮水、飞沫等间接传播。

口腔毛滴虫是否有致病力尚无定论。一般认为口腔毛滴虫为口腔共栖原虫，但亦有文献报道，患牙龈炎、牙周炎、单纯龋齿、冠周炎等疾病者，该虫感染率和感染度均明显高于口腔健康者，似有一定致病作用。口腔毛滴虫可由口腔咽部侵犯呼吸道蔓延到肺，但仅有少数病例报道，且报道的病例中同时存在着癌症、慢性肺病、免疫抑制等基础病。

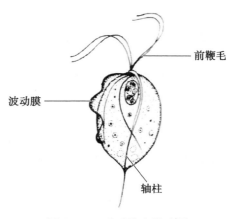

前鞭毛

波动膜

轴柱

图 8-8 口腔毛滴虫模式图

口腔毛滴虫可能通过吸入或直接下行至呼吸道及肺部，当机体免疫功能降低，即使感染少量虫体也能引起繁殖，达到一定数量时，气管、支气管可能发生黏膜充血、水肿等炎症反应；合并细菌感染时，可使气管、肺部、胸膜损害更加严重，临床上出现咳嗽、胸痛、高热、呼吸困难等呼吸道症状和体征。

诊断口腔毛滴虫感染可用涂片法和培养法。用消毒探针或刮匙取牙龈沟内分泌物、牙缝间或龋齿洞内、病灶内及其附近的牙垢或渗出物，做生理盐水涂片，加盖镜检，镜下可见有鞭毛和波动膜摆动，运动活跃的滋养体，即可诊断，但要注意及时检查和保温。该虫易于培养，检出率高，培养基可选择 Noguchi 及 Ohira 二氏腹水培养基、Loche 液培养基或 LES（Loche-Egg-Serum）培养基。培养条件要求 pH 6.4 左右，培养温度 35℃ 左右，培养后直接涂片找活动滋养体，观察时间应在 1 h 内，因为随时间推迟，活动虫体数逐渐减少。

口腔毛滴虫呈世界性分布。接吻是本虫的直接传播方式，也可借飞沫或污染的食物、餐具间接传播。尚未对该虫进行全国性流行病学调查，但 10 个省（区）的调查资料显示，平均感染率为 17.4%，其中口腔门诊患者平均感染率为 26.3%。口腔毛滴虫流行与地区、口腔卫生、年龄等因素有关，口腔卫生良好者感染率要明显低于口腔卫生差者；农村感染率高于城市；在各年龄组中，30 岁以上组阳性率明显偏高。

常用治疗药物为甲硝唑、替硝唑及奥硝唑。合并细菌感染者，同时应用抗生素。用甲硝唑治疗肺口腔毛滴虫病也有良好效果。

本病应重在预防，最有效方法是保持口腔卫生，广泛宣传口腔保健，定期进行超声洁治，清除牙垢、菌斑、牙结石及食物残渣，及时治疗龋齿等疾患，同时也要注意饮食卫生和个人卫生。

三、脆弱双核阿米巴

脆弱双核阿米巴 [*Dientamoeba fragilis* Jepps（& Dobeel，1918）] 呈世界分布，为寄生盲肠、结肠的阿米巴型鞭毛虫。迄今只发现无鞭毛的滋养体期，其结构及抗原特性均符合鞭毛虫的特征，与滴虫关系密切，很可能是失去鞭毛的滴虫，故列入毛滴虫科，分类地位同阴道毛滴虫。受染者可表现腹痛、腹泻、大便带血或黏液，恶心、呕吐等临床症状。

脆弱双核阿米巴在 1909 年首先由 Wenyon 发现，但直至 1918 年才由 Jepps 及 Dobeel 提出并给予详细描述，命名为阿米巴，但后续的种系发生学和形态学研究证实该虫是一种毛滴虫，因此确定为毛滴虫，但按动物命名法规定则需要保留其原名。1958 年以前国内仅发现数例脆弱双核阿米巴感染。原因是在新鲜粪便盐水直接涂片中，该虫极易与白细胞混淆，且对低温敏感，在 4℃ 1 h，原虫量减少近一半。注意检查时的操作和鉴别能力提高后，检出率随之大大提高。

脆弱双核阿米巴仅见滋养体期，包囊是否存在还未确定。滋养体为多形性，呈阿米巴样，直径 3～18 μm，一般 7～12 μm。在新鲜粪便中运动活跃，内质、外质清晰，具有透明叶状伪足，伪足边缘呈锯齿状，可见细胞核。在染色标本中两个核明显可见，无核周染色质粒，核仁比较大，核仁多由 4～8 颗染色质粒组成，一般为对称排列；在适宜染色标本中两核之间可见核外纺锤体。食物泡中含有吞噬的细菌和酵母，可能分布在整个细胞质中。在排出的新鲜粪便标本内，滋养体运动十分活跃，但遇冷后很快变成圆形。

生活史至今尚未完全阐明。滋养体寄居于盲肠和结肠黏膜陷窝内，进行二分裂繁殖。因滋养体不能抵抗宿主上消化道的消化液，故不能直接经口感染。有学者推测此虫可能通过滋养体与其他蠕虫卵（蛲虫、蛔虫等）或幼虫携带而经口感染。近年，Munasingher 等在脆弱双核阿米巴感染的大鼠和小鼠体内查见包囊，认为其生活史可能经粪－口途径传播。

至今脆弱双核阿米巴致病性仍存在争议，致病机制亦不明确。大部分为无症状带虫者。15%～27% 受染者出现临床症状，主要有腹痛、腹泻、大便带血或黏液、恶心、呕吐等，也可有肛门瘙痒、胃肠胀气、食欲缺乏等表现。常以慢性期症状为主，腹泻持续时间久，每日 2～3 次为多，以半成形糊状便为主，可持续 1～2 年。Yakoob 等在 3.5% 的肠易激综合征患者体内检测到脆弱双核阿米巴，认为该虫感染是 IBS 的致病因子之一。

可采用粪便涂片镜检滋养体确诊，方法有生理盐水涂片法、蒸馏水涂片法、铁苏木素染色法及培养法等。因滋养体在外界存活时间短，检查时需注意如下事项：粪便标本力求新鲜，标本放置过久虫体多不活动，形态发生变化，死亡虫体自行裂解，制片染色也不易辨认；该虫对低温敏感，粪便标本不宜放于冰箱；凡长期腹泻、大便呈半成形或糊状，疑为本病者，应多次采新鲜粪便重复镜检或转接培养基进行培养。在粪便标本直接涂片检查时，需注意与其他肠道阿米巴、白细胞、人体酵母菌及人芽囊原虫相鉴别。PCR 等分子生物学方法检查新鲜粪便中的虫体，也是一种快速、敏感、特异的方法。

脆弱双核阿米巴感染呈世界性分布。国外报道的感染率差异很大，为 0.3%～52.2%。我国江苏、浙江、山东、台湾和北京等省（市）有千余病历报道。较差的生活环境会增加感染概率，一些特殊人群，比如智力低下人群及精神病患者感染率比较高。脆弱双核阿米巴主要宿主是人，灵长类动物如黑猩猩、狒狒等也可是本虫宿主。

通过采用治疗感染者、注意个人饮食卫生和饮水卫生等措施来预防脆弱双核阿米巴感染，治疗可选用双碘喹啉、巴龙霉素或甲硝唑。

复习思考题

1. 简述杜氏利什曼原虫引起全血性贫血的机制。
2. 如何诊断黑热病？
3. 简述蓝氏贾第鞭毛虫病的临床表现及其诊断方法。
4. 阴道内环境的酸碱度与阴道毛滴虫致病有何关系？

（柳建发）

数字课程学习

▶ 教学视频　　⬇ 教学 PPT　　✎ 自测题

第九章

孢 子 虫

孢子虫属顶复门的孢子虫纲（Class Sporozoa），均营寄生生活，生活史较复杂，生殖方式包括无性生殖和有性生殖2类。无性生殖有裂体增殖（schizogony）及孢子生殖（sporogony）；有性生殖是通过雌雄配子结合进行的配子生殖（gametogony）。以上2种生殖方式可以在一个宿主或分别在2个不同宿主体内完成，但无性发育的类型和数量及有性分化的差异在各个虫种之间存在明显不同。对人体危害较严重的孢子虫有疟原虫（Plasmodium）、弓形虫（Toxoplasma）、隐孢子虫（Cryptosporidium）和巴贝虫（Babesia）等；此外还有少数肉孢子虫（Sarcocystis）和等孢球虫（Isospora）寄生于人体。

第一节 疟 原 虫

疟原虫（plasmodium）是引起疟疾（malaria）的病原体。疟疾俗称"打摆子"，其主要临床症状包括周期性的寒战、发热、随之大汗，严重者可引起死亡。疟原虫属于顶复门（Phylum Apicomplexa）、孢子虫纲（Sporozoa）、球虫亚纲（Coccidia）、真球虫目（Eucoccidia）或血孢子虫目（Haemosporidia）、疟原虫科（Plasmodiidae）、疟原虫属（Plasmodium）。本属种类很多，约有150种，其中至少22种寄生于灵长类宿主。寄生于人体的疟原虫主要有4种：间日疟原虫（*Plasmodium vivax*，Grassi & Feletti，1890）、恶性疟原虫（*Plasmodium falciparum*，Welch，1897）、三日疟原虫（*Plasmodium malariae*，Laveran，1881）和卵形疟原虫（*Plasmodium ovale*，Stephens，1922）分别引起间日疟、恶性疟、三日疟和卵形疟。另外，几种感染猴的疟原虫如：诺氏疟原虫（*Plasmodium Knowlesi*，Sinton and Mulligan，1933）、吼猴疟原虫（*Plasmodium simium*）、食蟹猴疟原虫（*Plasmodium cynomolgi*）、许氏疟原虫（*Plasmodium schwetzi*）和猪尾猴疟原虫（*Plasmodium inui*）等，偶尔也可感染人体。其中感染猕猴的诺氏疟原虫已导致东南亚，特别是马来西亚疟疾的多次暴发流行，因此被列为感染人类的第5种疟原虫，该猴疟不仅在自然界的猴群中通过传疟按蚊相互传染，也可以通过传疟按蚊传染给人类，造成猴-猴和人-猴之间的传播，人类同样也可以通过血液传染。

疟原虫有严格的宿主特异性。以上4种人体疟原虫除三日疟原虫可感染非洲猿类外，其余均仅寄生于人体。4种人体疟原虫在我国分布主要以间日疟原虫和恶性疟原虫为主，三日疟原虫在我国少见呈散在性分布，卵形疟原虫仅在云南、海南等省有个别病例报道。

疟疾是一种古老的传染病，早在三千多年前我国就有疟疾的记载。中医学认为其病因为"山岚瘴气"，即指热带或亚热带山林中的湿热空气。多数国外学者认为疟疾与污浊的空气有关，"Malaria"就来源于意大利语"Mala（不良）"和"Aria（空气）"。1880年法国外科军医Laveran在阿尔及利亚检查疟疾患者血液时发现一种新月形的生物体，人们才找到疟疾的病原体，并将其命名为疟原虫。发现疟疾病原体后，英国军医Ross在1897年发现了传播疟疾的媒介——按蚊，并阐明了疟原虫在按蚊体内发育、繁殖及传播的过程。直到1922年，4种主要人体疟原虫的红内期形态及发育过程才被阐明，1948年到1955年，这些疟原虫的红外期发育，相继经人工实验感染得到证实。

我国科学家屠呦呦于2011年获美国拉斯克奖临床研究奖，并于2015年获诺贝尔生理学或医学奖，以表彰她在青蒿素的发现及其应用于治疗疟疾方面所做出的杰出贡献。青蒿素的发现和研制，是人类防治疟疾史上继喹啉类抗疟药后的一次重大突破。一种以青蒿素为基础的复方药物目前已经成为疟疾的标准治疗方案，世界卫生组织将青蒿素和相关药剂列入"基本药品"目录。

【形态】

尽管疟原虫在人体内经历了红细胞外期（exoerythrocytic stage，简称"红外期"）和红细胞内期（erythrocytic stage，简称"红内期"）2个发育时期。但是，疟疾的病原学诊断主要是检查红内期疟原虫。因此，必须熟悉红内期疟原虫形态特征和被寄生红细胞的形态变化。

1. 红内期疟原虫的基本特征　疟原虫寄生人体的红细胞内，可吞噬红细胞的细胞质，将其中的血红蛋白分解为血红素和珠蛋白，血红素不被疟原虫利用而存在于其胞质中，称为疟色素（Hemozoin）。感染疟原虫的红细胞经吉姆萨染色后可显示疟原虫基本结构：红色的胞核，蓝色的胞质及棕褐或黑褐色的疟色素（除发育早期原虫外）。这三个特征是在血膜中确认疟原虫的依据。

4种主要人体疟原虫在红细胞内发育和繁殖，其形态变化很大。各期原虫的形态特征描述如下。

（1）滋养体（trophozoite）　为疟原虫在红细胞内摄食、生长、发育阶段。按发育先后，滋养体有早晚期之分。早期滋养体胞核小，胞质少，中间有空泡，虫体多呈纤细的环状，故称为环状体（ring form）。以后虫体长大，胞核亦增大但未分裂，胞质增多，有时伸出伪足，胞质中开始出现疟色素，疟色素的形态及在虫体中的分布依不同种疟原虫种而有所不同。此时称为晚期滋养体，亦称大滋养体。

（2）裂殖体（schizont）　晚期滋养体发育成熟，核开始分裂后即称为裂殖体。核不断分裂，每一个分裂的核被部分胞质包裹，成为许多裂殖子（merozoite），早期的裂殖体称为未成熟裂殖体，晚期含有一定数量的裂殖子且疟色素已经集中成团的裂殖体称为成熟裂殖体。

（3）配子体　原虫胞核增大但不分裂，胞质增多，最后发育成为圆形、椭圆形或新月形的个体，称为配子体。配子体有雌雄（或大小）之分：雌配子体胞质致密，核致密而位于虫体边缘；雄配子体胞质稀薄，核疏松而位于虫体中央。除恶性疟原虫的疟色素分布于核周外，其他 3 种疟原虫的疟色素较多而分散分布于胞质中。

2. 4 种主要人体疟原虫红细胞内期形态的鉴别特征　人体 4 种主要疟原虫的基本结构相同，但形态各有特征可加以鉴别（表 9-1）。除了疟原虫本身的形态特征不同之外，被寄生的红细胞形态变化及出现的颗粒状小点因种而异，均可作为鉴别的依据：例如被间日疟原虫寄生，除环状体外其余各期所寄生的红细胞均胀大，颜色变浅，常有明显鲜红的薛氏小点（Schüffner's dots）；被恶性疟原虫寄生的红细胞大小正常或略小，出现颗粒粗大紫红色的茂氏点（Maurer's dots）；被三日疟原虫寄生的红细胞大小正常或略小，偶见少量淡紫色微细的齐氏小点（Zieman's dots）；被卵形疟原虫寄生后，从环状体期始，红细胞均略胀大，颜色变浅，部分变长形，边缘呈锯齿状，常有粗大明显鲜红的薛氏小点（Schüffner's dots）

表 9-1　4 种主要人体疟原虫的形态鉴别

疟原虫种类	血中阶段	疟原虫形态
间日疟原虫 P. vivax	环状体	环较粗壮且偶有伪足伸出，有 1 个核，直径约为红细胞直径的 1/3
	大滋养体	虫体由小变大，有伪足伸出，空泡明显，虫体形态不规则；疟色素棕黄色，烟丝状
	未成熟裂殖体	虫体大，几乎占满胀大的红细胞；核开始分裂成多个，虫体渐呈圆形，空泡消失；疟色素开始集中
	成熟裂殖体	虫体大，几乎占满胀大的红细胞；裂殖子 12~24 个，排列不规则；疟色素集中成堆，棕黄色
	雌配子体	圆形或椭圆形；占满胀大的红细胞，胞质蓝色；核致密，较小，偏于虫体的一侧；疟色素褐色，点状分散分布
	雄配子体	圆形或椭圆形；略大于正常红细胞，胞质蓝而略带红；核疏松，淡红色，位于虫体中央；疟色素褐色，点状分散分布
恶性疟原虫 P. falciparum	环状体	环纤细，直径约为红细胞直径的 1/5；核 1~2 个
	大滋养体	体小不活动；疟色素集中一团，呈黑色（外周血中一般不能查见）
	未成熟裂殖体	虫体仍似大滋养体，但核分裂成多个，疟色素集中成一团（外周血中一般不能查见）
	成熟裂殖体	裂殖子 8~36 个，排列不规则；虫体占红细胞体积的 2/3，疟色素集中成一团（外周血中一般不能查见）
	雌配子体	新月形，两端较尖，胞质蓝色，核结实，较小，深红色，位于中央；疟色素深褐色
	雄配子体	腊肠形，两端钝圆，胞质色蓝略带红，核疏松，淡红色，位于中央；疟色素黄棕色，小杆状
三日疟原虫 P. malariae	环状体	大小同间日疟原虫；核 1 个
	大滋养体	体小圆形或呈带状，有一个大空泡，不活动；疟色素棕黑色，颗粒状，常分布于虫体的边缘
	未成熟裂殖体	虫体圆形或宽带状，核分裂成多个；疟色素趋于集中分布
	成熟裂殖体	裂殖子 6-12 个，排列成一环；疟色素多集中在中央，虫体占满整个不胀大的红细胞

续表

疟原虫种类	血中阶段	疟原虫形态
三日疟原虫 *P. malariae*	雌配子体	圆或椭圆形，如正常红细胞般大，细胞质深蓝色，核致密，偏于一侧；退色的疟色素多而分散
	雄配子体	圆形，略小于正常红细胞，细胞质淡蓝色；疏松，淡红色；位于虫体中央；退色的疟色素多而分散
卵形疟原虫 *P. ovale*	环状体	似三日疟原虫
	大滋养体	虫体圆形，似三日疟原虫，但较大；疟色素似间日疟原虫，但较细小
	未成熟裂殖体	虫体圆或卵圆形，核分裂成多个；疟色素数量较少
	成熟裂殖体	裂殖子6~12个，排成一环；棕黑色的疟色素集中在中央或一侧
	雌配子体	似三日疟原虫，但稍大，疟色素似间日疟原虫
	雄配子体	似三日疟原虫，但稍大，疟色素似间日疟原虫

3. 红内期裂殖子的超微结构　红内期裂殖子大小约 1.0 μm×1.5 μm，光学显微镜下观察，裂殖子有 1 个核，外包少量胞质。电镜下观察结构特征如下（图 9-1）。

（1）表膜结构　其表膜为复合膜，由外膜、内膜和微管组成。微管紧靠着内膜的内侧，起于前端极环并向后延伸，其功能是使虫体作伸缩运动；内膜较厚呈网状结构，覆盖着除胞口和类锥体外的全部裂殖子的内表面。微管和内膜可能有支持虫体的作用，并使虫体具有一定的形态。在裂殖子的外膜表面还有一层细胞被，为蛋白质或糖蛋白，具有抗原性。

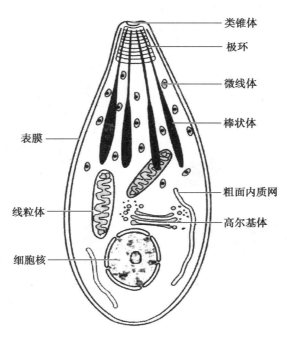

图 9-1　红内期裂殖子超微结构

（2）细胞器　顶端复合体为结构特殊的细胞器，由类锥体、极环、棒状体和微线体组成。类锥体在裂殖子的最前端，形似半截圆锥体，其基部以极环为界。极环为外膜皱折增厚而成。棒状体位于极环之后，长梨形，各有一管状物延伸至类锥体前端开口。微线体在棒状体的周围，体积较小，也有小管伸向前端。棒状体和微线体可分泌一些物质有助于裂殖子侵入红细胞。此外，可见一个线粒体和丰富的核糖体等。

（3）细胞核　核较大，圆形，居虫体中部，核膜2层，上有微孔，为核与胞质的通道。

【生活史】

4种主要人体疟原虫的生活史基本相同，包括在人体内的裂体增殖（schizogony）和在按蚊体内先后进行的配子生殖（gametogony）和孢子增殖（sporogony）。疟原虫生活史的一个显著特征是在2个宿主间交替进行有性生殖和无性增殖。现以间日疟原虫为例叙述人体疟原虫生活史（图9-2）。

1. 在人体内的发育　疟原虫在人体内的发育可分为2个时期，红细胞外期（肝细胞期，亦称红外期）和红细胞内期（亦称红内期）。

（1）红细胞外期（exo-erythrocytic stage，红外期）　感染疟原虫的雌按蚊的唾液腺中

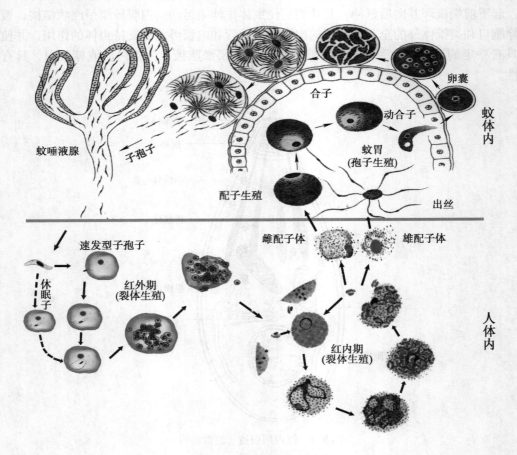

图 9-2　间日疟原虫生活史

的子孢子是感染人体的阶段，当雌按蚊叮咬人时，子孢子随唾液经蚊口器注入人体后进入血液循环。约 0.5 h 内，子孢子从血液循环中消失，进入血流的子孢子一部分被巨噬细胞吞噬，另一部分侵入肝实质细胞，开始红外期裂体增殖阶段。子孢子进入肝细胞后，以胞质为食，发育为滋养体。随后进行核分裂，胞质随之分裂，产生成千上万个卵圆形的红外期裂殖子（exoerythrocytic merozoite），该阶段的原虫被称为红外期裂殖体（exoerythrocytic schizont）。成熟的红外期裂殖体大小为 45~60 μm，并使宿主肝细胞明显胀大。最终红外期裂殖子破肝细胞而出，进入血窦。这个发育过程称红外期，所需时间为 6~16 d，并因虫种而异（表 9-2）。肝细胞内释出的裂殖子，不会再侵入肝细胞，其中一部分被巨噬细胞吞噬，其余部分侵入红细胞，开始红细胞内期的发育。

表 9-2　4 种主要人体疟原虫生活史比较

项目名称	间日疟原虫	恶性疟原虫	三日疟原虫	卵形疟原虫
蚊体内发育时间（d，28℃）	8~10	9~10	25~28	12~14
红外期发育时间（d）	8（速发型）	5.5~6	13	9
红外期裂殖体大小（μm）	45	60	55	60
红外期裂殖子数目	10 000	30 000	15 000	15 000
最短潜伏期（d）	11~13	9~10	15~16	10~14
红内期裂体增殖周期（h）	48	36~48	72	48
原虫数 /μL 血（平均值）	20 000	20 000~500 000	6 000	9 000
复发	++	—	—	++
抗药性	氯喹抗性	多种药物抗性	—	—

　　直到 1980 年，科学家们才发现能引起复发的间日疟原虫和卵形疟原虫的子孢子，存在 2 种不同的遗传类型：①速发型子孢子（tachysporozoite，TS），侵入肝细胞后很快发育为红外期裂殖体；②迟发型子孢子（bradysporozoite，BS），侵入肝细胞后形成休眠体而处于休眠状态，经过一定时间（数月至数年）的休眠期后，受到某些因素的作用而激活，进入发育繁殖阶段，成熟后产生红外期裂殖体，破肝细胞释放红外期裂殖子入血，引起复发。恶性疟原虫、三日疟原虫和诺氏疟原虫无休眠子。

　　（2）红细胞内期

　　1）滋养体发育：红外期裂殖子侵入红细胞，发育为早期滋养体。早期滋养体胞质内有一大的空泡，将胞质挤到虫体边缘形成环状，核亦被空泡挤到虫体一侧，故亦称为环状体。环状体摄取并消化血红蛋白，产生的氨基酸被原虫利用，而血红素则聚集形成疟色素。环状体逐步发育，虫体逐渐增大，伸出伪足，感染的红细胞亦随之增大，并出现染成红色的薛氏点，此时原虫称为晚期滋养体。

　　2）裂体增殖：晚期滋养体的核开始分裂，形成未成熟裂殖体。经过 3~5 次核分裂和胞质随之分裂后，发育为成熟裂殖体。不同种疟原虫成熟裂殖体含有数目不等的裂殖子，疟色素渐趋集中。成熟裂殖体发育成熟后，红细胞破裂，裂殖子释放入血，并侵入新的红细胞，开始新一轮的裂体增殖，此过程称为裂体增殖周期。4 种主要人体疟原虫完成一个裂体增殖周期所需的时间为：间日疟原虫和卵形疟原虫均为 48 h，恶性疟原虫为 36 ~ 48 h，三日疟原虫为 72 h。

3）配子体形成：经过几次裂体增殖后，部分裂殖子侵入红细胞后继续发育但核不分裂，逐渐发育为配子体（gametocyte）。雌、雄配子体或称大、小配子体的形成是疟原虫有性生殖的开始。配子体的进一步发育必须在蚊体内才能进行，否则经一定时间后渐趋变性而被吞噬细胞清除。

2. 在按蚊体内的发育

（1）配子生殖　雌性按蚊叮咬疟疾患者或带虫者时，红内期的各期疟原虫随血液进入蚊胃中，但只有雌、雄配子体能进一步发育，并进行配子生殖，其余各期疟原虫均被消化。雌配子体（macrogametocyte）在脱离红细胞后经一次减数分裂发育为不活动的圆形的雌配子（female gamete）。雄配子体（microgametocyte）在脱离红细胞后，核先进行 3 次有丝分裂，产生 4 ~ 8 个核，每个核进入由胞质外伸形成的细丝内，不久细丝脱离雄配子体，形成游动的雄配子（male gamete），此过程称为出丝现象（exflagellation）。雌、雄配子受精，形成圆形或椭圆形的合子（zygote）。合子在数小时内变成香蕉状、活动的动合子（ookinete）。成熟动合子穿过蚊胃壁上皮细胞间隙，停留在蚊胃基底层和基础细胞膜之间，发育成球形的卵囊（oocyst）。每个受感染的蚊的胃壁上有数个至上百个卵囊。

（2）孢子增殖　卵囊逐渐发育长大，形成一个半透明球形体，并向胃壁外突出。在卵囊内，核反复分裂为数个至数十个，随后胞质转绕核也分裂，形成单个或多个的成孢子细胞（sporoblast），每个成孢子细胞表面长出子孢子芽（sporozoite buds），逐渐伸长发育为子孢子（sporozoite）。一个成熟卵囊内可有数千至上万个新月形的子孢子。卵囊破裂，子孢子释出在血淋巴中滑动，可侵入蚊的各种组织，但只有到达按蚊唾液腺内才可发育成熟，受感染的按蚊唾液腺中的子孢子数可从少于 10 个到 10 万个。当受染雌按蚊再次叮吸人血时，子孢子便可侵入人体。

3. 疟原虫入侵红细胞的过程　在红细胞内期，裂殖子是侵入红细胞的发育阶段。裂殖子入侵红细胞是一个相当复杂的过程，主要包括以下步骤。

（1）吸附　疟原虫裂殖子入侵红细胞的过程开始于裂殖子与红细胞表面之间的微弱的吸附作用。这种吸附是由裂殖子表面的配体和红细胞表面的受体介导的。间日疟原虫入侵红细胞的受体是位于红细胞表面的 Duffy 抗原。有证据显示血型糖蛋白 A 是恶性疟原虫入侵红细胞的受体之一。

（2）定向　裂殖子的任何表面均可与红细胞发生吸附，但裂殖子侵入红细胞须调整其吸附的部位，即裂殖子的类锥体顶端与红细胞表面紧密结合。这种调整有利于裂殖子棒状体及微线体中蛋白释放并作用于红细胞膜。

（3）内陷　首先是红细胞膜发生变形，然后棒状体等将其内含物释放至红细胞表面，在膜表面形成"压迹"。随着裂殖子推进，该"压迹"逐渐加深，细胞膜向内流动从而形成纳虫空泡。

（4）封口　当裂殖子完全进入纳虫空泡，红细胞膜逐渐封闭，同时纳虫空泡也从细胞膜上脱落入红细胞内。

4. 4种主要人体疟原虫生活史比较　尽管 4 种人体疟原虫具有十分相似的生活史过程，但各期原虫发育所需的时间、裂殖体大小、裂殖子数目均存在差异（见表9-2）。

【致病机制和临床表现】

疟原虫致病阶段是红细胞内期原虫。疟疾的周期性发作、贫血、脾大及重症疟疾均是由红内期原虫的裂体增殖及感染红细胞黏附微血管所致。红外期的疟原虫对肝虽有损害，但非常有限，不表现明显的临床症状。

1. 潜伏期 疟原虫子孢子入侵人体到出现疟疾初次发作症状所经过的时间称潜伏期（incubation period）。潜伏期包括红外期原虫发育繁殖和红内期原虫裂体增殖至一定数量，出现疟疾症状所需的时间。潜伏期长短取决于疟原虫的种类、株、感染方式和子孢子数量及机体免疫力等因素，如因输血直接将红内期原虫注入血液循环，其体内的疟原虫无需经过肝细胞期发育，仅需增殖到一定数量至发作阈值后即可出现初次发作，故潜伏期较短。各种人体疟原虫的潜伏期见表9-2。

2. 周期性寒热发作 疟疾一次典型发作包括寒战、高热和出汗退热3个连续阶段。疟疾发作表现为周期性，两次发作之间为间歇期。引起疟疾发作的每立方毫米血液中最低疟原虫数称为发热阈值（threshold）。宿主的免疫状态及虫株毒力等均可影响发热阈值。一般而言，间日疟原虫发热阈值为 $10 \sim 500$ 个 $/mm^3$，恶性疟原虫为 $500 \sim 1\,300$ 个 $/mm^3$。

疟疾周期性发作与红内期疟原虫裂体增殖周期相吻合，4种主要人体疟疾发作间隔时间见表9-2。但由于在疟疾流行区反复感染的机会较多，疟原虫分批侵入人体，并按各自的周期裂体增殖，使疟疾发作在后期会失去周期性。此外，宿主免疫力的产生，不规范抗疟药的应用和肝细胞内原虫发育不同步等均可使发作轻重不一和无明显周期性。疟疾发作的原因是受感染的红细胞破裂，裂殖子及原虫代谢产物等释放入血，部分可被巨噬细胞等吞噬，刺激这些细胞产生内源性致热原，并与疟原虫代谢产物共同作用于患者的下丘脑体温调节中枢，引起寒战和发热，待血中致热原和原虫代谢产物被人体代谢清除后，人体发汗使体温恢复正常。

疟原虫代谢产物及虫体成分是引起人体疟疾发作的重要因素，这些物质包括疟色素和糖基磷脂酰肌醇（glycosyl phosphatidylinositol，GPI）等，当机体受到这些物质刺激后，可产生一些细胞因子，如 γ- 干扰素（IFN-γ）、肿瘤坏死因子 α（TNF-α）和白细胞介素（Interleukin，IL）等。这些细胞因子除干扰机体的正常生理反应，引起体温升高外，还能刺激内皮细胞产生介导虫体黏附的受体、刺激一氧化氮的产生增加，造成局部组织器官的损伤等。

3. 再燃与复发 疟疾患者经过若干次发作后，由于人体对疟原虫产生了免疫力或经不彻底的药物治疗，大部分红内期疟原虫被消灭，不再出现临床发作症状，但在血中仍残存极少量疟原虫。经过一段时间后，这部分残存疟原虫重新繁殖，血中疟原虫数达到发热阈值并出现临床发作症状，称为再燃（recrudescence）。疟疾初发后红内期原虫因人体免疫力或抗疟药物的作用而被彻底清除。但由于肝细胞中休眠体在某种因素的作用下结束休眠，开始裂体增殖，产生大量裂殖子释放入血液，并引起疟疾发作，称为复发（relapse）。以上2种重新发作均是在无蚊媒传播再感染情况下发生的。间日疟和卵形疟可有复发，而恶性疟和三日疟无复发现象，但4种主要人体疟疾均可有再燃现象。

4. 贫血 疟疾患者经多次发作后表现出不同程度的贫血症状。贫血严重程度与疟原虫虫株、病程长短及患者年龄等有关。恶性疟疾、孕妇和儿童疟疾患者贫血尤为严重。引起贫血的原因很多，除红内期原虫感染直接破坏红细胞外，还有以下原因。

（1）脾功能亢进 疟原虫的感染可使脾中巨噬细胞的数量大增，并且其吞噬功能也增加，不仅吞噬感染的红细胞，而且还吞噬正常红细胞。此外，这种吞噬的另一后果是使血红蛋白中的铁不能被重复利用，这也加重了贫血的程度。

（2）红细胞生成障碍 疟原虫虫体及代谢产物可抑制造血干细胞的形成和向红细胞转化，使骨髓造血功能减弱。此外，疟疾患者可有红细胞成熟功能的缺陷。

（3）自身免疫性贫血 疟原虫寄生于红细胞时，使红细胞表面结构发生改变，隐藏的抗原得以暴露，从而刺激机体产生自身抗体；或者是一些疟原虫的半抗原附着于红细胞表面，使之成为自身抗原并诱生抗体；以上这些特异性抗体可与其抗原结合，并形成免疫复合物激活补体，导致红细胞溶解。

5. 脾肿大及肝肿大 恶性疟引起的脾肿大最为明显，其次是间日疟和三日疟。疟疾发作早期，脾即可增大，其原因是网状内皮细胞增生、充血，以增强吞噬功能。由于吞噬大量疟色素，脾切面颜色加深。初发疟疾患者脾肿大经抗疟治疗后可恢复至正常，但若反复发作，脾肿大加重且因纤维化而使其质地变硬，虽经抗疟治疗，仍不能完全恢复正常。肝也因充血、库普弗细胞增生和吞噬功能活跃而肿大。在非洲和大洋洲的某些地区，部分患者可因疟疾而发生巨脾症，称为热带巨脾综合征（tropical splenomegaly syndrome）。

若急性疟疾患者或疟疾反复发作，肝肿大也渐趋明显。肝脾肿大是疟疾患者的重要体征，肝脾肿大发生率能反映疟区的疟疾流行情况。

6. 重症疟疾 重症疟疾症状十分凶险，死亡率高。此类病症主要由恶性疟原虫引起，多见于对恶性疟无免疫力的人群，如疟区儿童或非疟区人群感染疟疾时。按临床表现，重症疟疾可分为脑型疟（cerebral malaria，CM）、肾衰竭、肺水肿、严重贫血、黄疸、超高热和冷厥型等。此型患者可在疟疾发作一两次后突然病症转重，病情发展快而险恶，且病死率高，常可在几天内死亡。

脑型疟常见于 5 岁以下儿童，临床表现为：剧烈头痛，高热、间歇性抽搐、痉挛，常有昏迷症状。造成此症状的直接原因是脑部大面积水肿。病理解剖学分析显示患者脑部毛细血管内滞留大量感染红细胞，局部血流受阻。

重症疟疾发病机制有诸多说法，但随着近年来重症疟分子生物学方面研究进展，绝大多数学者倾向于细胞黏附和毛细血管阻塞学说。恶性疟原虫红内期发育至较成熟的滋养体和裂殖体阶段，被寄生红细胞表面就形成许多突出的小结节（knob），这些小结节可与脑部毛细血管及毛细血管后小静脉的内皮细胞发生粘连。重症疟疾时局部组织微循环血流受到来自三方面的影响：受感染红细胞与血管内皮细胞的粘连，受感染红细胞与未感染红细胞的粘连和红细胞变形能力下降。这三方面的作用互相配合，使微血管被阻塞，组织缺氧，导致重要器官发生器质性病变，临床上表现为重症疟疾。事实上，恶性疟原虫从晚期滋养体期起即可黏附在多种深部器官，如脑、肺、肾、心、骨髓及受孕子宫等，造成这些组织器官受损。

7. 疟疾肾病 疟疾患者可并发肾小球肾炎或肾病综合征。主要症状和体征为全身性水肿、腹水，蛋白尿和高血压，最后导致肾衰竭。此病症是由免疫变态反应所致。疟原虫抗原与其抗体形成免疫复合物，并沉积于肾小球毛细血管基底膜上，通过激活补体、产生细胞因子，血管受损并引起炎症反应。此病症以三日疟患者较常见。

8. 妊娠疟疾 妊娠疟疾（placental malaria）多见于初次妊娠的妇女。主要表现为：在妊娠后，大量感染的红细胞聚集、黏附在子宫毛细血管内，患者除表现为重症疟疾外，还出现流产、早产、新生儿严重发育不良，甚至死胎。妊娠疟疾的发生机制可能是孕妇体内的疟原虫表达一种独特的抗原分子（系 PfEMP1 变异体），该分子可与孕妇子宫滋养层上皮细胞上的受体结合，从而使感染红细胞集聚在子宫毛细血管内。多次妊娠的妇女不易发生妊娠疟疾，主要是机体对该独特的抗原分子产生了免疫力。妊娠疟疾主要发生于恶性疟患者。

【免疫】

1. 先天性免疫 先天性免疫包括宿主对某种疟原虫的天然抵抗力。如人疟原虫只能感染人，动物疟原虫一般不能感染人体。无免疫力的人群均可感染人疟原虫，但有的种族对某种疟原虫具有天然抵抗力。人红细胞遗传变异多而复杂，现已证实有些变异体能影响红内期裂殖子的入侵和发育。这些变异包括血红蛋白 β 链结构异常，一些重要酶的缺失或合成不足及红细胞膜蛋白及骨架的改变和缺失等。

（1）镰刀形红细胞贫血患者的异常血红蛋白（HbS） 镰刀形红细胞贫血的病因是其血红蛋白发生变异，β 链上的谷氨酸被缬氨酸取代。镰刀形红细胞能抵抗恶性疟原虫所致的重症疟疾的发生，其抵抗效力可达 90%。

（2）红细胞酶的缺陷 缺乏葡萄糖-6-磷酸脱氢酶（glucose-6-phosphate dehydrogenase deficiency，G6PD）的个体能抵抗恶性疟原虫的感染。G6PD 缺陷种类很多，分布很广。较常见的变异类型（Gd A/A-）缺陷能抵抗重症疟疾的发生，该种变异型主要存在于非洲（或美洲）黑人中，在男、女 G6PD 缺陷杂合子群体中，其重症疟疾的发生率可降低 46%~58%。其他变异类型（Gd Canton）分布在中国及东南亚地区。

（3）疟原虫入侵受体的缺失 早在 20 世纪 30 年代，人们就注意到非洲人和美籍非洲人对间日疟原虫具有天然的抵抗力，后来研究表明这些人群的血型为 Duffy 阴性，即其红细胞缺乏 Duffy 血型决定簇 Fya 和 Fyb。用间日疟原虫人工感染 Duffy 血型阴性或阳性的美籍非洲人志愿者，结果显示阴性的志愿者均能抵抗这种感染，而所有阳性志愿者均患了间日疟。流行病学和实验感染的资料均证实，Duffy 血型抗原是间日疟原虫的受体。

2. 获得性免疫 在疟疾流行区，新生儿在出生后前几个月，由于从母体内获得一定免疫力，所以对疟疾感染具有一定的抵抗力，但随后这种免疫力逐渐消失，对疟原虫易感性增加，并容易发生重症疟疾造成死亡。人类及其他动物感染疟原虫后，多数能产生一定的免疫力，能抵抗同种疟原虫的再感染，并能控制原虫密度，使血液中的原虫血症保持在较低水平。但此免疫力随着体内原虫的清除而消失，这种免疫现象称为带虫免疫。疟原虫在有免疫力的宿主体内生存的现象，称为免疫逃避（immune evasion）。免疫逃避的机制包括以下几个方面。

（1）细胞的隔离作用 无论红内期还是红外期，疟原虫都主要在宿主细胞内生活，可以逃避宿主的抗体作用。

（2）抗原变异（antigen variation） 疟原虫通过改变暴露于宿主免疫系统的抗原逃避宿主的免疫攻击。

（3）改变宿主的免疫应答 人体或动物体患急性疟疾时，机体的免疫应答性和淋巴细胞亚群在外周血液、脾和淋巴结中的分布都有明显改变，如 T 细胞的绝对值减少，B 细胞及 null 细胞的相对值增加，与此同时表现有免疫抑制，以及可溶性循环抗原和淋巴细胞毒抗体的作用。

体液免疫和细胞免疫在疟疾保护性免疫中有十分重要的作用。

1）针对红内期疟原虫的体液免疫：在疟疾流行区，人体感染疟疾，当原虫血症出现后，血清中的 IgG、IgM 和 IgA 的水平明显增高，尤以前两者为甚。人群中疟原虫抗体水平与疟疾保护性免疫呈一致性，被动免疫这些抗体也能抑制体内原虫血症。体外抑制试验结果亦显示红内期特异抗体能有效地抑制疟原虫的生长。这些抗体的作用机制可能包括以下几方面：①阻断裂殖子与宿主细胞的结合；②阻断裂殖子的入侵过程；③使疟原虫形成"串珠状"聚合物或"玫瑰花环"反应产物，这些产物能被单核巨噬细胞系统清除；④介导抗体依赖的吞噬作用和抗体依赖细胞介导的细胞毒（ADCC）作用。此外保护性抗体还可能通过与巨噬细胞结合，激活免疫细胞并释放细胞因子（如 TNF）杀灭胞内原虫。

2）针对红内期疟原虫的细胞免疫：尽管人红细胞表面缺乏 MHC Ⅰ 类或 MHC Ⅱ 类分子，但 T 细胞介导的细胞免疫对红内期原虫仍具有一定的杀灭作用。B 细胞缺陷的小鼠在受到非致死性疟原虫（如夏氏疟原虫）感染后产生了细胞介导的免疫反应。这种 T 细胞介导的免疫保护作用可能通过以下途径产生：疟原虫抗原可通过抗原提呈细胞（巨噬细胞，B 细胞）激活 CD4+ 细胞。激活的 T 细胞可释放细胞因子，后者能激活效应细胞（如巨噬细胞，中性粒细胞）。激活的效应细胞通过产生对疟原虫生长有害的物质（如一氧化氮、活性氧的中间产物、肿瘤坏死因子等）杀灭感染细胞中的疟原虫。此外，活化的 T 细胞也能辅助 B 细胞产生抗体，后者能直接杀灭疟原虫或通过抗体介导的细胞免疫清除感染的红细胞。

3）针对红外期疟原虫的免疫力：尽管子孢子在血流中停留时间很短，但仍能诱导机体产生大量抗体。疟疾流行区成年人血清中存在抗子孢子的抗体。这种抗体本身能有效地抑制子孢子的入侵，从而起到预防疟疾感染的作用。

感染的肝细胞可能是疟疾保护性免疫力的靶点。由于肝细胞具有 MHC 分子，因此感染的肝细胞有可能诱导机体产生免疫反应，并能受到细胞毒性 T 淋巴细胞（CTL）的攻击。当子孢子进入肝细胞后，疟原虫表达的抗原被运输到内质网加工处理，并与 MHC Ⅰ 类分子结合。这种抗原多肽 –MHC Ⅰ 复合物通过高尔基体被转运到肝细胞表面，并提呈给 CD8+T 细胞。针对感染肝细胞的免疫力包括：① CD8+ CTL: 机体产生的特异性 CTL 能识别感染肝细胞表面的相应抗原 –MHC Ⅰ 复合物，并能杀灭感染的肝细胞。② CD4+T 细胞：这种 T 细胞能释放干扰素等细胞因子，这些细胞因子能作用于肝细胞产生一氧化氮，后者能直接杀灭肝细胞内的原虫。

4）细胞因子的作用：激活的 Th 细胞能分泌产生 2 类细胞因子，即 Th1 和 Th2 型细胞因子。干扰素对红内期原虫的作用是激活巨噬细胞，后者能清除感染的细胞。在恶性疟患者的血清中，干扰素含量明显增加。其他对疟疾免疫有调节作用的细胞因子包括 GM-CSF，IL-8 和 IL-10。GM-CSF 能介导对红内期原虫的吞噬和杀伤作用；IL-8 含量在疟疾急性感染期明显增加，并在治疗和恢复期仍能持续升高。IL-10 在急性感染期亦增加，但在治疗期恢复至正常水平。IL-4 对清除原虫血症具有重要的作用，但也可能通过抑制巨噬细胞抗疟活性而有利于原虫的生存。

3. 疫苗　疫苗接种已使许多种传染病得到有效的控制乃至根除。由于疟原虫抗药性的产生和迅速扩散，使传统的药物防治疟疾手段面临着新的困难，寻找新的有效的疟疾预防措施已成为当务之急。下面简要介绍疟疾疫苗的研究进展和应用结果。

根据疟原虫在人体的生活史，疟疾疫苗可分为 3 种，即抗红外期原虫疫苗、抗红内期原虫疫苗和蚊期传播阻断疫苗。

由于疟原虫抗原存在阶段特异性，因此每种疫苗有其特异的靶点及相应的候选抗原。抗红外期疫苗的作用靶点是子孢子及其感染的肝细胞。针对子孢子表面蛋白的特异性抗体可阻断子孢子入侵肝细胞。由于肝细胞表面具有 MHC，因此细胞免疫（如 CTL）可识别并杀灭感染了疟原虫的肝细胞。针对红内期原虫，阻断裂殖子入侵是这一时期疫苗设计的重点，一些裂殖子表面蛋白亦被认为是重要的疫苗候选抗原，如裂殖子表面蛋白 1 和 2（MSP-1 和 MSP-2）。此外，细胞介导的免疫和抗体依赖 B 细胞介导的细胞毒作用也可杀灭细胞内原虫。恶性疟原虫可引起脑型疟等重症疟疾，这与恶性疟原虫红细胞膜表面蛋白 1（PfEMP1）和血管内皮细胞结合有关。阻断这种结合是预防脑型疟疾疫苗研制的策略。阻断传播的疫苗主要针对有性期疟原虫以阻断原虫在蚊体内的发育和繁殖。雌雄配子体表面蛋白、囊合子表面蛋白是这种疫苗设计的主要靶抗原。

（1）几种受到关注的疟疾疫苗候选抗原

1）环子孢子蛋白（circumsporozoite protein，CSP）：该蛋白质位于子孢子表面，其抗体能抑制子孢子入侵。

2）血凝素相关匿名蛋白（thrombospondin related anonymous protein，TRAP）：TRAP 是位于子孢子表面的另一个蛋白质，该蛋白质含有与肝细胞结合的功能域。TRAP 的免疫血清能抑制子孢子与肝细胞的结合。

3）裂殖子表面蛋白 -1（merozoite surface protein-1，MSP-1）：MSP-1 位于裂殖子表面，其抗体能抑制疟原虫入侵。用天然 PfMSP1 免疫猴能对恶性疟原虫的攻击感染提供部分或完全保护性免疫。一些 PfMSP1 的单抗或亲和纯化的多抗对恶性疟原虫生长有显著抑制作用。

4）裂殖子顶端膜抗原 1（apical membrane antigen-1，AMA-1）：该蛋白质在红内期原虫成熟裂殖体期合成，并积蓄在裂殖子顶端棒状体的颈部。在裂殖体破裂时，该蛋白质经历一定的酶解过程后分布在裂殖子表面。AMA-1 的单抗及 AMA-1 免疫兔血清均能有效地抑制疟原虫体外生长，抑制性抗体的产生依赖于 AMA-1 二硫键依赖的构象形成。用夏氏疟原虫 AMA-1 免疫小鼠能对后来同种疟原虫的攻击感染提供部分甚至完全的免疫保护。

5）红细胞结合抗原（erythrocyte binding antigen-175，EBA-175）：该蛋白质存在于恶性疟原虫培养上清中，能以唾液酸依赖的方式与红细胞上血型糖蛋白结合。该蛋白可分膜外和膜内区，膜外区可分为 7 个区域。其中区域Ⅱ为红细胞结合区，针对该区的抗体能抑制疟原虫的入侵。

（2）研制疟疾疫苗面临的困难和发展趋势　疟疾疫苗研制主要面临以下困难：①缺乏保护作用强的候选抗原；②缺乏对疟疾保护性免疫机制的了解；③缺乏有效的动物模型；④疟原虫存在抗原变异及多途径入侵机制；⑤缺乏持久的免疫力和难以产生足够高浓度的抗体。

针对上述困难，目前主要发展趋势如下：①新候选抗原的鉴定：疟原虫基因组计划的完成为鉴定更多保护性抗原提供可能。②多期多价疫苗：由于疟原虫抗原存在变异及其特异性，因此一个有效的疫苗应由各期抗原组成，这些抗原应包括来自子孢子、感染肝细胞、红内期原虫及有性期原虫的抗原。③提高疫苗的免疫原性：疫苗的保护效力需要高水平的抗体浓度，因此如何提高现有抗原的免疫原性是疫苗研究的一个重要内容；提高疫苗的免疫原性应包括研制和使用新的强效佐剂、新的疫苗传递系统、制备融合抗原等。

【实验诊断】

根据患者有疟区住宿史，发病时有定期发冷、发热、出汗等临床症状，脾肿大等体征，以及病原学检查、血清免疫学检查等结果予以诊断，但要确诊必须根据病原学检查结果。各级各类医疗卫生机构对发现的疟疾患者均应按照《中华人民共和国传染病防治法》和《传染病信息报告管理规范》的规定报告疟疾病例。

1. 病原学检查 显微镜检查血涂片疟原虫仍然是目前疟疾诊断和虫种鉴别的主要方法。取患者耳垂或指尖等部位外周血，涂片、吉姆萨或瑞特氏染色后镜检疟原虫。血涂片有厚、薄 2 种，各有其优缺点：厚血膜用血量可达 10 ~ 20 μL，疟原虫较集中，检出率高，但染色过程中红细胞溶解，看不到红细胞的变化，疟原虫在形态上仍清晰，但胞质和胞核形成一定程度的固缩，不利于虫种鉴别，而且对厚血膜中疟原虫形态不熟悉的检验者来说也较易漏检。薄血膜红细胞和疟原虫形态完整、清晰，容易识别和鉴定疟原虫种，但因用血量少，原虫密度低时容易漏检。通常在同一张玻片上分别制作厚、薄血膜各 1 份，以便根据不同需要加以检查。

恶性疟在发作开始时，间日疟在发作后数小时至 10 余小时采血能提高检出率。恶性疟原虫的晚期滋养体和裂殖体通常黏附在内脏毛细血管内皮上，并不出现在外周血中，血涂片一般仅能查见环状体和配子体，且以疟疾发作时的检出机会为多；其他 3 种疟疾患者外周血中，红内期各发育期疟原虫均可检出，且采血时间往往不受限制。对于血检阴性，但临床表现酷似疟疾者，应多次采血镜检，连查数天。

2. 免疫学检查 疟疾的免疫学检查包括抗体检测和抗原检测 2 类方法。

抗体检测主要用于评估疟疾的传播强度和地方性流行水平等流行病学调查和监测。由于疟原虫被清除后的相当长时间内，疟原虫抗体在患者外周血中依然存在，因而不能单纯根据抗体阳性而诊断为疟疾现症患者。目前用得较多的疟原虫抗体检测方法是间接荧光抗体试验（IFAT）和酶联免疫吸附试验（ELISA）。

疟原虫循环抗原检测可用于诊断疟疾现症患者和疗效考核。目前在我国流行区检测疟原虫循环抗原多采用商品化的快速诊断试剂盒，所采用的方法一般是基于斑点免疫结合试验技术的试纸条（Dip-stick）法，检测抗原有富组氨酸蛋白 -2（HRP-2）（恶性疟原虫）、乳酸脱氢酶（LDH）、谷氨酸脱氢酶、醛缩酶等。依据国家的有关规定，快速诊断试纸条检测阳性者，必须采集并保留血样备查。

3. 分子生物学检查 疟原虫 DNA 扩增和特异性核酸探针杂交等分子生物学检测方法具有敏感性高、特异性好等特点，但并不适合现场应用。

【流行病学】

据 WHO 报告，全球约 40% 的人口受疟疾威胁，每年全球疟疾新发病例数超过 2 亿，死亡病例达 40 余万。我国曾是疟疾流行最严重的国家之一，解放初期疟疾年发病人数为 3 000 多万。我国疟疾防治工作取得了显著成效。疟疾发病人数由 20 世纪 70 年代初的 2 400 多万减少到 90 年代末的数万，流行区范围大幅度缩小。2010 年我国制订并启动了国家消除疟疾行动，计划到 2020 年全国实现消除目标。《中国消除疟疾行动计划（2010—2020 年）》提出了 "2015 年除云南边境地区外达到消除疟疾，2020 年全国消除疟疾" 的目标。行动计划开展以来，全国消除疟疾工作进展顺利，中国自 2017 年以来已连续 4 年无本地原发感染疟疾报告，并于 2020 年正式向世卫组织申请国家消除疟疾认证。2021 年 6 月 30 日，世界卫生组织发布新闻公报称，中国正式获得世卫消除疟疾认证。世卫称赞中国获得消除疟疾认证，中国疟疾感染病例由 1940 年的 3 000 万减少至零，是一项了不起的壮举。

从 2009 年起，输入性疟疾病例逐渐取代本土病例成为防疟主要压力，到 2013 年后，每年 95% 以上的病例为输入型。而随着中国在非洲劳务人数的增长，流行于非洲的恶性疟也成为中国输入性疟疾的主流。另一方面目前中国没有本土疟疾病例，但作为传播媒介的按蚊还在。除分布最广的中华按蚊，个别地区还有传播效力更高的嗜人按蚊、微小按蚊、大劣按蚊，输入性病例就有可能引起新的疟疾流行。

1. 分布 20 世纪 60 年代起，由于蚊媒对杀虫剂产生抗性，恶性疟原虫对氯喹等抗性的范围呈扩大趋势等原因，使不少地区的疟疾回升。在世界范围内，间日疟的流行最广，且以温带为主，其次为热带、亚热带。恶性疟主要分布于热带、亚热带及温带的一些地区。三日疟主要分布于非洲撒哈拉以南地区，东南亚和南亚亦有流行。根据以往的疟疾流行状况，我国原有疟区可划分如下。

（1）北纬 25° 以南地区 在历史上，这是我国疟疾流行最为严重的地区，有些山区为稳定性高疟区，包括云南、贵州南部和西部、广东的大部分、广西、海南、福建东南部和台湾。主要为间日疟和恶性疟的流行，偶有三日疟、卵形疟报告；传播时间为 9~12 个月；微小按蚊和嗜人按蚊为山区主要媒介，中华按蚊为平原地区的媒介，大劣按蚊为热带丛林的媒介。

（2）北纬 25°~33° 地区 疟疾分布亦广，属非稳定性中疟区或低疟区，严重性稍轻，包括贵州、湖南、江西、湖北、浙江、四川、福建、安徽和江苏大部分、云南北部，广东、广西、河南、陕西和西藏的部分地区。以间日疟为主，尚可见恶性疟，偶有三日疟报告，时有暴发流行；传播时间为 6~8 个月；中华按蚊、微小按蚊、嗜人按蚊为该地区的主要媒介。

（3）北纬 33° 以北地区 该区属非稳定性低度疟区，疟区分布于平原及少数江河、湖泊附近的低洼地带；包括山东、山西，河北大部分、辽宁、吉林、黑龙江、陕西、河南、江苏、安徽和新疆北部；仅有间日疟流行，恶性疟为输入的个别病例；传播时间为 3~6 个月，媒介为中华按蚊。

（4）西北地区 其中的青藏高原、西北及内蒙古的荒漠等均为天然无疟区；现仅在新疆伊犁河流域和南疆少部分地区有少数间日疟发生；米赛按蚊及萨氏按蚊为其媒介。传播时间为 3 ~ 6 个月。

2. 流行环节

（1）传染源　外周血液中存在成熟配子体的疟疾患者和带虫者都是传染源。配子体在外周血液中的出现时间，以及人群的配子体携带率，均随虫种不同而有差异。配子体率和配子体密度随原虫血症水平的升高而上升。恶性疟原虫配子体一般在红内期原虫血症 7 ~ 11 d 后出现，而间日疟原虫配子体则在红内期原虫血症 2 ~ 3 d 后出现。

（2）传播媒介　人体疟疾必须以雌性按蚊为传播媒介。按蚊的传疟作用由下列因素所决定：①敏感性：在自然或实验条件下，按蚊感染率的高低可由按蚊本身的敏感性所确定，亦可为疟原虫的传染性所影响。②种群数量：媒介按蚊多为种群数量大、分布广的按蚊，即使一般情况下不是高效的传疟媒介，有时亦可以对一次暴发流行起着主导作用。③嗜血习性：越是嗜吸人血的按蚊，越可能成为高效的媒介。④寿命：按蚊的寿命至少不短于疟原虫的孢子增殖期，才能起传播媒介作用。疟原虫在蚊体内的孢子增殖期一般为 10 ~ 12 d。全球 450 种按蚊中，可传播人类疟疾的不超过 20%，而我国有 20 多种，其中比较重要的 8 种为中华按蚊、嗜人按蚊、微小按蚊、大劣按蚊、萨氏按蚊、米赛按蚊、杰浦尔按蚊和昆明按蚊。

（3）易感人群　一般而言，不同种族、性别、职业和年龄的人对人疟原虫都易感，且儿童的易感性较成年人为高。人类某些遗传特征既可使疟疾患者减轻其临床症状，亦可使人完全免于某种疟原虫的感染，其易感性有明显差异。例如西非、部分居住在美国或其他地区的黑种人，由于是 Duffy 血型抗原阴性，对间日疟不易感。在高疟区居住的人群，重复感染可产生带虫免疫，表现为即使感染，其临床表现亦较轻或缺如。妊娠期的妇女免疫力较低，对疟疾易感，而母体通过胎盘传递给胎儿的免疫力可能维持 6 个月左右。

3. 影响流行的因素

（1）自然因素　疟原虫、按蚊和人都与自然因素发生直接和间接的联系。自然因素决定了疟疾的分布及严重性，温度、湿度和雨量都是影响疟疾流行过程的重要因素。原虫孢子增殖期的长短取决于温度条件。在 16 ~ 30℃，温度愈高，疟原虫在蚊体内发育愈快。在同样温度下，不同种原虫的发育速度略有差异。低于 16℃或高于 30℃时，其发育速度均变慢。如间日疟在 16℃时在蚊体内发育成熟需要 55 d，28℃时只需要 7 d，但 32.2℃时需要 9 d，而在 15℃以下，不能发育成熟。恶性疟原虫对低温敏感，其发育的最低温度是 18℃，如温度骤降至 15℃，并持续 7 ~ 12 d，原虫即在蚊体内死亡。地形和气温决定按蚊孳生地的类型和数量，影响媒介种群数量及其体内原虫的发育。按蚊传播疟疾受低温的限制最为明显，因而冬季一般不发生疟疾的传播，亦不出现新感染。一般来说，湿度太高或太低均不利于按蚊生存，在相对湿度低而气温高时，按蚊极易干燥致死。由于媒介按蚊的孳生习性不同，雨量对疟疾流行的影响较为复杂，暴发流行既可因雨量多，也可因干旱而引起。

此外，全球气候变暖对疟疾传播也造成一定的影响。全球变暖对疟疾传播影响的原因主要是：①温度对蚊媒的活动、繁殖速率、疟疾地理分布、疟原虫孢子增殖及人类的活动均有影响。②雨量影响媒介孳生地。③湿度影响媒介生存条件、寿命。

（2）社会经济因素　如生活水平、医疗保健、生活习惯、人口移动、战争等，常直接或间接影响着疟疾的发病率。20 世纪以来，由于人们对疟疾的了解逐步深入，采取了更为有效的防治措施，降低了疟疾的传播，使流行区缩小。社会经济条件，如住房及环境卫生条件的改善，生活水平和医疗水平的提高等，在某些地区亦可达到控制疟疾流行的效果，甚至使疟疾趋向于自然消失。

在经济活动中，大量无免疫力的流动人群进入疟区，或无疟区从外地输入传染源；或由于灌溉面积增加、水稻田增加、水库的兴建、造成良好的按蚊孳生地，使按蚊数量大增；或牲畜大量减少而增加按蚊叮人的机会等，均可加速疟疾的传播，以至引起暴发流行。如缺乏足够的防护措施，在工农业或交通运输工程建设中，极易引起疟疾暴发流行。

【防治】

进入 20 世纪后，疟疾防治工作集中在疟疾防治措施的研究方面。在第一次世界大战期间，疟疾肆虐，安全有效的抗疟药来源有限，这些因素都有力地推动了化学合成抗疟药的研制。在 20 世纪 20 至 50 年代期间，先后研制成功了扑疟喹啉（1924）、阿的平（1930）、氯喹（1934）、伯氨喹（1950）和乙胺嘧啶（1952）等有效抗疟药物。在这一时期，喷雾杀虫剂研制也取得了重要进展。二战初期，瑞士学者发明了一种称为 DDT 的化学合成杀虫剂，并在随后的试验中取得了成功。氯喹等抗疟药及 DDT 杀虫剂的应用，使全球疟疾流行得到有效控制。1955 年全球卫生大会通过了实施全球根除疟疾规划（Malaria Eradication Programme）。此项计划在欧洲、南美洲等一些地区取得了进展，但由于疟原虫抗药性和蚊媒抗杀虫剂现象的产生和扩散，使此计划在全球许多地区受挫。世界卫生组织于 1969 年重新修订根除疟疾计划，强调开展新的药物和杀虫剂的研制。1969—1991 年为后消除时代，强调新技术、新工具，如抗疟药、疫苗、蚊媒防控和杀虫剂处理的防蚊帐的研究和开发。1998 年，WHO 启动的防控新方案，在"2000 年阿布亚宣言"中，明确了消灭疟疾的有步骤的阶段性干预目标。

为切实保障广大人民群众身体健康，促进经济与社会协调发展，响应联合国千年发展目标峰会提出的在全球根除疟疾的倡议，我国政府决定在 2010 年全面开展消除疟疾工作，到 2015 年，实现全国除云南部分边境地区外，其他地区均无本地感染疟疾病例的目标；到 2020 年，全国实现消除疟疾的目标。2021 年 6 月 30 日，世界卫生组织发布新闻公报称，中国正式获得世卫消除疟疾认证。

1. 控制传染源　疟疾患者是最主要的传染源。患者血内携带有大量疟原虫，红内期原虫不断地形成具有传染性的配子体，造成疟疾传播。对患者应进行血检疟原虫加以确诊，并予以及时治疗。对于症状不典型的病例，宜多次血检以免误诊、漏诊。

疟疾感染后，一部分人只表现为原虫血症，并携带成熟的配子体，而无相应症状表现，成为无症状带虫者。带虫者可作为传染源长期存在，在流行病学上具有更重要的意义。带虫者的产生主要是带虫免疫所致，在高疟区特别多见。对带虫者的控制，一是要切实做好对病例的追踪观察，间日疟病例要追踪观察 2 年，恶性疟为 1 年。二是要在疟疾流行已获控制的地区，对来自高疟区的人员进行血检，以发现可能的带虫者并予以相应的处理。

对患者及带虫者，一经发现必须及时、彻底地予以治疗。不正规的治疗、药量不足等是形成病后带虫与再燃的重要原因。对于 1 年内曾有疟疾病史者或重点人群，还需进行休止期治疗。

（1）抗疟药

1）主要用于控制症状的抗疟药。①氯喹（chloroquine）：是人工合成的 4- 氨喹啉类衍生物，对各种疟原虫的红细胞内期的裂殖体有杀灭作用。能迅速治愈恶性疟，有效地控制间日疟的症状发作，也可用于症状抑制性预防。②奎宁（quinine）：是从金鸡纳树皮中提得的一种生物碱，对各种疟原虫的红细胞内期滋养体有杀灭作用，能控制临床症状。但疗效不及氯喹而毒性较大。主要用于耐氯喹或耐多药的恶性疟，尤其是严重的脑型疟。③甲氟喹（mefloquine）和奎宁：都属喹啉 – 甲醇衍生物，也是一种杀疟原虫红细胞内期滋养体的药物。用于控制症状，生效较慢。血浆半衰期较长（约 30 d），适用于症状抑制性预防。④青蒿素（artemisinin）：是从黄花蒿（artemisia annua L.）及其变种大头黄花蒿中提取的一种倍半萜内酯过氧化物，青蒿素对红细胞内期滋养体有杀灭作用，对红细胞外期无效。用于治疗间日疟和恶性疟，对疟疾症状控制率可达 100%。对耐氯喹虫株感染有效。青蒿素可透过血脑屏障，对凶险的脑型疟疾有良好抢救效果。蒿甲醚（artemether）为青蒿素的 12-β- 甲基二氢衍生物。其溶解度较大，可制成澄明的油针剂注射给药。抗疟活性比青蒿素强。青蒿素与蒿甲醚治疗近期复发率较高，分别为 30% 和 8%，与伯氨喹合用，可大大降低复发率。

2）主要用于控制复发和传播的抗疟物：伯氨喹（primaquine）是人工合成的 8- 氨喹啉类衍生物，对间日疟红细胞外期（或休眠子）和各种疟原虫的配子体有较强的杀灭作用，是根治间日疟和控制疟疾传播最有效的药物。对红内期原虫无效，不能控制疟疾症状的发作，通常需与氯喹等抗疟药合用。疟原虫对此药很少产生耐药性。此药的一大缺点是毒性较大，治疗量即可引起头晕、恶心、呕吐、发绀、腹痛等，停药后可消失，少数红细胞内缺乏 6- 磷酸葡萄糖脱氢酶（G-6-PD）的人群会发生急性溶血性贫血和高铁血红蛋白血症。目前尚无适当药物可以取代之。

3）主要用于病因性预防的抗疟药：乙胺嘧啶（pyrimethamine）对恶性疟和间日疟某些虫株的原发性红外期原虫有抑制作用，是首选的病因性预防药物，作用持久，服药一次，预防作用可维持 1 周以上。对红内期的未成熟裂殖体也有抑制作用，对已成熟的裂殖体则无效。此药并不能直接杀灭配子体，但含药血液随配子体被按蚊吸入后，能阻止疟原虫在蚊体内的孢子增殖，起控制传播的作用。适用于控制耐氯喹株恶性疟的症状发作，生效较慢，常需在用药后第二个无性增殖期才能显效。

（2）疟疾的常规治疗

1）间日疟、三日疟和卵形疟的治疗：对现症病例，包括间日疟复发病例，须用药物杀灭红内期的原虫，再用根治药杀灭红外期的原虫。采用氯喹加伯氨喹 8 日疗法。

2）恶性疟的治疗：对非抗氯喹的恶性疟仍可采用氯喹进行治疗，同时加用根治药杀灭红外期的原虫。采用氯喹加伯氨喹 3 日疗法。对抗氯喹的恶性疟可以采用青蒿琥酯钠、蒿甲醚、双氢青蒿素等药物进行治疗。

3）重症疟疾：对出现昏迷的脑型疟疾病例，选用以下 1～2 种针剂：蒿甲醚、青蒿琥酯钠、磷酸咯萘啶、二盐酸奎宁等针剂。

2. 切断传播途径　媒介防制是疟疾防治的一项重要措施。

（1）因种、因地制宜　我国幅员辽阔，不同地区存在着不同的传播媒介，不同媒介有着不同的生态习性，同一媒介按地理气候环境不同在生态上也会产生较大的差异。应充分掌握各种媒介的生态习性，包括孳生地类型与范围、密度消长、栖息场所、嗜血习性、雌蚊寿命、对杀虫剂敏感性等，采取针对性的措施，以获得预期效果。

（2）实施综合防制　由于媒介生态的复杂性，在进行媒介的防制中必须实施综合防制的策略。综合防制的内容包括环境防制、物理防制、化学防制、生物防制、遗传防制及法规防制等方面。应充分了解媒介蚊虫与环境及生态系统中各项因素的相互关系，掌握其生物学特性和生态习性，以选择有效的手段和有利的时机，并发挥各种措施的综合作用，从而取得更有意义的防制效果。

（3）健康教育和健康促进　随着我国人民生活水平的不断改善，除害灭病、提高卫生保健水平已成为广大群众的迫切要求。此基础上要认真做好健康教育和健康促进工作，使广大群众普遍掌握灭蚊防蚊的有关知识，自觉投入除害灭病的行列。在进行经济建设的同时，应加强卫生监督。结合除害灭病、环境保护，有计划减少或消除居民区和工作区周围的蚊媒孳生地和栖息地，改善居民居住与生活环境，以取得控制蚊媒、控制疾病的效果。

3. 保护易感人群

（1）防蚊叮咬　居所应安装纱窗纱门，在夜间作业时，对裸露的皮肤应涂抹驱避剂，做好个人防护以免按蚊叮咬。

（2）预防服药　可分为集体预防服药和个体预防服药2种，一般在疟疾传播季节进行。集体预防服药主要用在疟疾严重流行区或暴发流行区，以控制发病和减少传播。非疟区无免疫力的人群进入疟疾流行区，特别是出国到疟疾高度流行区访问旅游或长期工作的人员，更应注意个体服药预防。疟疾流行区夜间室外作业与野外露宿者，以及其他有感染危险的人群，在传播季节亦应进行预防服药并加强个体防护。成年人常用的药物有氯喹、乙胺嘧啶合用伯氨喹、乙胺嘧啶合用磺胺多辛、哌喹合用磺胺多辛等，孕妇可用氯喹或哌喹。

（3）疫苗防护　疟疾疫苗包括子孢子疫苗、裂殖子疫苗、红内期疫苗、传播阻断疫苗及多价复合疫苗。一些疫苗已用于临床现场实验，并取得一定效果，但真正用于疟疾的控制，尚需进行大量的实验室和现场研究工作。

（王　飞　张青锋）

第二节　刚地弓形虫

弓形虫（*Toxoplasma gondii* Nicolle & Manceaux，1908），是一种广泛寄生于人和动物的原虫，能引起人兽共患的弓形虫病。由于该虫的滋养体酷似弓形或半月形，又是在北非刚地梳趾鼠（*Ctenatactylus gondii*）体内单核细胞中首次发现的，故被命名为（*Toxoplasma gondii*），在希腊文中 Toxo 为"弓"之意，plasma 为"形"之意。世界首例弓形虫病例报道于 1920 年，我国第 1 个病例发现于 1964 年。以前由于病例少见，症状轻微，故弓形虫及弓形虫病一直未引起人们的足够重视。在近代，由于免疫抑制患者并发弓形虫病报道的增加及弓形虫感染诊断水平的提高，人们逐渐认识到弓形虫是一种非常重要的机会性致病原虫，在某些情况下，可以引起严重的疾病。如孕妇感染弓形虫，则可能影响胎儿的发育，严重者致畸甚至死亡，或者可使孕妇流产或早产；对于免疫抑制或免疫缺陷的患者（如器官移植、肿瘤化疗及艾滋病患者），弓形虫更是一个主要的机会致病因素。据报道，全球约有 1/4 的人口受弓形虫感染，多为隐性感染；有 6%~10% 艾滋病患者并发弓形虫病，而艾滋病患者所患脑炎中有 50% 由弓形虫所引起。由于弓形虫的高感染率及其与围生医学、优生优育和艾滋病等及畜牧业的密切关系，近年来已引起人们的高度重视。

【形态】

弓形虫整个发育过程包括 5 个形态阶段：速殖子（tachyzoite）、包囊（cyst）、裂殖体（schizont）、配子体（gametocyte）和卵囊（oocyst）（图 9-3）。

1. 速殖子　速殖子亦称滋养体（trophozoite），在中间终主或终末宿主的有核细胞内，行内二芽殖、二分裂及殖体生殖。当宿主细胞质中有数个或数十个速殖子，细胞膜成为速殖子集合体的外膜时，这个被细胞膜包绕的速殖子群落，由于没有真正的囊壁而称为假包囊（pseudocyst）。如宿主细胞膜破裂，速殖子则被释放出来，可继续感染周边的有核细胞。

速殖子呈新月形或香蕉形，一端较尖，一端钝圆，一边较平，一边较弯曲。长 4~7 μm，最宽处 2~4 μm。运动方式多变，或滑动，或翻筋斗，或沿螺旋路线转动。用吉姆萨或瑞氏染液染色后核呈紫红色，位于虫体中央，胞质呈蓝色，有少量颗粒。速殖子见于疾病的急性期，常散布于血液、脑脊液和病理渗出液中，单个或 2 个相对排列，亦常看到假包囊。由于个体发育不同步，假包囊内的虫体通常排列凌乱，但亦常见到发育同步的个体形成玫瑰花结样，假包囊破裂后，虫体在短期内仍聚集在一起（图 9-3A）。

2. 包囊　组织中包囊呈圆形或椭圆形，具有一层由虫体分泌而成的嗜银性和富有弹性的坚韧囊壁。囊内虫体反复增殖，包囊体积逐渐增大，小的直径仅 5 μm，内含数个虫体；大的直径可达 100 μm，内含数百个虫体。囊内的虫体又称为缓殖子（bradyzoite）。缓殖子的形态与速殖子区别很小，仅虫体较小，核稍偏钝端（图 9-3B）。包囊内充满颗粒，将缓殖子隔开，内含众多的透亮空泡。

3. 裂殖体　取组织包囊感染的猫肠组织制成印片和切片，经吉氏染色可见裂殖体。成熟裂殖体的胞质着色较淡，颗粒几乎见不到，内含 4~40 个裂殖子（merozoite），以 10~15 个居多，呈扇状排列。有些裂殖体有残留体（residual body），有些没有。裂殖子呈新月状，前端较尖，后端较钝，大小为（3.5~4.5）μm×1 μm。

4. 配子体　配子体有雌（大）配子体（macrogametocyte）和雄（小）配子体（microgametocyte）之分。雌配子体呈圆形，成熟后称为雌配子（macrogamete），在生长过程中形态变化不大，仅体积增大，可达 15~20 μm。用吉氏染液染色后，核呈深红色，较大，常位于虫体的一侧，胞质内充满粗大深蓝色颗粒，这些颗粒随着虫体的成熟逐渐减少至完全消失。雄配子体（卵圆形，直径约 10 μm）在发育过程中，胞质出现连续裂带或呈楔形块，核质表现为树杈状或碎块状。核分裂完成后，粗大的致密核粒移向虫体的外围，随后变长而纤细。成熟雄配子体含 12~32 个雄（小）配子（microgamete），残留体 1~2 个。雄配子近似新月形，两端尖，长约 3 μm，光镜下不容易见到鞭毛。雄配子体数量很少，约占雌配子体总数的 2%~4%。

5. 卵囊　刚从猫粪排出的是未孢子化卵囊，呈圆形或椭圆形，大小约 10 μm×12 μm，稍带绿色，具 2 层光滑透明囊壁。在适宜的温度和湿度下，卵囊发育迅速，数小时后开始孢子化（sporolate），此时囊内颗粒收缩成圆球状，与两端囊壁形成半月状空隙，24 h 后发育为 2 个孢子囊（sporocyst）。经切片染色后，可见到每个孢子囊内含 4 个子孢子（sporozoite），互相交错挤在一起，呈新月状，一端较尖，一端较钝，大小约为 2 μm×（6～8）μm，一个核居中或在亚末端，缺乏通常见于其他原虫子孢子的屈光体和晶状体（图 9-3C）。

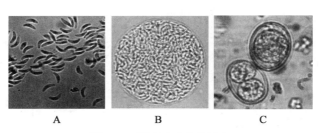

图 9-3　刚地弓形虫的形态

A. 速殖子；B. 包囊；C. 卵囊

【生活史】

弓形虫的整个生活史发育过程需要 2 种宿主。猫科动物如家猫为终末宿主，弓形虫在终末宿主的肠上皮细胞内进行无性和有性生殖，有性生殖只限于猫小肠绒毛上皮细胞内，而无性生殖既可在小肠上皮细胞，又可在小肠外其他器官组织内的有核细胞中进行。弓形虫对中间宿主的选择极不严格，哺乳类、鸟类、爬行类和人都可作为中间宿主，猫既可作为终末宿主，又可作为中间宿主；对组织的选择也不严格，除红细胞外，任何有核细胞都可侵犯。在中间宿主体内，弓形虫在各组织器官内的有核细胞中进行无性生殖（图 9-4）。

1. 在终宿主体内的发育　当猫科动物吞食卵囊或含有包囊、假包囊的其他动物肌组织后，子孢子、缓殖子或速殖子在宿主体内逸出，到达小肠时，则侵入其小肠上皮细胞内发育，形成裂殖体，裂殖体成熟以后破裂释放出裂殖子，再侵入新的肠上皮细胞内继续重复上述过程。这个过程称为裂体增殖时期。经过数代裂体增殖以后，部分裂殖子侵入肠上皮细胞，发育形成大（雌）、小（雄）配子体。雌配子体发育形成 1 个雌配子；雄配子体经过发育，核和胞质分裂，形成多个雄配子。雌、雄配子结合形成合子，合子发育为卵囊。卵囊随终宿主粪便排出以后仍继续发育，最终形成含有 2 个孢子囊的成熟卵囊，每个孢子囊含有 4 个子孢子。

猫吞食不同发育期的弓形虫后，排出卵囊的时间不一样。通常吞食包囊后 3～5 d、假包囊后 5～10 d、卵囊后 20～24 d 排出卵囊。吞食包囊后，几乎所有感染猫均排出卵囊，而吞食假包囊或卵囊的猫只有 50% 排出卵囊。

新排出的卵囊不具感染性，必须在外界经一段时间的发育成熟才有感染性，所需时间视温度及空气条件而有差别。在室温 28～32℃时发育迅速，数小时后囊内颗粒样物质收缩成球状，24 h 后发育为 2 个孢子囊，每个孢子囊内分化发育为 4 个子孢子。

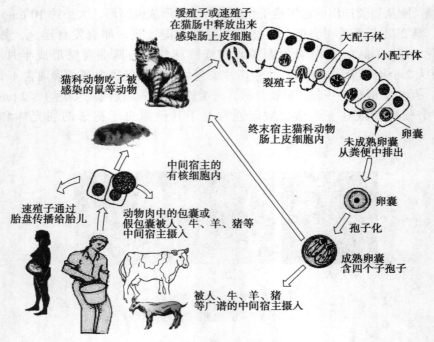

图 9-4　刚地弓形虫生活史

猫科动物同时也是中间宿主，部分子孢子、缓殖子或速殖子也可经肠壁淋巴和血流侵入全身其他组织的有核细胞内形成假包囊。

2. 在中间宿主体内的发育　当卵囊、包囊或假包囊被哺乳类、鸟类等动物吞食后，子孢子、缓殖子或速殖子侵入肠壁，经过血和淋巴循环到肠外的各组织器官，常侵入网状内皮系统的细胞。虫体侵入细胞所需时间及侵入能力随虫株毒力的不同而有所差异，同一虫株亦有个体的差别。

弓形虫除了主要在细胞质内繁殖外，也能侵入细胞核内繁殖。在胞质或核内进行二分裂和内二芽殖的过程中，可形成各种各样的群落，如环形、半环形、多环形、长队形、玫瑰花形和蜂窝形等。当宿主细胞破裂后，速殖子被释放出来，可以侵入新的宿主细胞，继续不断地发育和增殖。在机体免疫力正常时，速殖子侵入宿主细胞后，特别是在脑、眼及骨骼肌等组织细胞内时，虫体不再迅速增殖，而是分泌物质形成囊壁，虫体在囊内进行缓慢增殖形成包囊，直至胀破宿主细胞而形成独立的包囊。包囊在体内可存在数月、数年甚至终生。包囊最终也可破裂释放出缓殖子，再侵入其他健康的有核细胞内继续缓慢重复上述过程。如果机体抵抗力较差、免疫缺陷或使用了各种免疫抑制剂及虫株毒力较强时，则在细胞内形成假包囊。假包囊内的速殖子增殖非常迅速，细胞很快被胀破释放出速殖子侵入其他正常细胞，这样便迅速造成全身广泛感染。弓形虫感染与机体的免疫力之间始终处于一种动态平衡，从而造成急性期和慢性期可以互相转变的状态。

【致病机制和临床表现】

1. 致病机制　弓形虫的侵袭力与虫体毒力及宿主的免疫状态有关。

（1）弓形虫的侵袭力　弓形虫是由虫体前端接触并钻入细胞，在电镜下观察虫体以前端类锥体和极环接触宿主细胞膜，使细胞出现凹陷，在棒状体分泌酶（穿透增强因子）和虫体旋转运动的作用下，经 1~2 s 虫体钻入细胞内增殖。虫体与细胞核的关系比较密切，进入细胞后有向核趋势，贴在细胞核边缘，有少数虫体在核内寄生。

（2）虫株毒力　以小鼠为动物模型，根据虫株的侵袭力、繁殖速度、包囊形成与否及对宿主的致死率等，弓形虫虫株可分为Ⅰ型（type Ⅰ）、Ⅱ型（type Ⅱ）和Ⅲ型（type Ⅲ）。Ⅰ型株为强毒株，繁殖快，目前国际上公认的强毒株代表为 RH 株，在小鼠体内经 3~5 h 增殖一代，可致小鼠迅速死亡。Ⅱ型株以 ME49（或 Beverly）为代表，Ⅲ型株以 C56 株为代表，Ⅱ型及Ⅲ型为毒力较弱的成包囊株，在小鼠体内增殖缓慢，受机体免疫力的影响形成包囊。

（3）危害宿主的因素

1）弓形虫毒素（toxotoxin）：存在于被感染小鼠的腹腔液中，如将其接种到健康小鼠，可引起惊厥和后肢麻痹，几分钟后死亡，是感染鼠死亡原因之一。

2）弓形虫素（toxoplasmin）：由弓形虫体提取，对鸡胚有明显致畸作用，可能与胚胎发育异常有关。

3）弓形虫因子（toxofactor）：弓形虫的培养上清中有一种毒性物质，称为弓形虫因子。将其注入健康小鼠腹腔或静脉内，可使小鼠出现懒动、耸毛、体重减轻、肝脾大、胸腺缩小、流产、发育停滞、中枢神经系统受损等症状。

速殖子期是弓形虫的主要致病阶段，虫体侵入有核细胞后迅速发育繁殖，导致细胞破裂，逸出的虫体重新侵入新的有核细胞，刺激淋巴细胞、巨噬细胞的浸润，导致组织的急性炎症和坏死。

包囊是慢性感染的主要形式，包囊可因缓殖子的增殖而体积增大，压迫所寄生的器官，引起功能障碍。当包囊增大到一定程度或因其他因素破裂，游离的虫体诱发Ⅳ型变态反应，形成肉芽肿，纤维钙化，这些病变多见于脑、眼等部位。

2. 临床表现　人群中弓形虫抗体阳性并不少见，但临床病例却相对较少，说明大多数感染处于隐性状态，不表现出临床症状。弓形虫病的一般症状是食欲减退、不明原因的低热和腹痛。临床上弓形虫病可分为先天性和获得性 2 类。

（1）先天性弓形虫病（congenital toxoplasmosis）　先天性弓形虫病是指母亲在孕期感染弓形虫，虫体经胎盘感染胎儿而引起的疾病。据国外文献报道，感染弓形虫的孕妇比未感染孕妇出现畸形儿的几率高 4.48 倍。孕前感染弓形虫，一般不会传染给胎儿；孕期的头 3 个月内感染，引起的后果往往较严重，可使胎儿产生脑积水、小脑畸形、小眼畸形，导致孕妇流产、早产或死产，并增加妊娠的合并症。受到感染而能存活的婴儿也常因脑部先天性损害而致智力发育障碍或癫痫，有的成年后出现视网膜脉络膜炎。孕期的中 3 个月内感染，受染胎儿或婴儿多数表现为隐性感染，有的出生后数月或数年甚至成年时才出现症状。妊娠后期的感染，病损多数较轻。先天性弓形虫病的典型表现有脑积水、大脑钙化灶、小脑畸形、视网膜脉络膜炎、精神或运动障碍，还可伴有癫痫、发热、皮疹、贫血、呕吐、腹泻、肝脾大、心肌炎等。

（2）获得性弓形虫病（acquired toxoplasmosis）　获得性弓形虫病是指出生后由外界获得的感染，临床上占绝大多数，但并无明显的症状和体征，常需要与有关疾病进行鉴别诊断。

弓形虫感染可引起多组织、多器官损害，常常累及一些重要脏器如脑和眼部，引起脑炎、脑膜脑炎、癫痫和精神失常。弓形虫眼病以视网膜脉络膜炎多见，临床表现为视力突然下降，婴幼儿可出现对外界事物反应迟钝或斜视、虹膜睫状体炎等，视觉障碍的同时常伴有全身反应或多器官病变。淋巴结肿大也是最常见的临床表现之一，多见于颌下和颈后淋巴结。患者伴有长期低热、乏力、不适、肝脾大或全身中毒症状。若患者抵抗力下降造成弓形虫急性播散，常可引起脑膜脑炎、肝炎、肺炎、广泛性肌炎、心包炎、肾炎、关节炎和腹膜炎等。

绝大多数的弓形虫感染均为隐性感染，但在机体免疫功能低下的情况下，如长期接受放射治疗的肿瘤患者、施行器官移植、应用免疫抑制剂及先天性或后天性免疫缺陷者（如艾滋病患者等），都可使隐性感染状态转为急性或亚急性，从而出现严重的全身性弓形虫病，其中多并发弓形虫脑炎而致死。据美国疾病控制中心（CDC）报告，在 14 510 例艾滋病患者中并发弓形虫脑炎者有 508 例，大多在 2~8 个月死亡。

【实验诊断】

1. 病原学检查

（1）涂片染色法 将急性期患者的胸水、腹水、羊水、血液或脑脊液等离心沉淀、涂片，或取活组织穿刺物直接涂片，经吉姆萨染色后，镜检弓形虫速殖子。此法虽简便，但阳性检出率不高，阴性者需做进一步检查。采用免疫荧光或酶染色法可提高虫体的检出率。

（2）动物接种分离法或细胞培养法 将样本接种于敏感动物小白鼠的腹腔内，1 周后取腹腔液进行检查，阴性者需盲目传代至少 3 次；还可将样本接种于离体培养的单层有核细胞中进行体外培养，动物接种和细胞培养均是比较常用的病原学检查方法。

2. 免疫学检查 由于弓形虫病原学检查比较困难且阳性率不高，所以血清学检查仍是目前广泛应用的重要诊断参考依据。常用方法如下。

（1）改良凝集试验（Modified Agglutination Test，MAT）：该方法是 Dubey J P 在直接凝集试验的基础上改良后的方法。基本原理为待检血清中的弓形虫特异性 IgG 抗体与速殖子表面抗原发生交联反应，通过伊文思蓝染色，在反应孔底部形成放大镜下可见的絮状沉淀。这种检测方法不依赖于宿主的种属特异性，可广泛用于人和动物弓形虫感染的筛查。

（2）间接血凝试验（indirect hemagglutination assay，IHA） 间接血凝试验操作简便易行，有较好的特异性和敏感性。其原理是采用致敏的红细胞与受检血清进行反应，根据是否出现凝集反应来判别阴性与阳性。该法现已广泛应用于弓形虫病的诊断和现场调查。

（3）间接荧光抗体试验（indirect fluorescent antibody test，IFAT） 间接荧光抗体试验采用完整虫体为抗原，与血清中被测抗体反应后，再以荧光标记的第二抗体来检测相应抗体是否存在。此法可通过荧光标记不同类型及亚型的第二抗体，来检测同型与亚型抗体，其中 IgM 的检测具有早期诊断价值。

（4）酶联免疫吸附试验（enzyme-linked immunosorbent assay，ELISA） ELISA 是目前最常用的方法之一，现有多种改良法通过检测宿主体内的特异性循环抗原或抗体，用以早期诊断急性感染和先天性弓形虫病。目前，临床上多采用同时检测 IgM 和 IgG 的方法来诊断现症感染。

3. 分子生物学检查　近年来将 PCR 及 DNA 探针技术应用于检测弓形虫感染，更具有灵敏、特异、早期诊断的意义并开始试用于临床。但由于分子生物学检查技术的高度敏感性，操作不当则易产生假阳性。因此最好在一些条件好的实验室，由专业技术人员进行。

另外，在孕妇妊娠期间，进行 B 超检查、羊水或胎血检查，可以了解弓形虫抗体水平的动态变化、胎儿是否在子宫内受感染及受损情况，以便采取相应措施，预防或减少不良后果的发生。

【流行病学】

1. 流行概况　弓形虫病为人兽共患寄生虫病，世界性分布。人群感染相当普遍，据血清学调查，欧洲国家血清抗体阳性率为 20%～80%，而我国报道的血清阳性率为 0.33%～11.76%，多属隐性感染。许多哺乳类、鸟类及爬行类动物均有自然感染，特别是一些与人关系密切的家畜（牛、羊、猪、犬、兔等）感染率相当高，可达 10% 以上，是人体弓形虫感染的重要传染源。

弓形虫感染广泛流行的原因：生活史各阶段均有感染性；中间宿主广泛，已知有 200 余种动物，包括哺乳类、鸟类、鱼类、爬行类和人都可以作为它的中间宿主；可在终宿主间、中间宿主间，终宿主与中间宿主间互相感染；包囊可在中间宿主组织内长期存活；卵囊排放量大，且对外界环境适应性强。

2. 流行环节

（1）传染源　猫和猫科动物（野猫、豹猫、美洲豹等）为重要传染源，其他哺乳类动物、禽类也是传染源。弓形虫可通过胎盘感染胎儿。

（2）传播途径　传播途径有先天性和获得性 2 种。前者指胎儿在母体经胎盘血而感染。后者主要因食入未煮熟的含有弓形虫的肉、蛋或未消毒的奶而感染；也可经皮肤、黏膜损伤处或经输血、器官移植而感染；接触被卵囊污染的土壤、水源亦为重要的传播途径。节肢动物（蝇、蟑螂）携带卵囊也有一定的传播意义。

（3）易感人群　人类对弓形虫普遍易感。尤其是胎儿、婴幼儿、肿瘤和艾滋病患者更易感染，长期应用免疫抑制剂及免疫缺陷者可使隐性感染急性发作。此外，感染率与职业、生活方式、饮食习惯密切相关。

【防治】

1. 加强对家畜、家禽和可疑动物的监测和隔离。

2. 加强肉类检疫、饮食卫生和养猫的管理，不进食生或半生的肉、未消毒的奶制品，并对孕妇定期做弓形虫常规检查，以防止先天性弓形虫病的发生。

3. 对急性期患者应及时药物治疗，但迄今尚无理想的特效药物。目前常用的药物有：二甲胺四环素加磺胺嘧啶，磺胺嘧啶加乙胺嘧啶治疗，效果较好。克林霉素，乙胺嘧啶加甲氧苄胺嘧啶（Trimethoprim，TMP）增效剂，克林霉素加螺旋霉素都有一定疗效。孕妇应首选螺旋霉素，其毒性小，组织内分布浓度高。疗程中适当配用免疫增强剂，可提高疗效。

近年来，国内外进行探索性抗弓形虫病治疗的报道很多。其中我国研究人员将中药用于弓形虫病的实验治疗已取得了一定的进展。实验证明：许多中药或其提取物如甘草、补骨脂、厚朴、青蒿素、蒿甲醚、扁桃酸、松萝酸等，在体外或对细胞内的弓形虫具有明显的杀伤破坏作用，很有希望成为治疗弓形虫病的特效且副作用小的药物。此外，研制高效、安全的弓形虫疫苗无疑是一种好的预防措施。动物实验表明，减毒活疫苗在抗弓形虫感染中有较好的保护作用，但此类疫苗能经突变恢复毒力，具有潜在致病危险；利用天然或重组的弓形虫抗原分子（如 p30 抗原）作为亚单位疫苗或核酸疫苗，或与其他抗原或细胞因子联合制成复合疫苗等，可提高机体的抗感染力，应用潜力较大，但尚未见应用于人体的报道。

第三节　隐孢子虫

隐孢子虫（*Cryptosporidium* Tyzzer, 1907）是一种重要的引起人和动物腹泻的机会性致病原虫，属于孢子虫纲（Sporozoa）、球虫目（Coccidia）、隐孢子虫科（Cryptosporidae），为体积微小的球虫类寄生虫。目前，在多种脊椎动物包括哺乳动物、鸟类、爬行类和鱼类中分离出 20 余种隐孢子虫，其中感染人和大多数哺乳类动物的为微小隐孢子虫（*Cryptosporidium parvum*）。由本虫引起的隐孢子虫病（Cryptosporidiasis）是一种人兽共患病，呈世界性分布。人的隐孢子虫病于 1976 年首先由 Nime 和 Meisel 报道。

【形态】

隐孢子虫生活史中有子孢子、滋养体、裂殖体、裂殖子、配子体、雌雄配子、合子和卵囊等发育阶段，其中卵囊为本虫唯一感染阶段。卵囊呈圆形或椭圆形，直径 4～6 μm，成熟卵囊内含 4 个呈月牙形的子孢子和 1 个颗粒状的残留体。用改良抗酸法染色后，虫体被染成玫瑰色，镜下观察时，囊内子孢子呈不规则排列，残留体呈暗黑色或棕色的颗粒状，未经染色的卵囊难以识别（图 9-5）。

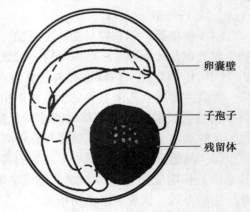

　　　　　　　　　　　　　　　　　卵囊壁

　　　　　　　　　　　　　　　　　子孢子

　　　　　　　　　　　　　　　　　残留体

图 9-5　隐孢子虫卵囊

【生活史】

隐孢子虫的生活史简单，整个发育过程无需转换宿主。繁殖方式包括无性生殖（裂体增殖和孢子增殖）及有性生殖（配子生殖），2 种方式在同一宿主体内完成。虫体各发育期均在由宿主小肠上皮细胞膜与胞质间形成的纳虫空泡内进行。卵囊随宿主粪便排出体外后即具感染性，被人和易感动物吞食后，在消化液作用下，子孢子从囊内逸出，附着于肠上皮细胞并侵入细胞，在纳虫空泡内进行裂体增殖。滋养体经 3 次核分裂发育为 I 型裂殖体，成熟的 I 型裂殖体含 8 个裂殖子。成熟裂殖子释放后侵入其他上皮细胞，发育为第 2 代滋养体，再经 2 次核分裂发育为 II 型裂殖体。含 4 个裂殖子的成熟 II 型裂殖体释出的裂殖子，进一步发育为雌、雄配子体，两者结合后形成合子，开始孢子增殖。合子发育成卵囊，成熟的卵囊含 4 个裸露的子孢子。卵囊有薄壁和厚壁 2 种类型之分。只有一层单位膜的为薄壁卵囊，约占 20%，其囊内子孢子逸出后可直接侵入肠上皮细胞，进行裂体繁殖，导致宿主自体内重复感染；厚壁卵囊约占80%，在肠上皮细胞或肠腔内经孢子化，囊内形成4个子孢子后随宿主粪便排出体外。完成整个生活史需5～11 d（图9-6）。

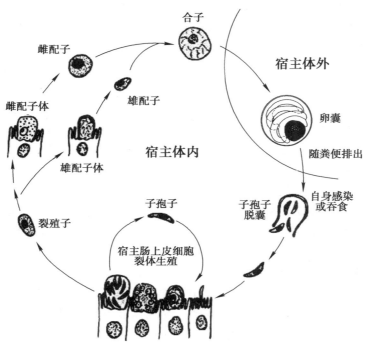

图9-6 隐孢子虫生活史

【致病机制和临床表现】

隐孢子虫卵囊感染人体后，虫体寄居于小肠上皮细胞刷状缘部位的纳虫空泡内，以空肠近端数量为最多。临床上有80%左右的感染者出现症状，余者为隐性感染。本病潜伏期为1周左右。轻度感染者，肠黏膜病理变化并不明显。严重感染者，小肠绒毛表面可出现凹陷、萎缩、变短、变粗或融合、移位甚至脱落消失；由于肠黏膜病变破坏了小肠正常生理功能，因此导致消化吸收障碍和腹泻。

患者临床症状的严重程度与机体免疫状态有关。免疫功能正常者感染后，大多表现为自限性腹泻（diarrhea），粪便量大、呈水样，伴有腹痛、恶心、厌食、发热和全身不适等症状。除极少数病例病程达1个月或以上外，一般持续1～2周，症状逐渐减轻或消失。临床症状平稳后，患者仍可持续数周排出卵囊。免疫功能异常者，疾病发作常为递进式，但腹泻更严重。如果患者的免疫缺陷状况得不到纠正，虫体不被清除，腹泻长期甚至终生持续下去，继而导致营养吸收障碍，肠外组织器官如肺和胆道系统感染，故可在痰液、肺组织及胆汁标本中查见虫体。

值得注意的是，隐孢子虫是艾滋病患者合并肠道感染的常见病原体，感染后常常危及患者生命。据文献报道，在海地和非洲艾滋病患者并发隐孢子虫感染率高达50%，美国的感染率为8%～37%。大多数患者为顽固性腹泻，表现为"霍乱样"水泻，每日高达数十次，造成患者严重脱水、电解质紊乱和营养不良，最终可因全身衰竭而死亡。故此，目前国外已把隐孢子虫的检查列为艾滋病患者的常规检查项目。

【实验诊断】

1. 病原学检查 腹泻患者粪便中查出卵囊即可确诊。未染色的卵囊无色透明，易与标本中的非特异性颗粒相混淆，故需采用以下染色方法进行鉴别诊断。

（1）金胺－酚染色法 该法采用荧光显微镜观察染色后的卵囊，虫体为圆形，呈乳白色略带绿色荧光，中央淡染似环状。

（2）改良抗酸染色法 此法标本染色后，背景为蓝绿色，卵囊呈玫瑰红色，可见内部结构。但标本中存在的非特异性红色抗酸颗粒易与卵囊相混淆，需要加以鉴别。

（3）金胺酚－改良抗酸染色法 此法可克服改良抗酸染色法的不足。在金胺酚染色后，再用改良抗酸染色法复染。光学显微镜下观察，卵囊染成玫瑰红色，非特异性颗粒被染成蓝黑色，两者颜色极易区分，使检出率和准确性大大提高。

2. 血清学检查 用荧光标记单克隆抗体法检测感染者粪便、痰液或组织切片中的虫体，具有较好的特异性和敏感性。用酶联免疫吸附试验检测感染者血清中的特异性抗体，敏感性亦较高。

3. 分子生物学检查 微小隐孢子虫和人隐孢子虫的基因组测序已经完成。利用SSUrRNA、ITS1、ITS2等基因设计的引物进行普通 PCR 或巢式 PCR 检测感染者粪便中的隐孢子虫基因，具有很高的敏感性和特异性。近年来新发展的用生物素等标记的核酸探针结合 PCR 法检测感染者粪便中的卵囊，可检出最低为 0.1 pg 的隐孢子虫 DNA，相当于每克粪便中含有 5 个卵囊，适用于大样本中少量卵囊的检查。

【流行病学】

1. 地理分布 隐孢子虫病呈世界性分布，在澳大利亚、美国、中南美洲、亚洲、非洲和欧洲均有该病流行。各地腹泻患者中隐孢子虫检出率不等，低者仅为 0.6%，高者可达 10.2%。国内于 1987 年首次报道 2 例隐孢子虫病后，许多省市陆续开展了不同规模的调查。至 1998 年初，全国共查 44 789 人，发现感染者 938 人，分布于 19 个省（自治区、市）。另外，在 20 977 例腹泻儿童中，隐孢子虫感染者共 449 例，平均感染率为 2.14%。

隐孢子虫病是造成人体腹泻的重要原因之一。暴发流行多见于与患者或病牛等家畜接触后的人群。儿童较成年人易感，非母乳喂养的婴儿较母乳喂养的婴儿易感，幼儿园和托儿所等儿童集聚的地方也易暴发流行。

近年来，在英国、美国均有隐孢子虫腹泻暴发流行的报道。1993 年美国发生过几起水源性隐孢子虫病暴发流行，发病人数达 40 万人之多。目前，尚不具备将水内污染的卵囊彻底消除的有效设施，隐孢子虫卵囊对常规饮用水消毒剂有高度抵抗力。

2. 流行环节

（1）传染源 隐孢子虫患者、无临床症状的卵囊携带者，其粪便中可排出大量的卵囊，为主要传染源；动物传染源包括家畜，如羊、猫、犬、兔和新生小牛等隐孢子虫易感动物，都是重要的传染源。

（2）传播途径 人际传播主要通过被卵囊污染的水源和食物经口而感染。水源污染是造成隐孢子虫病在人群中暴发流行的主要原因。医务人员、实验室工作者、与牲畜密切接触者如兽医、屠宰工及同性恋肛交者均有较多的感染机会。

（3）易感人群　人对隐孢子虫普遍易感。以婴幼儿、接受免疫抑制剂治疗者、免疫功能低下者尤为易感，大量使用多种抗生素、患水痘、麻疹和经常感冒者更为多见。

【防治】

患者和病畜卵囊污染水源、食物，是引起隐孢子虫病在人群中流行的主要原因。因此，加强人畜粪便管理，注意个人饮食卫生是预防本病的基本措施。对于免疫功能低下的人群，如艾滋病患者要加强防护，除增强免疫功能外，提倡喝开水也是防止感染的重要措施。卵囊不耐热，65～70℃，30 min 可死亡。

隐孢子虫病的治疗主要包括对症治疗、抗虫治疗和免疫治疗等方法。目前尚无理想的抗虫药物，常用的治疗药物有巴龙霉素、阿奇霉素、螺旋霉素和大蒜素等。国内试用大蒜素治疗，有一定疗效。国外报道口服巴龙霉素 2 周后，卵囊排出量下降，但长期疗效仍不确定。

第四节　其他孢子虫

一、肉孢子虫

肉孢子虫（Sarcocystis）属于顶复门孢子虫纲（Class Sporozoa），主要寄生于食草动物，也可寄生于人。目前已知可寄生于人体的肉孢子虫有 3 种：林氏肉孢子虫（*S. lindemanni* Rivolta，1878），又名人肌肉肉孢子虫，人体感染少见；牛人肉孢子虫［*S. bovihominis*（Railliet & Lucet，1891）Dubey，1976］，又名人肉孢子虫（*S. hominis*）；猪人肉孢子虫（*S. suihominis* Tadzos&Laarman，1976），又名人猪肉孢子虫。因人肉孢子虫和人猪肉孢子虫均寄生于人体小肠组织，故有人将其统称为人肠肉孢子虫，人体感染常见。

【形态】

肉孢子虫生活史中有卵囊、孢子囊和肉孢子囊（sarcocyst）3 种主要形态。成熟卵囊椭圆形，囊壁较薄，内含 2 个孢子囊。因卵囊壁薄而脆，常在小肠内自行破裂，释出孢子囊而随粪便排出。孢子囊呈椭圆形，壁双层而透明，内含 4 个子孢子，大小为（13.6～16.4）μm×（8.3～10.6）μm。人肉孢子虫的孢子囊较人猪肉孢子虫的孢子囊稍大（19 μm×13 μm）。肉孢子虫孢子囊在中间宿主的肌肉中呈圆柱形或纺锤形，大小可因宿主种类、寄生部位、虫种和寄生时间等不同而差别很大，通常为（10～50）mm×（1～2）mm，囊壁形态和结构因种而异，囊内有许多间隔把囊内虫体分隔成簇。

【生活史】

肉孢子虫的生活史为间接型，需中间宿主。人、猕猴、黑猩猩等食肉类动物为人肉孢子虫和人猪肉孢子虫的终宿主；人肉孢子虫的中间宿主是牛；人猪肉孢子虫的中间宿主是猪。当中间宿主（食草类）食入终宿主（食肉类）粪便中的孢子囊或卵囊后，在其小肠内子孢子逸出，穿过肠壁进入血液，在多数器官的血管内皮细胞中发育为裂殖体，经数代的裂体增殖，产生大量的裂殖子，后者再侵入肌肉组织而发育为肉孢子囊，其中含有许多缓殖子。肉孢子囊多见于中间宿主的横纹肌和心肌。当终宿主吞食中间宿主肌肉中的肉孢子囊后，囊中缓殖子释出并侵入小肠固有层，直接发育为配子。雌、雄配子结合发育为卵囊，卵囊在小肠逐渐发育成熟。成熟卵囊或卵囊破碎散出的孢子囊随粪便排出（图9-7）。

此外，人肌肉肉孢子虫以人为中间宿主，在人肌肉内形成肉孢子虫囊，其终宿主可能为食肉类哺乳动物、猛禽或爬行类。

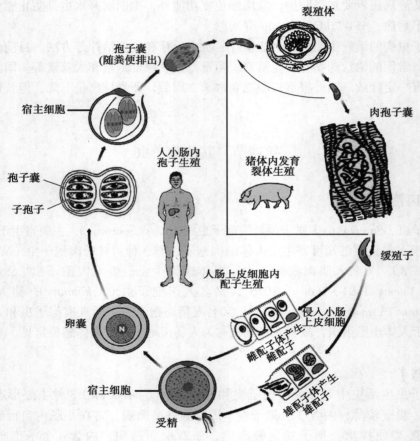

图9-7 人猪肉孢子虫生活史

表9-3 3种肉孢子虫的宿主与寄生组织

	中间宿主	终宿主	在人体内所寄生组织	俗称
林氏肉孢子虫	（人）	食肉类哺乳动物、猛禽或爬行类	人肌肉	人肌肉孢子虫
人猪肉孢子虫	猪	犬、猫（人）	人小肠	人肠肉孢子虫
人肉孢子虫	牛	犬、猫（人）	人小肠	人肠肉孢子虫

【致病机制和临床表现】

肉孢子虫的致病作用一般不很明显且呈自限性。人体感染人肠肉孢子虫后，可出现食欲减退、恶心、间歇性腹痛、腹泻等症状，或伴有贫血、外周嗜酸粒细胞增多。人被肉孢子囊寄生后，症状不明显，囊壁周围组织亦缺乏炎症反应，多在组织活检或尸检时才偶尔发现。动物（牛、羊等）感染肉孢子虫后，在严重感染的急性期，可出现消瘦、流产、瘫痪，甚至死亡。肌肉中的肉孢子囊可破坏所侵犯的肌细胞，当长大时可造成邻近细胞的压迫性萎缩，一旦肉孢子囊破裂，可释放出一种毒性很强的肉孢子虫毒素（sarcocystin），作用于神经系统、心、肾上腺、肝和小肠等，严重时可致死。

【实验诊断】

人肠肉孢子虫病诊断用粪便检查法，常用硫酸锌漂浮法查卵囊或孢子囊。人肌肉肉孢子虫病用肌肉活检法查找肉孢子囊。

【流行病学】

肉孢子虫最早于 1882 年在猪肉中发现，直到 20 世绝初才被确认为一种常见于食草动物（牛、羊、猪、马等）的寄生虫，亦可感染人，引起人兽共患性疾病，分布较广泛，对畜牧业危害严重。在国外，人肠肉孢子虫病以欧洲报告得较多，在法国检查 3 500 人的粪便，肉孢子虫的感染率为 20%；在联邦德国检查 1 513 人，感染率为 1.6%；在波兰检查 125 份 7～18 岁的人粪便，人肠肉孢子虫孢子囊的检出率为 10.4%。泰国也报告 6 例肠炎合并有肉孢子虫感染。国内 1983 年首次报告 2 例。1987 年在云南耿马县调查 47 人，受检者均食生牛肉，其中 11 人查出人肉孢子虫，感染率为 23.4%。随机抽查当地 301 人，该虫的感染率为 4%（12/301），不食生牛肉的 120 人均为阴性；在广西调查了 53 人，感染率为 11.3%（6/53）。人群感染皆因生食含肉孢子囊的牛肉所引起。

【防治】

预防人肠肉孢子虫病应加强猪、牛、羊等家畜的饲养管理，加强肉类的卫生检疫，不食未熟肉类，切生、熟肉的砧板要分开。预防人肌肉肉孢子虫病，需加强终宿主的调查，防止其粪便污染食物和水源。对患者可试用磺胺嘧啶、复方磺胺甲噁唑片（Compound Sulfamethoxazole）、吡喹酮等治疗，有一定疗效。

二、等孢球虫

等孢球虫（Isospora）属真球虫目、爱美耳科的球虫，广泛存在于哺乳类、鸟类和爬行类动物的肠道内。一般认为寄生于人体的等孢球虫有贝氏等孢球虫（*I.belii* Wenyon, 1923）和纳塔尔等孢球虫（*I.natalensis* Elson-Dew, 1953）。贝氏等孢球虫人体感染较常见。

【形态】

贝氏等孢球虫卵囊为长椭圆形，大小为（20～33）μm×（10～19）μm，未成熟卵囊内含 1 个大而圆的细胞，成熟卵囊内含有 2 个孢子囊，每个孢子囊含有 4 个半月形的子孢子和 1 个残留体，无囊塞。纳塔尔等孢球虫的卵囊呈球形，大小（25～30）μm×（2～24）μm，其形态结构同贝氏等孢球虫的卵囊。

【生活史】

贝氏等孢球虫经口感染，在肠上皮细胞内发育，生活史不需中间宿主。由于宿主食入成熟卵囊污染的食物和饮水，卵囊进入消化道后，子孢子在小肠逸出并侵入肠上皮细胞发育为滋养体，滋养体经裂体增殖发育为裂殖体，产生的裂殖子再侵入附近的上皮细胞继续进行裂体增殖，部分裂殖子形成雌、雄配子体，两性配子结合形成合子，发育成卵囊，卵囊落入肠腔随粪便排出体外（图 9-8）。

纳塔尔等孢球虫病仅在南非发现 2 例，生活史尚不清楚。

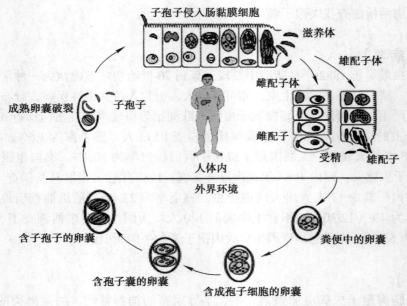

图 9-8　贝氏等孢球虫生活史

【致病机制和临床表现】

贝氏等孢球虫感染常无症状或具自限性，但也可出现慢性腹泻、腹痛、厌食等轻微症状。少数感染严重者可出现发热、持续性或脂肪性腹泻、体重减轻等症状，起病急，发展快，甚至可引起死亡。患者在恢复期中，卵囊的排出可持续 120 d。

【实验诊断】

粪检发现该虫卵囊，即可确诊。常用的粪便检查方法为粪便涂片改良抗酸染色法。因卵囊微小，常易漏检，必要时做十二指肠活组织检查，可显著提高检出率。

【流行病学】

等孢球虫呈世界性分布，非洲、南美洲、中东和东南亚等热带和亚热带地区人体感染率较高。随着艾滋病在全球的流行与蔓延，艾滋病合并等孢球虫感染的报道日趋增多。美国艾滋病患者中，等孢球虫发病率高达15%；我国也出现较多人体病例报道。

【防治】

预防本病应采取综合性防治措施。治疗患者和带虫者以控制传染源；加强粪便管理和无害化处理，防止卵囊污染饮水和食物；注意饮水和饮食卫生。治疗患者可选用乙胺嘧啶、磺胺嘧啶、复方磺胺甲噁唑等药物。

小　结

孢子虫属于顶复门球虫科，最常见的孢子虫包括疟原虫、弓形虫、隐孢子虫、肉孢子虫、等孢球虫和微孢子虫。所有的孢子虫都很小而且必须寄生于不同的宿主细胞中，生活史也较其他的原虫更加复杂。典型的生活史包括无性生殖（裂体生殖和孢子生殖）和有性生殖（配子生殖），分别在1或2个宿主体内完成，例如，疟原虫的生活史包括2个宿主：按蚊和人，疟原虫是由感染的按蚊传播的。卵型疟和间日疟感染未成熟的血红细胞，而三日疟感染成熟的血红细胞，恶性疟可感染以上2种血红细胞。在红细胞内，疟原虫发育为滋养体，并进行裂体生殖，最后裂解释放出裂殖子。裂殖子侵入红细胞后继续进行红内期的生殖周期，而有些裂殖子侵入红细胞后却发育成雌雄配子体。在按蚊叮咬吸血时，雌雄配子体随血液一起吸入蚊胃，在蚊胃壁上进行孢子生殖，在蚊胃中，雌雄配子体发育为雌雄配子，结合形成合子。成熟的合子具有运动性，称为动合子，侵入蚊的胃壁在弹性基底膜下发育成卵囊。卵囊生长、发育、成熟，破裂后释放出子孢子，汇集到蚊的唾液腺内。当蚊叮咬人时注入健康宿主体内进入下一个生活史周期。各种孢子虫的比较见表9-4。

表9-4　各种孢子虫的生活史比较

虫种	形态阶段	寄生部分	感染阶段	感染方式	生殖方式	中间宿主	终宿主	主要临床症状
疟原虫	红外期裂殖体（裂殖子），红内期滋养体、裂殖体（裂殖子）、配子体，蚊体内的配子、合子、动合子、卵囊、子孢子	肝细胞、红细胞	子孢子	按蚊叮咬、输血	裂体生殖、配子生殖、孢子生殖	人	蚊	打摆子：冷-热-汗

续表

虫种	形态阶段	寄生部分	感染阶段	感染方式	生殖方式	中间宿主	终宿主	主要临床症状
弓形虫	速殖子、包囊、裂殖体（裂殖子）、配子体、雌雄配子、合子、卵囊	所有的有核细胞	假包囊、包囊、成熟卵囊	经口，呼吸道，经伤口和黏膜、输血	二分裂生殖、出芽生殖、裂体生殖、配子生殖、孢子生殖	广泛	猫科动物	先天性弓形虫病：视网膜脉络膜炎；精神运动障碍；脑钙化；脑积水 获得性弓形虫病：长期低热，乏力，肝脾大；淋巴结肿大；脑炎、脑膜炎、脑膜脑炎、癫痫、精神异常等；视网膜脉络膜炎
隐孢子虫	子孢子、滋养体、裂殖体（裂殖子）、配子体、雌雄配子、合子、卵囊	肠上皮细胞	卵囊	经口感染或自身感染	裂体生殖、配子生殖、孢子生殖	人或哺乳动物	人或哺乳动物	腹泻
人猪肉孢子虫	配子、卵囊、孢子囊、肉孢子囊	人小肠、肌肉组织	肉孢子囊	经口感染	裂体生殖、配子生殖	猪	犬、猫（人）	恶心、食欲减退、间歇性腹痛、腹泻等，伴有贫血、外周血嗜酸性粒细胞增多
等孢球虫	卵囊、孢子囊、裂殖体（裂殖子）、配子体、配子、合子	肠上皮细胞	成熟卵囊	经口感染	裂体生殖、配子生殖	无	人或哺乳动物、鸟类、爬行类	无症状或出现慢性腹泻、腹痛、厌食
微孢子虫	孢子、分裂体	专性细胞内寄生	成熟孢子	经口感染	二分裂或多分裂生殖、孢子生殖	人、哺乳动物等	无	腹泻

复习思考题

1. 解释疟疾复发和再燃的原因并简述其过程。
2. 疟疾发作的典型症状是什么？其发作周期是如何产生的？
3. 简述弓形虫感染对免疫低下患者和胎儿造成的危害是如何发生的。
4. 肉孢子虫、等孢球虫和微孢子虫对人体有何危害？如何预防感染？

（彭鸿娟）

数字课程学习

▶教学视频　　⤓教学PPT　　🖉自测题

第十章
纤 毛 虫

纤毛虫（ciliates）属于纤毛门的动基裂纲，其滋养体期外表被覆纤毛，体内有大核和小核。大多数纤毛虫营自由生活，少数为寄生生活。许多动物如牛、羊、马、豚鼠等动物的消化道里可有不同种类的纤毛虫寄生，人体寄生的只有结肠小袋纤毛虫。

结肠小袋纤毛虫

结肠小袋纤毛虫（*Balantidium coli* Malmsten，1857）属动基裂纲、毛口目、小袋科。该虫寄生于人体结肠内，也可寄生于回肠，可侵入肠黏膜及黏膜下组织，形成溃疡而导致结肠小袋纤毛虫痢疾（balantidial dysentery）。该虫是动物源性寄生虫，猪为重要的保虫宿主和传染源。

【形态】
结肠小袋纤毛虫生活史中有滋养体和包囊2个阶段（图10-1）。

滋养体：外形呈椭圆形，（30～150）μm×（25～120）μm，为人体最大的寄生原虫。虫体无色透明或呈淡灰绿色，外被表膜，表膜下为透明的外质，整个虫体外表覆盖纤毛，

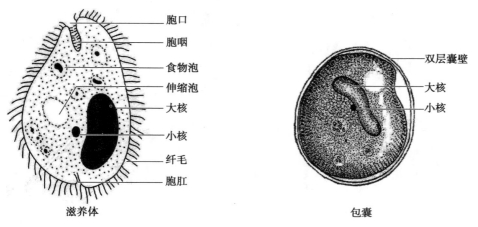

图 10-1 结肠小袋纤毛虫滋养体与包囊

依靠纤毛的有规则的摆动迅速旋转前进。滋养体极易变形，在滋养体前端有一凹陷的胞口（cytostome），有较长的纤毛，胞口下接漏斗状胞咽（cytopharynx），借助胞口纤毛的摆动，将颗粒状食物（淀粉粒、细胞、细菌、油滴状物）送入胞咽，进入胞内形成食物泡，消化后的残留物经胞肛（cytopyge）排出胞外。滋养体的中部和后部胞质内分别有2个伸缩泡（contractile vacuole），其大小可变化以调节渗透压。滋养体经苏木素染色后，可见明显的肾形的大核，大核凹侧缘附1个圆形小核。

包囊：外形呈圆形，直径为 40~60 μm，颜色为淡黄色或淡绿色，囊壁厚而透明，苏木素染色后可见胞核。

【生活史】

结肠小袋纤毛虫的生活史过程虽然较为简单，但包括有性生殖（接合生殖）和无性生殖（二分裂生殖）2种生殖过程（图 10-2）。结肠小袋纤毛虫包囊被宿主（人或猪）吞食后，在胃肠道中受消化液的作用，包囊内的虫体脱囊逸出滋养体，并下行至结肠内定居。滋养体在结肠内以淀粉、细菌、肠壁细胞等为食，主要以横二分裂法进行繁殖。分裂开始时，虫体首先延长，接着在中部形成横缢并逐渐收缩。后面的个体另长出胞口，大核延长并在中部收缩形成2个核，此时2个大核从横缢处彼此分开。前面的收缩泡进入前面子

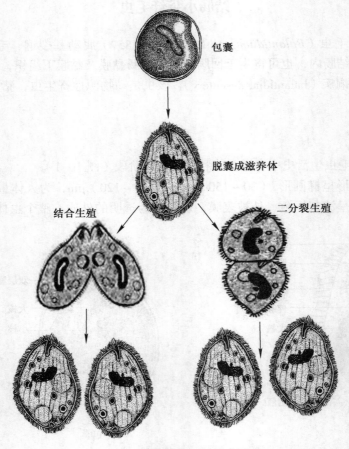

包囊

脱囊成滋养体

结合生殖

二分裂生殖

图 10-2 结肠小袋纤毛虫生活史

体，后端的收缩泡则进入另一子体。刚形成的子体体积较母体小，通过接合生殖逐渐恢复原来大小。虫体在培养基中经过长期培养，由于适应环境，较少或不再进行接合生殖。结肠小袋纤毛虫除二分裂繁殖和接合生殖外，尚可以出芽方式进行繁殖，即由母体产生一个小的舌状突出样子体后，从母体上脱落。

结肠小袋纤毛虫适于在 pH > 5 的环境内生存，并要求一定数量和一定种类的细菌共生，如嗜酸乳酸杆菌（*Lactobacillus acidophilus*）。结肠小袋纤毛虫一旦在新宿主体内适应共生菌群后，虫体即可大量繁殖。结肠小袋纤毛虫以糖类作为主要能源，虫体借助自身产生的透明质酸酶溶解细胞间质而穿入肠组织。在严重感染结肠小袋纤毛虫的猪粪中能分离出分解糖原的酶及溶血素。

肠内寄生的结肠小袋纤毛虫的一部分滋养体随肠蠕动抵达结肠下段，由于受到粪便内水分减少的影响，虫体缩小、变圆，同时分泌一层囊壁将自身包围，形成包囊而随粪便排出。包囊期基本上是结肠小袋纤毛虫生活史中的静止期。包囊内的虫体不再进行分裂增殖。人体内的滋养体很少形成包囊。部分滋养体随粪便排出体外后也可形成包囊。

【致病机制和临床表现】

结肠小袋纤毛虫滋养体寄生于结肠，可侵入结肠黏膜及黏膜下层寄生，借助于机械性刺激、继发感染及分泌的透明质酸酶等物质的作用，对宿主肠黏膜及黏膜下层造成损伤，形成溃疡而导致痢疾。病理学特征酷似阿米巴性痢疾，也为口小底大的溃疡，周围有嗜酸粒细胞、淋巴细胞浸润。溃疡于黏膜下可以互相合并，严重时，可涉及大段肠壁。病变处肠黏膜表面充血、水肿、有点状出血，自溃疡口流出的液体及溃疡内四周壁附近有大量滋养体。病变部位以盲肠和直肠多见，也可侵犯整个大肠，偶可侵犯回肠末端及阑尾。患者出现腹痛、腹泻和黏液血便，并常有脱水及营养不良等症状。部分患者可排出虫体但无任何临床症状；有些患者主要表现为长期的周期性腹泻、粪便带黏液而无脓血。亦可腹泻与便秘交替出现，并伴有腹胀或回盲部及乙状结肠部压痛。也有肠外其他器官组织寄生的报道。该虫滋养体偶可经淋巴管侵袭肠以外的组织，如肝、肺或泌尿生殖器官等组织，曾有报告从 1 例慢性鼻炎的鼻分泌物中查见该滋养体。

如果宿主肠内存在其他原因引起的肠壁损伤时，则可协同加强该虫的致病性。结肠小袋纤毛虫适于在 pH > 5 的环境中生存，并要求和某些细菌（金黄色葡萄球菌、肺炎杆菌、大肠杆菌等）共生，而且，当宿主食物中含糖、淀粉类物质丰富时，以及宿主抵抗力下降时，均有利于该虫生长。因此，致病性的强弱也受宿主肠道内环境及整体因素的影响。

结肠小袋纤毛虫感染临床表现可分 3 型：无症状型、慢性型、急性型。无症状带虫者是重要的传染源。慢性型表现为长期周期性腹泻，大便呈黏液稀便，亦可便秘与腹泻交替出现。急性型也称痢疾型，腹泻次数较之慢性型增加，每日可达十多次，里急后重明显。此外，患者可有脱水、营养不良及显著消瘦等表现。

【实验诊断】

1. 粪便涂片法　此法最常用。由于患者排虫呈间歇性，故需反复检查。滋养体在外界可活 6 h，取材后应立即检查。人体内结肠小袋纤毛虫很少形成包囊，故应以查滋养体为主。由于虫体较大，粪检一般不易漏检。

2. 组织活检　可采用乙状结肠镜取黏膜组织活检。

3. 培养　使用培养痢疾阿米巴的培养基均能使结肠小袋纤毛虫生长。

【流行病学】

结肠小袋纤毛虫呈世界性分布，以热带和亚热带地区多见。我国分布广泛，22 个省（自治区）都有散在病例报道。已知 30 多种动物能感染此虫，以猪的感染较普遍，感染率可达 20%～100%。通常认为人体感染来源于猪，多数病例有与猪接触的病史。人体感染主要是通过吞食被包囊污染的食物或饮水。

滋养体对外界环境有一定适应性，如在室温和厌氧环境下能生存 10 d，但在胃酸中很快被杀死，因此，滋养体并非主要传播阶段。包囊的抵抗力较强，在潮湿环境里能生存 2 个月，在干燥而阴暗的环境里能存活 1～2 周，在阳光照射下经 3 h 后才死亡。包囊对化学药物也有较强的抵抗力，在苯酚中能生活 3 h，在 10% 甲醛溶液中能生活 4 h。

【防治】

结肠小袋纤毛虫性痢疾的防治原则与溶组织内阿米巴病相同。但应特别注意猪粪的管理，避免猪粪污染食物与水源，注意个人卫生与饮食卫生。治疗药物可选用甲硝唑、四环素和黄连素等。

✎　小　结

结肠小袋纤毛虫寄生于人、猴、猪的大肠内，包囊是感染阶段。宿主通过摄入被结肠小袋纤毛虫包囊污染的水或食物而获得感染。慢性反复的腹泻与便秘交替出现，是本病最常见的临床症状，也会出现黏液血便、里急后重、食欲减退、恶心、上腹部疼痛、呕吐、肠绞痛等症状。诊断本病依赖于粪检，在急性感染患者的粪便中查见滋养体，而在慢性感染患者或带虫者的粪便中查见包囊。目前认为，猪是本病的主要传染源和保虫宿主。治疗药物可选用甲硝唑、四环素和黄连素等。

复习思考题

1. 简述结肠小袋纤毛虫与蓝氏贾第鞭毛虫生活史及致病性的不同点。
2. 如何防治结肠小袋纤毛虫感染？

（彭鸿娟）

数字课程学习

▶ 教学视频　　　　⬇ 教学 PPT　　　　✐ 自测题

03

第三篇 | 医学蠕虫学

　　蠕虫（helminth）是指一类依赖肌肉伸缩做蠕形运动的多细胞无脊椎动物。蠕虫包括扁形动物门（Phylum Platyhelminthes）、环节动物门（Phylum Annelida）、线形动物门（Phylum Nemathelminthes）和棘头动物门（Phylum Acanthocephala）中的各种动物。由蠕虫引起的疾病统称蠕虫病（helminthiasis），以寄生蠕虫为研究对象的科学称蠕虫学（helminthology）。本篇主要涉及有医学意义的吸虫、绦虫和线虫。

第十一章
吸　虫

第一节　吸虫概述

吸虫（trematode）属扁形动物门（Platyhelminthes）吸虫纲（Trematoda），种类繁多，形态各异，消化道不发达，缺循环系统，生殖系统多数为雌雄同体。生活史复杂。寄生于人体的常见吸虫有 10 多种，都属于复殖亚纲（Digenea）。

【形态】

1. 成虫　复殖亚纲吸虫的成虫外观多数呈舌状或叶片状，两侧对称，背腹扁平；少数为圆柱形，大小因虫种而异，最小者不足 1 mm，最大者长达 80 mm。具有口吸盘（oral sucker）和腹吸盘（ventral sucker）。前者位于虫体前端的腹面，中央为口孔；后者多位于虫体腹面。生殖孔位于腹吸盘的前缘或后缘；排泄孔位于虫体的后末端，见图 11-1。

（1）体壁　吸虫的体壁由外层的皮层（tegument）和皮层下的细胞体构成，系合胞体（syncytium）结构，覆盖于虫体的体表。皮层整层为胞质性，无核也无细胞界线，由外质膜（external plasma membrane）、基质（matrix）和基质膜（basal plasma membrane）组成。基质膜之下为基层（basement layer），基层之下为外环肌和内纵肌。皮层细胞（tegumentary cell）位于肌层下，有许多胞质通道与基质相通，有的甚至通到实质细胞（parenchymal cell）。吸虫的体壁具有保护虫体、吸收营养和感觉等生理功能。体壁与器官之间充满实质组织，无体腔，见图 11-2。

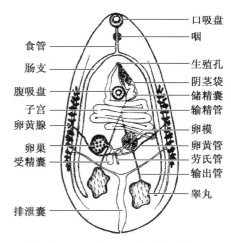

图 11-1　复殖吸虫成虫形态示意图

（图中标注）口吸盘　咽　生殖孔　阴茎袋　储精囊　输精管　卵模　卵黄管　劳氏管　输出管　睾丸　食管　肠支　腹吸盘　子宫　卵黄腺　卵巢　受精囊　排泄囊

（2）消化系统　吸虫的消化系统包括口、前咽（prepharynx）、咽（pharynx）、食管及肠管。口孔由口吸盘围绕，前咽短小或缺如。无前咽时，口孔后即为咽。咽为肌质构造，呈球状。咽和肠道之间为细长的食管，食管的两侧常有若干个单细胞腺体，各有管道通向虫体两端。肠管分左右两支向虫体后端延伸，绝大多数虫种的两条肠管在虫体后端形成封

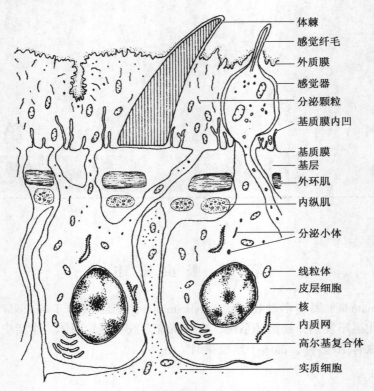

图 11-2　复殖吸虫成虫体壁结构示意图

闭的盲端，不再合拢，少数吸虫（如裂体科）的两条肠管在体后部联合成单一的盲管。吸虫无肛门，未被消化吸收的废物经口孔排出体外。

（3）生殖系统　寄生于人体的吸虫除裂体属科吸虫为雌雄异体（bisexualism）外，其他都是雌雄同体（hermaphroditism）。雌雄同体即同一虫体内具有雌性和雄性生殖器各一套。雄性生殖系统由睾丸产生精子，精子沿输出管、输精管、储精囊、射精管或阴茎至生殖腔。交配时阴茎可经生殖孔伸出体外与雌性生殖器远端相交接。雌性生殖器包括卵巢1个，发出的输卵管伸向卵模（ootype），并先后与受精囊及总卵黄管相通，卵模连接子宫。进入雌性生殖器的精子一般在输卵管内与卵细胞结合受精。受精卵与卵黄细胞进入卵模，形成卵壳并塑成特有的卵形，然后进入子宫发育成熟，经生殖孔排出体外。卵黄腺位于虫体的两侧或布满整个虫体。卵黄腺发出卵黄管，两侧的卵黄管汇合成总卵黄管。雌雄同体的吸虫亦可异体受精，见图 11-3。

（4）排泄系统　吸虫的排泄系统由焰细胞（flame cell）、毛细管、集合管、排泄囊、排泄管和排泄孔组成。焰细胞为凹形细胞，具有一个大的细胞核，显微镜下核仁明显可见，在凹入处有一束纤毛，每一支纤毛由 2 根中央纤丝和 9 根外周纤丝组成。焰细胞因其纤毛颤动似火焰跳跃而得名。排泄液借纤毛的颤动而进入胞腔，然后经毛细管、集合管集中到排泄囊，最后从虫体后端的排泄孔排出体外。

（5）神经系统　吸虫的咽两侧各有 1 个神经节，相当于神经中枢。神经节间彼此由背索相连。每个神经节各发出前后 3 条神经干，分布于背面、腹面及侧面。向后伸展的神经干，在几个不同的水平上皆有横索相连。感觉末梢由前后神经干发出到达口吸盘、咽、腹

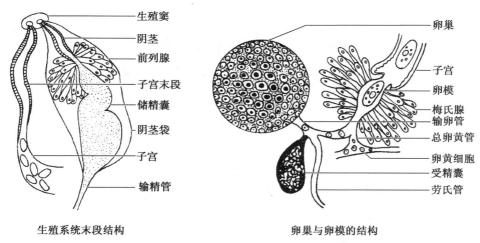

生殖系统末段结构   卵巢与卵模的结构

图 11-3 复殖吸虫成虫生殖器官部分结构示意图

吸盘等器官，以及体壁外层中的许多感觉器官。

2. 虫卵 吸虫的虫卵为椭圆形，一端有卵盖，也有的卵无卵盖，如血吸虫卵。卵内含 1 个卵细胞及多个卵黄细胞，或含 1 毛蚴。

3. 毛蚴 毛蚴略呈椭圆形，体表被纤毛，运动活泼，内含头腺、原肠和胚细胞等。

4. 胞蚴 胞蚴呈袋状，体内有数目不等的胚细胞团，进一步分裂发育为多个雷蚴或子胞蚴。

5. 雷蚴 雷蚴呈长袋状或圆筒形，体前端有口和咽，后接一囊状原肠。体内有胚细胞团，可分化发育为多个尾蚴。有的吸虫有两代雷蚴，即母雷蚴和子雷蚴。

6. 尾蚴 尾蚴分体部和尾部。体部有口吸盘和腹吸盘，消化器官有口、咽、食管和肠支。排泄系统有收集管和排泄囊，还有多种单细胞分泌腺等。尾部长短不一，有的种类尾端分叉。

7. 囊蚴 囊蚴呈圆形或椭圆形，外为囊壁，内为幼虫，称后尾蚴。后尾蚴已具有口吸盘、腹吸盘、消化道和排泄囊等。

【生活史】

吸虫生活史较复杂，均需经历有性世代与无性世代的交替及其宿主的转换。有性世代在终宿主人或哺乳动物体内发育。无性世代通常在中间宿主淡水螺体内发育，有的吸虫在无性世代还需要转换宿主（第一中间宿主及第二中间宿主）。生活史的基本阶段包括虫卵、毛蚴、胞蚴、雷蚴、尾蚴、囊蚴、童虫和成虫（图 11-4）。虫卵随宿主的粪便或痰液排出体外后，必须入水或在水中被软体动物吞食后才能孵出毛蚴，毛蚴侵入中间宿主淡水螺发育为胞蚴、雷蚴及尾蚴，尾蚴成熟后从螺体内逸出，侵入第二中间宿主或附着在水生植物表面形成囊蚴。多数吸虫的感染阶段是囊蚴，经口感染终宿主，在消化道内脱囊为童虫，移行至寄生部位发育为成虫。裂体科吸虫无囊蚴期，尾蚴是感染阶段，经皮肤或黏膜侵入宿主。吸虫均具有保虫宿主，所致疾病均为人兽共患寄生虫病。

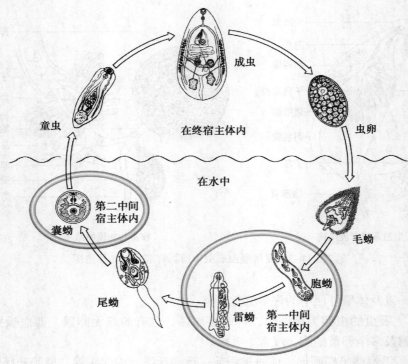

图 11-4　复殖吸虫生活史示意图

【分类】

我国常见寄生于人体的吸虫主要有日本血吸虫、华支睾吸虫、卫氏并殖吸虫、斯氏并殖吸虫及布氏姜片吸虫等（表 11-1）。一些地区有肝片形吸虫的散发感染。另外，还有一些吸虫主要寄生于鸟类或其他哺乳动物，偶尔寄生于人体，如异形异形吸虫、横川后殖吸虫、日本棘隙吸虫等。

表 11-1　我国常见寄生于人体的吸虫

科	属	种	寄生部位
后睾科 Opisthorchiidae	支睾属 Clonorchis	华支睾吸虫 C.sinensis	肝胆管
棘口科 Echinostomatidae	棘隙属 Echinochasmus	日本棘隙吸虫 E.japonicus	小肠
异形科 Heterophyidae	异形属 Heterophyes	异形异形吸虫 H.heterophyes	肠管
片形科 Fasciolidae	姜片属 Fasciolopsis	布氏姜片吸虫 F.buski	小肠
	片形属 Fasciola	肝片形吸虫 F.hepatica	肝胆管
并殖科 Paragonimidae	并殖属 Paragonimus	卫氏并殖吸虫 P.westermani	肺
		斯氏并殖吸虫 P.skrjabini	皮下及其他组织器官
裂体科 Schistosomatidae	裂体属 Schistosoma	日本血吸虫 S.japonicum	门静脉系统

第二节　华支睾吸虫

华支睾吸虫［*Clonorchis sinensis*（Cobbled，1875）Looss，1907］成虫主要寄生在终宿主的肝胆管内，故俗称肝吸虫（liver fluke），引起的疾病称为华支睾吸虫病（clonorchiasis）或肝吸虫病（liver fluke disease）。1874 年，McConnell 在印度加尔各答一华侨尸体的胆管内首次发现该虫，且睾丸呈分支状而得名。1908 年 Heanley 首次证实我国有华支睾吸虫病。1975 年在湖北省江陵西汉古尸、战国楚墓古尸的考古研究中均发现尸体有本虫虫卵，证明该病在我国的流行至少已有 2 300 多年的历史。

【形态】

1. 成虫　虫体狭长，背腹扁平，前端略窄，后端钝圆，呈葵花籽状。虫体半透明，柔软，活时淡红色，死后或经固定后为灰白色。大小为（10～25）mm×（3～5）mm。口吸盘位于虫体前端，腹吸盘位于虫体腹面的前 1/5 处，口吸盘略大于腹吸盘。消化系统包括口、咽、食管和肠支。口孔位于口吸盘内，下接球形的咽，食管短，后接 2 个肠支，沿虫体两侧伸至虫体后端，末端为一盲端，无肛门。生殖系统为雌雄同体。雄性生殖器有睾丸 2 个，呈分支状，前后排列在虫体后 1/3 处。雌性生殖器有 1 个分叶状卵巢，位于睾丸之前。受精囊呈椭圆形，位于睾丸与卵巢之间。子宫内常充满虫卵，位于卵巢与腹吸盘之间，自卵模开始盘绕向前，与射精管同开口于腹吸盘前缘的生殖腔。卵黄腺为颗粒状，分布于虫体中段的两侧，自腹吸盘水平起，向后延伸至受精囊水平止。排泄囊略呈"S"形弯曲，向两侧发出 2 支集合管，排泄孔开口于虫体末端，见图 11-5。

2. 虫卵　虫卵外形似芝麻，黄褐色，大小为（27～35）μm×（11～19）μm，平均为 29 μm×17 μm。卵前端较窄，具卵盖，卵盖两侧的卵壳增厚呈肩峰样突起。后端钝圆，有一结节样小突起，称为小疣。卵内含有一成熟的毛蚴，见图 11-6。

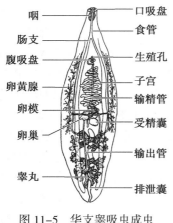

图 11-5　华支睾吸虫成虫

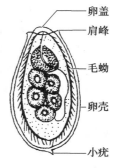

图 11-6　华支睾吸虫卵

【生活史】

华支睾吸虫的终宿主是人。保虫宿主主要是猫科和犬科动物。第一中间宿主为淡水螺类，如豆螺、纹沼螺和长角涵螺等；第二中间宿主为淡水鱼和虾。生活史包括虫卵、毛蚴、胞蚴、雷蚴、尾蚴、囊蚴和成虫等阶段（图11-7）。

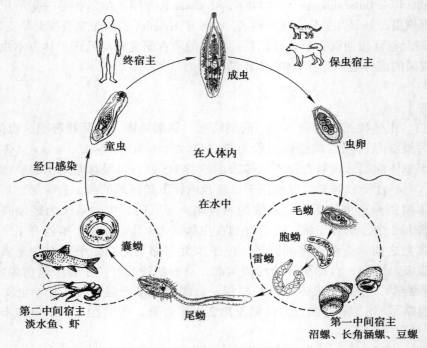

图 11-7　华支睾吸虫生活史

成虫寄生在人或哺乳动物的肝胆管内，产出的虫卵随胆汁进入小肠，随粪便排出体外。虫卵入水并被第一中间宿主淡水螺吞食后，毛蚴在螺的肠道内孵出。毛蚴略呈卵圆形，周身被有纤毛，大小约为 32 μm × 17 μm。毛蚴无眼点。毛蚴穿过肠壁，在螺体内经胞蚴、雷蚴无性生殖后，形成大量的尾蚴，并从螺体逸出。尾蚴略呈烟斗状，分为圆筒形的体部和弯曲的尾部，体前端的背面有眼点一对，尾不分叉。体部大小为（0.137 ~ 0.240）mm ×（0.062 ~ 0.09）mm，尾部大小为（0.32 ~ 0.47）mm ×（0.021 ~ 0.034）mm。尾蚴在水中 12 h 内活动力最强，若遇到第二中间宿主淡水鱼、虾时，以吸盘吸附于鱼、虾的体表，侵入其肌肉等组织内，发育为囊蚴。囊蚴为华支睾吸虫的感染阶段，呈球形或近球形，乳白色，大小为 138 μm × 115 μm。囊壁有 2 层，外层较厚，内层较薄。囊内含有一条卷曲的后尾蚴，可见明显的口吸盘、腹吸盘及排泄囊。排泄囊呈椭圆形或类三角形，内含黑褐色折光性颗粒。囊蚴主要分布在淡水鱼的肌肉和皮下组织，在鱼体内可存活3 个月至 1 年。终宿主因生食或半生食含有活囊蚴的淡水鱼或虾而感染。囊蚴在消化液的作用下，囊壁软化，囊内后尾蚴的酶系统被激活，活动加剧，在十二指肠内破囊而出变为童虫。童虫循胆汁逆流而行，经胆总管到达肝胆管内寄生，也可经血管或穿过肠壁经腹腔进入肝胆管内，在感染后 1 个月左右发育为成虫。人体感染成虫的数量从几条至数千条不等，曾有感染 21 000 条的报道。华支睾吸虫成虫每条每日产卵量为 1 600 ~ 4 000 个，平均为 2 400 个。成虫寿命一般为 20 ~ 30 年。

【致病机制与临床表现】

1. 致病机制 华支睾吸虫致病机制主要是虫体的机械性刺激和分泌代谢产物的化学性刺激，使胆管内壁上皮细胞发生脱落、增生，胆管壁周围炎性细胞浸润，纤维组织增生，导致管壁增厚，管腔变窄。加之虫体大量寄生可引起胆管阻塞，胆汁淤积，继而引起阻塞性黄疸。胆汁流通不畅，易继发细菌感染而引起胆管炎和胆囊炎。慢性感染时纤维组织大量增生，还可引起邻近肝细胞变性坏死，肝小叶中央出现脂肪变性和萎缩，终至肝硬化。虫卵、死亡的虫体及其碎片、脱落的胆管上皮细胞可能在胆管内构成结石的核心，引起胆结石。虫体长期寄生可导致胆管壁上皮细胞腺瘤样增生，甚至引起胆管细胞癌。世界卫生组织（2009 年）将华支睾吸虫感染列为胆管细胞癌的 I 类致癌因素。

华支睾吸虫引起的病变程度与感染的轻重和寄生时间的长短有关。轻者仅感染几条至几十条，无肉眼可见病变；重者可感染数千条以上，虫体充满肝内、外胆管，病变多见于肝内次级胆小管，尤以肝左叶明显。左肝胆管较粗且直，右肝胆管细而斜的解剖结构造成华支睾吸虫容易进入左肝胆管寄生。华支睾吸虫成虫主要寄生在肝胆管内，在胆总管、胆囊及胰腺管内亦可发现。

2. 临床表现 华支睾吸虫病的轻重主要取决于感染数量、病程长短、重复感染情况及宿主的免疫力等因素。绝大多数患者为轻度感染，常无或仅有轻微的临床表现。临床上可分为急性和慢性华支睾吸虫病。

（1）急性华支睾吸虫病 一次食入大量的华支睾吸虫囊蚴可致急性华支睾吸虫病。潜伏期 7 ~ 40 d，平均为 30 d。一般起病较急，症状为上腹部疼痛、腹泻，3 ~ 4 d 后出现寒战、高热、肝大等表现。类似急性胆囊炎的症状，伴有外周血嗜酸性粒细胞增多。部分患者可有黄疸，血清转氨酶升高，重者出现类白血病反应。

（2）慢性华支睾吸虫病 反复多次小量感染或急性华支睾吸虫病未得到及时治疗，均可演变为慢性华支睾吸虫病。一般起病隐匿。轻度感染者症状不明显，或仅有上腹不适，轻度腹痛等消化道症状，也可出现肝大。中度感染者有不同程度的食欲减退、消化不良，经常腹痛和慢性腹泻。肝大，以左叶大为多见，常伴有乏力、神经衰弱等症状。重度感染者上述症状加重。少数患者出现发热、黄疸，合并胆管炎、胆结石。晚期患者出现严重肝纤维化、肝硬化、腹腔积液、脾大等并发症，可因肝性脑病、消化道出血而死亡。严重反复感染的儿童可影响生长发育，出现侏儒症。

【实验诊断】

华支睾吸虫病早期症状不明显，体检可发现肝、脾大，以肝左叶大较为明显和常见，应与肝炎、胆囊炎等疾病相鉴别。通过询问病史，了解患者是否来自流行区，有无生食或半生食淡水鱼、虾史等，并结合实验室检查，可明确诊断。

1. 病原学检查 粪便或十二指肠液内查见虫卵是确诊的依据。

（1）粪便检查 一般在感染后 1 个月就可从上述标本内找到虫卵，检查方法有粪便直接涂片法和浓集法。因华支睾吸虫虫卵很小，粪便直接涂片法的检出率较低，常采用浓集法，以提高检出率。其中以定量透明厚涂片法（改良加藤法，Kato-Katz technique）应用最为普遍。另外水洗离心沉淀法、醛醚离心沉淀法及汞碘醛离心沉淀法的检出率均较高，约在 90% 以上。由于华支睾吸虫排卵量少，虫卵小，且粪便中虫卵数波动较大，对可疑的患者应进行反复粪便检查，以提高检出率。根据虫卵计数，可确定患者的感染程度：1~999 个虫卵/克粪便为轻度感染，1 000~9 999 个虫卵/克粪便为中度感染，10 000~30 000 个虫卵/克粪便为重度感染，>30 000 个虫卵/克粪便为超重度感染。华支睾吸虫卵与猫后睾吸虫卵、异形异形吸虫卵及横川后殖吸虫卵的形态相似，粪检时应加以鉴别。

（2）十二指肠引流液检查　收集患者十二指肠引流液直接涂片检查，虫卵检出率高，可达 100%。有时在引流液中可见活成虫，根据形态可诊断。由于该检查操作较复杂，故只适用于部分住院患者。

2. 免疫学检查　免疫学检查可用于临床辅助诊断和流行病学调查。目前常用的方法为酶联免疫吸附试验（ELISA）检测患者血清中的抗体。斑点-酶联免疫吸附试验（Dot-ELISA）、葡萄球菌 A 蛋白-酶联免疫吸附试验（SPA-ELISA）及生物素-亲和素-酶联免疫吸附试验（ABC-ELISA）等方法，检测效果一般优于传统的 ELISA。但这些方法与其他肠道寄生虫（特别是吸虫类）感染有交叉反应，特异性和敏感性有待提高。

3. 影像学检查　影像学检查是华支睾吸虫病诊断的重要辅助手段。B 超检测可见肝内光点粗密不均，有团块状或小斑片回声，中小胆管呈现不同程度的弥漫性扩张，胆管壁增厚、粗糙和回声增强等。CT 检查可见肝内胆管从肝门向四周呈管状扩张，被膜下小胆管呈囊样扩张，以肝周边分布为主，管径大小相近，肝外胆管无明显扩张。少数病例胆囊内可见不规则组织块影。目前认为 CT 是本病较好的影像学检查方法。

【流行病学】

华支睾吸虫病主要分布在亚洲的一些国家和地区，如日本、朝鲜、韩国、越南、中国和菲律宾等。在我国除青海、宁夏、内蒙古及西藏等省（自治区）未见报道外，已在内地 27 个省、市、自治区及台湾地区和香港特别行政区发现有不同程度的流行，其中以广西、广东居民感染最为严重，其次黑龙江、吉林等省感染率较高。据 2015 年全国人体重点寄生虫病现状调查报告，在全国 18 个省发现华支睾吸虫感染，其中加权感染率最高的广西为 6.68%，其次为广东 1.91%，黑龙江 1.62%，吉林 1.02%，13 个省未发现华支睾吸虫感染。

华支睾吸虫病的流行与传染源粪便中的虫卵入水，水中有适宜的第一、第二中间宿主，以及当地居民饮食习惯等因素有关。

1. 传染源　华支睾吸虫患者、带虫者和保虫宿主均可作为传染源。华支睾吸虫病为人兽共患寄生虫病，保虫宿主种类较多。国内已报道的保虫宿主有 33 种，猫、犬、猪、狐狸、野猪、獾、水獭、貂鼠、黄鼠及其他哺乳动物均可为华支睾吸虫的保虫宿主。在一些流行区，猫和猪是主要的传染源，猫的感染率几乎为 100%，猪的感染率一般为 35.5%，鼠的感染率也高达 18.7%。在流行区由于保虫宿主种类多、分布广、数量大，且粪便对环境污染严重，因此在流行病学上具有重要的意义。

2. 中间宿主　华支睾吸虫对中间宿主的选择性不强，中间宿主种类多，数量大。已知可作为华支睾吸虫第一中间宿主的淡水螺类有 10 种左右，多为中小型螺蛳，栖息于沟渠、水塘中，环境适应力强。常见的有纹沼螺（*Parafossarulus striatulus*）、长角涵螺（*Alocinma longicornis*）和赤豆螺（*Bithynia fuchsianus*）等。第二中间宿主为一些淡水鱼类和淡水虾。已经发现可作为第二中间宿主的淡水鱼分属 15 科、60 属、139 种，我国有102 种，主要为鲤科鱼类。除养殖的白鲩（草鱼）、黑鲩（青鱼）、鳊鱼、大头鱼、土鳞鱼和鲤鱼等外，在一些流行区，小型野生鱼类如麦穗鱼等感染率也很高。例如，在台湾日月潭，有的麦穗鱼感染率可高达 100%；在湖北流行区每克麦穗鱼肉中的囊蚴可多达 6 584个。囊蚴在鱼体的寄生部位以肌肉为最多（84.7%），其他部位依次为皮下、鳃、鳞和鳍。细足米虾、巨掌沼虾和中华长臂虾等几种淡水虾也可作为第二中间宿主。

3. 感染方式 华支睾吸虫的感染主要是生食或半生食含有活囊蚴的淡水鱼虾或饮生水等方式而引起。广东、香港和台湾等地的居民喜食"鱼生"或"鱼生粥"；安徽、江苏和山东等地的居民有吃醉虾的习惯；沈阳、江苏、北京、山东和四川等地的居民有喜吃未烤熟小鱼的嗜好；朝鲜族居民有以生小鱼佐酒的习俗；有些流行区捕鱼者习惯用嘴叼鱼，居民抓鱼后不洗手，炊事用具和器皿放置生鱼和熟食不分，儿童喜食生虾等均可引起感染。由于华支睾吸虫囊蚴对理化因素的抵抗力较强，如在醋中可活 2 h，在酱油中能存活5 h，1 mm 厚的鱼肉片中的囊蚴在水温 60℃时需经 15 s 才能被杀死，因此若饮食不当，易致感染。

【防治】

1. 加强健康教育，改变不良饮食习惯。华支睾吸虫病是一种食源性寄生虫病，预防该病的关键是提高群众的防病意识，注意饮食卫生。不食生的或未熟的淡水鱼、虾，不饮生水。生食与熟食的刀具、砧板要分开。不用生鱼虾喂犬、猫和猪等动物。

2. 加强粪便管理，防止虫卵污染水源。加强农村改水改厕，不用未经处理的粪便施肥，严禁用新鲜粪便养鱼。禁止在鱼塘上或池塘边修建厕所，防止粪便被雨水冲入池塘，污染水源。加强保虫宿主的管理，防止家畜粪便污染水源。对养鱼池塘应及时清淤，用生石灰或杀虫药物灭螺，控制淡水螺等中间宿主。

3. 积极查治患者，控制传染源。开展流行病学调查，对流行区居民定期普查，及时诊治患者和带虫者，是控制华支睾吸虫病流行的重要措施之一。对感染的保虫宿主进行驱虫治疗或捕杀。消灭鼠类和控制其他保虫宿主，防止传染源扩散。患者常用治疗药物为吡喹酮（praziquantel）与阿苯达唑（albendazole）。

第三节 并 殖 吸 虫

并殖吸虫（*Paragonimus*）隶属于并殖科（Paragonimidae）。目前全世界报道的并殖吸虫有 50 多种，中国有 32 种，其中有同物异名、亚种及变种。成虫主要寄生于人及哺乳动物的肺，又称肺吸虫（lung fluke），引起的疾病称为并殖吸虫病（paragonimiasis, paragonimosis），习惯上又称为肺吸虫病（lung fluke disease），它是我国分布较广、危害较重的人兽共患病。在我国重要的人体并殖吸虫有卫氏并殖吸虫（*Paragonimus westermani*）和斯氏并殖吸虫（*Paragonimus skrjabini*）。卫氏并殖吸虫以引起肺型并殖吸虫病为主；斯氏并殖吸虫以引起皮下型并殖吸虫病为主。

一、卫氏并殖吸虫

卫氏并殖吸虫［*Paragonimus westermani*（Kerbert，1878）Braun，1899］是人体并殖吸虫病的主要病原体。该虫首先由 Diesing 于 1850 年在巴西水獭肺中发现。此后，Cobbold 于 1859 年在印度灵豹及 Westermani 于 1877 年在荷兰的一只印度虎肺中发现。1879 年 Ringer 在我国台湾报道首例人体病例。大陆的第 1 例并殖吸虫患者于 1930 年在浙江报道。

【形态】

1. **成虫**　成虫体肥厚，椭圆形，背面隆起，腹面扁平。活时呈暗红色，半透明，固定后呈灰白色。大小为（7.5～12）mm×（4～6）mm×（3.5～5）mm。体表密布细小的体棘。口吸盘位于虫体前端，腹吸盘位于虫体中线之前，腹吸盘后缘为生殖孔，口、腹吸盘大小相近。消化道由口、咽、食管和 2 支肠管组成，两肠支在虫体两侧向后弯曲延伸，末端为盲端。卵巢分为 5～6 叶，与盘曲的子宫并列于腹吸盘之后。卵黄腺由许多卵黄滤泡组成，分布在虫体两侧。睾丸 2 个，细小，如指状分支，左右并列于虫体后 1/3 处，见图 11-8。因雌雄生殖器左右并列，故称为并殖吸虫。

2. **虫卵**　虫卵呈椭圆形，金黄色，大小为（80～118）μm×（48～60）μm。较宽的一端有一大而明显的卵盖，常略倾斜，亦有缺卵盖者。卵壳厚薄不均匀，卵盖对端卵壳常增厚。卵内含有一个卵细胞和 10～20 个卵黄细胞，见图 11-8。

【生活史】

卫氏并殖吸虫终宿主除人外，主要为肉食类哺乳动物，如猫科、犬科和灵猫科动物。

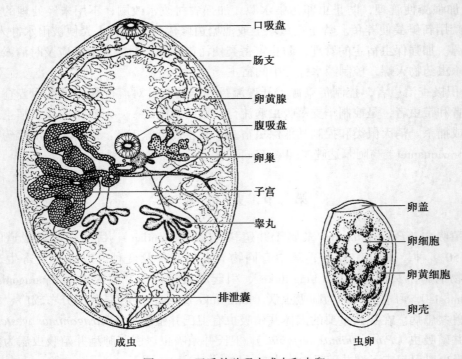

图 11-8　卫氏并殖吸虫成虫和虫卵

第一中间宿主为黑贝科（Pleuroceridae，肋蜷科）和蜷科（Thiaridae）淡水螺中的某些螺类，第二中间宿主为甲壳纲的淡水蟹和蝲蛄（crayfish）。

成虫主要寄生在终宿主的肺，并形成虫囊。产出的虫卵通过与虫囊相通的支气管随痰液吐出，或痰被宿主吞食后随粪便排出。虫卵落入河水或溪水中，在适宜的温度（25～30℃）下，约经3周孵出毛蚴，毛蚴钻入第一中间宿主体内，经胞蚴、母雷蚴及子雷蚴发育产生许多尾蚴。尾蚴成熟后自螺体逸出，主动侵入或随螺体被吞进第二中间宿主，发育成囊蚴。囊蚴呈球形或近球形，乳白色，直径为300～400 μm，具有两层囊壁，囊内含有一条卷曲的后尾蚴。终宿主因生食或半生食含有活囊蚴的淡水蟹或蝲蛄而感染。囊蚴到达终宿主的小肠后，在胆汁和消化液的作用下，后尾蚴自囊中脱出为童虫。童虫具有很强的穿透能力，穿过肠壁进入腹腔，游走于腹腔脏器之间或侵入邻近组织及腹壁，经1～3周的移行，穿过横膈经胸腔进入肺，在肺组织中发育为成虫，见图11-9。从感染囊蚴至成虫发育成熟产卵需2～3个月。成虫在人体内一般可存活5～6年，个别可达20年。

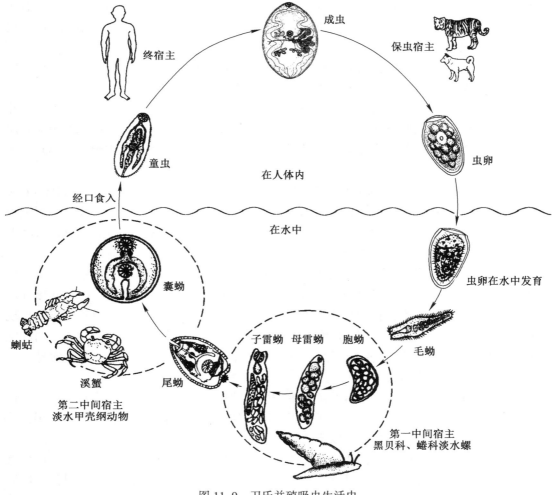

图11-9 卫氏并殖吸虫生活史

【致病机制与临床表现】

1. 致病机制　本病的致病机制主要是童虫或成虫在组织器官内移行及寄居造成的机械性损伤，以及代谢产物引起的免疫病理损害。病变发展过程可分急性期和慢性期。

（1）急性期　急性期主要为童虫移行所致。童虫穿过肠壁引起局部出血或脓性窦道；在腹腔移行可引起炎性渗出，内含大量嗜酸性粒细胞；侵入腹壁可致出血性或化脓性肌炎；在肝表面移行或穿过肝组织，引起局部出血、坏死；虫体穿过横膈、脾，可形成点状出血、炎症。

（2）慢性期　慢性期为童虫在肺部发育及成虫寄生引起的病变，其病理变化过程大致可分为以下 3 期。

1）脓肿期：主要因虫体在组织器官内移行，造成隧道状、窟穴状组织损伤和出血，继而出现以中性粒细胞和嗜酸性粒细胞为主的炎性渗出，逐渐形成脓肿。病灶周围形成肉芽组织，构成薄膜状脓肿壁。X 线显示边缘模糊、界限不清的浸润性阴影。

2）囊肿期：因脓肿内大量浸润的细胞变性、坏死、液化，液体逐渐吸收，脓肿内容物逐渐变成赤褐色黏稠性状，内含大量虫卵和夏科 – 莱登结晶。囊壁因肉芽组织增生而变厚，形成边界清楚的结节状虫囊。X 线显示边缘锐利的结节状阴影。若虫囊相互贯通，则可显示多房性囊样阴影。

3）纤维瘢痕期：虫体死亡或转移，其内容物逐渐被吸收或排空，囊腔被肉芽组织填充，继而纤维化形成瘢痕。X 线显示硬结性或条索状阴影。

由于虫体在肺组织内不断移行，新的病灶不断出现，因此以上 3 期病变常可同时并存。过去认为卫氏并殖吸虫卵的卵细胞在人体内不能发育成毛蚴，虫卵所引起的肉芽肿属异物型肉芽肿反应。目前认为卵细胞的代谢产物可经过卵壳微孔到达周围组织，引起超敏反应。

2. 临床表现　卫氏并殖吸虫病一般以缓慢发病、慢性临床经过为特点。以肺部形成囊肿为主要病变。以胸痛、气短、咳嗽、咳烂桃样血痰和咯血为典型临床表现。由于肺吸虫可造成人体多种组织器官的损害，因而临床表现复杂多样。根据病情及累及部位可将卫氏并殖吸虫病分为急性并殖吸虫病、慢性并殖吸虫病及隐性感染。

（1）急性并殖吸虫病　本病潜伏期短，常在食入囊蚴后数天至 1 个月发病，重度感染者在第 2 天即可出现症状。轻度感染仅表现为食欲减退、乏力、腹痛、腹泻、低热等症状。重度感染者起病急骤，初发症状为腹痛、腹泻、黏液血便，伴有食欲减退。继而出现畏寒、发热、胸痛、胸闷、气短、咳嗽、肝大、腹水及荨麻疹等表现。血象检查：白细胞增多，嗜酸性粒细胞明显增多，一般为 20% ~ 40%，高者可达 80% 以上。本病常见于新进入疫区且食生蟹的个体或人群。

（2）慢性并殖吸虫病　大多数并殖吸虫病患者的早期症状并不明显，发现时已进入慢性期。虫体除寄生在肺部，还可寄生于皮下、肝、脑、脊髓及眼眶等部位。临床上根据受损器官及部位的不同，将本病分为以下几型。

1）胸肺型：最常见，典型的临床表现为咳嗽、胸痛、咳烂桃样血痰。血痰中可见大量虫卵及夏科 – 莱登结晶。当虫体侵入胸腔时，可致胸膜炎、胸膜增厚、胸膜粘连、胸腔积液等。侵入心包可引起心包炎、心包积液。X 线检查肺部有明显的炎症表现，易被误诊为肺结核或肺炎。

2）腹型：约占病例的 30%。主要表现为腹痛、腹泻及便血。腹痛多为隐痛，部位可在全腹或右下腹，疼痛剧烈时易被误诊为急性阑尾炎。严重者可出现腹腔脏器粘连，肠梗阻等。一般多见于并殖吸虫病的早期。

3）肝型：常见于儿童患者，约占儿童病例的 50%。患者主要表现为肝大、肝区疼痛及肝功能异常。血清 γ 球蛋白升高，清蛋白/球蛋白比例倒置。

4）皮下包块型：约占患者的 10%。皮下包块或结节大小为 1～3 cm，表面皮肤正常，触之可推动。包块常为单个散发，偶可多个成串，有的可游走。活检时有时可查到童虫、成虫或虫卵。常见部位为腹壁及胸壁，亦可出现于腹股沟、腰背部、大腿内侧、眼眶和阴囊等处。

5）脑脊髓型：约占患者的 10%～20%。临床表现因其侵犯脑组织的部位及病变程度的不同而复杂多样。常见的症状有阵发性剧烈头痛、癫痫发作、偏瘫等，亦可有视觉障碍及脑膜炎等症状。少数病例因虫体侵入脊髓，可致下肢感觉和运动障碍，大小便失禁，甚至截瘫。此型好发于儿童和青少年。

6）其他类型：虫体几乎可以侵犯人体所有器官，引起相应的病变，如阴囊肿块型（占 1%～26%）、心包型等。有些患者可同时或先后出现多种类型的损害。

（3）隐性感染或称亚临床型　在流行区有些患者有食生蟹史，多种免疫学试验阳性，嗜酸性粒细胞增多，有时伴有肝功能损害，但无明显的临床症状和体征。这类患者可能是轻度感染者，也可能是感染早期或虫体已消失。流行区进行普查时常能发现这类病例。

临床上的分型还有根据虫体引起的常见病变部位分为肺内型并殖吸虫病和肺外型并殖吸虫病；按临床症状轻重可分为暴发型、重型、轻型和潜隐型；按虫体染色体核型可分为三倍体型和二倍体型等。

【实验诊断】

1. 病原学检查

（1）痰液或粪便检查　从痰液或粪便中检出虫卵是确诊的依据。痰液可采用直接涂片法检查。轻症患者收集 24 h 痰液，加等量的 10% 氢氧化钠溶液，消化至痰液完全溶解，离心，取沉淀镜检。粪检方法为直接涂片法或浓集法。

（2）活组织检查　手术摘除皮下包块、结节，检获童虫、成虫或虫卵即可确诊，也可根据局部典型的病理变化进行诊断。

2. 免疫学检测　检测血清抗原、抗体对肺外寄生的虫体有诊断价值。酶联免疫吸附试验（ELISA）敏感性高，特异性强，是目前普遍使用的方法。循环抗原的检测可用于早期诊断及疗效评估。此外，IHA、CF、MHR、ELACIE、ELIB、杂交瘤技术等都具有辅助诊断的价值。由于各种免疫学方法的特异性、敏感性、重复性存在一定的差异，故应同时应用 2～3 种方法检测，综合分析，可提高诊断的准确性。

3. 影像学检查　X 线、CT 及 MR 等检查方法有助于胸肺型、脑脊髓型患者的辅助诊断。

此外，检测 DNA 等分子生物学技术已经用于并殖吸虫病的诊断研究。

【流行病学】

卫氏并殖吸虫呈世界性分布，但人体感染主要在日本、韩国、泰国、中国、马来西亚、印度和菲律宾等国家，在俄罗斯、非洲、南美洲也有报道。在我国，除西藏、新疆、内蒙古、青海、宁夏未见报道外，其他省、自治区、直辖市均有人体感染。尤其以浙江、台湾、福建、安徽、四川、辽宁、吉林、黑龙江等省流行比较严重。

1. 传染源　并殖吸虫病是人兽共患寄生虫病，具有自然疫源性。能排出虫卵的人和肉食性哺乳动物是本病的传染源。保虫宿主种类繁多，主要有犬、猫等家养动物，以及虎、豹、狼、狐、果子狸等野生动物。由于多种保虫宿主并不捕食或很少捕食溪蟹和蝲蛄，故转续宿主在野生动物间的传播起了重要作用，常见的转续宿主有家猪、野猪、鼠、山羊、绵羊、家兔、蛙、鸟和鸡等，因此卫氏并殖吸虫的感染期除囊蚴外，还有转续宿主体内的童虫。

2. 中间宿主　第一中间宿主为腹足纲的黑贝科和蜷科的淡水螺。黑贝科的有黑龙江短沟蜷（*Semisulcospira amurensis*），放逸短沟蜷（*S.libertina*）、方格短沟蜷（*S.cancellata*）等。蜷科有瘤拟黑螺（*Melanoides tuberculata*）、斜粒粒蜷（*Tarebia granifera*）等。第二中间宿主为甲壳纲的节肢动物：如华溪蟹科（Sinopotamidae）、溪蟹科（Potamonidae）、石蟹科（Isolapotamidae）、方蟹科（Grapeidae）的淡水蟹、螯虾科（Astacidae）的蝲蛄及日本沼虾（*Macrobrachium nipponensis*）。第一、第二中间宿主共同栖息于水流清澈、卵石较多的山溪或小河，故该病多流行于山区和丘陵地带。国内将流行区分为溪蟹型和蝲蛄型，后者仅分布于东北三省。

3. 感染途径与方式　该病为食源性寄生虫病。人的感染主要是经口食入含有活囊蚴的淡水蟹或蝲蛄。疫区居民有生吃或半生吃溪蟹或蝲蛄的习惯，如腌蟹、醉蟹、烤蝲蛄、蝲蛄酱、蝲蛄豆腐等，这些烹调方法不能完全将囊蚴杀死。此外，囊蚴污染炊具、饮生水、生吃或半生吃野猪等转续宿主的肉也可能导致感染。

【防治】

预防本病的关键措施是不生食或半生食溪蟹、蝲蛄、转续宿主的肉类及其制品，不饮生水。同时加强粪便和水源管理，防止虫卵污染水源。治疗患者和带虫者，捕杀或治疗保虫宿主，以减少传染源。

治疗卫氏并殖吸虫病的首选药物是吡喹酮，它具有疗效高、毒性低、疗程短等优点。阿苯达唑亦有较好的疗效，尤其对皮下结节患者，效果显著。

二、斯氏并殖吸虫

斯氏并殖吸虫（*Paragonimus skrjabini* Chen，1959）于1959年由陈心陶首次报道和命名。1963年陈心陶将其转隶于狸殖属，改名为斯氏狸殖吸虫［*Pagumogonimus skrjabini*（Chen，1959）Chen，1963］。1999年Blair应用线粒体细胞色素C氧化酶亚单位1（CO1）部分基因和核糖体DNA第二间隔区（ITS2）基因序列对狸殖属、正并殖属与并殖属的虫种进行了研究，发现在种系发生树中狸殖属不是一个自然的分类单元，认为斯氏狸殖吸虫应为斯氏并殖吸虫。因此，现恢复使用斯氏并殖吸虫的名称。

斯氏并殖吸虫是人兽共患以兽为主的致病虫种，在人体内一般不能发育为成虫，主要引起幼虫移行症。

【形态】

1. **成虫** 虫体狭长，前宽后窄，两端较尖，呈梭形。大小为（11.0～18.5）mm×（3.5～6.0）mm。宽长比例为 1 :（2.4～3.2）。腹吸盘位于虫体前 1/3 处，略大于口吸盘。卵巢分支细而多，如珊瑚状。子宫盘曲庞大，可掩盖部分卵巢。卵巢与子宫并列于腹吸盘后。两个分支的睾丸并列于虫体后 1/3 处，见图 11-10。

2. **虫卵** 形状与卫氏并殖吸虫卵相似，椭圆形，稍不对称，卵壳厚薄不均，与卵盖相对的一端较厚，其大小因地区、宿主不同有较大差异，平均为 71 μm×48 μm。

【生活史】

斯氏并殖吸虫终宿主为果子狸、家猫、豹猫、犬、狐狸、貂等哺乳动物。第一中间宿主为圆口螺科（Pomatiopsidae）的圆口螺亚科（Pomatiopsinae）、拟钉螺亚科（Triculinae）和苔守螺科（Amnicolidae）的小型及微型螺类。这些螺多栖息于流速较缓的山沟小溪中，附着于枯枝、落叶下或石块周围及苔藓之中。第二中间宿主有锯齿华溪蟹、雅安华溪蟹、福建马来溪蟹及红娘华（*Laccotrephes japonensis*）等。蛙、鼠、兔、野猪、鸭、鸡、鸟等可作为转续宿主。

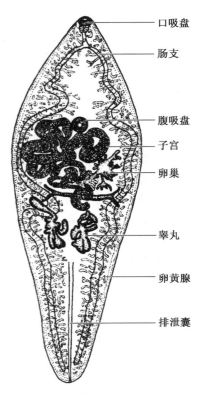

图 11-10 斯氏并殖吸虫成虫

终宿主吞食了含活囊蚴的淡水蟹，后尾蚴在十二指肠逸出后发育为童虫，童虫穿过肠壁进入腹腔，在各脏器间游走，约 28 d 后开始进入胸腔，陆续侵入肺组织，形成虫囊，发育为成虫，开始产卵。约 50 d 后在终宿主粪便中可查到虫卵。人若生食或半生食含囊蚴的淡水蟹，童虫在人体各组织器官间徘徊，难以定居，绝大多数虫体在人体内处于童虫阶段，仅有极少数在肺中能发育成熟产卵。因此认为人是斯氏并殖吸虫的非适宜宿主。

【致病机制与临床表现】

1. **致病机制** 斯氏并殖吸虫童虫在人体组织器官中移行、窜扰，造成组织损伤、坏死，形成嗜酸性肉芽肿，表现为局部或全身性幼虫移行症（larva migrans）。局部病变较卫氏并殖吸虫引起的病变更严重。

2. **临床表现** 本虫引起的幼虫移行症可分为皮下型和内脏型。

（1）皮下型 表现为皮下游走性包块或结节，占患者的 50%～80%。结节大小一般为 1～3 cm，也有大如鸡蛋者，多为单个，偶为多个或成串，常见于胸背部、腹部，亦可见于头颈部、四肢、腹股沟、阴囊及腋窝等处。包块多紧靠皮下，边界不清，无明显红肿，活检可见隧道样虫穴，多查不到虫体。

（2）内脏型　临床表现因侵犯器官不同而异。侵犯腹部以腹痛、腹泻、便血、腹内肿块为主；侵犯肝引起的组织损伤远较卫氏并殖吸虫为重，患者可出现肝区疼痛、肝大及转氨酶升高等表现；侵犯胸、肺，可引起胸膜炎、胸腔积液、胸膜增厚粘连。患者可出现胸闷、胸痛、咳嗽、咳痰等症状，痰量少，痰中常无虫卵；侵犯脑可出现头痛、呕吐、癫痫、偏瘫等症状；侵入心包可致血性心包积液，出现心悸、气短等；侵犯眼眶可导致眼球突出。全身症状有低热、乏力、食欲下降。血象检查嗜酸性粒细胞明显增多，可达80%。因本病受损器官不定，可多个脏器同时受损，因此临床表现多样，误诊率很高，应注意与肺结核、肺炎及肝炎等鉴别。

【实验诊断】

本病为幼虫移行症，患者的痰液或粪便中查不到虫卵，皮下包块活组织检查童虫是主要诊断方法。皮下包块活检可见嗜酸性肉芽肿，有时可见夏科－莱登结晶。免疫学检查对本病诊断具有重要参考价值。

【流行病学】

斯氏并殖吸虫仅在国内有报道。主要分布于甘肃、陕西、山西、云南、广西、贵州、四川、重庆、湖北、湖南、河南、广东、福建、浙江、江西等15个省、自治区、直辖市。

本病的传染源是家猫、犬、豹猫、果子狸、狐等野生动物。鼠和蛙等动物可作为该虫的转续宿主。人因生食或半生食含有活囊蚴的淡水蟹或含有童虫的转续宿主的肉而感染。

【防治】

防治措施与卫氏并殖吸虫基本相同。治疗药物首选吡喹酮。三氯苯达唑（triclabendazole）亦有较好疗效。

（段义农）

第四节　裂体吸虫（血吸虫）

裂体吸虫（schistosome）成虫寄生于人及多种哺乳动物的静脉血管内，故又称为血吸虫（blood fluke）或住血吸虫，所致疾病称为血吸虫病（schistosomiasis）。

寄生于人体的血吸虫主要有6种，依据其命名时间，分别为埃及血吸虫（*Schistosoma haematobium* Bilharz, 1852）、日本血吸虫（*S. japonicum* Katsurada, 1904）、曼氏血吸虫（*S. mansoni* Sambon, 1907）、间插血吸虫（*S. intercalatum* Fisher, 1934）、湄公血吸虫（*S. mekongi* Voge et al., 1978）和马来血吸虫（*S. malayensis* Greer et al., 1988）。其中以曼氏血吸虫、埃及血吸虫和日本血吸虫引起的血吸虫病流行范围广，主要分布于非洲、拉丁美洲和亚洲，且引起的危害较大。我国仅有日本血吸虫病存在，据考古发现早在2 100多年前即开始流行，曾分布于长江流域及其以南的12个省（市、自治区），目前除湖南、湖北、江西、安徽和云南5省处于传播控制阶段外，其余7省均已达到传播阻断或消除标准。本节主要介绍日本血吸虫及其引起的日本血吸虫病。

【形态】

1. 成虫　雌雄异体，雌虫常居于雄虫的抱雌沟（gynecophoral canal）内，呈合抱状态。虫体外观呈圆柱形，似线虫。体表具细皮棘。口吸盘位于虫体前端，腹面近前端有一腹吸盘，突出如杯状。消化系统有口、食管、肠。肠管在腹吸盘前的背侧分为 2 支，向后延伸，在虫体中部以后汇合成单一肠管，以盲端终止。肠内容物可经口排至宿主血液中。排泄系统由焰细胞（flame cell）经集合管汇合于虫体末端的排泄囊，再由排泄孔与体外相通。神经系统包括中枢神经节、两侧纵神经干和延伸至口、腹吸盘和肌层的许多神经分支。

（1）雄虫　雄虫乳白色，较粗短，体长 10～20 mm，宽为 0.5～0.55 mm。口、腹吸盘均较发达。自腹吸盘后虫体扁平，两侧向腹面卷折形成抱雌沟，外观呈圆筒状。睾丸椭圆形，常为 7 个，呈串珠状排列。每个睾丸发出一条输出管，汇入睾丸腹侧的输精管，向前通入睾丸前方的储精囊。生殖孔开口于腹吸盘后方，开口处呈唇状突起（图 11-11，图 11-12）。

（2）雌虫　雌虫黑褐色，因其摄取红细胞的数量远大于雄虫，肠管内充满被消化或半消化的血液所致。虫体前细后粗，圆柱形，形似线虫，长 12～28 mm，宽 0.1～0.3 mm。口吸盘不及雄虫的明显。卵巢 1 个，长椭圆形，位于虫体中部，由卵巢下端发出一输卵管，绕过卵巢向前，与来自虫体后部的卵黄管在卵巢前汇合成卵模。卵模外被梅氏腺，并与子宫相连。子宫管状，内含卵 50～300 个，开口于腹吸盘下方的生殖孔。卵黄腺分布于虫体后部，包绕于肠管周围（图 11-11，图 11-12）。

2. 虫卵　椭圆形，淡黄色，卵壳厚薄均匀，无卵盖，卵壳一侧有一小棘突（侧棘，lateral spine）。虫卵表面常附有残留的宿主组织。虫卵大小（74～106）μm ×（55～80）μm，平均为 89 μm × 67 μm。成熟虫卵内含一毛蚴，在毛蚴和卵壳的间隙中常见大小不等的圆

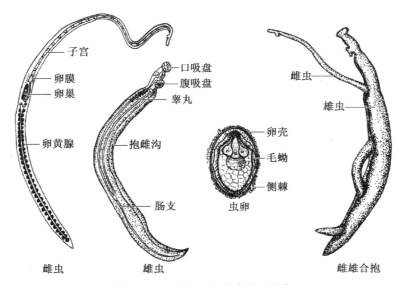

图 11-11　日本血吸虫成虫及虫卵

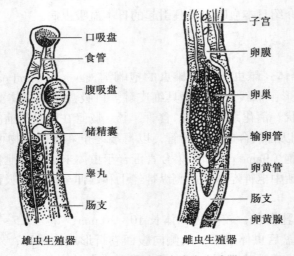

口吸盘
食管
腹吸盘
储精囊
睾丸
肠支

子宫
卵膜
卵巢
输卵管
卵黄管
肠支
卵黄腺

雄虫生殖器　　　　雌虫生殖器

图 11-12　日本血吸虫成虫生殖器

形或椭圆形的油滴状毛蚴头腺分泌物，称为可溶性虫卵抗原（soluble egg antigen，SEA），可由卵壳上微孔渗出（图 11-11）。

3. 毛蚴　从卵内孵出的毛蚴游动时呈长椭圆形，静止时或固定后呈梨形。平均大小为 99 μm×35 μm。全身被有纤毛。前端有一锥形顶突。体内前部中央有一袋状顶腺，开口于顶突。顶腺两侧偏后各有 1 个长梨形头腺（也称侧腺），开口于顶腺开口的两旁（图 11-13）。毛蚴的腺体分泌物中含中性黏多糖、蛋白质和酶等，是可溶性虫卵抗原的主要成分。

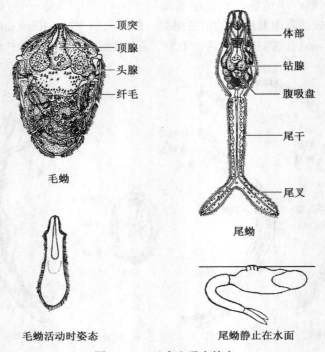

顶突
顶腺
头腺
纤毛

体部
钻腺
腹吸盘
尾干
尾叉

毛蚴　　　　　　　　尾蚴

毛蚴活动时姿态　　　　尾蚴静止在水面

图 11-13　日本血吸虫幼虫

4. 尾蚴 尾蚴由体部和尾部组成，尾部又分尾干和尾叉，属于叉尾型。大小为（280～360）μm×（60～95）μm。体壁外披一层多糖膜或称糖萼。体前端无口吸盘，特化为头器，内有一单细胞头腺。腹吸盘在体后 1/3 处，由发达的肌肉构成。腹吸盘两侧有单细胞钻腺 5 对，左右对称排列。2 对位于腹吸盘侧前方称前钻腺（又称前穿刺腺），具有粗大的嗜酸性分泌颗粒，内含钙、碱性蛋白和多种酶类，可使角蛋白软化，降解皮肤的表皮细胞间质、基底膜和真皮的基质等，有利于尾蚴钻入皮肤。3 对位于腹吸盘侧后方称为后钻腺（又称后穿刺腺），具有较细的嗜碱性分泌颗粒，富含糖蛋白和酶，糖蛋白遇水膨胀成黏稠的胶状物黏着皮肤，有利于前钻腺分泌酶的定向流动和避免流失。5 对钻腺分别由 5 对腺管开口于头器顶端（图 11–13）。

5. 童虫 尾蚴侵入终宿主的皮肤到发育成熟前的阶段称为童虫。尾蚴在水中游动时，若与宿主皮肤接触，则钻入宿主皮肤，脱去尾部转变为童虫。童虫体表的糖萼消失，穿刺腺内容物排空，体壁逐渐由 3 层变为 7 层结构。头器分化成口吸盘，内部组织器官逐渐分化、发育，最后雌雄虫合抱发育为成虫。根据童虫移行发育过程中停留的部位可分为皮肤型、肺型和肝门型。

【生活史】

日本血吸虫生活史复杂，其发育阶段包括虫卵、毛蚴、母胞蚴、子胞蚴、尾蚴、童虫和成虫。发育过程具有世代交替现象，即在终宿主体内完成有性世代，在中间宿主体内完成无性世代（图 11–14）。

成虫寄生于人和多种哺乳动物的门静脉 – 肠系膜静脉系统。雌虫移行至肠黏膜下层的静脉末梢产卵。一部分虫卵随门静脉系统血流至肝门静脉并沉积在肝组织内，另一部分虫卵沉积于结肠壁小静脉中。肝、肠组织内虫卵约经 11 d 发育成熟后，毛蚴分泌物（SEA）透过卵壳渗出，引起虫卵周围组织炎症、坏死，形成急性虫卵肉芽肿。在腹内压力、血管内压力及肠蠕动等因素作用下，肠壁坏死组织向肠腔溃破，其内的虫卵随破溃的坏死组织进入肠腔，并随宿主粪便排出体外。粪便中排出的虫卵多为成熟虫卵。不能排出的虫卵则沉积于肝、肠组织中逐渐死亡、钙化。

成熟虫卵随粪便排出后必须进入水中才能孵化。毛蚴的孵出与渗透压、温度、光照及 pH 等条件有关，其中水的渗透压被认为是影响孵化的主要条件。水越清越有利于毛蚴孵化，在清水中毛蚴的孵化率接近 100%。温度和光照对毛蚴孵化亦起促进作用，最适宜的水温为 25～30℃，黑暗可抑制毛蚴孵出。孵化最适宜的 pH 为 7.5～7.8，自来水中余氯含量大于 3×10^{-5} mg/L 时可抑制孵化。日本血吸虫毛蚴具有向光性和向上性，孵出后多分布于水体表层，利用其体表纤毛作直线游动。

毛蚴在水中若遇到中间宿主钉螺时，主动侵入钉螺体内，再经母胞蚴、子胞蚴的无性繁殖阶段发育为大量尾蚴。一个毛蚴钻入螺体后可产生成千上万条同性别的尾蚴。没有侵入钉螺体内的毛蚴在水中一般可存活 15～94 h。毛蚴孵出的时间愈久，感染钉螺的能力愈低。

尾蚴从螺体内逸出的首要条件是水，钉螺在水中、湿泥土或有露水的植物上均可逸出尾蚴。水温、光照和 pH 也影响尾蚴的逸出。水温在 15～35℃范围内尾蚴可逸出，最适宜的温度为 20～25℃。光照增加，尾蚴逸出增多，全黑暗时无尾蚴逸出。在自然界日本血

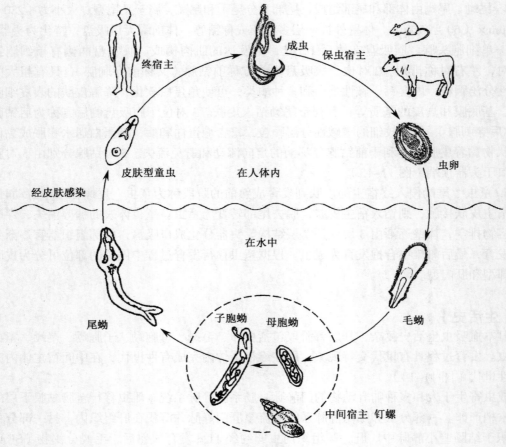

图 11-14　日本血吸虫生活史

吸虫尾蚴逸出的高峰时间为上午 8：00～12：00 时。尾蚴逸出后，可自主游动，静止时常倒悬于水面。尾蚴的存活时间及其感染力因环境温度、水的性质及尾蚴逸出后时间的长短而异。水温愈高寿命愈短，逸出的时间愈长其侵袭力愈差。尾蚴在水中游动时，若与终宿主皮肤和（或）黏膜接触，经数分钟，甚至 10 s，即可借助头腺和穿刺腺分泌物的溶解作用、尾部摆动及体部伸缩的协同作用，钻入宿主皮肤。

尾蚴钻入宿主皮肤时脱去尾部及体表的糖萼即转化为童虫。童虫在皮下组织作短暂停留后，侵入局部小血管、淋巴管，随血流或淋巴液经右心到肺，再由左心进入体循环，大部分童虫经肠系膜动脉穿过毛细血管，再经肠系膜静脉，顺血流到肝门静脉分支，在此继续发育至性器官初步分化后，雌雄虫合抱。合抱虫体逆行至肠系膜下静脉及直肠静脉内寄居、交配和产卵。日本血吸虫自尾蚴侵入皮肤至成虫发育成熟产出虫卵约需 24 d。成虫寿命一般为 4.5 年。

6 种血吸虫的生活史过程相似，但在终宿主体内的寄生部位、中间宿主种类等方面不同，主要区别见表 11-2。

表 11-2　6 种人体血吸虫生活史比较

虫种	成虫寄生部位	人体内虫卵分布	虫卵排出途径	中间宿主	主要流行地区
日本血吸虫	肠系膜下静脉，门静脉系统	肠壁、肝	粪	湖北钉螺	亚洲（中国、菲律宾、印度尼西亚、日本）
曼氏血吸虫	肠系膜静脉，痔静脉丛，偶可膀胱静脉丛	肠壁、肝	粪，偶尔尿	双脐螺	非洲（39 个国家）、拉丁美洲（10 个国家）、亚洲（4 个国家）
埃及血吸虫	膀胱静脉丛，骨盆静脉丛，偶可肠系膜门静脉系统	膀胱及生殖系统	尿，偶尔粪	水泡螺	非洲（44 个国家）、亚洲（10 个国家）、欧洲（葡萄牙）
间插血吸虫	肠系膜静脉，门静脉系统	肝、肠壁	粪，偶尔尿	水泡螺	非洲（喀麦隆、加蓬、乍得、扎伊尔）
湄公血吸虫	肠系膜上静脉，门静脉系统	肝、肠壁	粪	开放拟钉螺	亚洲（柬埔寨、老挝、泰国）
马来血吸虫	肠系膜静脉，门静脉系统	肝、肠壁	粪	小罗伯特螺	亚洲（马来西亚）

【致病机制与临床表现】

1. 致病机制　血吸虫病可被视为一种免疫性疾病。血吸虫在终宿主体内的感染过程中，尾蚴、童虫、成虫和虫卵均可以对宿主造成危害，因为尾蚴侵入、童虫移行、成虫寄生、虫卵沉积及各虫期的分泌物、代谢产物和死亡后的分解产物均能诱发宿主产生一系列免疫应答和相应的病理变化，其中虫卵是血吸虫致病的最主要阶段。

（1）尾蚴所致损害　血吸虫尾蚴钻入皮肤后可引起尾蚴性皮炎，表现为尾蚴入侵部位出现红色小丘疹，并伴有皮肤瘙痒，其机制与 I 型和 IV 型超敏反应有关。初次感染尾蚴的人皮肤反应不明显，重复感染者反应逐渐加重，严重者可引起全身水肿及红斑。病理变化表现为局部皮肤毛细血管扩张充血，伴出血、水肿，炎症周围有中性粒细胞、嗜酸性粒细胞和单核细胞浸润等。

（2）童虫所致损害　童虫在宿主体内移行时可穿透毛细血管壁，造成毛细血管破裂或栓塞，局部炎性细胞浸润和点状出血，以肺部损害最为显著。患者出现咳嗽、痰中带血、发热、全身不适、血中嗜酸性粒细胞增多等表现。感染后 5~7 d，童虫引起的肺组织病变逐渐消失。这种一过性肺炎可能与童虫引起的机械性损害和代谢产物引起的超敏反应有关。

（3）成虫所致损害　成虫寄生于血管内，口腹吸盘的吸附移动可引起轻微的静脉内膜炎及静脉周围炎。成虫代谢产物、分泌物、排泄物及脱落的表膜等抗原物质及虫卵分泌的抗原等均可刺激宿主产生抗体，形成免疫复合物；当其过多而不能被巨噬细胞吞噬和清除时，可沉积在血管或关节等处引起 III 型超敏反应，导致组织损伤，如沉积在肾小球毛细血管基底膜上可引起血吸虫性肾小球肾炎。成虫寄生还可引起宿主贫血、嗜酸性粒细胞增多等。

（4）虫卵所致损害　虫卵是血吸虫病主要的致病虫期。成熟活卵沉积在组织（主要是肝和肠）中，其毛蚴分泌物（SEA）诱发的虫卵肉芽肿（egg granuloma）及继发的纤维化是血吸虫病的主要病理变化。雌虫刚产出的虫卵为未成熟卵，周围的宿主组织对其无反应或仅有轻微的反应。随着卵内毛蚴发育成熟，分泌的 SEA 经卵壳微孔释放到周围组织中，通过抗原呈递细胞—巨噬细胞呈递给辅助性 T 细胞。致敏的 T 淋巴细胞再次受到同种抗原刺激后产生各种细胞因子，如 IL-2、IFN-γ、IL-4、IL-5、IL-10、TNF-α 及粒细胞 - 巨噬细胞集落刺激因子（GM-CSF）、成纤维细胞刺激因子（FSF），在其共同作用下，吸引嗜酸性粒细胞、中性粒细胞、巨噬细胞、淋巴细胞、浆细胞和成纤维细胞等趋向、聚集于虫卵周围，形成虫卵肉芽肿（又称虫卵结节），属于Ⅳ型超敏反应。虫卵肉芽肿形成时有利于破坏和清除虫卵，将虫卵紧密包围与限制，使 SEA 的损害局限于虫卵周围，避免局部或全身的免疫性疾病发生或加剧。但是随着疾病发展，虫卵肉芽肿反应可不断破坏肝、肠组织的结构和功能，引起干线型肝硬化和肠壁纤维化等一系列病变。

虫卵肉芽肿在病理上可分为 4 个时期。

1）急性期：成熟虫卵周围出现大量嗜酸性粒细胞浸润，伴有较多的巨噬细胞。因嗜酸性粒细胞变性、坏死，液化后呈脓肿样病变，故称为嗜酸性脓肿。在染色的组织切片上，虫卵周围可见红染的放射状火焰样物质，即抗原 - 抗体复合物，称为何博礼现象（Hoeppli phenomenon）。

2）过渡期：虫卵周围仍有大量炎性细胞浸润，包括淋巴细胞、嗜酸性粒细胞、巨噬细胞、浆细胞及中性粒细胞，类上皮细胞开始出现。肉芽肿周围有数层成纤维细胞包绕。

3）慢性期：虫卵周围的坏死组织被清除，出现大量巨噬细胞浸润和成纤维细胞，虫卵崩解、破裂甚至钙化，类上皮细胞演变为多核巨细胞，肉芽肿外围仍有少量炎症细胞（淋巴细胞、浆细胞）浸润，形成虫卵结节。

4）瘢痕期：肉芽肿体积明显缩小，虫卵消失或仅残存卵壳。肉芽肿周围出现由肌成纤维细胞产生的大量胶原纤维沉积，使之纤维化。重度感染者，肝门脉区发生广泛纤维化，出现典型的干线型纤维化（pipestem fibrosis）和肝硬化。由于窦前静脉的广泛阻塞，门静脉血流受阻，导致门静脉高压，出现肝脾大、腹水，故称为肝脾型血吸虫病。门 - 腔静脉侧支循环开放，血流量增加，使腹壁、食管及胃底等部位的静脉曲张。若曲张的静脉发生破裂，则可引起大量出血。如胃底和食管下端静脉丛发生破裂，则引起上消化道出血；直肠静脉丛破裂，则出现便血。

在虫卵肉芽肿形成过程中，Th1 和 Th2 型细胞因子起交叉调节作用。日本血吸虫感染小鼠体内的 Th2 细胞因子（IL-4、IL-5、IL-10 及 IL-13 等）水平均随感染时间的延长而明显增高，尤以 IL-4 最为显著。Th2 细胞因子可抑制 Th1 细胞因子的产生，而 Th1 细胞因子具有抗虫卵肉芽肿反应及抑制肝纤维化的作用，故 Th2 细胞因子的水平增高可加速肝纤维化的形成。对日本血吸虫病的流行病学调查显示，患者血吸虫病肝纤维化程度与既往感染史有关，且随年龄增大而增高，表明肝纤维化是一持续进展的病理过程。

纤维化是虫卵肉芽肿形成的后果。肝纤维化早期，肝内的Ⅲ型胶原合成明显增多，晚期肝内以Ⅰ型胶原为主。Ⅰ型胶原纤维间交叉连接牢固，构成粗大纤维束，使纤维化难逆转。虫卵肉芽肿及纤维化的形成过程涉及虫源性抗原、免疫细胞、体液抗体、淋巴因子、黏附分子及其受体相互作用的复杂过程，其中纤维连接蛋白（纤维连接素，FN）、层黏蛋白（层黏素，LN）、转化生长因子 -β1（TGF-β1）等在促进虫卵肉芽肿形成及纤维化过程中起重要作用；而干扰素 –γ（IFN–γ）对肝纤维化有抑制作用，可能对肝星状细胞的激活和转变为肌成纤维细胞起抑制作用，或与诱导肝星状细胞凋亡有关。

2. 临床表现　血吸虫病临床表现多样，与感染度、病程、宿主免疫状态、虫卵沉积部位和虫株（strain）等有关。在大量尾蚴入侵时可引起急性血吸虫病，而轻度感染者多数无临床表现，仅粪便中可检获虫卵。反复感染又未经治疗或治疗不及时者，可发展为晚期血吸虫病。如虫卵沉积在肝肠以外的组织器官，可引起异位损害。临床上血吸虫病可分为急性、慢性、晚期和异位血吸虫病等类型。

（1）急性血吸虫病　常见于血吸虫初次感染者，但少数慢性甚至晚期血吸虫病患者再次大量感染尾蚴后亦可发生。潜伏期长短不一，大多数病例于接触疫水后 5～8 周出现症状，此时正是成虫大量产卵的时候，卵内毛蚴向宿主血循环释放大量抗原，刺激机体产生大量特异性抗体。在抗原过剩的情况下，形成中等大小的可溶性免疫复合物，若未能被单核吞噬细胞系统及时吞噬清除，则在局部或全身毛细血管基底膜沉积，引起血清病样综合征。少数病例潜伏期短于 25 d，最短者为 14 d，此时的临床症状可能由童虫的代谢产物引起。急性血吸虫病好发于春夏、夏秋之交，6～10 月份常见。患者均有明显的疫水接触史，常因游泳、捕鱼虾、打湖草、防汛、嬉水等大面积接触疫水。典型的临床表现为畏寒、发热、多汗、淋巴结及肝脾大，常伴有肝区压痛。肝大左叶较右叶明显，质地较软，表面光滑。肝大一般在剑突下 5 cm 内。脾大常见于重症感染，脾质软，无压痛。患者可见食欲减退、恶心、呕吐、腹痛、腹泻、黏液便或脓血便等；呼吸系统出现干咳，偶尔痰中带血丝，伴胸痛、气促，甚至哮喘。X 线检查可见肺部点状、云雾状或雪花状浸润性阴影，多在发病后月余出现，一般持续 2～3 个月消失。患者还可伴有关节痛、荨麻疹、血管神经性水肿、出血性紫癜等过敏反应。血中白细胞尤其嗜酸性粒细胞增多。重症患者可有高热、神志淡漠、黄疸、腹水、消瘦、高度贫血、明显消瘦、中性粒细胞增多、嗜酸性粒细胞减少甚至消失等症状，个别病例可出现偏瘫、癫痫、昏迷等脑血吸虫病症状，甚至死亡。

（2）慢性血吸虫病　急性期未经病原治疗或治疗未愈者，或反复轻度感染而获得免疫力的患者，常出现隐匿型间质性肝炎或慢性血吸虫性结肠炎。临床上可分为无症状（隐匿型）和有症状 2 类。隐匿型患者一般无症状，少数可有轻度肝或脾大，但肝功能正常，劳动力不受影响。这类患者在流行区颇为多见，尤其在轻度流行区。有症状的患者主要表现为慢性腹泻和腹痛、黏液血便，呈间歇性出现。肝大较常见，表面光滑，质地较硬，无压痛。脾轻度增大。血中丙种球蛋白升高，嗜酸性粒细胞增多，可有轻度贫血。

（3）晚期血吸虫病　患者出现肝纤维化门静脉高压综合征、严重生长发育障碍或结肠显著肉芽肿性增殖，是由于反复或重度感染、轻度感染未经及时病原治疗或治疗不彻底，经过较长时期（5～15 年或更长）发展而成，在重流行区约占血吸虫感染者总数的 5%～10%。临床上出现肝脾大、门静脉高压、腹腔积液，以及腹壁、胃底和食管下端静脉曲张等表现。根据主要临床表现，晚期血吸虫病分为 4 种类型：巨脾型、腹水型、结肠增殖型和侏儒型，同一患者可兼有 2 种或 2 种以上的类型（图 11–15）。

1）巨脾型：患者脾大超过脐平线或横径超过腹中线，表面光滑，质地坚硬，伴有脾功能亢进。

2）腹水型：这是门静脉高压与肝功能失代偿的结果，常在呕血、感染、过度劳累后诱发。此型患者主要表现为腹水、低蛋白血症和低钠血症。高度腹水可致腹胀、腹痛、呼吸困难、脐疝、腹疝、下肢水肿、腹壁静脉曲张，较易发生黄疸。

3）结肠增殖型或称结肠肉芽肿型：这是一种以结肠病变为突出表现的临床类型。由于大量虫卵沉积于肠壁，虫卵肉芽肿纤维化，腺体增生，从黏膜下层向肠腔突出而形成息肉，可使肠腔狭窄，或从浆膜下向腹腔增长形成肿块。临床上有腹痛、腹泻、便秘，或便秘与腹泻交替出现，左下腹可扪及包块，严重者出现不完全性肠梗阻等。

4）侏儒型：患者在儿童时期反复感染血吸虫，未获及时治疗，垂体前叶和性腺等功能减退，影响生长发育和生殖功能。表现为患者身材矮小、面容苍老、无第二性征，但智力接近正常。同时可伴有慢性或晚期血吸虫病的其他表现。

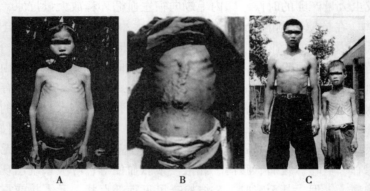

图 11-15 晚期血吸虫病患者

A. 腹水；B. 腹壁静脉曲张；C. 同龄正常人（左）与侏儒症（右）

晚期血吸虫病的并发症主要有上消化道出血和肝性脑病，多见于腹水型。50% 以上的晚期患者因食管下段或胃底静脉曲张破裂所致的上消化道大出血而死亡。有 1.6%～5.4% 的晚期患者发生肝性脑病，并发肝性脑病者，死亡率可达 70% 以上。结肠增殖型者可并发结肠癌。在我国，血吸虫感染者合并乙型肝炎的比率较高。

（4）异位血吸虫病 日本血吸虫成虫在门静脉系统范围以外的静脉寄生称为异位寄生。血吸虫卵在门静脉系统以外的器官或组织内沉积引起虫卵肉芽肿病变称为异位损害或异位血吸虫病。异位寄生常见于肺和脑，偶可见于皮肤、甲状腺、心包、肾、肾上腺皮质、腰肌、生殖器及脊髓等组织或器官。

肺血吸虫病多见于急性期患者，也可见于慢性期或晚期患者。在急性期虫卵可通过肝窦，或通过门－腔静脉侧支循环，沉积于肺动脉末端，引起较强烈的肉芽肿反应；偶因成虫异位寄生于肺小动脉产卵而引起病变。临床表现多为干咳或少量白色泡沫痰，X 线检查可见絮片状、粟粒样阴影。少数病例可导致肺源性心脏病。

脑血吸虫病多见于急性期。急性脑型血吸虫病主要发生于初次进入流行区青少年并有明确的多次接触疫水史者，约在大量尾蚴感染后 4～6 周，由虫体和虫卵的分泌、代谢产物和毒素引起的脑部反应性血液循环障碍；临床特征除急性血吸虫病表现外，还有中毒性弥漫性脑膜脑炎的症状和体征，表现为头痛、意识障碍、嗜睡、昏迷、偏瘫、视物模糊及脑膜刺激征等。慢性脑型血吸虫病发生于慢性感染人群中的部分患者，是由虫卵沉积于脑血管末梢，形成虫卵肉芽肿，引起脑水肿等病变，常出现癫痫发作及脑瘤样症状。

【免疫】

人类对寄生于人体的血吸虫均不能通过固有免疫发挥有效的保护作用，但血吸虫感染后各虫期（童虫、成虫和虫卵）抗原均可致敏宿主免疫系统而产生适应性免疫。免疫应答的结果包括产生保护性免疫和诱发免疫病理损害。

1. 抗原 血吸虫是多细胞动物，生活史复杂，各虫期的排泄物、分泌物、虫体表膜或死亡虫体的崩解产物均可成为抗原。不同种、株及各虫期间既有共同抗原，也有各自的特异性抗原，且抗原成分相当复杂，包括蛋白质、多肽、糖蛋白、糖脂和多糖等。虫体表面抗原常可成为免疫效应攻击的靶抗原；排泄分泌抗原进入血流成为循环抗原，可诱发宿主的保护性免疫，或形成抗原抗体复合物引起免疫病理变化，或成为免疫诊断检测的对象。血吸虫内部结构中的某些成分（如副肌球蛋白）也可诱导免疫保护作用。

2. 适应性免疫 宿主感染血吸虫后可产生针对血吸虫各虫期的适应性免疫应答。这种免疫应答首先表现为对宿主再感染产生不同程度的免疫保护力，同时也逐渐产生对宿主组织的免疫病理损伤（详见致病机制）。

血吸虫感染诱导宿主产生保护性免疫的特点是对再感染的童虫具一定杀伤作用，但对原发感染的成虫不起杀伤作用，一旦体内成虫彻底消失后，此种免疫力也随之消失。这种在原发感染的成虫继续存在的情况下，对再感染产生一定免疫力的现象称为伴随免疫，属非消除性免疫。这种保护性免疫力的获得可能是抗体依赖细胞介导的细胞毒作用（ADCC）直接杀伤再次入侵的早期童虫。参与 ADCC 效应的成分有抗体（IgG、IgE）、补体和细胞（巨噬细胞、嗜酸性粒细胞、中性粒细胞、肥大细胞）。其效应机制是抗童虫抗体 Fab 段与虫体结合，Fc 段则与效应细胞膜上的 Fc 受体结合，后者如嗜酸性粒细胞脱颗粒释放主要碱性蛋白，损伤童虫表膜或杀死童虫；巨噬细胞则可释放溶酶体酶而杀伤虫体。此外，人群免疫流行病学及小鼠动物模型研究亦显示，Th1 型细胞因子 IFN-γ 与抗血吸虫感染免疫力有关。

3. 免疫逃避 血吸虫成虫能在免疫功能正常的宿主体内逃避宿主的免疫攻击而长期生存，表明成虫具免疫逃避现象，其机制可能有如下几点。

（1）抗原伪装 成虫体表获得宿主分子或宿主抗原，如血型抗原（A、B、H 型）、组织相容性抗原及免疫球蛋白等，借此隐蔽虫体自身表面抗原，从而逃避宿主对其的免疫识别。

（2）抗原模拟 血吸虫可能具有与宿主相对应的基因，在寄生过程中虫体可表达宿主样抗原，呈现于虫体表面。这种现象称为抗原模拟或分子模拟（molecular mimicry），血吸虫借此可躲避宿主免疫系统的识别。

（3）表膜改变 表面抗原因虫体表膜更新而不断缺失和更新，使虫体逃避宿主的免疫识别。

（4）表面受体作用 研究发现尾蚴侵入宿主皮肤后早期童虫体表具有 IgG 的 Fc 受体，IgG 能与这些受体发生特异性的结合，从而影响 ADCC 作用。同时虫体表面含有多种蛋白酶和肽酶，可分解结合于虫体表面的抗体，使 ADCC 不能发挥作用。

此外，血吸虫还可通过封闭型抗体的诱生、特异性 B 细胞克隆耗竭、激活调节性 T 细胞（CD4$^+$CD25$^+$Treg 细胞）和抑制性 T 细胞（Ts 细胞）等具有免疫抑制功能的细胞、诱导 Th1/Th2 免疫应答类型转换、促使 T 细胞凋亡等机制，抑制宿主免疫应答。

【实验诊断】

血吸虫病的实验诊断主要包括病原学检查、免疫学检查等。超声检查亦是血吸虫肝病重要的辅助诊断方法。实验诊断方法可参考我国卫生行业标准（WS 261—2006）—血吸虫病诊断标准。

1. 病原学检查 粪检或直肠活检发现血吸虫虫卵或毛蚴是确诊血吸虫病的依据，但对轻度感染者和晚期患者，常常会发生漏检。

（1）粪便直接涂片法 此法操作简单，但虫卵检出率低，仅适用于急性感染者和重度感染者。

（2）尼龙绢袋（筛）集卵孵化法 将较大量粪便经集卵浓集后再行毛蚴孵化。此法检查因所需粪量多，检出率大大高于直接涂片法，适用于基层大规模普查。

（3）定量透明法 常用的有改良加藤厚涂片法（Kato–Katz thick smear technique）和集卵透明法。此法可作虫卵计数，因此可用于测定人群的感染度和考核防治效果。在血吸虫病中度及重度流行区，改良加藤法的虫卵检出率和稳定性均优于尼龙绢袋集卵孵化法。但在疫情显著控制的地区，虫卵检出率低。

（4）直肠活组织检查 慢性特别是晚期血吸虫病患者，因肠壁组织增厚，虫卵排出受阻，难以从粪便中检出虫卵，直肠乙状结肠镜检查有助于发现沉积在肠黏膜内的虫卵。对于临床上怀疑血吸虫病而多次粪检未查到虫卵者，可作直肠镜检。直肠活组织检查发现虫卵只能证明感染过血吸虫，体内是否还有活虫，必须根据虫卵的死活进行判断。

2. 免疫学检查 既是血吸虫病流行病学调查的工具，又可作为临床诊断的重要辅助手段。

（1）检测抗体 血吸虫感染者血清中存在特异性抗体（IgM、IgG、IgE 等），常用检测抗体的方法如下。

1）间接红细胞凝集试验（indirect haemagglutination assay，IHA）：IHA 与粪检虫卵的阳性符合率达 92.3% ~ 100%，假阳性率为 2.5%。IHA 操作简单，用血量少，判断结果快，有早期诊断价值。

2）酶联免疫吸附试验（enzyme–linked immunosorbent assay，ELISA）：此法具有较高敏感性和特异性，且可半定量检测相应抗体的水平，阳性检出率 95% 以上。ELISA 已较广泛应用于检测患者体内抗体，进行诊断或评价防治工作效果。

3）胶体染料试纸条试验（dipstick dye immunoassay，DDIA）：此法具有操作简单、不需任何仪器、反应快速（2 ~ 5 min）、敏感性和特异性均高（分别为 94% ~ 97% 和 96.7%）等优点，适用于大规模现场查病。

4）环卵沉淀试验（circumoval precipitin test，COPT）：该方法具有较高的敏感性和特异性，可用作综合查病和血清流行病学调查。对无血吸虫病史人群或末次治疗已 3 年以上的血吸虫病患者，若环沉率≥3% 时，结合临床表现可考虑给予治疗。在疫情控制地区，经过反复治疗，其感染度和感染率都较低，COPT 的阳性率明显下降。

5）免疫印迹试验（immunoblotting）：又称蛋白质印迹（Western blot），该法不但能对血吸虫的特定组分蛋白进行分析和鉴定，而且能检测抗原、抗体表达谱来鉴别诊断患者和区分不同病期。敏感性和特异性均较高，假阳性率很低，但仅适用于有条件的实验室。

此外，斑点金免疫渗滤试验（dot immunogold filtration assay，DIGFA）、间接荧光抗体试验（indirect fluorescent antibody test，IFAT）、乳胶凝集试验（latex agglutination test，LAT）等，各具优缺点。

（2）检测循环抗原　宿主体液中的循环抗原是由活虫产生的，随血吸虫感染的终止而很快消失。因此，检测宿主体内的循环抗原无论在诊断上，还是在考核疗效方面均具有重要意义。但目前因敏感较低，广泛应用于现场的检测方法不多。

3. 超声检查　血吸虫病肝干线型纤维化、肝硬化及门静脉分支血管壁的增厚等均可在超声诊断仪中显示出特征性图像，据此 WHO 于 2000 年制定了超声诊断血吸虫病标准。因此，超声检查对血吸虫肝病具有重要的诊断价值。

【流行病学】

1. 地理分布　日本血吸虫病流行于中国、菲律宾、印度尼西亚和日本等亚洲国家。在我国，曾在长江流域及其以南的湖南、湖北、江西、安徽、江苏、云南、四川、浙江、广东、广西、福建及上海等 12 个省（市、自治区）的 427 个县（市、区）流行，累计感染者达 1 161.2 万人，受威胁人口 1 亿以上。经过 70 年的努力，我国多地达到血吸虫病传播阻断和消除标准。至 2020 年 8 月，全国 12 个血吸虫病流行省（直辖市、自治区）中，上海、浙江、福建、广东、广西等 5 个省（直辖市、自治区）继续巩固血吸虫病消除成果，四川省和江苏省达到传播阻断标准，云南、湖北、安徽、江西、湖南等 5 个省达到传播控制标准。2018 年全国尚存晚期血吸虫病患者 29 214 例。

2. 流行环节

（1）传染源　日本血吸虫病为人兽共患寄生虫病。除人外，多种家畜和野生动物均可感染血吸虫，其中患者和病牛是最重要的传染源。现已发现自然感染的动物有 40 余种。家畜有水牛、黄牛、山羊、猪、马、犬、家兔等；野生动物有野兔、家鼠、野猪、猴、野鼠等，其中感染血吸虫的牛、羊、猪、犬及野鼠为主要的动物传染源。我国台湾地区的日本血吸虫系一动物株，主要感染牛，尾蚴侵入人体后不能发育为成虫。

（2）传播途径　血吸虫的传播途径包括血吸虫卵入水、毛蚴孵出、侵入钉螺、尾蚴从螺体逸出并侵入终宿主这一系列过程。其中含有血吸虫卵的粪便污染水体、水中存在钉螺及人群接触疫水是三个重要环节。粪便污染水源的方式有多种，如用新鲜粪便施肥、在河、沟中洗刷粪桶、动物粪便直接入水等。钉螺是构成血吸虫病传播的不可缺失环节，没有钉螺存在，血吸虫病就不会流行。流行区人群因生产、生活需要（如耕种水田、割湖草、捕捉鱼虾、洗衣、游泳及防汛等）接触含有血吸虫阳性钉螺的疫水而感染。感染途径主要是经皮肤，其次为口腔黏膜。

湖北钉螺（*Oncomelania hupensis*）是日本血吸虫的唯一中间宿主，为水陆两栖淡水螺。钉螺雌雄异体，圆锥形，长 10 mm 左右，宽 3~4 mm，有 6~8 个右旋的螺层。平原地区的钉螺壳表面有纵肋；称为肋壳钉螺；山丘地区钉螺表面光滑，称为光壳钉螺。钉螺一般孳生在气候温暖、土质肥沃、杂草丛生、水流缓慢的小沟、河畔、湖汊、洲滩、草滩、水田、小溪、山涧等处，以腐败植物、藻类、苔藓等为食，寿命为 1~2 年。在自然界幼螺出现的高峰时间多在温暖多雨的 4～6 月份。

（3）易感者　是对血吸虫感染缺乏免疫力的人或动物。人群普遍易感，但儿童、青少年及由非疫区进入疫区的人群更容易感染。感染者也可重复感染，但随着年龄的增长，再感染的感染度下降。

3. 流行因素　影响血吸虫病流行的因素包括自然因素和社会因素。自然因素主要指钉螺孳生的自然条件，如地理环境、气温、雨量、水质、土壤、植被等。社会因素是指影响血吸虫病流行的社会制度、经济条件、生活水平、生活方式、卫生知识、人口流动、环境卫生及农田水利建设等。社会因素在控制血吸虫流行的过程中起主导作用。

4. 流行区类型　根据钉螺孳生地的地理环境及流行病学特点，我国将血吸虫病流行区划分为平原水网型、湖沼型和山区丘陵型。

（1）平原水网型　平原水网型简称水网型，主要指长江下游与钱塘江之间的长江三角洲广大平原地区，包括上海、浙江和江苏。该型地区气候温和、雨量充足、河道纵横交错如蛛网，钉螺随网状水系分布，有螺面积占全国钉螺总面积的 7.9%，人群主要因生产、生活活动接触疫水而感染。

（2）湖沼型　湖沼型又称江湖州滩型。主要指长江中、下游两岸的大片湖沼地区，包括湖北、湖南、安徽、江西、江苏等省的沿江洲滩及与长江相通的大小湖泊沿岸。洲滩有"冬陆夏水"的特点，钉螺分布面积大，占全国钉螺总面积的 82.1%。此型地区是当前我国血吸虫病流行的主要地区。

（3）山区丘陵型　该型地理环境复杂，根据地形特征又可分为平坝型、丘陵型和高山型 3 种。钉螺一般沿山区水系分布，面积不大，但范围广，有螺面积约占全国钉螺总面积的 10%。由于地形复杂，交通不便和当地经济条件的限制，防治难度较大。该型流行区主要在我国南部，包括福建、四川、云南、广西等省（自治区）。

【防治】

我国血吸虫病防治工作的方针是综合治理、科学防治。对流行区人群进行普查普治，人畜同步化疗，并要做好疫情监测和巩固工作。

1. 控制传染源　积极治疗患者、病畜是控制传染源的有效途径。吡喹酮是当前治疗血吸虫病的首选药物，具有疗效高、疗程短、毒性低，使用方便的特点。在疾病难以控制的湖沼地区和大山区可用吡喹酮进行群体化疗。对于晚期患者采用对症治疗。

2. 切断传播途径

（1）控制和消灭钉螺　是阻断血吸虫病传播的关键环节。灭螺应采用综合措施，主要是结合农田水利建设和生产环境改造，治理湖洲，以改变钉螺孳生环境为主。局部地区配合化学药物灭螺，灭螺药有氯硝柳胺或溴乙酰胺等。还可采用生物灭螺，如利用龟、蛙、蟹、鱼等天敌灭螺。在短期内不易消灭钉螺的湖、沼、洲、滩等地区采用建立"安全带"的方法，在人畜常到地带反复灭螺，以达到预防和减少感染的目的。

（2）粪便管理　感染血吸虫的人畜粪便污染水体是血吸虫病传播的重要环节。因此加强人畜粪便管理，进行无害化处理对防止血吸虫病流行至关重要。如粪、尿混合贮存，利用尿分解后产生的氨而杀死血吸虫卵。不使用新鲜粪便施肥，不随地大便，推广贮粪池、沼气池等。

（3）安全用水 结合农村卫生建设规划，因地制宜建立安全供水设施，可减少居民直接接触疫水的机会。可以用物理或化学方法处理饮用水，包括加热杀蚴、用漂白粉、碘酊和氯硝柳胺等杀灭尾蚴。

3. 保护易染者

（1）加强健康教育 向疫区人群宣传血吸虫病危害、血防知识与防护技能，以提高人们自我保健能力和意识，引导人们改变不良的生产方式、生活方式。

（2）做好个人防护 对难以避免接触疫水者，可使用防护药、具，如穿防护靴、防护裤，在皮肤上涂搽防蚴宁、氯硝柳胺脂剂、苯二甲酸二丁酯油膏等防护药。蒿甲醚和青蒿琥酯对童虫有较好杀灭作用，对已接触疫水者，在接触后第 7 d 开始服用，可达到早期治疗的目的。

第五节　布氏姜片吸虫

布氏姜片吸虫［*Fasciolopsis buski*（Lankester，1857）Odhner，1902］简称姜片虫，又称肠吸虫（intestinal fluke）。它寄生于人体小肠引起姜片虫病（fasciolopsiasis）。早在 1600多年前我国的东晋时代已有本虫的记载。1300 多年前，隋代巢元方的《诸病源候论》中有"赤虫状如生肉"，"片如鸡肝"的描述。1843 年 Buski 在伦敦船员医院的一位印度水手尸体的小肠内发现本虫。1873 年 Kerr 在我国广州首先发现临床病例。

【形态】

1. 成虫　虫体扁平肥大，活时肉红色，固定后灰白色，体形似姜片，故称姜片虫。虫体的大小长 20～75 mm，宽 8～20 mm，厚 0.5～3 mm，为寄生人体的最大吸虫。口吸盘位于体前端腹面，直径约 0.5 mm。腹吸盘直径为 2～3 mm，靠近口吸盘后方，漏斗状，肌肉发达，肉眼可见。虫体背面光滑，腹面具有单生或横行排列的细矛状皮棘。口孔位于口吸盘中央，前咽短小，咽球形，食管甚短。在腹吸盘前肠管分为左右两肠支，沿虫体两侧向后弯曲延伸，以盲端止于虫体后部。生殖系统雌雄同体。1 对睾丸高度分支，前后排列于虫体后半部。每个睾丸发出 1 根输出管，在虫体前部会合为 1 个输精管，通入贮精囊，连接射精管及阴茎，开口于腹吸盘前缘的生殖腔内。卵巢 1 个，呈分支状，位于虫体中部，睾丸之前。输卵管自卵巢发出，分出劳氏管，与卵黄总管汇合，然后进入卵模。缺受精囊。子宫由卵模向前盘旋，通入腹吸盘附近的阴道，后者开口于生殖腔（图 11-16）。

2. 虫卵　椭圆形，淡黄色，大小为（130～140）μm×（80～85）μm，是寄生人体的最大蠕虫卵。卵壳薄而均匀，一端具有不太明显的卵盖。近卵盖端有一尚未分裂的卵细胞，周围有 20～40 个卵黄细胞（图 11-16）。

【生活史】

姜片虫的终宿主是人和猪，猪是该虫重要的保虫宿主。姜片虫的中间宿主是扁卷螺，菱角、茭白等水生植物为其传播媒介。生活史包括虫卵、毛蚴、胞蚴、母雷蚴、子雷蚴、尾蚴、囊蚴和成虫阶段。

姜片虫的成虫寄生在终宿主的小肠，产出的虫卵随宿主的粪便排出体外，如有机会进入水中，在适宜的温度（26~32℃）下，虫卵经3~7周发育成熟孵出毛蚴。毛蚴呈长梨形，周身有纤毛，在水中最长可存活68 h。毛蚴遇到中间宿主扁卷螺（planorbid），进入螺体内在淋巴间隙中经胞蚴、母雷蚴和子雷蚴阶段的发育繁殖最后形成大量的尾蚴。成熟尾蚴从螺体逸出。一般自毛蚴侵入扁卷螺至尾蚴成熟逸出需1~2个月。逸出的尾蚴在水中游动范围不大，1~3 h后，大多附着在附近的水生植物等表面，分泌出成囊物质包裹体部并脱去尾部形成囊蚴。囊蚴呈圆形，背面隆起，形似凸透镜。光镜下可见2层囊壁，外层草帽状，脆弱易破；内层扁圆形，透明而较坚韧。囊内后尾蚴排泄囊的集合管中含许多清晰的折光颗粒。终宿主经口食入附着在水生媒介植物或浮在水面上的囊蚴，在小肠中囊蚴经肠液和胆汁的作用，囊壁破裂，后尾蚴从囊中逸出，童虫吸附在小肠黏膜上，摄取营养物

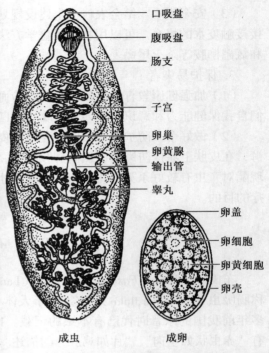

图11-16 布氏姜片吸虫成虫和虫卵

质，经1~3个月发育为成虫，并开始产卵（图11-17）。每条成虫每天可产卵15 000~25 000个。虫体在宿主的肠腔内，以肠内营养物质为食，亦可吸吮血液。成虫在人体内的寿命为4~4.5年，在猪体内约为1年。

【致病机制与临床表现】

1. 致病机制 该虫的致病机制包括机械性损伤和虫体代谢产物被宿主吸收后引起的超敏反应。姜片虫的成虫个体大，吸盘肌肉发达，吸附力强。虫体借助强大的腹吸盘将宿主肠黏膜吸入吸盘腔内而固着，对局部黏膜可造成机械性损伤，引起充血、水肿、点状出血，黏液分泌增加，甚至发生溃疡，形成小脓肿。病理切片上可见在黏膜层和黏膜下层有中性粒细胞、淋巴细胞及嗜酸性粒细胞浸润。虫体的代谢产物、分泌物可引起宿主出现超敏反应。虫体附着宿主肠壁，摄取肠道营养物质，并遮盖肠壁黏膜，妨碍肠道吸收和消化。重症患者由于肠壁受损严重且广泛，可导致肠功能紊乱而发生营养不良。大量感染时，虫体成团，堵塞肠腔，可引起肠梗阻。

2. 临床表现 姜片虫病潜伏期为1~3个月。临床表现的出现与否及严重程度取决于患者的感染度和营养状况。寄生人体的虫数一般为数条至数十条，个别严重感染者可达数百条，甚至数千条。曾有报道多达3 721条。

轻度感染者常无临床症状和体征，或表现为食欲差，偶有上腹部间歇性疼痛，占感染者的8.4%~30.4%。中度感染者以消化道症状为多见，常有腹痛、腹泻、食欲减退、恶心、呕吐等症状。腹痛以隐痛为主，少数病例出现剧痛；腹泻与便秘可交替出现；肠蠕动亢进，肠鸣音增强。重度感染者主要表现为营养不良和消化道功能紊乱。患者全身乏力、

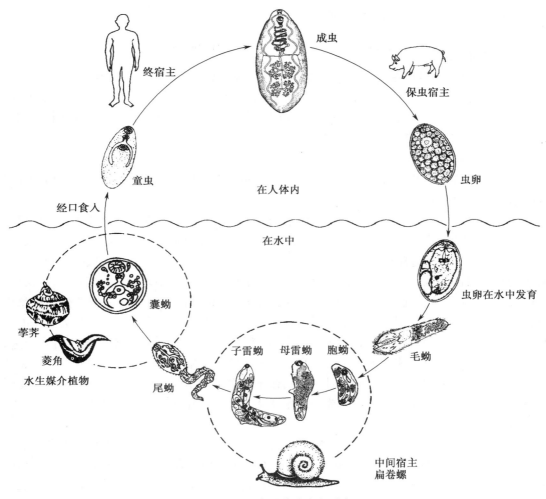

图 11-17　布氏姜片虫生活史

消瘦、贫血、面部或下肢水肿，甚至全身水肿。如寄生虫数较多，可并发肠梗阻。儿童长期重度感染可出现生长发育障碍和智力减退。少数患者由于长期腹泻，营养不良，甚至出现虚脱、衰竭而死亡。

【实验诊断】

1. 病原学检查　从粪便中检获姜片虫虫卵或成虫是确诊姜片虫感染的依据。常用方法有直接涂片法、水洗沉淀法及改良加藤厚涂片法。由于姜片虫卵大，易识别，一般采用直接涂片法连续查 3 张涂片就可检出绝大多数患者。但轻度感染者易漏检，可用水洗沉淀法等浓集方法，提高检出率。此外，采用改良加藤法既可以定性检查，又可进行虫卵计数，以了解感染度。由于姜片虫卵与肝片形吸虫卵和棘隙吸虫卵相似，应注意鉴别。

姜片虫患者可从粪便中排出成虫，偶尔也可呕吐出成虫。根据成虫的形态特征也可进行诊断。

2. 免疫学检查　对姜片虫感染早期或大面积普查有较好的辅助诊断价值。常用的方法有酶联免疫吸附试验（ELISA）、间接荧光抗体试验（IFA）等。

【流行病学】

1. 地理分布　姜片虫病主要流行在中国、越南、泰国、老挝、柬埔寨、印度、缅甸、菲律宾、马来西亚、印度尼西亚、朝鲜、日本等国家。我国曾经主要分布于江苏、浙江、上海、福建、台湾、广东、广西、云南、湖南、湖北、江西、安徽、四川、河南、河北、山东、甘肃、陕西等18个省（区、市）。

2. 流行环节

（1）传染源　姜片虫病是人兽共患的寄生虫病，人和猪是主要的传染源。野猪和猕猴也曾有自然感染的报告。

（2）传播途径　含有姜片虫卵的粪便污染水源、中间宿主及媒介植物的存在及居民有生食水生植物的习惯是引起姜片虫病传播的3个重要环节。流行区农村习惯以新鲜人粪或猪粪为肥料，虫卵通过施肥的方式进入水田、沟渠、池塘而污染水源。本虫的中间宿主为扁卷螺科（Planorbidae）的一些小型扁螺，已报告10多种，其中以尖口圆扁螺（*Hippeutis cantori*）、半球多脉扁螺（*Polypylis hemisphaerula*）分布较广。扁卷螺适应性强，可孳生在浅水、静水中，多在沼泽、水田、稻田、池塘、沟渠及缓流的小河里。引起人感染的主要水生植物有水红菱、大菱、四角菱、荸荠、茭白等；引起猪感染的水生植物有水浮莲、蕹菜、槐叶萍、多根浮萍、青萍、日本水仙、茜草等。囊蚴在水中生活力很强，具有一定的抵抗力。实验证明，28℃~30℃时，囊蚴在湿纸上可活10天以上，5℃可活一年。囊蚴不耐高热，在沸水中1分钟，或阳光下曝晒1天即死亡。附着有囊蚴的水草加热至70℃，囊蚴即失去感染力。

（3）易感者　人对姜片虫普遍易感，感染过的人对再感染似无明显的保护性免疫。流行区人体感染主要是有生食水红菱、荸荠等水生植物的习惯。附着在水生植物表面的囊蚴，通过生食水生植物方式有机会进入体内。在农村用生的水生植物饲料喂猪，可引起猪的感染。此外，尾蚴可在水膜上成囊，在流行区饮生水亦可随之吞入囊蚴获得感染。

【防治】

1. 控制传染源　在流行区开展对人和猪的普查普治。患者常用治疗药物为吡喹酮。猪的治疗可选用三氯苯达唑或吡喹酮等。

2. 加强粪便管理　不使用带有虫卵的新鲜猪粪或人粪向池塘内施肥，防止虫卵污染水源。

3. 消灭中间宿主　池塘养鱼、养鸭，可吞食大量扁卷螺。菱塘改为养鱼，或将菱塘养菱与养鱼交替轮作，可有效地控制扁卷螺。必要时，也可用药物灭螺。

4. 预防人、猪感染　加强卫生宣传教育，普及防病知识。提倡不生食水生果品，不喝生水。水红菱、荸荠、茭白等应熟食，或用开水烫5 min，杀死囊蚴后再食用。含有囊蚴的水生青饲料经发酵、加热等方式处理后再喂猪。

第六节 其他吸虫

一、肝片形吸虫

肝片形吸虫（*Fasciola hepatica* Linnaeus，1758）简称肝片吸虫。成虫寄生于牛、羊等反刍动物的肝胆管中，偶尔寄生于人体，引起肝片形吸虫病（fascioliasis hepatica）。

【形态】

成虫背腹扁平，叶状。活时呈深红褐色，固定后呈灰白色。成虫体长 20~30 mm，宽 8~13 mm。虫体前端有一明显的头锥，顶部亚腹面有一口吸盘，直径为 1 mm。腹吸盘稍大，位于头锥基部，直径约 1.6 mm。消化系统有咽、食管和两肠支。肠支向两侧分出许多侧支，呈树枝状，以外侧分支多而长。生殖系统中有 2 个高度分支的睾丸，前后排列于虫体中部。卵巢 1 个，分支较细，位于睾丸之前，腹吸盘右后方。子宫较短，盘曲在卵巢与腹吸盘之间。虫卵椭圆形，淡黄褐色。大小平均为（130~150）μm ×（63~90）μm。卵壳薄，卵的一端有一不明显的小盖，卵内含有一个卵细胞和许多卵黄细胞（图11-18）。

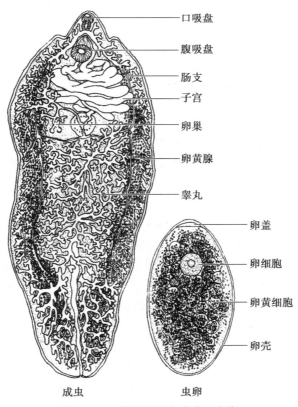

口吸盘
腹吸盘
肠支
子宫
卵巢
卵黄腺
睾丸

卵盖
卵细胞
卵黄细胞
卵壳

成虫　　　　　虫卵

图 11-18 肝片形吸虫成虫和虫卵

【生活史】

终宿主为牛、羊等食草性哺乳动物，亦可寄生于人；中间宿主为椎实螺科（Lymnaeidae）的淡水螺。成虫寄生在终宿主的肝胆管内，虫卵随胆汁流入肠腔而排出体外。在适宜的温度（22～26℃）等条件下，卵在水中发育成熟，孵出毛蚴，侵入中间宿主淡水螺体内，经胞蚴、母雷蚴、子雷蚴的增殖发育，产生大量的尾蚴。成熟尾蚴逸出螺体，附着在水生植物表面或在水面上形成囊蚴。囊蚴被终宿主食入后，在十二指肠内后尾蚴脱囊逸出为童虫。童虫主动穿过肠壁进入腹腔，钻入肝，最后在胆管内发育为成虫。有的童虫可钻入肠壁血管，经肠系膜静脉或淋巴管到达肝。有的进入肺，经体循环到达身体各部，造成异位寄生。宿主自感染囊蚴到成虫产卵最短需要10～11周。完成整个生活史约需5个月。每条成虫每天产卵约20 000个（4 000～50 000个）。成虫寿命一般为4～5年，在绵羊体内最长可存活11年，在人体可长达12年。

【致病机制与临床表现】

1. 致病机制　肝片形吸虫的致病机制主要是童虫在组织器官中移行破坏及成虫寄生引起的机械性损伤和分泌代谢产物产生的免疫病理反应。童虫在体内向肝胆管移行过程中引起组织器官损伤及炎症反应，出现肠壁出血和肝组织广泛炎症。童虫还可损伤血管而致肝实质梗塞。随着童虫发育，肝实质的损伤更为广泛，并可出现明显的纤维蛋白性腹膜炎。成虫寄生于肝胆管，由于长期的机械性刺激和化学性刺激，可引起慢性胆管炎、胆管上皮细胞和胆管周围纤维组织增生、管壁增厚。虫体阻塞胆管，胆汁淤积，可导致胆管扩张，进而压迫肝实质引起肝组织萎缩、坏死以至肝硬化。胆汁中脯氨酸的大量积聚可能是胆管上皮增生的重要原因。在慢性期血浆蛋白明显改变，表现为低白蛋白血症及高球蛋白血症。

2. 临床表现　临床表现可分为急性期、隐匿期和慢性期3期。

（1）急性期　亦称侵袭期，相当于童虫在肝组织内移行的过程，发生在感染后2～12周。此期患者主要表现为突发性高热、腹痛，常伴有乏力、食欲减退、胀气、呕吐、腹泻或便秘等胃肠功能紊乱，贫血、肝脾大、腹水、嗜酸性粒细胞增多等。

（2）隐匿期　是指在急性期与慢性期之间一段无症状的时期，相当于虫体进入胆道初期。通常在感染后4个月左右，急性期表现减退或消失，慢性期表现尚未显现，患者在数月或数年内无明显症状，或偶有胃肠不适，而胆管病变仍在发展之中。

（3）慢性期　亦称阻塞期，为成虫在肝胆管内寄生引起胆管炎和胆管上皮细胞增生的阶段。临床上表现出胆管炎、胆囊炎等症候。患者右上腹或上腹部疼痛、间歇性胆绞痛、恶心、不耐脂肪食物、贫血、黄疸、肝大等。严重者可并发胆道出血。

（4）异位损害　亦称肝外肝片形吸虫病。童虫在腹腔移行时，可穿入或被血流带入肝以外的组织、器官，如皮下、腹壁、脑、肺、咽、眼眶、膀胱等部位，引起异位损害。常在手术后得到确诊。在有生食牛、羊肝习惯的地区，虫体可寄生在咽喉部黏膜，引起局部水肿、充血，可致暂时性吞食困难、呼吸困难、耳聋以至窒息，此即咽部片形吸虫病（fascioliasis of pharynx）。

【实验诊断】

粪便或十二指肠引流液中检获虫卵是确诊肝片形吸虫病的依据。寄生虫数较少时易漏检。临床上应注意鉴别肝片形吸虫卵与姜片虫卵、巨片形吸虫卵、棘口吸虫卵。经外科剖腹探查或进行胆管手术发现虫体亦可确诊。粪便检查虫卵的方法有直接涂片法、沉淀法等。对急性期和异位寄生的病例可采用免疫学方法检测特异性抗体，辅助诊断。

【流行病学】

肝片形吸虫呈世界性分布。羊、牛等食草动物感染率高。人体感染多为散在性发生，但分布范围广泛，遍及非洲、美洲、亚洲、欧洲和大洋洲的 50 多个国家，其中大多是欧美国家的病例，个别地区呈现流行。我国人群感染率为 0.002%～0.171%，分散在 15 个省市，据调查以甘肃省感染率最高。

肝片形吸虫的传染源主要是食草类哺乳动物。终宿主的种类多达几十种，除羊、牛外，还有猪、马、犬、猫、驴、兔、猴、骆驼、象、熊、鹿等动物。椎实螺是本虫的中间宿主。人体感染多因食入囊蚴附着的野生莴苣、野水芹菜、菱角等。喝生水或半生食含肝片形吸虫童虫的牛肝、羊肝也可引起感染。

【防治】

预防人体肝片形吸虫病的主要措施包括开展卫生宣传教育，不生食水生媒介植物；不饮生水；不生食或半生食牛、羊肝，防止病从口入。肝片形吸虫病的治疗药物有三氯苯达唑（triclabendazol）、硝羟碘苄氰（nitroxynil）、碘醚柳胺（rafoxanide）等。

二、异形吸虫

异形吸虫（*Heterophyid trematodes*）是指属于异形科（Heterophyidae）的一类小型吸虫。成虫寄生于鸟类和哺乳动物，也可寄生于人，引起人兽共患的异形吸虫病。我国常见的异形类吸虫有十多种，其中已有人体感染报告的有 11 种，即异形异形吸虫（*Heterophyes heterophyes* V.Siebold，1852）、横川后殖吸虫（*Metagonimus yokogawai* Katsurada，1912）、微小后殖吸虫（*Metagonimus minutus* Katsuta，1932）、尖端棘带吸虫（*Centrocestus cuspidatus* Looss，1896）、钩棘单睾吸虫（*Haplorchis pumilio* Looss，1899）、犬棘带吸虫（*Centrocestus caninus* Leiper，1912）、长棘带吸虫（*Centrocestus longus* Onji and Nishio，1916）、台湾棘带吸虫（*Centrocestus formosanus* Nishigori，1924）、多棘单睾吸虫（*Haplorchis yokogawai* Katsuta，1932）、扇棘单睾吸虫（*Haplorchis taichui* Katsuta，1932）和镰刀星隙吸虫（*Stellantchasmus falcatus* Onji & Nishio，1924）。

【形态】

异形吸虫的虫体微小，成虫体长一般为 0.3～0.5 mm，大的可达 2～3 mm，呈椭圆形，前半略扁，后半较肥大，体表具有鳞棘。除口、腹吸盘外，有的种类还有生殖吸盘。生殖吸盘或单独存在或与腹吸盘相连构成腹殖吸盘复合器（ventro-genital sucker complex）。前咽明显，食管细长，肠支长短不一。睾丸 1～2 个，卵巢位于睾丸之前，受精囊和贮精囊明显（图 11-19）。

卵小，呈芝麻粒状，大小（28~30）μm×（15~18）μm，棕黄色，卵盖明显，但肩峰不明显。除台湾棘带吸虫的卵壳表面有格子状花纹外，其他异形吸虫卵与华支睾吸虫卵在形态上难以鉴别。

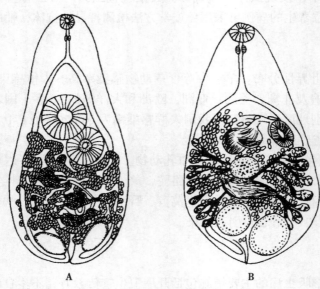

图 11-19 异形吸虫成虫
A. 异形异形吸虫　B. 横川后殖吸虫

【生活史】

各种异形吸虫的生活史基本相同，包括虫卵、毛蚴、胞蚴、雷蚴、尾蚴、囊蚴、童虫及成虫阶段。成虫寄生于鸟类及哺乳动物的肠道，第一中间宿主为淡水螺类如瘤拟黑螺等，第二中间宿主包括淡水鱼（如麦穗鱼）和蛙。在螺体内经过胞蚴、雷蚴（1~2代）和尾蚴阶段发育繁殖后，尾蚴从螺体逸出，侵入鱼或蛙体内发育成囊蚴，主要分布在鳃丝上。囊蚴为椭圆形，大小（0.13~0.2）mm×（0.10~0.17）mm，囊内排泄囊明显，呈现黑色倒"工"字形。终宿主吞食含有囊蚴的鱼或蛙肉而获感染。囊蚴在终宿主消化道内脱囊，童虫在小肠内发育为成虫并产卵。

【致病机制与临床表现】

异形吸虫成虫寄生在小肠，一般只引起轻度炎症反应。由于虫体很小，异形吸虫成虫有钻入肠壁的倾向，可侵入肠壁血管。虫体侵入肠壁后可引起机械损伤和肠壁炎症，引起组织脱落，导致腹泻或其他消化功能紊乱的症状。深入黏膜下层的虫体，其产出的虫卵可进入肠壁血管，经血流进入体循环，并随血流到达脑、脊髓、肝、脾、肺和心肌等组织或器官，造成严重后果，如寄生在大脑及脊髓内可导致宿主因血管破裂而死亡。当寄生于人体的虫体数量较少时，症状轻微或无明显临床表现；当寄生的虫体数量多时，人体可出现消化功能紊乱和消瘦。若出现异位寄生，则临床症状视虫卵沉积的部位而异，如虫卵沉积于脑和脊髓，人体有可能形成血栓，甚至造成血管破裂而死亡；虫卵沉积在心肌或心瓣膜，可致心力衰竭。

【实验诊断】

病原学检查方法有粪便直接涂片及沉淀集卵法。因各种异形吸虫的虫卵形态相似，且与华支睾吸虫卵难以鉴别，因此了解该地区是否存在异形吸虫，结合临床表现的不同，将有助于诊断。若能获得成虫，可根据成虫形态鉴别。此外，还应注意异形吸虫卵与灵芝孢子的区别。

【流行病学】

异形吸虫种类繁多，分布广泛，菲律宾、韩国、美国、澳大利亚、埃及、印度、日本等均有人体感染的报道。我国从北到南都有异形吸虫的报道，如上海、浙江、江西、湖南、海南、福建、湖北、安徽、新疆、广西、山东、广东、台湾等省（自治区）均有报道。但各地区的种类和种群可能有一定的差异。影响异形吸虫病流行的因素与华支睾吸虫病相似，在一些华支睾吸虫病流行区，常混合有异形吸虫感染。

【防治】

异形吸虫囊蚴抵抗力较强，在酱油、醋和 5% 的盐水中可分别存活 13 h、24 h 和 4 d。在 50℃ 水中 7 min，80℃ 水中 3 min，开水中 20 s，囊蚴才被杀死。因此，注意饮食卫生，不食未煮熟的鱼肉和蛙肉对预防异形吸虫感染非常重要。治疗可试用吡喹酮。

三、棘口吸虫

棘口科（Echinostomatidae）吸虫种类繁多，目前已发现有 12 个亚科，50 多个属，600 多种。主要寄生于鸟禽类，其次是哺乳类、爬行类，少数寄生于鱼类。有的棘口吸虫可寄生于多种动物宿主。人可偶然感染，但也有地区性流行的报告。寄生于人体的棘口吸虫主要分布于东南亚地区，我国已报告的可在人体寄生的棘口吸虫有 16 种，主要有圆圃棘口吸虫（*Echinostoma hortense* Asada，1926）、埃及棘口吸虫（*Echinostoma aegyptica* khalil，1924）、马来棘口吸虫（*Echinostoma malayanum* Leiper，1911）、接睾棘口吸虫（*Echinostoma paraulum* Dietz，1909）、卷棘口吸虫［*Echinostoma revolutum*（Frohlich，1802）Dietz，1909］、卷棘口吸虫日本变种（宫川棘口吸虫）（*Echinostoma revolutum* var. japonica，Vkurisa，1932）、曲颌棘缘吸虫（*Echinoparyphium recurvatum* Linstow，1973）、日本棘隙吸虫（*Echinochasmus japonicus* Tanabe，1926）、抱茎棘隙吸虫［*Echinochasmus perfoliatus*（V. Ratz，1908）Dietz，1910）］、九佛棘隙吸虫（*Echinochasmus jiufoensis* Liang & Ke，1988）、藐小棘隙吸虫（*Echinochasmus liliputanus* Looss，1896）和福建棘隙吸虫（*Echinochasmus fujianensis* Cheng et al，1992）。

【形态】

棘口吸虫体长形，生活时呈淡红色。口吸盘和腹吸盘相距很近。口吸盘周围有 1~2 圈钉状的棘（spine）故而得名。腹吸盘发达，位于体前部或中部的腹面。口吸盘下连前咽、咽、食管及两肠支。睾丸 2 个，前后排列在虫体的后半部。卵巢位于睾丸之前。虫卵呈椭圆形，淡黄色，壳薄，有卵盖，内含 1 个卵细胞和若干个卵黄细胞。日本棘隙吸虫成虫大小为（1.16～1.76）mm×（0.33～0.50）mm，头棘 24 枚（图 11-20）；虫卵大小约为 109.85 μm×67.65 μm。藐小棘隙吸虫成虫大小为（1.519～2.056）mm×（0.466～0.564）mm，头棘 24 枚，排成一列，半月形，背面中央间断；虫卵大小（95.1～116.2）μm×（54.3～72.8）μm。

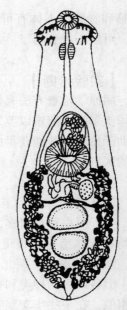

图 11-20　日本棘隙吸虫成虫

【生活史】

棘口吸虫的生活史需要一个终宿主和 2 个中间宿主。成虫寄生于终宿主小肠，偶尔也可侵入胆管。虫卵随宿主粪便排出入水，在适宜温度下，卵细胞分裂、发育为毛蚴。第一中间宿主为淡水螺类，如纹沼螺和瘤拟黑螺等，毛蚴侵入螺体后经胞蚴和 2 代雷蚴发育为尾蚴。第二中间宿主为淡水鱼类，如麦穗鱼等，蛙或蝌蚪也可作为第二中间宿主。尾蚴侵入第二中间宿主发育为囊蚴。棘口吸虫对第二中间宿主的选择不严格，尾蚴也可侵入其他螺蛳或双壳贝类体内结囊，或逸出后在原来的螺体内结囊，有的还可在植物上结囊。人或动物因食入含囊蚴的第二中间宿主或水生植物而感染。

【致病机制与临床表现】

成虫多寄生于小肠上段，以头部插入黏膜，引起局部炎症。轻度感染者常无明显症状，或可出现腹痛、腹泻或其他胃肠道症状。严重感染者可有厌食、下肢水肿、贫血、消瘦、发育不良，甚至合并其他疾病而死亡。

【实验诊断】

常用的粪便检查方法有直接涂片法、水洗沉淀法等。由于多种棘口吸虫的虫卵在形态上很相似，不易区分，因此，若能获得成虫，则有助于鉴定虫种。

【流行病学】

人体棘口吸虫病主要见于亚洲东部和东南亚，以日本、朝鲜和我国报道的病例较多，多数为散发病例。我国的福建、江西、湖北、云南、海南、安徽、新疆、广东、湖南等地均有报道。日本棘隙吸虫在福建和广东局部地区有流行；藐小棘隙吸虫在安徽局部地区的人群感染率可达 13.71%；圆圃棘口吸虫感染在东北报道的病例数较多。

【防治】

人的感染大多数因为食入含有活囊蚴的鱼、蛙或螺类所致。我国的感染病例多为采用偏方治病，即吞食活泥鳅或食用未煮熟的泥鳅引起。因此改变不良的饮食习惯是预防本病的关键。治疗可用吡喹酮。

小 结

吸虫成虫多数呈舌状或叶片状，两侧对称，背腹扁平；少数为圆柱形。具有口、腹吸盘。消化系统有口、咽、食管及肠支，无肛门。除血吸虫外，大多吸虫生殖系统为雌雄同体。吸虫生活史较复杂，属间接发育型，需要世代交替及宿主转换。终宿主大多为脊椎动物和人。中间宿主 1~2 个，第一中间宿主多为淡水螺或软体动物。吸虫的生活史离不开水，虫卵必须入水才能进一步发育。生活史的基本阶段包括虫卵、毛蚴、胞蚴、雷蚴、尾蚴、囊蚴、童虫和成虫。多数感染阶段是囊蚴，经口感染。血吸虫无囊蚴期，尾蚴是感染阶段，经皮肤感染。吸虫均具有保虫宿主，所致疾病为人兽共患寄生虫病。对人体的危害性依寄生部位而定。临床主要依靠病原学检查确诊，免疫学方法可辅助诊断。常用治疗药物为吡喹酮。常见人体吸虫生活史及致病阶段比较见表 11-3。

表 11-3 常见人体吸虫比较

虫种	寄生部位	感染阶段	感染途径	终宿主	第一中间宿主	第二中间宿主	保虫宿主	主要致病阶段
华支睾吸虫	肝胆管	囊蚴	经口	人	豆螺、沼螺	淡水鱼、虾	犬、猫等	成虫
布氏姜片吸虫	小肠	囊蚴	经口	人	扁卷螺	无第二中间宿主，由水生植物传播	猪	成虫
卫氏并殖吸虫	肺	囊蚴	经口	人	黑贝科、蜷科淡水螺	溪蟹、蝲蛄	犬、猫、虎、豹等	成虫、童虫
斯氏并殖吸虫	皮下及其他组织器官	囊蚴	经口	果子狸、猫、犬等	拟钉螺，小豆螺	溪蟹	果子狸、猫、犬等	童虫
日本血吸虫	门静脉系统	尾蚴	经皮肤	人	钉螺	无	牛、鼠、猪等	虫卵

复习思考题

1. 吸虫纲虫体的形态及生活史有哪些特点？

2. 华支睾吸虫是如何致病的？

3. 简述我国华支睾吸虫病的常见感染方式。

4. 简述卫氏并殖吸虫病的临床分型及主要表现。

5. 简述卫氏并殖吸虫与斯氏并殖吸虫生活史、致病及诊断的异同点。

6. 日本血吸虫虫卵肉芽肿的形成对机体有何利弊？

7. 日本血吸虫成虫寄生在门静脉及肠系膜下静脉，为何能在粪便中查到虫卵？但晚期血吸虫患者的粪便中为什么又不易检出虫卵？

8. 血吸虫通过什么机制能在有免疫力的宿主体内生存？

9. 为什么日本血吸虫病仅流行于长江流域及其以南的地区？

10. 姜片吸虫卵和血吸虫卵有何不同点？

11. 怎样识别粪便中排出来的虫体是姜片虫？

12. 简述布氏姜片吸虫的致病机制。

13. 哪些症状和体征应考虑有肝片形吸虫感染的可能？

14. 用直接涂片法粪检肝片形吸虫卵，其检出率不高，请分析可能的原因？

15. 如何区别异形吸虫与华支睾吸虫感染？

16. 人如何避免感染棘口吸虫？

17. 棘口吸虫病的防治需要注意什么？

18. 哪些吸虫不寄生在肠腔，但可在粪便中查到他们的虫卵？为什么？

（季旻珺）

数字课程学习

▶▶ 教学视频　　　⬇ 教学 PPT　　　✎ 自测题

第十二章
绦 虫

第一节 绦 虫 概 述

绦虫（cestode）或称带虫（tapeworm）属于扁形动物门绦虫纲（class Cestoidea）。寄生于人体的绦虫有 30 余种，分属于多节绦虫亚纲（subclass Eucestoda）的假叶目（Pseudophyllidea）和圆叶目（Cyclophyllidea）。

【形态】

1. 成虫　白色或乳白色、背腹扁平、带状。虫体由许多节片（proglottid）组成，自前向后依次为头节（scolex）、颈部（neck）和链体（strobila），节片数根据虫体的种类而定，少则 3~4 节，多达数千节。虫体长度差别甚大，几毫米至数米不等，见图 12-1。

（1）外部结构　头节小，位于虫体的前端，其上有附着器官（holdfast），附着器官的形态因种而异。假叶目绦虫头节呈梭形或指状，在背、腹面中央各有一纵行肌性吸槽（grooves）。圆叶目绦虫头节多呈球形，顶端有 4 个半球形杯状肌性吸盘（sucker），吸盘中央有圆形隆起，称顶突（rostellum），顶突周围有小钩围绕。吸槽和吸盘除有固着、吸附肠壁作用外，也有虫体移动的功能。颈部最细，不分节，位于头节之后，具有生发细胞（germinal cell），链体的节片由此向后芽生（budding）。根据节片生殖器官的发育程度，分为幼节（immature proglottids）、成节（mature proglottids）和孕节（gravid proglottids）。幼节是靠近虫体颈部的一些细小节片，其内的生殖器官尚未发育成熟。成节位于幼节之后，其内生殖器官已发育成熟。绦虫为雌雄同体（monoecism），成节被雌、雄生殖器占据，每一成节内均有雌、雄生殖系统各 1 套，个别虫种也有 2 套，如犬复孔绦虫。孕节由成节发育形成，位于链体后部，节片体积较大，长度明显大于其宽度，子宫内充满虫卵。假叶目绦虫孕节除子宫内充满虫卵以外，其他生殖器均无明显退化，而圆叶目绦虫孕节子宫充满虫卵，发育膨大，并向两侧发出子宫侧枝（lateral branch），孕节几乎完全被充满虫卵的子宫所占据，其他生殖器均萎缩、退化，子宫的形态特征是绦虫虫种鉴别的重要依据之一。孕节可单节或 5~6 节相连自链体脱落，末端的节片脱落后，又有新的节片不断从颈节长出，使虫体保持一定的长度。

（2）绦虫成虫的体壁结构　体壁由皮层和皮下层（subcutaneous layer）组成。皮层最外面有许多微小指状胞质突起，称微毛（microthrix），遍布整个虫体，包括吸盘表面，具有增加皮层吸收面积和固着虫体于宿主小肠绒毛的作用。微毛顶端为小棘样尖端，可擦伤宿主肠上皮细胞，营养物质外渗，利于绦虫吸收营养，并可抵抗宿主肠蠕动而引起的虫体移位，见图12-2。

　　皮层内层为较厚的胞质区（cytoplamic region），有大量空泡。胞质区下线粒体密集。整个皮层无细胞核。皮层与皮下层间由基膜（basement membrane）截然分界。皮下层在基膜下，由表层肌（superficial muscle）组成，包括环肌（cicular muscle）、纵肌（longitudinal muscle）和少量斜肌（oblique muscle），均为平滑肌。它们包绕虫体的全部实质器官，并贯穿整个链体。节片成熟或衰老后，节片间的肌纤维逐渐退化，导致孕节自链体脱落。肌层下实质（parenchyma）中有大量电子致密细胞，称为核周体（perikaryon）。核周体的核膜双层，核的

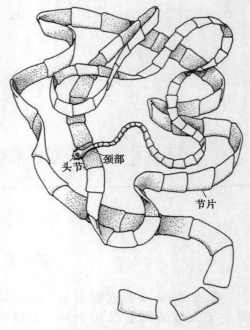

图 12-1　圆叶目绦虫成虫（采自 Bogitsh BJ，Carter CE，Oeltmann TN，2005）

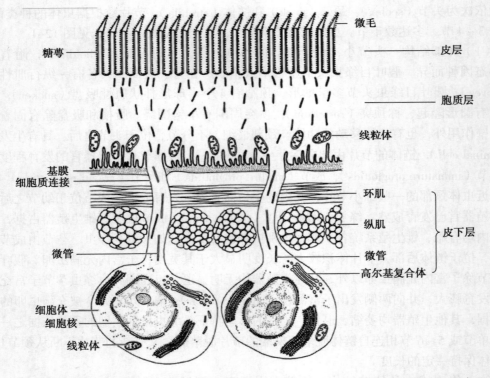

图 12-2　绦虫成虫体壁的超微结构（采自 Bogitsh BJ，Carter CE，Oeltmann TN，2005）

外壁与内质网连接，可分泌蛋白类晶体、脂或糖原小滴进入皮层，促进其更新，并通过若干连接小管（connective tube）穿过表层肌和基膜通向皮层，进行物质交换。绦虫的实质组织中散布着许多石灰小体（calcareou body）或石灰颗粒（calcareous corpuscle），其大小、数量变化较大，这些钙粒被认为具有缓冲绦虫体内代谢所产生的酸性物质的作用和调节渗透压的作用，与营养有关。绦虫无体腔，无消化道，体壁与内部器官间由实质组织填充。

（3）生殖系统 绦虫生殖系统的组成比较复杂，各类绦虫变化很大。雄性生殖器一般先于雌性生殖器成熟。假叶目绦虫和圆叶目绦虫的雄性生殖系统结构类似，而两目绦虫雌性生殖系统明显不同。

雄性生殖系统：睾丸（testis）有数个至数百个，呈圆形滤泡状，散在分布于节片中部背面的实质中。每一睾丸发出一输出管（vas efferens），汇合成输精管（vas deferens），延伸入阴茎囊（cirrus pouch），在阴茎囊内或外，输精管膨大形成储精囊，囊内输精管与前列腺汇合后延伸为射精管（ejaculatory duct），其末端为阴茎（cirrus）开口于生殖腔（genital atrium）。

雌性生殖系统：卵巢（ovary）1个，多分左右2叶，位于节片中轴腹面；卵黄腺（vitelline gland）呈滤泡状，均匀分散于节片实质表层中，或聚集为单一的致密实体，位于卵巢后方，由卵黄腺发出的卵黄小管（small vitelline duct）汇集成卵黄总管（common vitelline duct）。卵黄总管与输卵管（oviduct）相连后，膨大形成卵膜（oolemma），其周围有梅氏腺包绕，卵膜与子宫相通。子宫（uterus）呈管状或囊状，位于节片中部；圆叶目绦虫子宫为盲管，无子宫孔；阴道呈小管状，略弯曲，与输精管平行，开口于节片侧面的生殖腔或生殖孔的后方，而假叶目绦虫生殖孔和子宫孔均位于节片中部，见图12-3。

（4）排泄系统 排泄系统由焰细胞和排泄管两部分组成。排泄管每侧2根，排泄系统具有排泄代谢产物和调节体液平衡的功能。

2. 虫卵 形态因种而异。假叶目绦虫虫卵类似吸虫卵，椭圆形，有卵盖，内含1个卵细胞和许多卵黄细胞。圆叶目绦虫虫卵呈圆球形，卵壳较薄，易破裂，无卵盖，胚膜较厚，胚膜内含幼虫，称六钩蚴（oncosphere or hexacanth）。

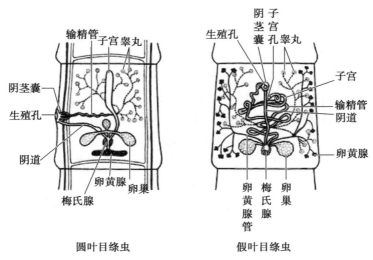

图 12-3 假叶目和圆叶目绦虫的生殖系统比较（采自 Miyazaki I，1991）

【生活史】

绦虫成虫大多寄生于脊椎动物的消化道中，生活史复杂，除了少数种类可不经过中间宿主外，绝大多数种类都需1或2个中间宿主。在中间宿主体内寄生的绦虫幼虫称为中绦期（metacestode）。中绦期的形态因种而异，常见以下几种类型：囊尾蚴（cysticercus）（链状带绦虫、肥胖带绦虫）、棘球蚴（hydatid cyst）（细粒棘球绦虫）、泡球蚴（alveolar hydatid cyst）或多房棘球蚴（multilocular hydatid cyst）（多房棘球绦虫）、似囊尾蚴（cysticercoid）（微小膜壳绦虫、缩小膜壳绦虫、犬复孔绦虫）、裂头蚴（plerocercoid）（曼氏迭宫绦虫、阔节裂头绦虫）及原尾蚴（procercoid）（曼氏迭宫绦虫、阔节裂头绦虫）等，见图12-4。

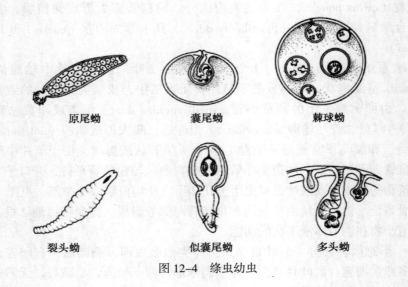

原尾蚴 　　 囊尾蚴 　　 棘球蚴

裂头蚴 　　 似囊尾蚴 　　 多头蚴

图12-4　绦虫幼虫

假叶目与圆叶目绦虫的生活史明显不同。寄生于脊椎动物消化道中的成虫自子宫孔排出虫卵或虫卵随孕节脱落排出体外。假叶目绦虫的发育过程与吸虫相似，完成生活史需要水环境和2个中间宿主，区别是在中间宿主中幼虫的数量不增加；虫卵入水后才能继续发育，虫卵在水中发育并孵出幼虫，称钩球蚴（coracidium），钩球蚴在水中游动，遇到第一中间宿主甲壳纲（Crustacea）的桡足类动物，被吞食后在其体内发育成原尾蚴（procercoid）；第二中间宿主常为鱼或蛙等脊椎动物，此类宿主若食入含原尾蚴的第一中间宿主后，原尾蚴在其体内发育为裂头蚴（plerocercoid or sparganum），裂头蚴侵入终宿主，在其肠腔内发育为成虫。圆叶目绦虫在发育过程中，不需要水环境，只需要一个中间宿主，有的种类也可以不需要中间宿主（微小膜壳绦虫），幼虫及成虫在同一宿主体内完成生活史；虫卵为感染阶段，内含六钩蚴的虫卵被中间宿主吞食后，发育为中绦期，中绦期作为感染阶段，进入终宿主小肠发育为成虫。

【生理】

绦虫成虫寄生于终宿主的小肠内，无口和消化道，靠皮层吸收营养。皮层表面微绒毛使其吸收面积增加，同时微绒毛可擦伤宿主肠上皮细胞，使营养物质渗透到虫体周围，便于吸收；皮层还具有分泌功能和抵抗宿主消化液对虫体的破坏作用；皮层胞质区的大量空泡具有胞饮和运输营养物质的作用。有的绦虫头节置于宿主肠绒毛间，顶突刺入肠腺，以胞饮方式吸收营养物质。

绦虫成虫营有性生殖，圆叶目绦虫成节内雌、雄生殖系统共同开口于节片侧缘的生殖孔，故绦虫交配和受精可在同一节片或同一虫体的不同节片间完成，也可在不同虫体间进行。中绦期幼虫多无生殖现象，但也有部分绦虫可营无性生殖，如芽生生殖，棘球蚴可从囊壁生发层长出原头蚴和生发囊。

【致病机制与临床表现】

1. 成虫致病　成虫寄生于人的肠道可掠夺宿主的大量营养，但对宿主的致病作用是由于吸盘、小钩和微毛损伤肠黏膜，以及虫体代谢产物的刺激引起腹痛、腹泻、腹泻与便秘交替、消化不良等消化道症状。个别种类绦虫（阔节裂头绦虫）可吸收宿主的维生素B_{12}而导致宿主贫血。

2. 幼虫致病　幼虫寄生于人体的组织器官，对人体造成的危害远大于成虫，其致病力依虫体数量和寄生部位而异，以侵入重要器官危害严重，如囊尾蚴和裂头蚴寄生于宿主皮下和肌肉，引起皮下结节和游走性包块；若侵入眼、脑等重要器官，可致严重后果。棘球蚴寄生在人体的肝、肺、脑等组织器官，引起占位性损害，其囊液进入组织可诱发超敏反应，甚至休克、死亡。

【分类】

主要医学绦虫的分类见表12-1。

表 12-1　主要医学绦虫的分类

目 Order	科 Family	属 Genus	种 Species
假叶目 Pseudophyllidea	双叶槽科 Diphyllobothriidae	迭宫属 Spirometra	曼氏迭宫绦虫 S.mansoni
		裂头属 Diphyllobrothrium	阔节裂头绦虫 D.latum
圆叶目 Cyclophyllidea	带科 Taeniidae	带属 Taenia	链状带绦虫 T.solium
			肥胖带绦虫 T.saginata
			亚洲带绦虫 T.asiatica
		棘球属 Echinococcus	细粒棘球绦虫 E.granulosus
			多房棘球绦虫 E.muitilocularis
	膜壳科 Hymenolepididae	膜壳属 Hymenolepis	微小膜壳绦虫 H.nana
			缩小膜壳绦虫 H.diminuta
	囊宫科 Dilepididae	复孔属 Dipylidium	犬复孔绦虫 D.caninum

第二节　链状带绦虫

链状带绦虫（*Taenia solium* Linnaeus，1758）中间宿主是猪，又称为猪带绦虫或猪肉绦虫（pork tapeworm）；又因头节的固着器官除吸盘外，还有顶突及小钩，所以又有有钩绦虫（armed tapeworm）之称。在中医学书籍中称其为"寸白虫"或"白虫"。链状带绦虫的幼虫称为猪囊尾蚴（cysticercus cellulosae）或称囊虫（bladder worm）。

链状带绦虫成虫寄生于人体小肠，可引起猪带绦虫病（taeniasis suis）；幼虫（囊尾蚴）除寄生于猪、野猪体内以外，也可寄生于人体各组织器官，引起囊尾蚴病（cysticercosis），或称囊虫病。囊尾蚴病对人体健康的危害程度远大于猪带绦虫病。

【形态】

1. 成虫　乳白色，带状，背腹扁平，长 2～4 m，体壁较薄、略透明（孕节透过体壁可见其内的生殖器）。

头节：细小，近似球形，直径 0.6～1.0 mm，有 4 个杯状吸盘和顶部中央隆起的顶突，顶突上有大小相间排列的 2 圈小钩 22～50 个，内圈小钩比外圈小钩稍大。

颈部：纤细，直径仅约为头节的一半，不分节，长 5～10 mm。颈部由胚细胞组成，具有生发功能。

链体：由 700～1 000 个节片构成，是成虫的主要部分。近颈部短而宽的节片为幼节，其内生殖器尚未发育成熟。体中部近方形的为成节，每一成节具雌、雄生殖器各一套。雄性生殖器睾丸 150～200 个，分布于节片背面两侧；输出管汇集成输精管，向一侧横行，经阴茎囊开口于节片一侧的生殖腔。雌性生殖器卵巢位于节片后 1/3 的中央，分 3 叶，左右 2 大叶，在子宫与阴道之间还有一中央小叶；阴道在输精管后方，开口于生殖腔；卵黄腺呈块状，位于卵巢后方；子宫长袋状，为盲管（无子宫孔），纵行于节片中央。每一节片侧面有一生殖孔，略突出，不规则地分布于链体两侧。末端为孕节，呈长大于宽的长方形；孕节除子宫外，其他生殖器均已萎缩、退化，仅可见残余的生殖腔；充满虫卵的子宫向两侧发出子宫侧支，呈不规则树枝状，每侧子宫侧支数为 7～13 支，每一孕节内含虫卵 3 万～5 万个，见图 12-5。

2. 虫卵　由外向内为卵壳、胚膜及六钩蚴（oncosphere）。卵壳很脆，易破碎，虫卵自孕节散出后，卵壳多已脱落，成为不完整虫卵。这种虫卵呈球形或近球形，直径 31～43 μm，胚膜较厚，棕黄色，由许多棱柱体组成，在光镜下呈放射状条纹。胚膜内六钩蚴呈球形，直径 14～20 μm，可见 3 对小钩，见图 12-5。

3. 幼虫（囊尾蚴）　乳白色半透明囊状物，大小为（4～6）mm×（7～11）mm，囊内充满透明的囊液。囊壁（cyst wall）分 2 层，外为皮层，内为间质层，间质层有一向囊内增厚形成的一白色、米粒大小、向囊内翻卷、收缩的头节，其形态结构同成虫头节。头节受胆汁刺激作用后可翻出，见图 12-6。

【生活史】

人是链状带绦虫唯一的终宿主，同时也可作为其中间宿主；猪和野猪是主要的中间

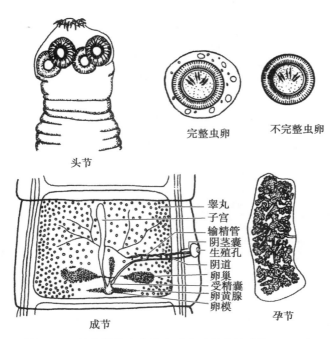

完整虫卵　　　　不完整虫卵

头节

睾丸
子宫
输精管
阴茎囊
生殖孔
阴道
卵巢
受精囊
卵黄腺
卵模

成节　　　　　　　　　　　　　孕节

图 12-5　链状带绦虫虫卵和成虫（采自吴观陵，2005）

宿主。

　　成虫寄生于人的小肠上段，以头节的吸盘及小钩附着在肠壁。虫体后端的孕节单节或 5~6 节自链体脱落，随粪便排出体外，污染环境（水源和蔬菜），孕节或孕节碎裂后散出的虫卵被猪吞食后，在小肠内消化液的作用下，胚膜破裂，六钩蚴孵出，借其分泌物和小钩的作用，钻入肠壁血管或淋巴管，随血或淋巴进入血液循环到达全身各组织器官，经 60~70 天发育为成熟囊尾蚴。囊尾蚴在猪体内寄生的部位以股内侧肌最多，其次为深腰肌、肩胛下肌、咬肌、腹内斜肌、膈肌、心肌、舌肌等，还可以寄生于脑、眼、肝等器官。囊尾蚴在猪体内可存活数年之久。被囊尾蚴寄生的猪俗称为"痘猪"，猪肉则被称为"痘肉"或"米猪肉"、"米糁肉"（measly pork）等。

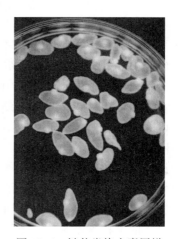

图 12-6　链状带绦虫囊尾蚴
（采自贺联印和许炽燺，2004）

　　当人食入生的或未煮熟的含囊尾蚴的猪肉后，囊尾蚴在小肠受胆汁的作用翻出头节，以小钩和吸盘附着于肠壁，由颈部不断地长出节片，经 2~3 个月发育为成虫，孕节不断从链体脱落，随人粪便排出体外。成虫寿命可达 25 年以上，见图 12-7。

　　当人误食虫卵或孕节后，经 3~4 个月，虫卵可在人体各组织内发育成囊尾蚴，但不能继续发育为成虫。

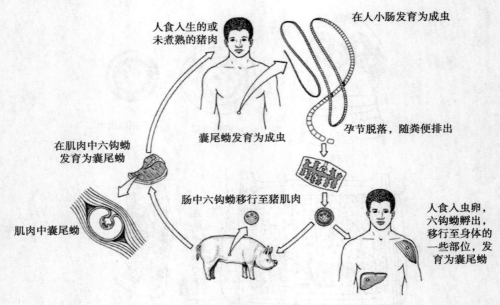

图 12-7 链状带绦虫生活史（采自 Roberts LS，Janovy J，2005）

【致病机制与临床表现】

1. 致病机制 成虫寄生于人小肠，引起猪带绦虫病。头节的吸盘、小钩及体壁的微毛均可引起肠黏膜损伤。自链体上脱落的孕节收缩、活动或虫体结团及虫体代谢产物的毒性作用等可引起消化功能紊乱、神经系统症状和变态反应。

囊尾蚴寄生于人体，引起囊尾蚴病。囊尾蚴在人体寄生数量可由 1 个至数千个不等，寄生部位很广，常见的寄生部位有皮下、肌肉、脑、眼等组织器官，也有寄生在心、舌、口腔、肝、肺、腹膜、唇、乳房、子宫、脊髓、骨等处的报道。囊尾蚴寄生于组织器官内，压迫组织，使其萎缩、变性。囊虫通过囊壁渗出囊液，诱发变态反应，引起虫体周围炎性反应和轻微的组织坏死。囊尾蚴在人体组织内可存活 5 年，最终钙化、死亡。囊尾蚴死亡后，症状不一定完全消失，幼虫死亡导致抗原物质释放，激发明显的炎症反应，症状加重，引起发热、肌肉酸痛和嗜酸性粒细胞增高。

危害程度及临床表现因囊尾蚴寄生部位和数量、存活时间和人体局部组织反应而异。猪带绦虫病和囊尾蚴病可单独发生，也可同时存在。据统计，囊尾蚴病患者当中，约有半数有或曾患过猪带绦虫病。

2. 临床表现

（1）猪带绦虫病 人体寄生的绦虫常为 1 条，也可由多条寄生。临床症状比较轻微，粪便中发现节片或链体是患者求医最常见的原因。部分患者有上腹或全腹隐痛、消化不良、腹泻、恶心、呕吐、贫血、体重减轻等症状。少数患者出现头痛、头晕、乏力、失眠、神经系统症状等。个别患者也可因头节固着肠壁而致局部严重损伤、肠穿孔，引起腹膜炎或肠梗阻。

（2）囊尾蚴病的分类（根据虫体的寄生部位）

1）皮下及肌肉型囊尾蚴病（subcutaneous and muscle form of cysticercosis）：又称皮肌

型囊虫病，由囊尾蚴寄生于皮下、黏膜下或肌肉组织而引起，最常见也最易发现。皮下结节（subcutaneous nodule）呈圆形或椭圆形，1个至数千个不等，黄豆粒大小，直径0.5～1.5 cm，与周围组织无粘连，活动性好，无压痛，无炎性反应及无色素沉着。躯干和头部较多，四肢较少常周期性出现，并可逐渐消失。患者一般无明显症状，重症感染者可有肌肉酸痛、胀痛、麻木、无力。

2）脑型囊尾蚴病（brain form of cysticercosis）：又称脑囊虫病，此型多见且危害最重。由于囊尾蚴寄生、压迫脑组织，使其出现炎症、软化及水肿等病理变化而引起。潜伏期以1个月至1年最为多见，最长可达30年。临床表现则因虫体的寄生部位、寄生数量、发育程度，以及宿主反应性不同而复杂多样，有的可终生无症状，有的可突然致死。常见的临床表现有头痛、头晕、癫痫、颅压增高、脑膜刺激征和神经精神症状等。据此，将脑囊尾蚴病归纳为以下类型：①癫痫型（epileptic type）：最常见，多由囊尾蚴寄生于大脑皮质运动区而引起。表现为癫痫的全面性发作、部分性发作，发作的强度、频次和持续的时间不定。严重者发作后可遗留短暂性肢体瘫痪、脑神经麻痹或失语等症状。②软脑膜型（pia mater type）：又称蛛网膜下腔型。虫体经第四脑室进入、寄生于蛛网膜下隙的软脑膜上，引起蛛网膜炎。表现以急性或亚急性脑膜刺激征为特点，出现发热、头痛、恶心、呕吐或颅压增高等症状。此型约占脑囊尾蚴病的9%。③脑实质型（brain parenchyma form of cysticercosis）：囊尾蚴寄生于脑实质内（灰质比白质多），数量多，脑损害呈弥漫性。表现有颅内压增高、精神神经症状，如头痛、呕吐、视盘水肿和神经衰弱、精神分裂、抑郁、言语不清、痴呆等症状。④脑室型（brain ventricles form of cysticercosis）：多由囊尾蚴寄生于侧脑室、第三脑室、第四脑室及沟通各脑室的孔道等部位所致。此型囊尾蚴病以颅压增高为主要表现。Brun征是第四脑室囊尾蚴病的特有症状，但不是必发症状。患者出现强迫头位，当头部转动时，突发性眩晕、恶心、呕吐，甚至呼吸困难、呼吸骤停。约占脑囊尾蚴病的17%。⑤混合型（mixed type）：若同时兼有上述两型临床表现时，为混合型。此型病变复杂，症状多样，约占脑囊尾蚴病的29%。

3）眼型囊虫病（ocular cysticercosis）：囊尾蚴可寄生于眼的任何部位，但以玻璃体及视网膜下为多见，其次为眼前房、结膜下、眼睑和眼肌，通常累及单眼，双眼同时寄生者少见。轻者表现为视力障碍，视物有黑影，呈团块状、条索状等。眼内囊尾蚴的寿命为1～2年，重者可因虫体死亡，组织反应强烈，引起玻璃体混浊、视网膜炎、脉络膜炎、视网膜剥离、视神经萎缩，而致眼痛剧烈、眼球萎缩、失明。

【实验诊断】

1. 病原学诊断

（1）猪带绦虫病的诊断 询问有无食"痘肉"和排节片的病史有助于诊断，主要通过粪便中检出节片及虫卵鉴定而确诊。

虫卵的检查：采用粪便直接涂片法或离心沉淀法检查。由于链状带绦虫卵与肥胖带绦虫卵形态上难以鉴别，故只能报告有带绦虫卵。

孕节的检查：采用组织压片法。检查时，取孕节置于2张载玻片之间，压紧后在光亮处观察或置立体显微镜下观察子宫分支鉴别虫种。亦可通过驱除的虫体头节、成节、孕节的检查确定虫种。检查孕节时要注意防止虫卵污染。

（2）囊尾蚴病的诊断 皮下及肌肉型囊尾蚴病可活检皮下结节，查出囊尾蚴可确诊。其他类型的囊尾蚴病患者伴有皮下结节的也非常多见，因此，仔细检查有无皮下结节对囊尾蚴病诊断十分重要。眼囊虫病用眼底镜检查较易发现虫体。脑囊尾蚴病诊断较困难。

2. 影像学诊断 影像学诊断是诊断脑囊尾蚴病的重要手段。脑囊尾蚴病可用头颅 CT 和 MRI 等检查，可显示链状带绦虫囊尾蚴影像，结合症状如癫痫、颅内压增高和精神症状等进行诊断。

3. 免疫学诊断 免疫学诊断方法具有重要辅助诊断价值，但与其他蠕虫感染（特别是棘球蚴感染）有交叉反应。目前常用的免疫学诊断方法有间接红细胞凝集试验（IHA）、酶联免疫吸附试验（ELISA）、斑点酶联免疫吸附试验（Dot-ELISA）。主要是检测血清和脑脊液中抗猪囊尾蚴抗体，也可用单克隆抗体检测猪囊尾蚴的循环抗原。

【流行病学】

1. 分布 链状带绦虫在全世界分布广泛，但感染率一般不高。主要流行于欧洲、非洲、拉丁美洲和南亚地区，如前南斯拉夫、捷克、墨西哥、尼日利亚、印度等国。2015年全国人体重点寄生虫病现状调查报告显示，全国 3 个生态大区 17 个生态区均发现带绦虫感染者，全国 12 个省发现带绦虫感染，感染率最高为西藏自治区，其次依次为四川、云南省，有 19 省未发现带绦虫感染。一般感染者农村多于城市，以青壮年和男性为主。猪囊尾蚴病的流行多与猪带绦虫病分布一致，凡是猪带绦虫病发病率高的地方，人和猪囊尾蚴感染率也高。

2. 流行因素 链状带绦虫流行与猪关系密切，即与食猪肉的方法、人粪便的处理、猪的饲养方法有重要关系。

（1）食猪肉的方法 广西壮族自治区、云南的少数民族地区有生食或半生食猪肉的习俗，如白族的"生皮"、傣族的"剁生"和哈尼族的"噢嚅"等均系用生猪肉制作；另外，西南地区的"生片火锅"、云南的"过桥米线"、福建的"沙茶面"等都是将生肉片在热汤中稍烫后食用。还有食熏肉或不经火蒸煮的腌肉。有的地区虽无特殊食肉习俗，只因炒食、肉馅蒸煮时间过短未将囊尾蚴杀死而感染。或因囊尾蚴污染菜刀、砧板而感染链状带绦虫。

（2）人粪便的处理 流行区居民用新鲜粪施肥，或不习惯使用厕所、随地大便、厕所简陋或采用连茅圈（直接建在猪圈上的厕所），造成环境污染，增加人、猪的感染机会。

囊尾蚴的感染是误食虫卵所致，人体感染囊尾蚴的方式有以下 3 种。

1）体内感染（internal autoinfection）：患者体内有成虫寄生，因某种原因引起胃肠逆蠕动（antiperistalsis）如反胃、呕吐时，肠道内脱落的孕节反入胃中，经消化液作用，虫卵散出，相当于食入大量虫卵而引起的感染，此种感染比较严重，但少见。

2）体外感染（external autoinfection）：患者有成虫寄生，孕节随粪便排出，自孕节散出的虫卵污染其手指，经肛门 - 手 - 口途径而引起的感染。

3）异体感染（heteroinfection）：感染来源于外界。虫卵污染环境，通过蔬菜、饮食或饮水等被人误食而引起的感染。因此，因个人卫生习惯不良误食虫卵也是感染的重要因素。链状带绦虫卵在外界可存活较长时间，4℃左右能活 1 年，-30℃和 37℃时，分别能活 3 ~ 4 个月和 7 天左右。70% 乙醇、酱油和食醋对其几乎无作用。但 2% 碘酒和 100℃ 高温可杀死虫卵。

（3）猪的饲养方法 猪的感染是因为流行区猪的饲养方法不当，多为放养、散养，使猪极易吃到环境或简陋厕所内患者粪便中的虫卵或孕节而受染。各地猪的感染率高低不等（1% ~ 30% 或 > 30%）。猪囊尾蚴感染率与人群猪带绦虫病感染率密切相关。

【防治】

根据链状带绦虫的生物学特性和流行病学特点，采取"驱、管、检"的综合性防治措施进行防治。治疗猪带绦虫患者和加强人粪管理是预防人感染囊虫病的关键。加强卫生宣传教育，注意个人卫生和饮食卫生，不吃生肉；加强人粪管理、修建符合卫生要求的厕所，不随地大便，防止人粪便污染环境；改进猪的饲养方法、提倡圈养、废除连茅圈，防止猪的感染；加强肉类检疫，病猪肉必须严格处理或销毁，严禁销售带囊尾蚴的猪肉，不让"痘肉"流入市场；治疗患者等。

驱虫药物：吡喹酮、阿苯达唑、甲苯达唑（mebendazole）、氯硝柳胺（niclosamide）等对猪带绦虫病及囊尾蚴病均有较好的疗效。槟榔（betel nut）、南瓜子（cucurbita-nut）、硫酸镁（magnesium sulfate）法（BCMS）为多年来采用的有效的驱虫方法，多数患者在服药后 5 ~ 6 h 之内即排出完整的虫体。若虫体折断，头节未能驱下，应嘱患者 2 ~ 3 个月后复查，如粪便中又有孕节排出，应再行药物驱虫。注意诱发呕吐的药物不应使用，以避免自体内感染。

囊尾蚴病的治疗方法可用手术摘除囊尾蚴，眼囊尾蚴病唯一有效方法是手术摘除虫体，但在特殊部位或较深处的囊尾蚴不易施行手术时，仅能给予药物和对症治疗。在脑囊尾蚴患者的药物治疗过程中，患者常因虫体死亡而导致癫痫发作、颅内压增高，甚至发生脑疝而死亡，故一定要在医生的指导下住院治疗。

第三节 肥胖带绦虫

肥胖带绦虫（*Taenia saginata* Goeze，1782）中间宿主是牛，又称牛带绦虫或牛肉绦虫（beef tapeworm），其头节固着器官仅为 4 个吸盘，而无顶突及小钩，所以又称无钩绦虫（unarmed tapeworm）。在我国古代医书中也称其为白虫或寸白虫。

【形态】

1. 成虫 形态与链状带绦虫相似，见图 12-8，但虫体长度，节片数量、厚薄，头节固着器官及内部器官结构特点等都有很大差异，主要区别见表 12-2。
2. 虫卵 与链状带绦虫卵相似，难以区别，故统称带绦虫卵。
3. 牛囊尾蚴（cysticercus bovis） 牛囊尾蚴略小于猪囊尾蚴翻卷的头节与其成虫头节相似，有 4 个吸盘，无顶突和小钩。

【生活史】

生活史类似链状带绦虫。人是肥胖带绦虫唯一终宿主，成虫寄生在人的小肠上段，以

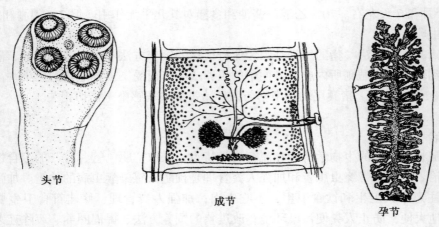

图 12-8 肥胖带绦虫成虫（采自吴观陵，2005）

表 12-2 肥胖带绦虫与链状带绦虫的主要区别

鉴别点	肥胖带绦虫	链状带绦虫
体长	4～8 m	2～4 m
节片	1 000～2 000 节，较厚，不透明	700～1 000 节，较薄，略透明
头节	略方形，直径为 1.5～2.0 mm，具 4 个吸盘和无顶突和小钩	球形，直径为 0.6～1.0 mm，具 4 个吸盘和 1 个具有小钩的顶突
成节	卵巢 2 叶，在子宫前部有短而小的分叉	卵巢 3 叶
	睾丸 657～973 个	睾丸 150～200 个
孕节	子宫侧支 15～30 支，支端呈叉状	子宫侧支 7～13 支
囊尾蚴	头节无顶突和小钩，不寄生于人体	头节具顶突和小钩，可寄生于人体，引起人囊尾蚴病

吸盘吸附于肠壁。孕节多单节脱落，随粪便排出体外或主动从肛门逸出，孕节或孕节破裂散出的虫卵污染环境，虫卵在适宜条件可存活 0.5～1 年，被牛食入后，卵内六钩蚴即在其小肠内孵出，然后钻入肠壁，侵入血管和淋巴管，随血循环到全身各处，尤其在肌肉（横纹肌和心肌）组织内，经 60～75 天发育为肥胖带绦虫囊尾蚴。人食入生的或未煮熟的含肥胖带绦虫囊尾蚴的牛肉，囊尾蚴在小肠经消化液的作用，头节自囊内翻出，吸附于肠壁，发育为成虫。从囊尾蚴食入至发育为成虫需 2～3 个月。成虫寿命可达 25 年。与链状带绦虫不同，肥胖带绦虫囊尾蚴不能寄生于人体，即人不能作为肥胖带绦虫的中间宿主，见图 12-9。

【致病机制与临床表现】

肥胖带绦虫寄生于人体，吸盘和体壁微毛可造成肠黏膜损伤和炎症，并通过表皮吸取小肠内的大量营养物质，引起牛带绦虫病（taeniasis bovis）。患者一般无明显症状，感染较重者可出现消化道症状，如腹部不适、消化不良、恶心、腹胀、腹泻或体重减轻等。由于肥胖带绦虫节片较肥厚，活动力较强、几乎所有患者都有孕节自动从肛门逸出的病史和肛门瘙痒的症状。

另外，脱落的节片偶然还可引起阑尾炎、肠梗阻等并发症。

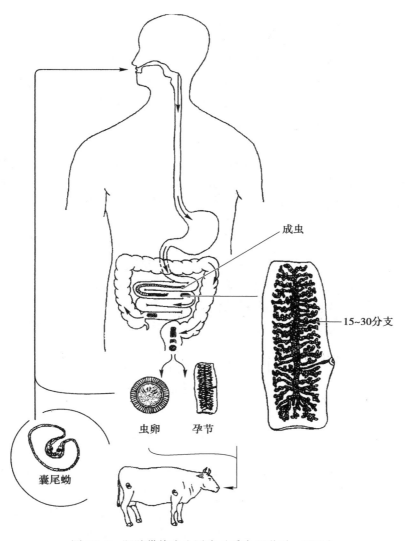

成虫

15~30分支

虫卵　孕节

囊尾蚴

图 12-9　肥胖带绦虫生活史（采自汪世平，2009）

【实验诊断】

与链状带绦虫感染的实验诊断方法基本相同。询问病史，包括食牛肉习惯及排节片史等对诊断具有重要意义。患者常自带排出的孕节前来就诊，观察孕节子宫的侧支数可以确诊。肛门拭子法（anal swab）或透明胶带法（cellophane tape method）检出虫卵的概率较大，但无法确定虫种。

【流行】

1. 分布　肥胖带绦虫呈世界性分布，多数地区散在感染。但在生食或半生食牛肉习惯的地区和民族中流行广泛。我国多个省、自治区、直辖市都有散在分布的牛带绦虫病患者，但在一些少数民族农牧区呈地方性流行，如新疆、内蒙古、西藏、云南、宁夏、四川、广西、贵州等。患者多为青壮年，一般男性稍多于女性。

2. 流行因素　主要流行因素是患者和带虫者的粪便污染牧场和水源、居民食用牛肉的方法不当及炊具（菜刀、砧板等）的污染。

流行区牛的放牧非常普遍，而当地农牧民常在田间、牧场及野外排便，造成牧场、水源等环境污染。肥胖带绦虫卵抵抗力很强，在外界环境中能存活 8 周或更长的时间，因此，牛极易因吃到或饮入虫卵、孕节污染的牧草、饮水等而感染。在广西和贵州的一些少数民族地区，因为人畜共居一楼，牛吃到人从楼上直接排到楼下牛圈里的粪便而感染，当地牛感染率可高达 40%。

流行区居民有生食或半生食牛肉的习惯，如苗族、侗族人喜欢吃"红肉"、"腌肉"，傣族人喜欢吃"剁生"等，都是将生牛肉切碎后加入佐料即食；藏族喜将生肉稍风干后食用或在篝火上烤食，这些食肉习惯极易造成人群感染。

【防治】

肥胖带绦虫的防治原则与链状带绦虫相似，主要采取以下措施。

1. 治疗患者和带虫者　在流行区应进行普查普治，以消除传染源。驱虫常用槟榔、南瓜子合剂，治疗和处理方法同驱除链状带绦虫。吡喹酮、阿苯达唑也有一定驱虫效果。

2. 加强人粪管理　杜绝随地大便，防止人粪污染牧场、水源，注意牧场清洁，避免牛受感染。

3. 注意饮食卫生　不生食或半生食牛肉，切生、熟食的刀和砧板分开使用。

4. 加强肉类检疫　严禁出售含囊尾蚴的牛肉。

第四节　细粒棘球绦虫

细粒棘球绦虫（*Echinococcus granulosus* Batsch，1786）属带科、棘球属绦虫，又称包生绦虫。成虫寄生于犬科食肉类动物小肠；幼虫称为棘球蚴或包虫，寄生于人或其他动物体内，引起棘球蚴病或称包虫病（hydatid disease，hydatidosis，echinococcosis）。棘球蚴病是一种人兽共患寄生虫病，严重危害人类健康和畜牧业生产，是我国重点防治的寄生虫病之一。

【形态】

1. 成虫　乳白色，背腹扁平，体长 2 ~ 7 mm，平均 3.6 mm，是绦虫中最小的虫种之一。由头颈节及链体组成，链体由幼节、成节和孕节各 1 节构成，偶或多 1 节。头节略呈梨形，具有顶突和 4 个吸盘。顶突上有两圈呈放射状排列的小钩，共计 28 ~ 48 个（通常 30 ~ 36 个）。顶突顶端有顶突腺（rostellar gland），其分泌物具有较强的抗原性。成节内含雌、雄生殖器各 1 套，生殖孔开口于节片一侧的中部偏后，睾丸 45 ~ 65 个，分布于生殖孔水平线的前后方。孕节子宫向两侧突出形成不规则的侧囊，内含虫卵 200 ~ 800 个，见图 12-10。

2. **虫卵** 与链状带绦虫和肥胖带绦虫卵相似，光镜下难以区别。

3. **幼虫** 即棘球蚴，为圆形或近似圆形的囊状虫体，大小从直径不足 1 cm 至数十厘米不等，随寄生的宿主、时间及部位不同而异，棘球蚴由囊壁和内含物（原头蚴、生发囊、子囊、孙囊、囊液）组成。

囊壁分 2 层，外层为角皮层（cuticle layer），厚 1～4 mm，乳白色，半透明，似粉皮状，较脆弱，易破裂。光镜下呈无细胞结构的多层纹理状，具有渗透作用，参与虫体与宿主之间的物质交换，并具有保护虫体的作用。内层为生发层（germinal layer），亦称胚层，紧贴在角皮层内，厚 20～25 μm，具有细胞结构，由此层向囊内长出原头蚴、生发囊和子囊。

原头蚴（protoscolex）亦称原头节，椭圆形或圆形，大小为 170 μm×122 μm，为向内翻卷收缩的头节，结构似成虫头节，但体积小，其顶突和 4 个吸盘多内陷，内包数十个小钩。

生发囊（brood capsule）亦称育囊，直径约 1 mm，由生发层有核细胞发育而来的仅有一层生发层的小囊，借小蒂与胚层相连，在生发囊内壁上可长出 10～30 个原头蚴。原头蚴除向生发囊内生长外，也可向囊外生长为外生性原头蚴，由于可不断扩展，其危害较内生的棘球蚴更大，见图 12-11，图 12-12。

子囊（daughter cyst）可由母囊的生发层直接长出，也可由原头蚴或生发囊发育而成。子囊结构与母囊相似，其生发层也可

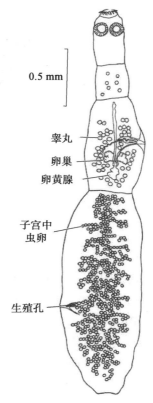

图 12-10 细粒棘球绦虫成虫（采自 Muiier，2001）

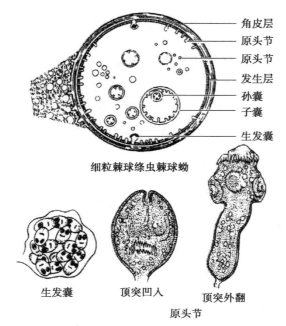

细粒棘球绦虫棘球蚴

原头节

图 12-11 细粒棘球绦虫棘球蚴及其中的生发囊和原头蚴（采自卢思奇，2009）

169

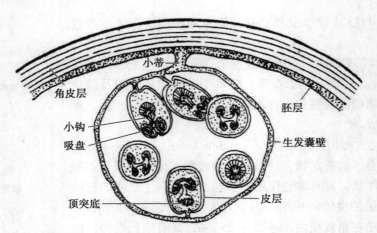

图 12-12　棘球蚴生发囊模式图（仿 Morseth，2001）

向囊内长出原头蚴、生发囊及与子囊结构相似的孙囊（granddaughter cyst）。

囊腔内充满的液体称棘球蚴液（hydatid fluid），棘球蚴液无色透明或略带黄色，比重 1.01 ~ 1.02，pH 为 6.7 ~ 7.8，内含多种蛋白、肌醇、卵磷脂、尿素及少量糖、无机盐和酶等，有抗原性。棘球蚴生发层向囊内长出的原头蚴、生发囊、子囊可脱落悬浮在囊液中，称为棘球蚴砂（hydatid sand）或称囊砂。有的棘球蚴囊内无原头蚴、生发囊和子囊，称不育囊（infertile cyst）。

【生活史】

细粒棘球绦虫的终宿主是犬、狼和豺等犬科食肉动物，幼虫寄生于羊、牛、骆驼、马、鹿等偶蹄类食草动物和人。

成虫寄生于终宿主小肠上段，以头节的吸盘和小钩固着在肠黏膜上，孕节和虫卵随宿主粪便排出、污染环境，如牧场、畜舍、土壤、蔬菜、水源及动物皮毛等。当中间宿主误食虫卵或孕节后，在小肠内孵出六钩蚴，六钩蚴钻入肠壁血管，经血液循环至肝、肺等器官，经 5 个月左右发育为直径为 0.5 ~ 1 cm 的棘球蚴，棘球蚴生长缓慢，每年增长 1 ~ 5 cm，最大可长到数十厘米，囊内原头蚴可有数千至数万个。棘球蚴在人体内可存活 40 年或更久。当犬、狼等终宿主吞食食草动物的内脏棘球蚴后，囊内原头蚴在胆汁刺激下，顶突翻出，附着于小肠壁，逐渐发育为成虫。由于棘球蚴中含有大量的原头蚴，故寄生在犬、狼肠内的成虫数可达数千至上万条，曾发现一只家犬感染 15 万条成虫。从感染到发育成熟开始排虫卵或孕节约需 8 周。成虫寿命可达 5 ~ 20 个月，见图 12-13。

【致病机制与临床表现】

细粒棘球绦虫的棘球蚴对人体的危害主要是以机械性损害、对囊液的过敏及毒性刺激为主，严重程度取决于棘球蚴的大小、数量及寄生时间和部位。棘球蚴可寄生于人体内的所有部位，但以肝最多见，其次为肺部。

据我国新疆 16 197 例患者分析，棘球蚴最多见的寄生部位是肝（75.2%）、肺（22.4%）、腹腔（4.7%），其他依次为脾（1.0%）、盆腔（0.5%）、脑（0.4%）、肾（0.4%）、

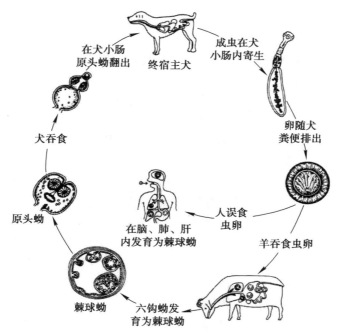

图 12-13　细粒棘球绦虫生活史（采自 Sun，1998）

胸腔（0.2%）、骨骼（0.2%），其他部位少见。在肺和脾内棘球蚴生长较快，在骨内生长缓慢。人体棘球蚴多为单个，多个的约占 20%。棘球蚴病的临床表现复杂，常见症状有以下几种。

1. 局部压迫和刺激症状　由于棘球蚴不断生长，挤压寄生的器官及邻近器官。棘球蚴寄生在肝可压迫胆管和血管，引起肝大，肝区隐痛、坠胀不适，食欲减退。寄生在肺可引起咳嗽（干咳）、咯血、胸痛及呼吸急促等症状，严重者导致呼吸困难。寄生在脑可引起与脑瘤相似的症状，如头痛、恶心、呕吐、颅内压增高及癫痫等。骨棘球蚴常发生在骨盆、椎体中心和长骨的干骺端，破坏骨质，易造成病理性骨折。位置表浅的棘球蚴可在体表形成包块，触之坚韧，压之有弹性，叩诊时有震颤感。

2. 毒性和超敏反应　棘球蚴的内含物溢出可引起毒性和超敏反应，常见症状有荨麻疹、哮喘、血管神经性水肿和血嗜酸性粒细胞增多。如大量囊液进入血液循环，其囊内容物抗原可引起过敏性休克，甚至死亡。此外，可出现发热、食欲减退、消瘦、贫血、儿童发育障碍、恶病质等中毒和胃肠道功能紊乱症状。

3. 并发症　由于外伤或穿刺使棘球蚴破裂是常见而严重并发症的病因。棘球蚴破裂，大量原头蚴逸出，可在宿主其他部位形成继发性棘球蚴。若肝棘球蚴破入腹腔可引起急性弥漫性腹膜炎或继发性腹腔棘球蚴病；破入胆道可引起急性炎症和胆道梗阻，出现胆绞痛、寒战、高热、荨麻疹和黄疸等症状。肺棘球蚴破入支气管时，可咳出大量囊液，小的生发囊、子囊或角皮碎片等。肝和肺棘球蚴常发生继发性细菌感染，产生类似肝脓肿和肺脓肿的症状。

【实验诊断】

询问病史，了解患者是否来自或曾经去过流行区，以及与犬、羊等动物和其皮毛接触史，对诊断有一定参考价值。

1. 影像学诊断 棘球蚴病诊断困难，主要依赖影像学检查和定位，如 X 线、B 超、CT、MRI 及放射性核素扫描等，但要注意与非寄生虫性囊肿鉴别。

2. 免疫学诊断 常用的辅助诊断方法，可同时采用 2 ~ 3 项血清学方法，提高诊断的准确率。常用的有如下几种。

（1）酶联免疫吸附试验（ELISA） 包括 ELSIA、ABC-ELISA、SPA-ELISA 和斑点 ELISA 等，已成为包虫病诊断最重要和最广泛使用的常规方法。

（2）固相免疫金银法（GSIA) 特异性、敏感性与 ELISA 相近，且制作简便、经济，又可避免 ELISA 底物对操作者的致癌作用，成为包虫病免疫诊断的一种实用方法。

（3）免疫印迹试验（immunoblot 或 Western blot） 有诊断价值且特异性高的抗原是 8×10^3、16×10^3、$20 \sim 24 \times 10^3$（AgB）和 38×10^3（Ag 5），但也有交叉反应，结果解读需要专业经验，因此该检测只能在专业实验室进行。

3. 病原学检查 病原学检查较困难，若从手术取出物或痰液、胸腔积液、腹水中检获棘球蚴碎片或原头蚴可确诊本病。为防囊液外溢，引起过敏反应或继发性棘球蚴感染和过敏性休克，诊断性穿刺检查一直为本病禁忌。但近年来的研究和临床病例报告认为穿刺检查可用于棘球蚴病的实验诊断和治疗，但要在超声波引导下准确定位穿刺，严防棘球蚴液外溢。

【流行病学】

1. 地理分布 细粒棘球绦虫棘球蚴病几乎遍布世界各大洲，主要流行在畜牧业发达的国家或地区，如澳大利亚、新西兰、南美、非洲及亚洲。现已成为全球性的公共卫生问题。

我国是世界上棘球蚴病流行最严重的国家之一，主要分布于西北、华北、东北以及西南广大农牧区，即新疆、青海、甘肃、宁夏、四川、西藏及内蒙古等 7 省、自治区，其次是陕西和河北部分地区。而在东北三省、河南、山东、安徽、湖北、贵州和云南等省或自治区有散发病例。全国棘球蚴病的高发区约占我国总面积的 44%，受此病威胁的人口 5 000 余万人，患病人数为 50 万 ~ 60 万，人群中最易感染者是学龄前儿童（新疆 15 289 例病人中，15 岁以下者占 32.1%）。主要动物中间宿主绵羊的感染率在 3.3% ~ 90%，家犬的感染率在 7% ~ 71%。

2. 流行因素

（1）虫卵污染环境 牧区犬感染较严重，其体内的孕节或虫卵随粪便排出而污染牧场、畜舍、蔬菜、水源、土壤及牲畜皮毛等。虫卵还可随人、犬或其他动物的活动及尘土、风、水的播散污染人畜活动场所，犬及牛、羊等动物体表也可沾有虫卵。虫卵对外界的抵抗力较强，在 2℃ 水和冰中分别能活 2.5 年和 4 个月，-12℃ ~ -14℃ 的严冬仍保持感染力，-50℃ 还可短期存活，能耐 -56℃ 低温。在干燥环境中能生存 11 ~ 12 天，一般化学消毒剂不能杀死虫卵。

（2）人与家畜及环境的密切接触 流行区牧民多养犬协助放牧，当地农牧民，特别是儿童喜与家犬亲昵，易受到犬皮毛上的虫卵污染而导致感染；成人因剪羊毛、挤奶、宰羊、接羔、加工皮毛等生产活动与畜群或皮毛接触机会机会较多，致使人体感染的机会较多；人也可因生饮羊奶、牛奶或误食被虫卵污染的水、蔬菜、瓜果而受感染；另外在干旱多风地方，虫卵可随风飘扬，也可经吸入感染。

（3）病畜内脏处理不当 流行区牧民常用家畜内脏喂犬或将病死的家畜尸体抛在野外，任犬、狼吞食，造成犬、狼成虫感染率增高，进而又加重了牛、羊的感染，使流行更为严重。

【防治】

1. 加强卫生宣传教育 开展健康教育，普及棘球蚴病知识，养成良好的个人卫生和饮食、饮水卫生习惯，防止病从口入。

2. 加强犬的管理 对家犬进行登记，严加监测，定期为家犬、牧犬驱虫，捕杀牧场周围的野犬及野生食肉动物，控制传染源。

3. 加强卫生检疫 严格处理病畜内脏，严禁乱抛或喂犬，提倡深埋或焚烧。

4. 治疗患者 目前棘球蚴病治疗以外科手术为主。随着手术方法的改进，如内囊摘除术和新的残腔处理方法的采用，治愈率提高，并发症减少。术中应注意将虫囊取尽以防复发，并避免囊液外溢，以免造成扩散或引起过敏。较小的棘球蚴或不宜手术者可用大剂量阿苯达唑、甲苯咪唑和吡喹酮治疗。近 10 多年来，棘球蚴病的治疗冲破了切忌穿刺的禁区，采用在 B 超指引下穿刺囊肿，抽尽囊液，注入 10% 甲醛溶液或 95% 乙醇杀死虫体，并配合化疗，在较大的单房型棘球蚴病患者已取得满意疗效。

（刘登宇）

第五节 曼氏迭宫绦虫

曼氏迭宫绦虫（*Spirometra mansoni* Joyeux and Houdemer，1928）属于假叶目，裂头科绦虫。其成虫主要寄生在猫、犬等动物的小肠内，偶可寄生于人体小肠，引起曼氏迭宫绦虫病。其中绦期幼虫 – 裂头蚴（sparganum）寄生于人体引起曼氏裂头蚴病（sparganosis mansoni）。裂头蚴所致危害远较成虫为大。

【形态】

1. 成虫 长 60~100 cm，宽 0.5~0.6 cm。头节细小，呈指状，背、腹面各有一条纵行的吸槽。颈节细长。链体约有 1 000 个节片，节片一般宽大于长，但后端节片长宽略相等。成节和孕节的结构基本相似，每节均有雌雄生殖器官各 1 套，节片中部可见凸起的子宫，在孕节中更为明显。睾丸呈滤泡状，散布于节片背部的两侧。睾丸发出的输出管于节片中央汇合形成输精管，然后弯曲向前膨大形成储精囊和阴茎，通入节片前部中央腹面的雄性生殖孔。卵巢分两叶，位于节片后部。自卵巢中央发出短的输卵管，其末端膨大形成卵模后与子宫相连。卵模外有梅氏腺包绕。卵黄腺呈滤泡状，散布于实质的表层。子宫位于节片中部，螺旋状盘曲，紧密重叠，基部宽而顶部窄，呈发髻状，子宫孔开口于阴道口之后（图 12-14）。

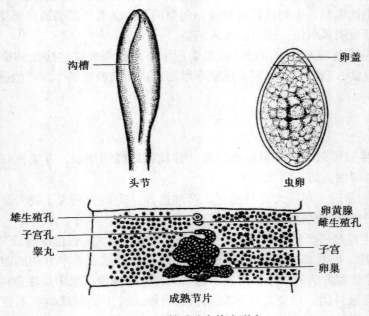

图 12-14　曼氏迭宫绦虫形态

2. 虫卵　椭圆形，两端稍尖，长 52～76 μm，宽 31～44 μm，浅灰褐色，卵壳较薄，有卵盖，内含一个卵细胞和多个卵黄细胞（图 12-14）。

3. 裂头蚴　长带状，乳白色，体不分节，但体表有不规则横皱褶。大小差异较大，约（0.5～80）cm×（0.3～1）cm。体前端稍膨大，末端钝圆。无吸槽，但头端中央有向内明显凹陷。

【生活史】

完成曼氏迭宫绦虫生活史需要 3 个宿主，终宿主主要是犬和猫，第一中间宿主是剑水蚤，第二中间宿主主要是蛙。蛇、鸟类和猪等多种脊椎动物可作为转续宿主。人可作为其第二中间宿主、转续宿主，偶可作为终宿主。

成虫寄生在终宿主小肠内，虫卵自虫体子宫孔产出后随粪便排出体外。在水中适宜的温度下（25～28℃），虫卵经 2～5 周发育孵出钩球蚴。钩球蚴呈圆形或椭圆形，周身被纤毛，直径 80～90 μm，可借助纤毛在水中作无定向螺旋式游动。钩球蚴被第一中间宿主剑水蚤食入后，脱去纤毛，穿过肠壁进入血腔，经 3～11 d 发育为原尾蚴。原尾蚴呈长椭圆形，大小为 260 μm×（44～100）μm，前端凹陷，体表为布满小棘的角质膜，体后部有圆形或椭圆形的小尾球，内有 6 个小钩。含有原尾蚴的剑水蚤被第二中间宿主蝌蚪吞食后，原尾蚴失去小尾球，随着蝌蚪发育为蛙，原尾蚴也发育为裂头蚴。裂头蚴有很强的收缩和移动能力，常迁移至蛙的肌肉内寄居，尤其在大腿和小腿肌肉中较多。当感染有裂头蚴的蛙被蛇、鸟、猪等转续宿主吞食后，裂头蚴穿过肠壁，移行至腹腔、肌肉或皮下等处继续生存，蛇、鸟、猪等即成为转续宿主。第二中间宿主或转续宿主被猫、犬等终宿主吞食后，裂头蚴在终宿主肠道内发育为成虫。被误食的裂头蚴在人小肠偶可发育为成虫。成虫在猫体内可存活 3.5 年（图 12-15）。

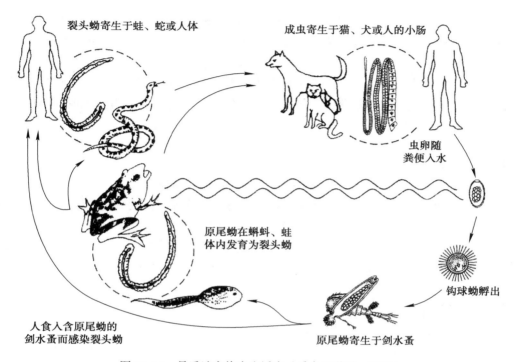

图 12-15　曼氏迭宫绦虫生活史（采自汪世平，2009）

【致病机制与临床表现】

1. 成虫致病　曼氏迭宫绦虫的成虫较少寄生于人体，对人的致病力也较弱。感染者一般无明显临床症状，或表现为中、上腹部不适或轻微疼痛，恶心、呕吐等症状。

2. 幼虫致病　裂头蚴经皮肤或黏膜侵入人体后逐渐移行至各组织内寄生，引起裂头蚴病。裂头蚴病较为多见，危害较大，危害程度因裂头蚴移行和寄居部位不同而异。根据寄生部位不同，裂头蚴病主要有以下 5 种类型。

（1）皮下裂头蚴病　最常见，常累及四肢、腹壁、外生殖系统、胸壁、乳房和全身各处，表现为游走性的皮下结节，为圆形、柱状或条索状，大小不一（0.5 ~ 5 cm），多由裂头蚴直接侵入皮下所致。局部可有瘙痒和虫爬感；若有炎症，则可出现间歇性或持续性疼痛或触痛；有时可出现荨麻疹。

（2）眼裂头蚴病　较常见，多因患眼结膜炎等疾病时以蛙、蛇肉敷贴眼部而感染，可累及患者的单侧眼睑或眼球，表现为眼睑红肿、上睑下垂、结膜充血、畏光、流泪、微痛、奇痒、异物感和虫爬感，可伴有恶心、呕吐、发热等症状。多为单眼感染，可反复发作，多年不愈。在红肿的眼睑或充血的结膜下，可触及游走性、硬度不等的肿块或条索状物。眼部肿物若破溃，裂头蚴自行逸出可渐自愈。但若裂头蚴侵入眼球内可致眼球突出、眼球运动障碍，甚至角膜溃疡、穿孔、虹膜睫状体炎、葡萄膜炎、玻璃体混浊、白内障等，最终导致视力严重减退甚至失明。

（3）口腔颌面部裂头蚴病　较常见，多数患者有以蛙肉、蛙皮、蛇肉敷贴患处治疗腮腺炎、牙痛等病史，患处红肿，有虫爬感，颊部皮下或口腔黏膜下有硬结或条索状体，直径0.5~3 cm。患者常自述有"小白虫"（裂头蚴）逸出史。

（4）脑裂头蚴病　较少见，但危害严重，临床表现与侵犯脑部位不同而异，与脑瘤难以区别。主要临床症状有癫痫样发作、肢体不自主抽搐、偏瘫、头痛、感觉障碍等，重者瘫痪，甚至死亡。

（5）内脏裂头蚴病　罕见，因裂头蚴在不同部位移行而临床表现各异，可见于腹腔、膀胱、尿道、卵巢或寄生于消化道、呼吸道等处，寄生于深部组织者常无明显临床表现，故很少被发现。

【实验诊断】

曼氏迭宫绦虫成虫感染可以用粪便检查，检获虫卵可确诊。

曼氏裂头蚴病的诊断主要根据从病灶处检出裂头蚴确诊。询问病史，了解有无敷贴蛙皮、蛙肉及生食或半生食蛙、蛇、鸟等各种动物肉类病史，或生饮蛇血、生吞蛇胆等情况，对诊断有一定参考价值。采用CT、MRI、超声波等影像技术，或用ELISA法检查血清和脑脊液中裂头蚴抗体可辅助诊断。

【流行病学】

曼氏迭宫绦虫分布很广，但成虫感染人体少见。国外仅见于日本、俄罗斯等少数国家。我国人体感染成虫病例仅报道20余例，分布于上海、广州、台湾、四川和福建等省市。

曼氏裂头蚴病多见于东亚和东南亚各国，欧洲、美洲、非洲及大洋洲也有病例报告。我国已有数千例曼氏裂头蚴病例报告，主要分布在广东、吉林、福建、四川、广西、湖南、浙江等20多个省（区、市），男性感染率高于女性。

作为终宿主的传染源，除猫、犬外，还有虎、豹、狐狸等野生动物，家犬、宠物犬及流浪犬均可感染。感染有原尾蚴的第一中间宿主、感染有裂头蚴的第二中间宿主和转续宿主是人体裂头蚴病的主要传染源。有20多种剑水蚤可作为曼氏迭宫绦虫的第一中间宿主，20多种两栖类（包括泽蛙、虎纹蛙、中华大蟾蜍等）为易感染的第二中间宿主。第二中间宿主蛙的感染与裂头蚴病的发生关系密切，蛙的感染率及感染强度随生活环境、生活习性、蛙种类及季节不同而有差异。已知的转续宿主有50多种，主要为蛇类、鸟类和哺乳类动物。蛇的感染率较高，据崔洪涛等（2008）调查，贵州部分地区蛇的自然感染率为24.04%。

人体可由裂头蚴或原尾蚴经皮肤或黏膜侵入，或误食裂头蚴及原尾蚴而感染裂头蚴。主要有以下感染方式。

1. 局部敷贴生蛙、蛇肉或蛇皮　为主要的感染方式，占感染50%以上。在我国某些地区，民间传说蛙、蛇有清凉解毒作用，故用生蛙肉、蛇肉或蛇皮敷贴伤口或脓肿，如眼、口颌及外阴等处，裂头蚴自敷贴处侵入组织。

2. 生食或半生食蛙、蛇、鸡或猪肉　民间有吞食活蛙治疗疥疮和疼痛、吞食蝌蚪治疗皮肤过敏，或喜生食或半生食动物肉等不良习惯，食入人体的裂头蚴可穿过肠壁进入腹腔，然后移行至全身其他部位寄居。也时有通过生饮蛇血和生吞蛇胆而感染的病例。

3. 误食感染有原尾蚴的剑水蚤　饮用生水或误吞湖塘水，使已感染有原尾蚴的剑水蚤有机会进入人体。原尾蚴也可直接经皮肤、黏膜侵入，或经眼结膜侵入人体，但概率较低。

【防治】

加强健康教育，不用蛙肉、蛙皮敷贴伤口，不生食或半生食蛙、蛇等动物肉类，不饮生水以防感染。

驱除成虫可用槟榔南瓜子合剂，也可用吡喹酮、阿苯达唑等药物。裂头蚴主要靠外科手术切除，手术时务必将虫体尤其是头部取尽，方能根治。对不能手术切除的虫体，可向结节内注射 40% 乙醇和 2% 普鲁卡因 2~4 mL 局部封闭杀死裂头蚴。吡喹酮对裂头蚴病有一定的疗效。

第六节　其他寄生绦虫

一、亚洲带绦虫

亚洲带绦虫（*Taenia asiatica*）成虫寄生人体小肠，引起肠绦虫病。以往人们一直认为寄生人体的带属绦虫只有猪带绦虫和牛带绦虫 2 种。但在东亚和东南亚一些山区和远海岛屿（非牧区）则一直有"牛带绦虫病"流行，而当地居民根本不养牛，也很少食牛肉，但有食生猪肉及其内脏的习惯，这一流行病学上自相矛盾的现象于 1967 年首先为台湾学者 Huang 等质疑，此后范秉真等（1986）开展了大量的调查和研究工作。根据形态观察，称其为亚洲带绦虫或亚洲肥胖带绦虫。国外学者根据 rDNA 及细胞遗传学研究证明亚洲带绦虫与肥胖带绦虫近缘，特别是澳大利亚学者用遗传学方法证明这种绦虫与已知 2 种绦虫不同，认为是一新种，并定名为亚洲带绦虫。

【形态】

亚洲带绦虫与肥胖带绦虫形态相似，但成虫头节有顶突，虫体稍短、节片数略少；囊尾蚴的体积较小，头节上具有发育不良的小钩（图 12-16）。

1. 成虫　乳白色，长带状，体长 4~8 m。体节 260~1 016 节不等。头节圆形或近方形，无小钩，有 4 个吸盘，有一尖的顶突。成节近方形，有 324~1 216 个睾丸散布在节片背部，阴茎袋呈囊状。卵巢 2 叶，大小不一，位于节片的近后缘，卵黄腺之前。卵黄腺位于节片后缘。生殖孔囊状，不规则地排列于节片侧缘。孕节长 1.7~2.3 cm，宽 0.6~0.8 cm，后缘常有突出物。子宫主干有侧支 11~32 支，侧支上有更多的分支（57~99 支）。

2. 虫卵　椭圆形，棕黄色，大小（21~45）μm×（16~34）μm，卵壳薄，内含 1 个六钩蚴。

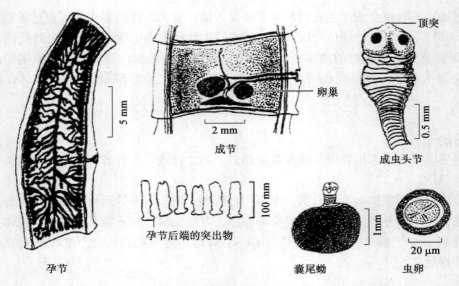

图 12-16　亚洲带绦虫成虫（采自 Eom）

3. 囊尾蚴　椭圆形或近似圆形，乳白色，半透明，平均大小 1 531 μm × 1 383 μm，明显小于牛带绦虫囊尾蚴，可见凹入的头节。头节直径约 566 μm，上有两圈小钩，内圈的小钩较小，约 12 ~ 17 个，外圈的稍大，约 20 个。小钩呈逗点状，呈退化状态，尤以外圈更明显，不易计数。囊壁外表面有小的疣状物。

【生活史】
人是唯一的终宿主，成虫寄生于人的小肠，幼虫主要寄生在猪、牛、羊等中间宿主的内脏器官，如肝、网膜、浆膜及肺。人由于生食或半生食中间宿主的内脏而感染，囊尾蚴在人体小肠内约需 4 个月发育为成虫，孕节或虫卵随粪便排出，中间宿主吞食了粪便中的孕节或虫卵，在其小肠上段，孵出六钩蚴，钻入肠壁，进入血流，被带至全身各处，在内脏发育为囊尾蚴。

【致病机制与临床表现】
亚洲带绦虫的致病机制与牛带绦虫和猪带绦虫相似。部分患者可无症状，多数患者表现为消化道及神经系统的症状。最明显的症状是孕节自动地从肛门逸出，其次是肛门瘙痒、恶心、腹痛，腹痛通常位于上腹中部或脐区，可为钝痛、隐痛或绞痛。有的患者有食欲亢进或食欲减退。
亚洲带绦虫尚未见囊尾蚴病的报道。

【实验诊断】
1. 病原学检查　根据患者是否来自流行区、有无生食猪或野生动物内脏及排节片史，可做出初步判断。粪便中仅检获虫卵无法鉴定虫种，可通过患者排出的孕节或实验性驱虫获得的虫体来鉴定虫种。
2. 分子生物学检查　对检获的虫体进行基因分析可鉴别虫种。

【流行病学】

亚洲带绦虫主要分布在东亚和东南亚，如韩国、日本、泰国、缅甸、印度尼西亚、菲律宾。在我国台湾地区的部分山区感染率高达 7%～37%，在贵州、云南、四川和广西等省或自治区有地方性流行。

人是亚洲带绦虫的终宿主及传染源，家猪和野猪均为其自然中间宿主，特别是小耳猪是亚洲带绦虫最适宜的中间宿主。囊尾蚴多数寄生在肝，只有少数在网膜和浆膜。亚洲带绦虫的流行与当地存在传染源，有适宜的中间宿主（猪、牛、羊等），以及当地居民有喜食家畜内脏的饮食习惯有关。在不食牛肉的地区，如有"牛带绦虫病"，应想到本病的可能。

【防治】

治疗患者，减少传染源。加强卫生宣传，使居民了解生食动物内脏如生食猪肝的危害，不食生的或未熟的家畜和野生动物内脏。加强病畜检疫，不使病畜内脏流入市场。加强粪便管理，防止人粪污染家畜饲料。家畜圈养，防止动物感染。

驱治亚洲带绦虫的药物，以吡喹酮的疗效最好，其次为阿的平和甲硝唑，槟榔南瓜子合剂也有较好疗效。

二、多房棘球绦虫

多房棘球绦虫（*Echinococcus multilocularis* Leuckart，1863）成虫主要寄生于狐、犬等小肠内，幼虫称泡球蚴或多房棘球蚴，寄生于啮齿类或食虫类动物，也可寄生于人体，引起泡球蚴病（echinococcosis alveolaris），也称泡型棘球蚴病（alveolar hydatid disease）或多房性棘球蚴病（multilocular echinococcosis）。

【形态】

1. **成虫** 形态与细粒棘球绦虫相似（图 12–17）。与细粒棘球绦虫的主要形态区别见表 12–3。

2. **虫卵** 形态与细粒棘球绦虫、猪带绦虫和牛带绦虫虫卵相似，光镜下难以区别。

3. **幼虫** 即多房棘球蚴，淡黄色或白色，为形状不规则的囊泡状团块，由无数圆形或椭圆形、大小基本相同、直径为 0.1～3 mm 的小囊泡组成，内含透明囊液和许多原头蚴，有的囊泡内无原头蚴，内含胶状物。囊泡壁由角皮层和生发层组成，角皮层较薄，常不完整。囊泡多以外生性出芽生殖不断产生新囊泡，也有少数向内芽生形成隔膜而分离出新囊泡。整个多房棘球蚴与无宿主组织间无纤维结缔组织被膜分隔，囊泡呈葡萄状，1～2 年即可占据所寄生的器官，呈蜂窝状的小囊还可向器官表面蔓延至体腔内，如同恶性肿瘤（图 12–18）。人不是多房棘球绦虫的适宜中间宿主，寄生人体的囊泡内只含胶状物而很少见原头蚴。

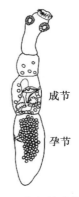

图 12–17 多房棘球绦虫成虫

成节

孕节

表 12-3　2 种绦虫成虫的形态区别

区别点	细粒棘球绦虫	多房棘球绦虫
体长 /mm）	2 ~ 7	1.2 ~ 3.7
链体节片数 / 节	3 ~ 4	4 ~ 5
顶突小钩数 / 个	30 ~ 36	13 ~ 34
成节睾丸数 / 个	25 ~ 80	18 ~ 26
孕节子宫	有侧囊，内含 100 ~ 1 500 个虫卵	无侧囊，内含 187 ~ 404 个虫卵

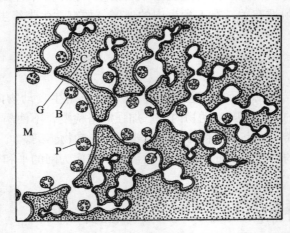

图 12-18　多房棘球蚴生长示意图（采自 Ichiro Miyazaki，1991）

【生活史】

在自然界中，多房棘球绦虫在犬科动物和鼠之间传播。终宿主主要是狐，其次是犬、狼、獾，偶可寄生于猫体内。在有多房棘球绦虫寄生的终宿主体内，同时也可有细粒棘球绦虫寄生。中间宿主以野生啮齿类动物为主，如田鼠、麝鼠、旅鼠、仓鼠、大沙鼠及褐家鼠等。在我国还有黄鼠、鼢鼠、长爪沙鼠、兔、牦牛、绵羊等的自然感染。终宿主吞食感染多房棘球蚴的鼠类或其他动物脏器后，原头蚴在其小肠内约经 45 d 发育为成虫，并随粪便排出孕节和虫卵。鼠类等中间宿主因食入终宿主粪便中的孕节和虫卵而感染。由于地甲虫喜食狐粪，因此，在其消化道和体表可携带虫卵，起转运虫卵作用，鼠类可因捕食地甲虫受到感染。虫卵在中间宿主体内逐渐发育为多房棘球蚴。人因误食虫卵而感染。（图12-19）

【致病机制与临床表现】

多房棘球蚴感染比细粒棘球蚴感染危害更严重，病死率高，愈后差，有"虫癌"之称。多房棘球蚴生长缓慢，潜伏期较长，患者多为 20 ~ 40 岁青壮年。原发病灶几乎全在肝，也可通过血液循环转移至肺、脑等器官引发继发感染。

多房棘球蚴的致病作用有直接侵蚀、机械压迫和毒性损害三个方面。由于多房棘球蚴在肝实质内弥漫性芽生蔓延，可逐渐波及整个肝，严重破坏肝组织，可形成巨块状多房棘球蚴，其中心部位因缺血性坏死、崩解液化，从而形成蜂窝状空腔；多房棘球蚴囊泡周围

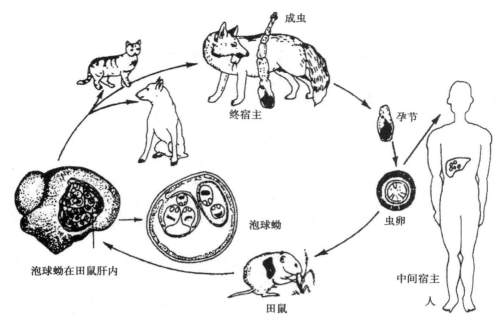

图 12-19 多房棘球绦虫生活史（采自卢思奇，2009）

的肝组织因受压迫而萎缩、变性，甚至坏死。囊泡生发层产生的毒素可损害肝实质，引起肝功能损害，严重者可引起肝衰竭，导致肝性脑病，或诱发肝硬化引起门静脉高压，并发消化道大出血而死亡。肝内外胆管受压和侵蚀，可引起黄疸。多房棘球蚴除可直接浸润扩散外，还可经淋巴或血液循环在肝内播散，若侵入肝静脉则可随血液循环转移到全身各部位，如肺和脑等，形成继发性多房棘球蚴，并引起相应症状，如咳嗽、咯血、癫痫或偏瘫等，常被误诊为转移性肺癌或脑肿瘤。

多房棘球蚴病的临床表现主要有上腹部肿块或肝大、腹痛、黄疸和门静脉高压，常有肝功能损伤、食欲减退、乏力和消化不良等症状，均有与棘球蚴病相似的肝区疼痛、坠胀感，右上腹部有缓慢增大的肿块或肝肿大，触诊时肝区肿块较硬并有结节感。本病症状类似肝癌，晚期患者也可有恶病质表现，但病程较长，可长达 1 ～ 5 年或更长。

【实验诊断】

诊断与细粒棘球绦虫类似。

询问病史，了解患者是否来自或曾到过流行区，是否有与狐、犬或其皮毛接触史等有助于诊断。对触诊时发现肝肿块、质地坚硬又有结节感的患者更应高度警惕。影像学，如X 线、B 超、CT、放射性核素扫描等均适用于多房棘球蚴病的诊断。

由于多房棘球蚴缺结缔组织被膜，虫体抗原很容易进入血液，免疫学检测对本病诊断有重要价值，可用 ELISA 检测血清中特异性抗体。

鉴别诊断首先应与肝癌和棘球蚴病鉴别，其次应注意与肝硬化、肝脓肿、黄疸型肝炎、肝血管瘤、肺癌、脑肿瘤等鉴别。

【流行病学】

1. 地理分布 主要流行于北半球高纬度（北纬 40° 以上）地区及冻土地带。从加拿大北部、美国阿拉斯加直到日本北海道、俄罗斯西伯利亚和欧洲，遍及北美、欧、亚三大洲。在这些地区常同时有棘球蚴病的流行。

在我国分布在宁夏、青海、新疆、甘肃、四川、西藏、黑龙江、北京、陕西、内蒙古 10 个省（自治区、市）69 个县（市）。全国有 3 个明显的流行区：一是中西部流行区，起于宁夏西北部，横穿甘肃东部至四川西北部及青海、西藏等省（自治区），患者多为农民，主要因猎狐、养狐和剥制狐皮而受感染，狐皮交易和贩运可导致本病扩散。二是西部流行区，点状分布于新疆 23 个县、市，多在北疆。患者分布与野生红狐的分布区一致，患者多为牧民，主要因猎狐或通过饮水感染。三是东北流行区，主要分布在黑龙江和内蒙古个别市县。

2. 流行因素 多房棘球绦虫的终宿主和中间宿主均为野生动物，并在它们之间传播，形成自然疫源地，成为人类感染的来源。流行区农牧民在猎狐、养狐、加工和买卖毛皮时误食虫卵，造成直接感染。买卖、贩运毛皮制品等可造成本病扩散。虫卵污染土壤、蔬菜和饮用水可引起感染。虫卵抗寒能力极强，在冻土、冰雪中仍具有感染性，在犬粪中虫卵可耐 −40℃ 严寒。冬季牧民以融化的冰雪作为饮用水也是该病感染的方式之一。

【防治】

1. 加强卫生宣传教育，搞好个人卫生、饮水卫生与饮食卫生，在狐皮加工和市场交易时要注意个人防护，防止误食虫卵。

2. 加强卫生检疫，病死的牦牛、绵羊等动物尸体、内脏严禁喂犬，应彻底深埋或焚烧。

3. 控制传染源，在流行区杀灭狼、狐、鼠，对家犬进行定期驱虫，减少传染源。

4. 多房棘球蚴病的治疗以手术为主，将多房棘球蚴连同被损害的部分宿主器官一并切除。但早期多房棘球蚴病不易被发觉，一旦确定诊断，病程已进入晚期，丧失手术根治时机，成为不治之症。故早期诊断、早期手术是治疗成功的关键。药物治疗可用阿苯达唑、甲苯达唑、吡喹酮等。

三、微小膜壳绦虫

微小膜壳绦虫［*Hymenolepis nana*（V. Siebold，1852）Blanchard，1891］又称短膜壳绦虫，成虫主要寄生于鼠类小肠，也可寄生于人体，引起微小膜壳绦虫病（hymenolepiasis nana）。

【形态】

1. 成虫 小型绦虫，体长 5 ~ 80 mm（平均 20 mm），宽 0.5 ~ 1 mm。头节呈球形，直径 0.13 ~ 0.4 mm，具有 4 个吸盘和 1 个可伸缩的顶突，顶突上有 20 ~ 30 个小钩排列成一圈。颈部细长。链体由 100 ~ 200 个节片组成，最多可达 1 000 节，节片宽度均大于长度，并由前向后逐渐增大。生殖孔位于节片的同一侧。成节内有 3 个圆球形睾丸，横列于节片中部，储精囊发达。卵巢呈叶状，位于节片中央，其后有呈球形的卵黄腺。孕节子宫呈袋状，无子宫孔；子宫占据整个节片，其内充满虫卵（100～200个卵），生殖系统的其余结构基本消失。

2. 虫卵　圆形或椭圆形，大小为（48～60）μm ×（36～48）μm，无色透明，卵壳很薄，胚膜较厚，胚膜两端稍隆起并各发出4～8根丝状物（极丝），蜿蜒于卵壳和胚膜之间，胚膜内含一个六钩蚴（图12-20）。

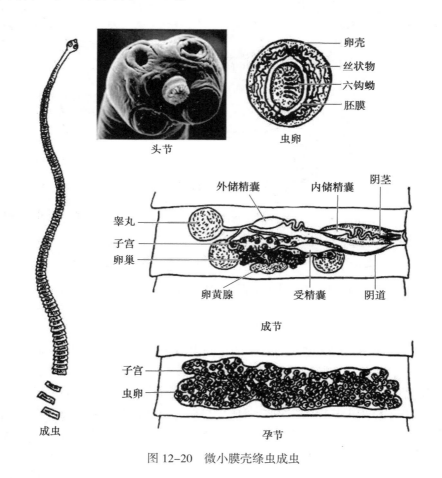

图 12-20　微小膜壳绦虫成虫

【生活史】

微小膜壳绦虫既可经中间宿主体内发育完成生活史，也可不经中间宿主，在同一宿主体内发育完成生活史。在中间宿主体内发育形成的幼虫阶段（似囊尾蚴）可被终宿主食入，引起间接感染；在成虫寄生宿主中发育产出的虫卵（或孕节），可被同一宿主或其他终宿主食入引起直接感染；或直接在肠腔内引起自体内感染（图12-21）。

1. 不经中间宿主发育的生活史　成虫寄生在鼠或人小肠内，脱落的孕节或虫卵随宿主粪便排出，被同一宿主或其他终宿主吞食，虫卵在十二指肠孵出六钩蚴，并钻入肠绒毛，约经4 d发育为似囊尾蚴（cysticercoid），6～7 d后似囊尾蚴破肠绒毛回到小肠肠腔，并移至小肠下段，以头节吸盘和小钩附着在肠壁上，逐渐发育为成虫。成虫寿命4～6周。

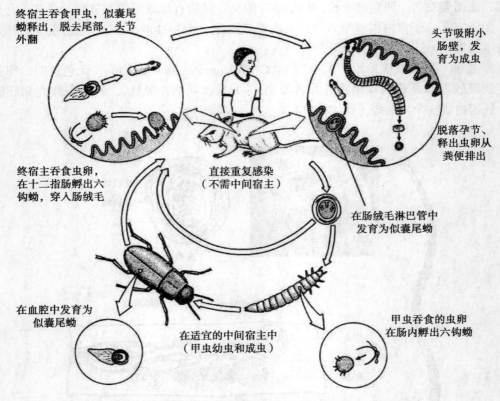

终宿主吞食甲虫，似囊尾
蚴释出，脱去尾部，头节
外翻

头节吸附小
肠壁，发
育为成虫

终宿主吞食虫卵，
在十二指肠孵出六
钩蚴，穿入肠绒毛

直接重复感染
（不需中间宿主）

脱落孕节、
释出虫卵从
粪便排出

在肠绒毛淋巴管中
发育为似囊尾蚴

在血腔中发育为
似囊尾蚴

在适宜的中间宿主中
（甲虫幼虫和成虫）

甲虫吞食的虫卵
在肠内孵出六钩蚴

图 12-21 微小膜壳绦虫生活史（采自 Roberts and Janovy，2005）

在人体，从食入虫卵至发育为成虫并开始产卵需 2 ~ 4 周。

当孕节在肠腔内停留时间较长时，孕节在肠内消化液作用下释放出虫卵，虫卵即可在肠内孵出六钩蚴，然后钻入肠绒毛发育为似囊尾蚴，再回到肠腔发育为成虫。即在同一宿主肠道内完成整个生活史。这种自体内重复感染可导致肠腔内虫数不断增多（图 12-22）。我国曾有一患者，经驱虫共排出 37 982 条成虫，显然与自体内感染有关。

2. 经中间宿主发育的生活史　微小膜壳绦虫中间宿主主要有印鼠客蚤（*Xenopsylla cheopis*）、犬栉头蚤（*Ctenocephalides canis*）、致痒蚤（*Pulex irritans*）和猫蚤等多种蚤类的幼虫，以及面粉甲虫（*Tenebrio* sp.）和拟谷盗（*Tribolium* sp.）等。虫卵被这些中间宿

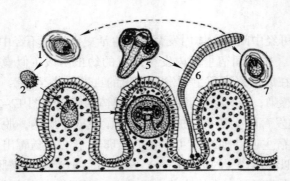

图 12-22 微小膜壳绦虫在小肠内的发育与增殖（仿 Ichiro Miyazaki，1991）

主吞食后,在其消化道内孵出六钩蚴,钻过肠壁,进入血腔,发育为似囊尾蚴。鼠和人因误食含有似囊尾蚴的中间宿主而感染。但此感染途径可能不常见。

【致病机制与临床表现】

虫体的致病作用主要是成虫头节吸盘、小钩和体表微毛对宿主肠壁的机械性损伤及虫体分泌物的毒性作用,可引起附着部位黏膜充血、水肿、形成溃疡甚至坏死。轻度感染时,一般无明显症状。严重感染时,可出现食欲减退、恶心、呕吐、腹痛、腹泻等消化系统症状,以及头晕、头痛、烦躁、失眠等神经系统症状。

宿主免疫状态可以影响该虫的感染和发育。虫体寄生可诱导机体产生特异性 IgM 和 IgG 抗体,这些免疫球蛋白可破坏新入侵的六钩蚴,具有一定的免疫保护作用。使用类固醇激素治疗其他疾病时所致的免疫抑制,可引起宿主体内的似囊尾蚴的异常增殖和播散。因此,在对患者进行免疫抑制剂治疗前应先驱虫。

【实验诊断】

粪便检出孕节或虫卵可确诊,采用水洗沉淀法或饱和盐水浮聚法可提高虫卵检出率。粪便中虫卵对人具感染性,检查时应注意防范并处理好粪便。

【流行病学】

微小膜壳绦虫呈世界性分布,一般温带和热带较多见,国内至少分布于 17 个省(区、市),全国平均感染率为 0.045%。以新疆最高,为 2.201%,其中乌鲁木齐感染率高达8.78%。10 岁以下儿童感染率较高。

此虫的生活史可不需要中间宿主,从孕节释出的虫卵即具有感染性,可直接感染人体。因此,该虫的流行主要与个人卫生习惯有关。虫卵在粪便中能存活较长时间,在抽水马桶内能存活 8.5 h,但对外界干燥环境抵抗力低。虫卵主要通过接触粪便或通过厕所、便盆的污染,再经手到口进入人体造成传播,特别在儿童聚集的场所更易互相传播。偶然误食含有似囊尾蚴的昆虫也是感染原因之一。另外,自体重复感染可造成虫体顽固性寄生,在流行病学上具有一定的意义。

【防治】

治疗患者,以防止传播和自身感染。加强卫生宣传教育,养成良好的卫生习惯。鼠类是该虫的主要保虫宿主,某些昆虫是其中间宿主,故应积极消灭鼠类和有关昆虫。管理好粪便以防虫卵污染。

主要驱虫药物为吡喹酮,治愈率可达 90%~98%;亦可用阿苯达唑。

四、缩小膜壳绦虫

缩小膜壳绦虫 [*Hymenolepis diminuta*(Rudolphi,1819)Blanchard,1891] 又称长膜壳绦虫,主要寄生于鼠类,偶而寄生于人体,引起缩小膜壳绦虫病(hymenolepiasis diminuta)。

【形态】

成虫形态与微小膜壳绦虫相似，但虫体较大，顶突上无小钩。虫卵呈长椭圆形，黄褐色，胚膜两端无隆起和极丝。2种绦虫形态的主要区别见表12-4。

表 12-4　微小膜壳绦虫与缩小膜壳绦虫的形态学区别

鉴别要点		微小膜壳绦虫	缩小膜壳绦虫
成虫	大小 /mm	（5~80）×（0.5~1）	（200~600）×（3.5~4.0）
	节片数	100~200 节	800~1 000 节
	头节	顶突可伸缩，有一圈小钩	顶突不能伸缩，无小钩
	孕节	子宫袋状	子宫瓣状
虫卵	形状	圆形或椭圆形	长椭圆形
	大小 /μm	（48~60）×（36~48）	（60~79）×（72~86）
	颜色	无色透明	黄褐色
	结构	卵壳较薄，具有 4~8 根极丝	卵壳较厚，无极丝

【生活史】

缩小膜壳绦虫生活史与微小膜壳绦虫相似，但必须经过中间宿主才能完成。已证实有 20 多种节肢动物可作为适宜中间宿主，包括蚤类、甲虫、蜚蠊、倍足类和鳞翅目昆虫，以大黄粉虫（*Tenebrio molitor*）、谷蛾（*Tinea granella*）多见。成虫寄生在鼠或人等终宿主小肠内，脱落的孕节或虫卵随粪便排出体外，被中间宿主吞食后，六钩蚴孵出，穿过肠壁进入血腔内，约经 7~10 d 发育为似囊尾蚴。终宿主吞食含似囊尾蚴的中间宿主而感染，似囊尾蚴在肠腔内经 12~13 d 发育为成虫。人主要通过食入污染有感染昆虫的面粉、麦片粥、干果等而感染。（图 12-23）。

【致病机制与临床表现】

虫体的致病作用主要为机械性损伤和毒性作用。感染者一般无明显症状，或出现轻微的胃肠道和神经症状，如腹胀、腹痛、恶心、头痛、失眠等。严重者可出现眩晕或恶病质。

【实验诊断】

诊断方法同微小膜壳绦虫。孕节通常在肠内崩解，故主要以粪检虫卵作为确诊的依据。改良加藤法可提高检出率。

【流行病学】

缩小膜壳绦虫在鼠类感染极普遍，但人体感染较少见，多为散在感染。国内人群平均感染率为 0.13%，可见于江苏、湖北、广西、浙江、云南、四川等 26 个省（区、市）。人主要是因误食含有似囊尾蚴的中间宿主而感染，而中间宿主种类多、分布广，特别是大黄粉虫和谷蛾是常见的粮食害虫，容易导致在粮食存储处活动的鼠类感染。儿童因不良卫生

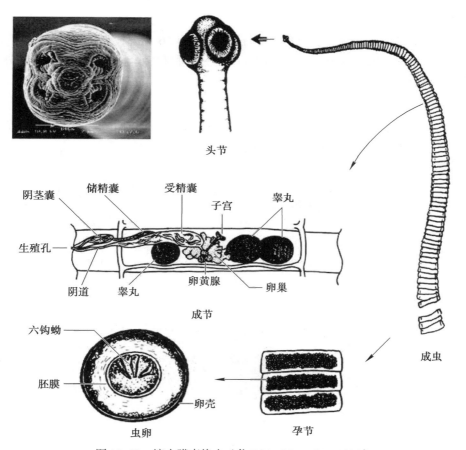

图 12-23 缩小膜壳绦虫（仿 Ichiro Miyazaki，1991）

习惯容易误食昆虫，故其感染率较高。

【防治】

防治原则与微小膜壳绦虫基本相同。注意个人卫生和饮食卫生，应特别注意消灭鼠类和中间宿主仓库粮食害虫。驱虫药物同微小膜壳绦虫。

五、阔节裂头绦虫

阔节裂头绦虫（*Diphyllobothrium latum* Linn，1758）又称阔节绦虫或鱼绦虫，属于假叶目，裂头科绦虫。成虫主要寄生于犬科动物，也可寄生于人体，引起阔节裂头绦虫病（diphyllobothriasis latum）。裂头蚴寄生于鳟鱼、鲈鱼、鲑鱼和鲫鱼等淡水鱼类。

【形态】

1. 成虫　外形和结构与曼氏迭宫绦虫相似。乳白色或淡黄色，体长 3～10 m，最宽处 20 mm，有 3 000～4 000 个节片。头节细小，呈匙形，背、腹面各有 1 条深凹的吸槽；颈部细长；成节宽大于长。睾丸 750～800 个，分布于体背部两侧，雄性生殖孔与阴道共同开口于节片前部腹面的生殖腔，子宫盘曲呈玫瑰花状，位于节片中央，开口于生殖腔之后。孕节的结构与成节基本相同（图 12-24）。

2. 虫卵　卵圆形，大小为（55～76）μm×（41～56）μm，呈浅灰褐色，卵壳较厚，一端有明显的卵盖，另一端有小棘，卵内含一个卵细胞和多个卵黄细胞。排出体外时，卵内胚胎已开始发育（图 12-24）。

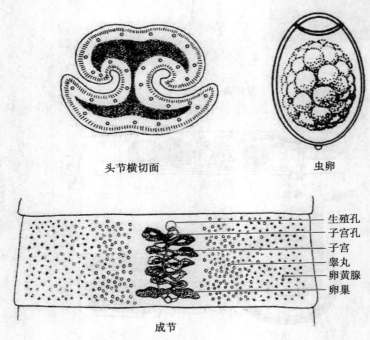

头节横切面　　　　　　　　　　虫卵

生殖孔
子宫孔
子宫
睾丸
卵黄腺
卵巢

成节

图 12-24　阔节裂头绦虫（采自王菊生，2009）

【生活史】

阔节裂头绦虫生活史与曼氏迭宫绦虫相似，不同之处是其第二中间宿主是淡水鱼类，人是终宿主。

成虫寄生于人及犬、猫、熊、狼、狐、狮、虎、豹等食肉动物的小肠，虫卵随宿主粪便排出体外，在 15～25℃的水中经 7～15 d 即可孵出钩球蚴，钩球蚴在水中被第一中间宿主剑水蚤吞入，在其血腔，经 2～3 周发育成为原尾蚴。当含原尾蚴的剑水蚤被鱼吞食后，原尾蚴便在鱼的肌肉、性腺、卵及肝等部位经 1～4 周发育为裂头蚴。裂头蚴可随鱼卵排出。当大型肉食鱼类吞食受感染小鱼或鱼卵时，裂头蚴还可侵入大鱼的肌肉和组织内。鱼体内的裂头蚴被终宿主食入后，在其肠道经 5～6 周发育为成虫。成虫寿命 5～13 年。

【致病机制与临床表现】

成虫寄生于人体肠腔内，多数感染者无明显临床症状。少数人可出现疲倦、乏力、四肢麻木、腹泻或便秘、饥饿感、嗜食盐等轻微症状。有时成虫可扭结成团引起肠梗阻、胆管阻塞，甚至导致肠穿孔等。临床常见的并发症是绦虫引起的恶性贫血。导致贫血的原因可能与虫体大量吸收肠道中的维生素 B_{12} 致使宿主维生素 B_{12} 缺乏，从而影响造血功能有关。此外，患者常有感觉异常、运动失调、深感觉缺失，偶有舞蹈样抽搐、脑膜刺激征、眩晕等神经系统症状，严重者甚至可失去工作能力。

【实验诊断】

检查粪便中的节片和虫卵即可确诊。

【流行病学】

阔节裂头绦虫主要分布于北欧、中欧、美洲和亚洲。人群感染率最高的是北加拿大爱斯基摩人（83%），其次为俄罗斯（27%）和芬兰（20%～25%）。我国仅在黑龙江、吉林、广东和台湾有数例报告。

人感染阔节裂头绦虫是由于生食或半生食含裂头蚴的淡水鱼类所致。喜食生鱼习惯，或用少量盐腌、烟熏的鱼肉或鱼卵，柠檬汁浸鱼及生鱼佐酒者易受感染。流行区的人或动物的粪便污染水源，并有适宜中间宿主存在，是形成流行的主要原因。

【防治】

本病防治的关键在于加强宣传教育，改变食鱼习惯，不食生鱼或未煮熟的鱼；不用生鱼或其内脏喂食猫犬；加强粪便管理，避免粪便污染水源；患者、病犬、病猫要及时治疗，控制传染源。驱虫方法同带绦虫。

六、犬复孔绦虫

犬复孔绦虫（*Dipylidium caninum* Linnaeus，1758）又称犬绦虫或猫绦虫，是犬和猫常见的肠道寄生虫。成虫偶尔寄生人体小肠，引起犬复孔绦虫病（dipylidiasis caninum）。

【形态】

1. 成虫 长 10～15 cm，宽 0.3～0.4 cm，约有 200 个节片。头节近似菱形，横径为 0.3～0.4 mm，有 4 个吸盘和一个可伸缩的顶突，其上有 30～150 个（平均 60 个）玫瑰刺形小钩，排列成 1～7 圈。颈部细而短，幼节短而宽，往后节片渐近似方形。成节和孕节均长大于宽。每个成节都有雌雄生殖器各 2 套，2 个生殖孔对称分布于节片两侧缘的近中部。成节有睾丸 100～200 个，各经输出管、输精管通入左右 2 个储精囊，开口于生殖腔。卵巢 2 个，位于两侧生殖腔后内侧，靠近排泄管，无受精囊；卵黄腺分叶状，位于卵巢之后。孕节内子宫呈网状，内含若干个储卵囊，每个储卵囊内含 2～40 个虫卵。

2. 虫卵 圆球形，透明，直径 35～50 μm，具 2 层薄的卵壳，内含 1 个六钩蚴（图 12-25）。

【生活史】

成虫寄生于犬、猫小肠内，孕节自链体脱落，主动逸出肛门或随宿主粪便排出体外。孕节破裂后虫卵散出，虫卵被中间宿主蚤类幼虫食入，在其肠内孵出六钩蚴，穿过肠壁进入血腔内发育。约在感染后 30 d，待蚤幼虫经蛹羽化为成虫时，六钩蚴发育成为似囊尾蚴。一个蚤可以感染多个似囊尾蚴，被感染的蚤活动迟缓，犬、猫舔毛时将其吞食而受感染。似囊尾蚴进入犬、猫小肠后，以头节附于肠黏膜上，经 2～3 周发育为成虫。人常因

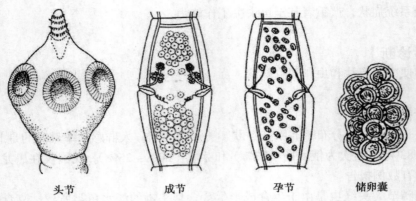

头节　　　　　　成节　　　　　　孕节　　　　　储卵囊

图 12-25　犬复孔绦虫（采自汪世平，2009）

与猫、犬接触时误食含似囊尾蚴的病蚤而感染。

【致病机制与临床表现】

轻度感染无明显症状，重者，尤其是儿童可有食欲减退、消化不良、腹痛、腹泻等消化道症状。若有孕节从肛门逸出，则可引起肛门瘙痒和烦躁不安等。

【实验诊断】

询问犬、猫接触史有助于诊断。检查粪便发现虫卵或孕节即可确诊，也可用透明胶纸法或棉拭子法检查虫卵。

【流行病学】

犬复孔绦虫呈世界性分布，犬、猫感染率很高，狼、狐等也有感染。全世界人体病例仅数百例。我国北京市，河北、河南、辽宁、广东、广西、四川、山东、山西、福建、湖南省，内蒙古自治区及台湾地区有病例分布，多数为婴幼儿，这可能与儿童接触犬、猫的机会较多有关。

【防治】

防治原则同膜壳绦虫。饲养的犬、猫应注意灭蚤和定期检查驱虫，以防止人受感染。

小　结

寄生于人体的绦虫有 30 余种，我国已知人体寄生绦虫有 10 余种，但其中较常见的且对人体危害较严重的主要有链状带绦虫、肥胖带绦虫、细粒棘球绦虫、曼氏迭宫绦虫。

绦虫的成虫与幼虫均营寄生生活，人可作为绦虫的终宿主或中间宿主。肥胖带绦虫、微小膜壳绦虫、缩小膜壳绦虫、犬复孔绦虫、亚洲带绦虫及阔节裂头绦虫仅成虫寄生于人体肠道，引起程度不等的消化道症状，统称肠绦虫病；细粒棘球绦虫及多房棘球绦虫仅幼虫寄生于人体；链状带绦虫成虫与幼虫均可寄生于人体；曼氏迭宫绦虫则以幼虫寄生于人体为主。绦虫幼虫的形态各异，人体内可见的有囊尾蚴、棘球蚴、泡球蚴及似囊尾蚴，幼虫寄生在人体造成的危害远大于成虫。

肠绦虫病的诊断可在粪便中查找虫卵、孕节或虫体；幼虫寄生在人体内部组织器官时诊断难度较大，需采用免疫学或影像学方法辅助诊断。人体多因食入虫卵或幼虫而感染，曼氏迭宫绦虫裂头蚴也可经皮肤、黏膜侵入人体。

绦虫病的传播和流行与居民的经济状况、生产生活方式，特别是饮食习惯密切相关，因此当地居民或民族的习俗是造成此类疾病地域性流行的重要因素。为控制这类疾病的流行，开展卫生教育、改变不良习俗极为重要。

肠绦虫病的治疗常用槟榔南瓜子合剂，阿苯达唑、甲苯咪唑、吡喹酮等也有较好疗效。而囊尾蚴、棘球蚴、泡球蚴及似囊尾蚴等绦虫幼虫寄生于人体器官与组织引起的疾病，一般以手术治疗为主。

复习思考题

1. 链状带绦虫和肥胖带绦虫的生活史有何异同？其中哪种绦虫对人体危害严重？为什么？
2. 哪些绦虫幼虫可寄生人体？为何说绦虫幼虫对人危害性远较成虫大？
3. 简述曼氏迭宫绦虫生活史及人体感染裂头蚴的途径。
4. 试述细粒棘球绦虫棘球蚴的形态结构特点及其致病作用。
5. 试列举可引起消化道症状的绦虫病，并指出其感染阶段及感染方式。

（彭礼飞）

数字课程学习

▶▶ 教学视频　　　⬇ 教学 PPT　　　✐ 自测题

第十三章
线　虫

第一节　线虫概述

线虫（nematode）属于线形动物门线虫纲（Nematoda），种类繁多，全球约有 1 万余种。线虫在自然界中广泛分布，绝大多数营自生生活，多见于水、土壤中，仅少数营寄生生活。在我国可寄生于人体并导致疾病的线虫有 35 种，其中重要的有 10 余种，包括蛔虫、钩虫、鞭虫、蛲虫、粪类圆线虫、丝虫、旋毛虫、广州管圆线虫等。

【形态】

1. 成虫　虫体呈线状或长圆柱形，体表光滑不分节，左右对称，前段通常较钝圆，后端逐渐变细。不同种类的线虫大小不一，大者可达 1 m 以上（如麦地那龙线虫），小者仅长约 1 mm，需借助于显微镜才能看见（如粪类圆线虫）。线虫雌雄异体，雄虫一般小于雌虫，尾部多向腹面卷曲或膨大呈伞状；雌虫尾部较尖直。线虫头端顶部有口孔，其周围常有唇瓣环绕。口孔之后为管形的消化道。在消化道与体壁之间有一腔隙，因无上皮细胞构成的体腔膜，故称为原体腔（primary coelom）或假体腔（pseudocoel），腔内充满体腔液，内部器官浸置于其中。体腔液为组织器官间进行营养物质、氧及代谢产物交换的介质。由于原体腔液处于封闭的体壁中，具有流体静压的特点，能将肌肉收缩施加的压力向各方传递，这对虫体的运动、摄食、排泄和使虫体保持一定形状等都起重要作用。

（1）体壁　由外向内由角皮层（cuticle layer）、皮下层（hypodermis layer）和纵肌层（muscle layer）组成（图 13–1）。

1）角皮层：由皮下层的分泌物形成，无细胞结构，含有蛋白质、糖类、少量的类脂及某些具有代谢活性的酶类。角皮层质硬、光滑，具有弹性，覆于虫体表面，具有保护虫体的功能。角皮层在体表可形成乳突、唇瓣、头翼、口矛、交合伞及交合刺等结构，与虫体的感觉、附着、交配等生理活动有关，同时也是鉴别虫种的重要依据。

2）皮下层：由合胞体组成，无细胞界限，具有分泌功能，分泌形成角皮层。皮下层富含糖原颗粒、线粒体、内质网及酯酶等。皮下层沿背腹及两侧向原体腔内增厚形成 4 条纵索（longitudinal cord），分别为背索（dorsal cord）、腹索（ventral cord）和侧索（lateral cord）。背索和腹索较小，其内有纵行的神经干；2 条侧索较粗大，其内有排泄管穿行。两索之间的区域称为索间区（quadrant），4 条纵索将原体腔和肌层分为 4 个索间区。

3）纵肌层：在皮下层之内，由单一纵行的肌细胞组成，被纵索分为 4 个区（2 个亚背区和 2 个亚腹区）。肌细胞由可收缩纤维和不可收缩的细胞体组成。可收缩纤维连接皮下层，呈垂直排列，含肌球蛋白和肌动蛋白，两者协同作用使肌肉收缩或松弛；细胞体突入原体腔，含有各种细胞器，如细胞核、线粒体、内质网、糖原和脂质等，是能量储存的重要场所。根据肌细胞的大小、形状和数量，线虫的肌型可分为 3 种：每区中肌细胞多而长，突入原体腔内明显，称为多肌型（polymyarian type），如蛔虫；肌细胞大而少，只有 2 ~ 5 个肌细胞，称为少肌型（meromyarian type），如钩虫；肌细胞多而细小，称细肌型（holomyarian type），如鞭虫。3 种肌型在组织内虫体横断面虫种鉴定时有重要意义。

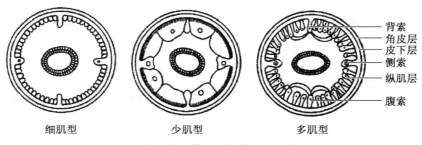

细肌型　　　　　少肌型　　　　　多肌型

背索
角皮层
皮下层
侧索
纵肌层
腹索

图 13-1　线虫各型体壁结构模式图（横切面）

（2）消化系统　包括消化管和消化腺。线虫消化管完全，呈简单直管状，包括口孔（month）、口腔（oral cavity）、咽管（pharyngeal tube）、中肠（midgut）、直肠（rectum）和肛门（anus）。口孔位于头部顶端，周围常有唇瓣环绕。有些虫种角皮增厚，口腔变大形成口囊（buccal capsule），口囊内含有齿状或矛状结构。咽管通称食管，呈圆柱形，其中部或后部常膨大，其形状是重要的虫种分类依据。多数线虫具有咽管腺 3 个，分别开口于口腔或咽管腔中，其分泌物中含有多种具消化功能及抗原性的酶类。肠管为直行管道，无肌细胞，肠壁由单层柱状上皮细胞组成，内缘具微绒毛，外缘为基膜，有吸收和输送营养物质的功能。雌虫肛门一般位于虫体末端腹面，雄虫直肠末端通过泄殖腔开口于体表（图 13-2）。

（3）生殖系统　雄性生殖系统为单管形，由睾丸、输精管、贮精囊（seminal vesicle）及射精管相连而成，射精管进入泄殖腔（cloaca）。尾端多具有单一或成对的交合刺（copulatory spicule），有的虫种还有交合伞（copulatory bursa），在交配时起固定作用。交合刺和交合伞的形态在虫种分类上有重要意义。雌性生殖系统多为双管型（但也有单管型者，如鞭虫、旋毛虫），分别由卵巢（ovary）、输卵管（oviduct）、受精囊（spermatheca）及子宫（uterus）、排卵管（ovijector）、阴道（vagina）、阴门（vulva）组成。2 个排卵管汇合成阴道，开口于虫体腹面的阴门。阴门的位置依虫种而异，但均在虫体腹面肛门之前（图 13-2）。

（4）神经系统　咽部神经环（esophageal nerve ring）是神经系统的中枢，向前发出 3 对神经干（nerve trunk），支配口周的感觉器；向后发出 3 ~ 4 对神经干，分别控制虫体的运动和感觉。线虫的主要感觉器官是头部和尾部的乳突（papilla）、头感器（amphid）和尾感器（phasmid），可感受机械性或化学性刺激，调节腺体分泌。有些虫种缺尾感器，如无尾感器亚纲的旋毛虫、鞭虫、肝毛细线虫等（图13-2）。

（5）排泄系统　有管型和腺型2种，尾感器亚纲的虫种为管型，无尾感器亚纲的虫种为腺型。管型排泄系统的基本结构为一对位于侧索中的长排泄管（excretory canal），由一短的横管相连，成为H型、U型或倒U型，因虫种而异。横管腹面中央连一小管，其末端开口为排泄孔（excretory pore）。腺型排泄系只有1个具有大细胞核的排泄细胞，位于肠管前端，开口于咽部神经环附近的腹面（图13-2）。

2. 虫卵　一般为椭圆形，无卵盖，颜色为棕黄色、淡黄色或无色。卵壳多由3层组成：外层为卵黄膜（vitelline membrane），亦称受精膜（fertilization membrane），较薄，在光镜下不易见，有加固虫卵的作用；中层为壳质层（chitinous layer），又称壳质蛋白层，较厚，是卵壳的主要组成部分，能抵抗外界机械压力；内层为脂层（lipid layer）或蛔苷层（ascaroside layer），有调节渗透压的功能。有的线虫如蛔虫，虫卵还外加一层由子宫壁分泌的蛋白质膜，具有保持水分和防止干燥的功能。虫卵的发育程度因虫种而异，有的线虫卵内含有一个尚未分裂的卵细胞，如受精蛔虫卵；有的卵细胞正

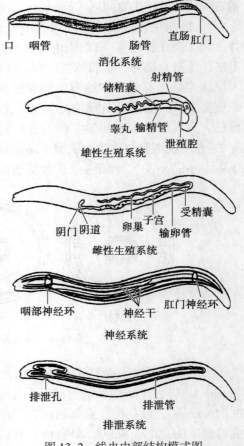

图13-2　线虫内部结构模式图

在分裂中，如钩虫卵；有的已发育成蝌蚪期胚胎，如蛲虫卵；有些线虫为卵胎生，卵内胚胎在子宫内已发育成熟，产出时已是幼虫，如丝虫和旋毛虫。

【生活史】

1. 线虫的发育　线虫的发育一般需经过卵、幼虫和成虫3个阶段。幼虫在发育过程中最显著的特征是蜕皮，即在旧表皮下逐渐形成一层新角皮，旧表皮在含酶蜕皮液作用下，溶解、终至破裂而蜕去。线虫幼虫一般蜕皮4次，第4次蜕皮后发育为成虫。有的线虫第2次蜕皮后成为感染期幼虫。一些线虫幼虫在移行过程中蜕皮时可释放大量保护性抗原，能刺激宿主产生保护性免疫。感染期虫卵被人食入或感染期幼虫经皮肤侵入人体后，幼虫在人体内经过一系列的生长、发育和移行而发育为成虫。成虫的寄生部位因虫种而异。

2. 生活史类型　根据线虫在生活史过程中是否需要中间宿主，可将线虫分为2种类型。

（1）土源性线虫（soil-transmitted nematodes）　指在生活史过程中不需要中间宿主的线虫，其生活史类型称为直接发育型（direct development type），肠道线虫多属此型，但不

同种类线虫之间仍有差别。如蛲虫卵产出后不久即具有感染性；蛔虫和鞭虫卵需在外界发育一段时期才能成为感染期虫卵；钩虫、东方毛圆线虫卵则在外界发育并孵出幼虫，再经一定时间，发育为感染期幼虫。此外，有的线虫在外界有自生世代的发育，如粪类圆线虫。

自由生活期的线虫卵和幼虫受外界环境因素的影响，尤以温度、湿度、氧气等更为明显。在一定温度范围内，温度升高，代谢速度与生长发育加快，活动增强。不过温度过高，将加速虫体耗竭，使其运动减慢，终至死亡。线虫卵或幼虫一般对低温有较强的抵抗力，适于在潮湿和荫蔽的环境中生长发育。土壤中湿度较低时，卵和幼虫容易失水，导致代谢降低，活动减慢，若同时伴以低温，它们尚能以休止状态生存一段时间，而若同时伴以高温，则迅速致死。但湿度过大，对幼虫也不利。对氧的需要及耗氧量，因虫种、发育阶段及其生活状况（如活动、饥饿等）不同而异。

（2）生物源性线虫（bio-source nematodes）　指在生活史过程中需要中间宿主的线虫，其生活史类型称为间接发育型（indirect development type），组织内寄生线虫多属此型。幼虫必须在中间宿主体内发育到感染阶段，再经节肢动物叮刺或经口感染人体，如丝虫、旋毛虫、美丽筒线虫等。

环境因素对生物源性线虫的中间宿主的繁殖、发育、种群数量、生态有直接影响，从而间接影响生物源性线虫的发育。如温度过高或过低及干燥等因素都可以影响丝虫幼虫在蚊体内的发育。

【生理】

1. 虫卵孵化　在适宜的条件（温度20~25℃，湿度适宜、氧气充分）下，能在外界环境中不断发育成熟，由于卵内幼虫的运动及其所分泌的酶的作用，破坏了卵壳的蛔苷层，使卵壳失去了防水能力，导致水分渗入卵内，压力增加，卵壳破裂，幼虫孵出。有些虫卵在外界发育到感染期，然后在宿主肠道环境的刺激下孵化。

2. 成虫营养与代谢　成虫在宿主体内的寄生部位、寄生方式与取食来源因虫种而异，如蛔虫以肠内容物为食；钩虫以口囊附着于肠黏膜上，吸食血液及液化组织；而有的钻入肠黏膜（如旋毛虫）或其他组织（如丝虫），以组织液和体液为食。虽然其寄生部位、食物来源不同，但主要是通过糖类代谢获取能量的。

一般线虫具有较完善的三羧酸循环来进行糖类的有氧代谢，氧可通过体壁从寄生环境中渗透进来，有的线虫可从宿主血液中获取氧。当环境中缺氧时，有氧代谢受到抑制，中间产物排出困难，能量供应不足，虫体活动与发育受阻，甚至死亡。一些线虫虽能利用厌氧途径来维持低水平的代谢，但往往不能补偿缺氧造成的损害。线虫中以蛔虫较为特殊，由于长期适应于宿主肠腔低氧的环境，具有较完善的糖酵解及延胡索酸还原酶系统的代谢途径，可从无氧代谢中获取较多能量。某些驱虫药物的作用就是阻碍线虫糖代谢，切断能源，导致虫体死亡。此外，许多线虫体内具有血红蛋白，可用来贮存氧，缺氧时将氧释放出来，以供特殊需要。

氨基酸代谢广泛存在于线虫的生长、产卵等过程中，如雌蛔虫一天产卵20万以上，需要大量蛋白质，但蛋白质沉积在卵母细胞内，作为卵壳的结构成分，而不是作为能量的主要来源。氨基酸代谢的主要产物是氨，它对虫体是有害的，如能改变细胞的pH，影响细胞膜的通透性等。但氨的排出主要不是通过排泄系统，而是通过体表和肠道排出体外，其中游离氨主要通过体表扩散排出，离子状态氨主要通过肠道排出。

脂质代谢与线虫寄生环境中氧分压有关。氧充分时，脂肪酸可氧化释放出能量；在缺氧环境中，脂质代谢变缓或停止，游离的脂肪酸可形成三酰甘油。

【致病机制与临床表现】

线虫对人体危害的程度与虫种、寄生数量（亦称虫荷，parasitic burden）、发育阶段、寄生部位、虫体的机械和化学刺激及人体的免疫状态等因素有关。

1. 消化道寄生线虫　寄生于小肠的线虫，若幼虫经皮肤侵入人体，则可引起皮炎（如钩虫与粪类圆线虫）；幼虫在人体内移行经血循环至肺时，可引起肺部炎症而出现呼吸系统症状和体征（如蛔虫和钩虫）；成虫在小肠寄生可引起肠黏膜损伤、出血或炎症反应等病变（如钩虫）。寄生于回盲部或直肠的线虫（如鞭虫和蛲虫），幼虫不经过血液循环至肺的移行，其成虫寄生部位的病变也较轻。

2. 组织内寄生线虫　组织线虫对人体的危害一般较肠道线虫严重，例如丝虫成虫可引起淋巴系统病变；旋毛虫幼虫寄生于肌肉内引起肌炎，严重者可因并发症导致死亡；广州管圆线虫寄生于中枢神经系统引起脑脊髓损害等。

【分类】

与人类疾病相关的寄生线虫根据其尾感器的有无分别隶属于尾感器亚纲和无尾感器亚纲，除鞭尾目和膨结目属无尾感器亚纲外，其余线虫均隶属于尾感器亚纲（表13-1）。

表 13-1　重要医学线虫分类及其寄生部位

亚纲	目	科	属	种	寄生部位
尾感器亚纲 Phasmidea	小杆目 Phabditata	类圆科 Strongyloididae	类圆线虫属 *Strongyloides*	粪类圆线虫 *S.stercoralis*	小肠
	圆线目 Strogylata	钩口科 Ancylostomatidae	钩口线虫属 *Ancylostoma*	十二指肠钩口线虫 *A. duodenale*	小肠
				犬钩口线虫 *A. caninum*	皮下组织
				锡兰钩口线虫 *A. ceylanicum*	皮下组织
				巴西钩口线虫 *A. braziliense*	皮下组织
			板口线虫属 *Necator*	美洲板口线虫 *N. ameericanus*	小肠
		毛圆科 Trichostrongylidae	毛圆线虫属 *Trichostrongylus*	东方毛圆线虫 *T. orientalis*	小肠
		管圆科 Angiostrongylidae	管圆线虫属 *Angiostrongylus*	广州管圆线虫 *A. cantonensis*	神经系统

续表

亚纲	目	科	属	种	寄生部位
	蛔目 Ascaridata	蛔科 Ascaridae	蛔线虫属 *Ascaris*	似蚓蛔线虫 *A. lumbricoides*	小肠
		弓首科 Toxocaridae	弓首线虫属 *Toxocara*	犬弓首线虫 *T. canis*	组织
				猫弓首线虫 *T. cari*	组织
	尖尾目 Oxyurata	尖尾科 Oxyuridae	住肠线虫属 *Enterobius*	蠕形住肠线虫 *E. vermicularis*	盲肠、结肠
	旋尾目 Spirurata	颚口科 Gnathostomatidae	颚口线虫属 *Gnathostoma*	棘颚口线虫 *G. spinigerum*	胃
		筒线科 Gongylonematodae	筒线虫属 *Gongylonema*	美丽筒线虫 *G. pulchrum*	口腔、食道黏膜
		吸吮科 Thelaziidae	吸吮线虫属 *Thelazia*	结膜吸吮线虫 *T. callipaeda*	眼结膜囊
	驼行目 Camallanata	龙线科 Dracunculidae	龙线属 *Dracunculus*	麦地那龙线虫 *D. medinensis*	皮下组织
	丝虫目 Filariata	盖头虫科 Dipetalonematidae	吴策线虫属 *Wuchereria*	班氏吴策线虫 *W. bancrofti*	淋巴组织
			布鲁线虫属 *Brugia*	马来布鲁线虫 *B. malayi*	淋巴组织
			罗阿线虫属 *Loa*	罗阿线虫 *L. loa*	皮下组织
			盘尾线虫属 *Onchocerca*	旋盘尾线虫 *O. volvulus*	皮下、眼部
无尾感器亚纲 Aphasmidea	鞭尾目 Trichurata	毛形虫科 Trichinellidae	旋毛形线虫属 *Trichinella*	旋毛形线虫 T. spiralis	肌肉组织
		鞭虫科 Trichuridae	鞭虫属 *Trichuris*	毛首鞭形线虫 *T. trichiura*	直肠、结肠
		毛细线虫科 Capillariidae	毛细线虫属 *Capillaria*	肝毛细线虫 *C. hepatica*	肝
	膨结目 Dioctophymata	膨结科 Dioctophymatidae	膨结线虫属 *Dioctophyma*	肾膨结线虫 *D. renale*	肾

第二节　似蚓蛔线虫

　　似蚓蛔线虫（*Ascaris lumbricoides* Linnaeus，1785），简称人蛔虫或蛔虫，寄生于小肠，是人体最常见的寄生虫之一，可引起蛔虫病（ascariasis）。中医学称之为"蛟蛕""蚘虫"，在 2 400 多年前即有记载。除人蛔虫外，还有犬弓首线虫（*Toxocara canis*）、猫弓首线虫（*Toxocara cati*）的幼虫可导致人体内脏幼虫移行症；小兔唇蛔虫可在人体颈部、扁桃体、鼻等处寄生，形成脓肿；猪蛔虫（*Ascaris suum* Goeze，1782）在形态上与人蛔虫相似，偶可在人体小肠内发育为成虫，但生活时间短。

【形态】

1. 成虫 长圆柱形，似蚯蚓。体形向头尾两端逐渐变细，尾部钝圆锥形。虫体呈微黄色或淡红色，死后呈灰白色。体表有细横纹，两侧缘有明显的白色侧线。前端有3片唇瓣（labella），呈"品"字形排列（图13-3）。唇的内缘有一列细齿，侧缘各有一对小乳突。唇后为一小的口腔，连接食管。食管呈圆筒状，管腔为三角形，内面被角皮覆盖，肌纤维呈放射状排列。食管腺3个，1个在食管背侧，2个在食管亚腹侧。中肠为简单的直管。肠壁由基底膜（厚约 8 μm）和单层柱状上皮细胞（高约 50 μm，宽 8~10 μm）组成。直肠短，在雌虫开口于肛孔，在雄虫开口于泄殖腔。雄虫长 15~31 cm，最宽处直径为 2~4 mm。尾端向腹面蜷曲；生殖器为单管型，盘绕在虫体后半部，射精管开口于泄殖腔；射精管的后端部背面有交合刺囊，囊内有 1 对近等长的棒状交合刺，长 2~3.5 mm，可以伸缩；肛前乳头数目较多，排列成平行的 4 行，肛后有 4 个双乳头和 6 个单乳头。雌虫一般长 20~35 cm，直径为 3~6 mm，有的可长达 49 cm，尾端平直；生殖器为双管型，两组生殖器盘绕于虫体的后 2/3 处；子宫呈粗管状，每个子宫可长 200 mm，每组卵巢与输卵管共约长 1 250 mm；阴门位于虫体前 1/3 与中 1/3 交界处。

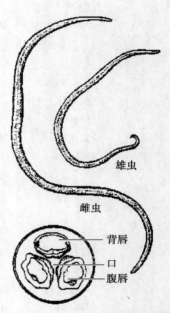

雄虫

雌虫

背唇
口
腹唇

图 13-3　似蚓蛔线虫成虫和唇瓣

2. 虫卵 蛔虫卵分受精卵与未受精卵（图13-4）。受精卵呈宽卵圆形，大小为（45~75）μm×（35~50）μm。卵壳的表面有一层由子宫分泌的、凹凸不平的蛋白质膜，常被胆汁染成棕黄色。卵壳分3层，外层为受精膜，极薄，约厚 0.5 μm，外与蛋白质膜相连；其内为壳质层，厚而透明；最内层为蛔苷层。卵内含有一个未分裂的卵细胞。虫卵两端卵细胞与卵壳之间有 2 个新月形空隙。未受精卵较狭长，多为长椭圆形，少数外形不整齐，大小（88~94）μm×（39~44）μm。蛋白质膜与卵壳均较薄，无蛔苷层。卵内充满大小不等的屈光颗粒。蛔虫卵上的蛋白质膜可脱落，脱去蛋白膜的蛔虫卵卵壳无色透明，需注意与其他虫卵鉴别。

【生活史】

蛔虫生活史为直接发育型，不需要中间宿主，包括虫卵在外界发育、幼虫在宿主体内移行和发育及成虫在小肠内寄生 3 个阶段（图13-5）。成虫寄生于人体小肠，雌、雄成虫交配后产出受精卵和未受精卵，虫卵随粪便排出体外，只有受精卵才能进一步发育。在潮湿、荫蔽、氧气充足和适宜温度（21~30℃）的土壤中，约经 2 周，受精卵内卵细胞既可发育为幼虫，再经 1 周，卵内幼虫经第 1 次蜕皮发育为感染期虫卵。

人因误食被感染期虫卵污染的食物或水而感染。在宿主小肠内，卵内幼虫分泌孵化

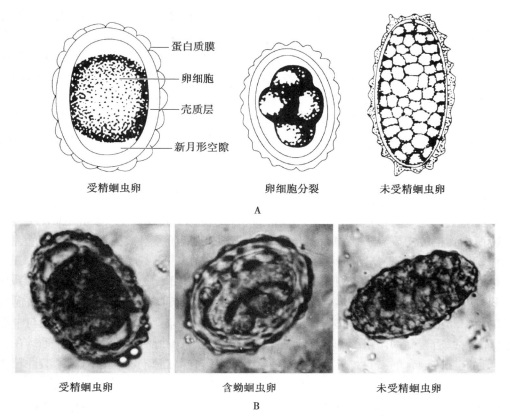

受精蛔虫卵　　　　　　卵细胞分裂　　　　　　未受精蛔虫卵

A

受精蛔虫卵　　　　　　含蚴蛔虫卵　　　　　　未受精蛔虫卵

B

图 13-4　似蚓蛔线虫卵

A. 蛔虫卵模式图；B. 蛔虫卵镜下观

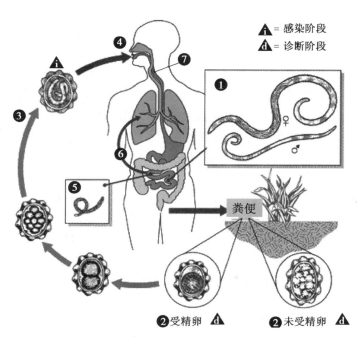

图 13-5　似蚓蛔线虫生活史

液，其中含有酯酶、壳质酶及蛋白酶，消化卵壳，幼虫破壳逸出。孵出的幼虫能分泌透明质酸酶和蛋白酶，可能借这些酶的作用，侵入肠黏膜和黏膜下层，钻入静脉，经肝、右心到达肺部，穿过肺泡毛细血管进入肺泡。幼虫也可侵入肠壁淋巴管，经胸导管入静脉而到达肺部。在肺内，幼虫进行第 2 次（约在感染后第 5 d）及第 3 次（约在感染后第 10 d）蜕皮成为第 4 期幼虫，然后沿支气管、气管逆行至咽部，随吞咽进入消化道，在小肠内经第 4 次蜕皮（在感染后 21 ～ 29 d），发育为童虫，再经数周发育为成虫。自虫卵感染人体到雌虫开始产卵需 60 ～ 75 d，每条雌虫每天产卵约 24 万个，成虫在人体内的寿命一般为 1 年左右。

【致病机制与临床表现】

蛔虫幼虫在人体内移行及成虫在小肠内寄生可引起不同的病理变化与临床表现，主要为机械损伤、超敏反应和肠功能障碍。但蛔虫的主要致病阶段是成虫期，其主要危害在于机械性损伤及其所致的各种并发症。

1. 幼虫致病　幼虫侵入小肠黏膜时，可破坏黏膜表面上皮细胞。在肠黏膜和黏膜下层，幼虫可死亡，局部出现嗜酸性粒细胞、中性粒细胞和巨噬细胞的浸润；在侵入血管处可见出血。幼虫可在肝沿肝窦移行，虫体周围可无炎症反应；或被嗜酸性粒细胞与中性粒细胞包围，以后转变为由组织细胞、上皮样细胞与多核巨细胞组成的肉芽肿。蛔蚴在肺内移行可致散在或融合的淤点，肺切面可见带红色的灰斑。在肺泡的血管内，嗜酸性粒细胞和中性粒细胞包围幼虫，也可浸润血管周围组织。幼虫死亡，局部炎症反应更明显，致肉芽肿形成。幼虫穿过肺泡壁的毛细血管，进入肺泡。肺泡内有血液、渗出物、嗜酸性粒细胞及脱落的上皮细胞。细支气管和支气管扩张，气管周围组织中也有嗜酸性粒细胞和组织细胞浸润。在支气管腔内，可见幼虫被黏液和炎症细胞所包围。宿主如属再感染或重复感染，其肝、肺病变较初次感染出现快而严重。

人体自然感染蛔虫，在幼虫移行期，临床表现主要为肺部症状伴有全身反应。患者出现咳嗽、哮喘、呼吸困难，甚至发绀，有黏液痰或血痰，同时，体温上升，一般在 38℃ 左右，也可高达 40℃。肺部听诊有干啰音、捻发音。X 线检查，肺部可见点状、絮状或片状阴影。血中谷草转氨酶（SGOT）、碱性磷酸酶、乳酸脱氢酶的含量明显上升；IgE 与 IgM 的含量升高，血氧分压下降。肺功能检查显示气道阻塞（airway obstruction）。

当重症感染时，幼虫可以通过肺毛细血管、左心进入体循环，侵入一些器官或组织，如淋巴结、甲状腺、胸腺、脾、脑、脊髓等处，引起相应的异位病变；也可到达肾，经尿排出；或者通过胎盘，到达胎儿体内。

2. 成虫致病　成虫的致病作用主要有损伤肠黏膜、掠夺营养、引起超敏反应及其钻孔习性引起的并发症。

（1）损伤肠黏膜导致消化道症状　蛔虫在小肠内寄生可通过机械作用或化学性刺激损伤肠黏膜，主要是空肠黏膜，引起消化道症状。患者常有食欲缺乏、恶心、呕吐、腹痛和腹泻等症状。腹痛的部位常在脐周围，有时出现疝痛或腹泻，可伴有黏液和血液，这与肠黏膜损伤和肠壁炎症影响正常肠蠕动有关。

（2）掠夺营养引起营养不良　蛔虫以小肠内半消化食物为食，加之蛔虫损伤肠黏膜导致消化和吸收障碍，影响蛋白质、脂肪、糖类、维生素的吸收。大量蛔虫寄生时可导致宿主营养不良、发育障碍。

（3）超敏反应　蛔虫的过敏原被感染者吸收后，可引起 IgE 介导的 I 型超敏反应，如荨麻疹、血管神经性水肿、皮肤瘙痒、结膜炎等。未感染蛔虫者如果接触或吸入蛔虫的过敏原也可出现超敏反应，例如哮喘、荨麻疹、结膜炎、颜面水肿、胃灼热、腹痛、腹泻。患者也可以出现失眠、磨牙、惊厥等神经系统症状。重度感染的儿童可发生蛔虫中毒性脑病。

（4）并发症　蛔虫成虫具有窜扰、钻孔习性，当寄生环境改变时，如人体体温升高、食入过多辛辣食物、某些药物或饮酒、不适当的驱虫治疗时，常可刺激虫体窜扰活动增强，钻入开口于肠壁的管道或进入其他器官，引起并发症。常见的并发症有胆道蛔虫病、蛔虫性肠梗阻、蛔虫性阑尾炎、蛔虫性肠穿孔等。

1）胆道蛔虫病（biliary ascariasis）：是最常见的并发症，占严重并发症的 64%。患者剑突下或剑突下偏右侧突发钻顶样疼痛，向右肩、背部或下腹部放射，患者难以忍受，极端不安。有恶心、呕吐。疼痛持续 10～20 min 或更久，缓解后，隔短时或较长时间可再发生。剑突下或剑突下稍偏右有局限性压痛点，无腹肌紧张。若虫体完全进入胆管甚至胆囊，则疼痛反而减轻，但炎症进一步发展，表现为明显的固定压痛，有肌紧张、反跳痛，伴发热、黄疸。

2）蛔虫性肠梗阻（Ascaris intestinal obstruction）：系蛔虫数量多，相互扭结成团堵塞肠管所致。其特点是在脐部或右下腹部突然发生局部疼痛，持续数分钟，间歇短时，可再出现。有呕吐、腹胀、肠蠕动、腹泻或便秘等症状。多数病例，在脐部右侧可触及软的、无痛的可移动团块，有时为香肠状。阻塞可发生在小肠各部，但多见于回肠。

3）蛔虫性阑尾炎　系蛔虫侵入阑尾所致。其特点为突然发生阵发性腹部绞痛，发作时疼痛剧烈难忍并伴有频繁呕吐；疼痛部位开始在全腹或脐周，后转移至右下腹；早期症状重而体征轻，仅麦克伯尼点附近有压痛，或右下腹可触及有压痛的活动性索状物；但病程进展快，约 8 h 出现肌紧张，压痛、反跳痛明显，穿孔发生较早。

4）蛔虫也可致病变或正常的肠壁发生穿孔，或者经胃切除或阑尾切除后的缝合口，或经回肠远端憩室（梅克尔憩室，Meckel's diverticulum）进入腹腔，也有尿出蛔虫和从肠–脐瘘中检出蛔虫的报道。蛔虫进入腹腔表现为亚急性腹膜炎，也可形成弥漫性或局限性腹膜炎，患者发热不明显，腹胀逐渐明显，腹部触诊有柔韧感。如小肠与肾盂、输尿管或膀胱之间有瘘管，蛔虫可从泌尿道排出；如与女性生殖道之间有瘘管，则蛔虫可在生殖道出现。近年尚有从尿液中检出蛔虫卵的报道。蛔虫也可侵入胰腺引起胰腺炎。

5）其他：虫数多时蛔虫可沿食管上行，甚至可吐出蛔虫。蛔虫有时可停留在喉部或被吸入气管、支气管，引起窒息和死亡。亦可进入咽鼓管，引起中耳炎，甚至从外耳道钻出；进入泪囊，经泪点伸出外部；偶可引起眼球内人蛔虫病。

【实验诊断】
自患者粪便中检出蛔虫卵，即可确定诊断。由于蛔虫的排卵量大，以粪便直接涂片法，一张涂片检出率约为 80%，三张涂片可检出率约为 95%。必要时也可采用浓集法，如饱和盐水浮聚法或沉淀法，检出效果更好。亦可用厚涂片法（如定量透明法）进行定量检查。肠内如仅有雄虫寄生（占蛔虫感染的 3.4%～5%），则诊断较为困难，可用驱虫药试验治疗。患者粪中排出蛔虫或吐出蛔虫当可确诊。蛔蚴在肺内移行导致呼吸系统症状时，有时可从痰中检出幼虫。

胆道蛔虫病和蛔虫性阑尾炎在超声检查时可有反映虫体形状的特定影像学表现，可作为诊断参考。胆道磁共振成像可清楚地显示胆系蛔虫的直接征象，亦可用于诊断胆道蛔虫病。

【流行病学】

蛔虫呈世界性分布，在温带、亚热带及热带均有流行，而在气候适宜、生活水平低、环境卫生和个人卫生差的地方，尤为常见。全球 153 个国家或地区存在蛔虫病流行，严重流行区感染率可达 95%，据估计全球蛔虫感染人数约为 10 亿人。据 2014—2016 年开展的第三次全国人体重要寄生虫病调查，我国人群的蛔虫感染率平均为 1.36%。人群感染特点是农村高于城市，儿童高于成年人。农村 12 岁以下儿童为高感染人群，学生、农民（包括菜农）和渔民感染率较高。蛔虫感染具有家庭聚集性。粪便内含有蛔虫受精卵的蛔虫感染者为传染源。

尽管目前我国蛔虫感染率较第二次全国人体重要寄生虫病调查时的 12.57% 有显著下降，但有的地区感染率仍很高，且我国人口基数巨大，各地发展不平衡，受蛔虫感染威胁的总人数仍巨大。蛔虫感染率高的主要原因有：蛔虫生活史简单，不需中间宿主；雌虫产卵量大，每天每条雌虫产卵 24 万个；虫卵对外界环境适应性强，在荫蔽的土壤或蔬菜上可存活数月至 1 年之久，食醋、酱油、泡菜的盐水不能杀死虫卵，10% 的硫酸、盐酸和磷酸均不能影响虫卵发育，在无氧环境中，蛔虫卵不能发育，但可存活 2～3 个月；用未经处理的人粪施肥和随地大便使蛔虫受精卵污染土壤及蔬菜等，猪、犬、鸡、鼠、蝇及蟑螂等动物和昆虫可机械性播散蛔虫卵；人群不良的卫生行为，如饭前不洗手，生食瓜果、蔬菜，饮生水等都可能导致经口误食感染期蛔虫卵。

人群感染蛔虫的季节与当地气候、生产活动等因素有关，主要在春、夏季节。

【防治】

蛔虫病的防治应采取综合防治措施，包括查治患者和带虫者、管理粪便和预防感染。

1. 查治患者、带虫者，控制传染源　对患者和带虫者进行驱虫治疗，是控制传染源的重要措施。目前常用驱虫药为阿苯达唑、甲苯达唑、三苯双脒和伊维菌素，均有较好的疗效。学龄儿童可采用集体服药，驱虫时间宜在感染高峰期后的秋季或冬季进行。由于重复感染机会多，因此在集体驱虫以后，需要间隔一定时间，再对粪检虫卵阳性者进行驱虫（选择性驱虫），如此反复进行，并配合采取其他预防措施，才能控制一个地区蛔虫病的流行。驱出的蛔虫和粪便应及时处理，以免污染环境。对于肠梗阻、肠穿孔等蛔虫并发症的治疗原则是一般为中西医结合、内外科结合、先内科、后外科的综合疗法。对胆道蛔虫病，可采用乌梅丸或乌梅汤结合针刺疗法；对于蛔虫性肠梗阻，可采用针灸或氧气疗法。以中西医内科方法治疗蛔虫并发症时应注意密切观察，经中西医内科治疗效果不佳时，应给予及时手术治疗。

2. 加强管理粪便　粪便管理是阻断蛔虫等肠道线虫感染的重要环节，粪便无害化处理既可防病，又能保肥。可采用五格三池贮粪法、干粪堆肥法和沼气池发酵法。引导流行区群众在新农村建设中，配合政府积极推广无害化厕所建设及其规范使用。

3. 加强宣传教育　广泛开展健康教育，宣传蛔虫病的危害和防治知识；注意饮食卫生和个人卫生，饭前便后洗手，不随地大便，不食生菜或未清洗的蔬菜和瓜果，不喝生水，消灭苍蝇、蟑螂。

第三节　毛首鞭形线虫

毛首鞭形线虫（*Trichuris trichiura* Linnaeus，1771），简称鞭虫（whipworm）是人体常见线虫之一，地理分布广泛，感染率较高。成虫常寄生于人体盲肠，导致鞭虫病（trichuriasis）。

【形态】

1. 成虫　活虫体呈淡灰色，外形似马鞭，前部细长，约占体长的 3/5，后部较粗。体表覆以透明而有横纹的角皮。消化系统包括口腔、咽管、肠及肛门。口腔极小，无唇瓣，具一长 7 ~ 10 μm 的尖刀状口矛。咽管细长，前段很短为肌性，后段长，肌原纤维较少，管外有单行杆细胞组成的杆状体包绕。杆细胞具有分泌功能，其分泌物有抗原性。雄虫长 30 ~ 45 mm，尾端向腹面呈环状蜷曲（图 13-6）。交合刺一根，长 2.5 mm，外有鞘，其末端满布小刺。雌虫长 35 ~ 50 mm，尾端钝圆，生殖器为单管型，包括卵巢、输卵管、子宫、阴道。阴门位于虫体粗大部的前端。

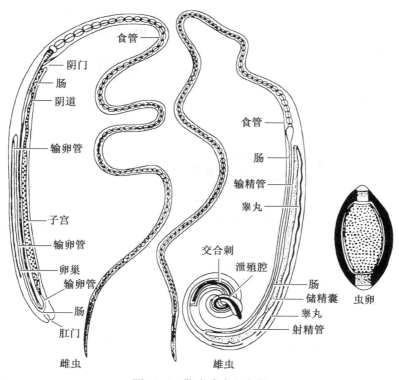

图 13-6　鞭虫成虫和虫卵

2. 虫卵　呈纺锤形或橄榄形，黄褐色，大小（50～54）μm×（22～23）μm。卵壳较厚，两端各具一透明塞状突起，称为盖塞。虫卵自人体排出时，卵内含有一尚未分裂的卵细胞。

【生活史】

鞭虫生活史简单，发育过程不需要中间宿主，属直接发育型。成虫主要寄生于人体盲肠，虫数多时也可见于结肠、直肠甚至回肠下段，以肠细胞和血液为食物。雌雄交配后雌虫产卵，虫卵随粪便排出体外。在适宜的温度、湿度下经3～5周发育为含幼虫的感染性卵。感染期卵污染食物或饮水等经口进入人体，在小肠内孵出幼虫。幼虫侵入肠黏膜，摄取营养进行发育，8～10 d后返回肠腔，再移行到盲肠发育为成虫（图13-7）。从感染期虫卵进入人体到雌虫产卵的时间一般为60 d，每条雌虫每日产卵3 000～20 000个。成虫寿命为3～5年。

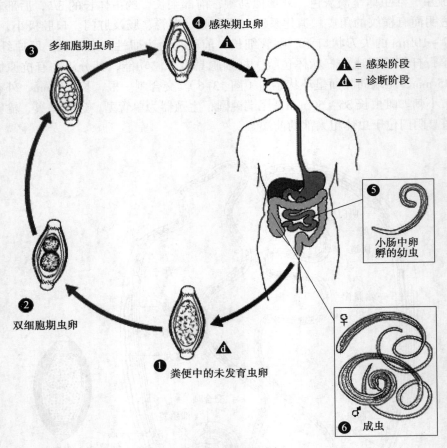

❸ 多细胞期虫卵

❹ 感染期虫卵
ⓘ

ⓘ = 感染阶段
ⓓ = 诊断阶段

❷ 双细胞期虫卵

❶ 粪便中的未发育虫卵
ⓓ

❺ 小肠中卵孵的幼虫

♀ ♂
❻ 成虫

图13-7　鞭虫生活史

【致病机制与临床表现】

1. 致病机制　成虫以其细长的前段钻入宿主肠黏膜、黏膜下层甚至肌层，以组织液和血液为食。当寄生虫体数目较多时，由于虫体的机械性损伤和分泌物的刺激作用，可致肠黏膜出现炎症、水肿、出血或发生溃疡。少数患者可有细胞增生，肠壁组织明显增厚，形成肉芽肿。感染严重者可导致慢性失血。

2. 临床表现 患者可出现食欲减退、恶心、呕吐、腹痛、腹泻、出血、黏液便等症状。轻度感染者可仅有腹泻；严重感染者可出现贫血、发育迟缓和营养不良；严重感染的儿童可出现直肠脱垂。虫荷大时偶可因大量缠结成团的鞭虫附着肠黏膜，导致肠穿孔，腹膜脓肿。部分患者还可出现发热、荨麻疹、外周血嗜酸性粒细胞增多、四肢水肿等超敏反应。此外，鞭虫感染似可诱发或加重其他疾患，如阿米巴痢疾，细菌性痢疾，阑尾炎等。

【实验诊断】

从粪便中检获虫卵是确诊的依据。常采用生理盐水直接涂片法，厚涂片透明法（改良加藤法），沉淀法或饱和盐水浮聚法检查粪便内的鞭虫卵。

【流行病学】

鞭虫呈世界性分布，流行历史久远，曾发现葬于 2 300 多年前的我国古代女尸的肠内容物中含有人鞭虫卵。鞭虫流行于热带、亚热带和温带地区，常与蛔虫病分布相一致，但感染率低于蛔虫。目前全世界鞭虫感染者约 10.49 亿，其中学龄前儿童 1.14 亿，学龄儿童 2.33 亿。有些地方的儿童鞭虫感染率高达 95%。我国人群平均感染率为 1.02%。感染度一般较轻，个别严重感染者虫荷数可达 4 000 条以上。18 个月至 2 岁之间的儿童即可开始感染鞭虫，甚至可见于婴儿或 6 个月大小的儿童。感染度高峰在 4 ~ 10 岁年龄组，成年人多属轻度感染。

鞭虫感染的来源主要为被虫卵污染的土壤、地面。用人粪施肥或用污染的水灌溉的蔬菜也是传染源。家蝇体表（47%）及鸡粪（23%）内可查见鞭虫卵，可作为传播媒介。鞭虫卵抵抗力强，在温暖（22 ~ 23℃）、潮湿（适宜的湿度为近饱和度）、荫蔽和氧气充足的土壤中，鞭虫卵可保持活力达数年之久。对于干燥、高温及低温的抵抗力不如蛔虫卵强。在 45℃下鞭虫卵可生存 1 h；在 52℃下 3 min 全部死亡；在 –9 ~ –12℃下大部分死亡。故在干燥地区鞭虫的感染率低。

【防治】

应采取综合防治措施，以期达到宏观控制的目的。

1. 综合防治措施 包括发现和治疗感染者，控制传染源；在社区范围内加强粪便管理，改善环境卫生，不使粪便污染土壤或地面；加强个人卫生，注意饮食前洗手，以及保护水源等。

2. 驱虫治疗 阿苯达唑和甲苯咪唑对鞭虫感染有很好疗效，可达到病原学治愈，但应给予足够的剂量。伊维菌素治疗鞭虫感染效果优于阿苯达唑。酚嘧啶（oxantel）的鞭虫病治愈率为 75% ~ 100%。但酚嘧啶单独使用时，对钩虫、蛔虫无效，与噻嘧啶并用或用其合剂（Quantel）时具有广谱驱虫作用，驱鞭虫的效果略优于甲苯咪唑。

第四节　十二指肠钩口线虫和美洲板口线虫

钩虫（hookworm）是钩口科线虫的统称，包括 17 属约 100 种。寄生于人体的钩虫主要有十二指肠钩口线虫（*Ancylostoma duodenale* Dubini，1843）和美洲板口线虫（*Necator americanus* Stiles，1902），分别简称十二指肠钩虫和美洲钩虫。偶尔寄生于人体的钩虫有锡兰钩口线虫（*Ancylostoma ceylanicum* Looss，1911）、犬钩口线虫（*Ancylostoma caninum* Ercolani，1859）和马来钩口线虫（*Ancylostoma malayanum* Alessandrini，1905）等。另有巴西钩口线虫（*Ancylostoma braziliense* Gomez de Faria，1910）的感染期幼虫也可以感染人体，但一般不发育为成虫，仅引起皮肤幼虫移行症（cutaneous larval migrans）。其余大多数虫种寄生于其他哺乳动物。

钩虫寄生于人体小肠，导致人体慢性失血，引起钩虫病（hookworm disease），患者可出现贫血及相关症状，严重者可明显影响劳动力，甚至危及生命。目前，全世界钩虫感染人数约 4.39 亿，我国钩虫感染人数为 3 930 万，平均感染率为 6.12%。因此，钩虫病仍然是严重危害人体健康的重要寄生虫病，为我国优先防治的病种。

【形态】

1. 成虫　细长线状，长约 1 cm，体壁略透明，活时呈肉红色，死后为乳白色，雌虫略大于雄虫。虫体前端较细，微向背侧仰曲，顶端有一发达的角质口囊，口囊腹侧缘有 2 对钩齿或 1 对板齿，口囊之中为口孔（图 13-8）。钩虫咽管长度约为体长的 1/6，其后端略膨大，咽管壁肌肉发达，肌细胞交替收缩与松弛使咽管具有唧筒样作用，有利于吸取血液。肠管壁薄，由单层上皮细胞构成，内壁有微细绒毛，有利于氧及营养物质的吸收和扩散。

虫体前端有 1 对头腺，位于虫体两侧，前端与头感器相连，开口于口囊两侧的头感器孔，后端有分泌功能，能分泌抗凝素和乙酰胆碱酯酶等。抗凝素是一种耐热的非酶性多肽，可阻止宿主肠壁伤口的血液凝固，有利于钩虫吸血。另有 3 个位于咽管壁内的咽腺，可分泌乙酰胆碱酯酶、蛋白酶等多种酶类。乙酰胆碱酯酶可破坏乙酰胆碱，影响神经介质的传导，降低宿主肠壁的蠕动，有利于虫体的附着。

雌虫较大，尾端呈圆锥状，阴门位于虫体腹面中部，十二指肠钩虫有尾刺。雄虫较小，末端膨大，角皮向后延伸并形成膜质交合伞，交合伞由 2 个侧叶和 1 个背叶组成，伞内有若干指状肌性辐肋所支撑，分为背辐肋、侧辐肋和腹辐肋，背辐肋的分支特点是虫种分类和鉴别的重要依据之一。交合伞内还有 2 根从泄殖腔伸出的细长可收缩的交合刺（图 13-8）。十二指肠钩虫与美洲钩虫成虫的形态区别见表 13-2。

2. 幼虫

（1）杆状蚴　自卵内孵出的幼虫为第一期杆状蚴，体长为 0.23 ~ 0.40 mm，最大横径为 0.017 mm。虫体透明，前端钝圆，后端尖细而较短。口腔狭而长，食管分前、中、后 3 部分，前部略膨大，中部狭长，后端略似球形，食管长度约等于体长的 1/3。第一期杆状蚴以泥土内的细菌和有机物为食物，在适宜环境下，孵出后 48 h 左右体长可以增长到 0.4 mm，即行第 1 次蜕皮，发育为第二期杆状蚴，其大小约为 0.40 mm × 0.03 mm。一般在第 5 ~ 6 天时，进行第 2 次蜕皮，发育成丝状蚴。

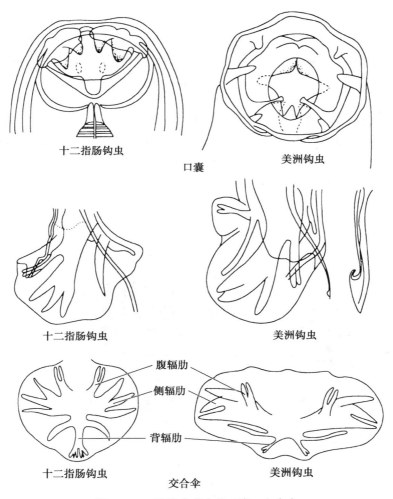

图 13-8　2 种钩虫成虫的口囊、交合伞

表 13-2　寄生人体 2 种钩虫成虫的鉴别要点

鉴别要点	十二指肠钩虫	美洲钩虫
大小 /mm	♀（10～13）×0.6 ♂（8～11）×（0.4～0.5）	♀（9～11）×0.4 ♂（7～9）×0.3
体形	头端与尾端均向背面弯曲，虫体呈"C"形	头端向背面弯曲，尾端向腹面弯曲，虫体呈"S"形
口囊腹齿	腹侧前缘有 2 对钩齿	腹侧前缘有 1 对半月形板齿
交合伞形状	略呈圆形	扁圆形
背辐肋分支	远端分 2 支，每支再分 3 小支	基部分 2 支，每支再分 2 小支
交合刺	刺呈长鬃状，末端分开	一刺末端呈钩状，包套于另一刺的凹槽中
阴门	体中部略后	体中部略前
尾刺	有	无

（2）丝状蚴　大小为（0.5~0.7）mm×0.029 mm。食管细长，其长度约占体长的1/5，食管后端略似球状。口腔封闭不能进食，口腔和食管连接处，有一对矛状的角质构造，称为口矛，有穿刺皮肤的功能，其形状也有助于虫种的鉴别。丝状蚴的体表覆盖鞘膜，为二期杆状蚴蜕皮时残留下的外皮层，对虫体有保护作用。丝状蚴对人体具有感染能力，故也称感染期蚴。

3. 虫卵　2种钩虫卵光镜下无法区别，呈椭圆形，无色透明，大小为（56~76）μm×（36~40）μm。卵壳薄，新鲜粪便中的虫卵内含2~8个卵细胞，卵细胞与卵壳之间有明显的间隙。若粪便排出后放置过久，在适宜环境下虫卵仍可继续分裂，可见多细胞卵、含桑葚期胚，甚至含幼虫的虫卵（图13-9）。

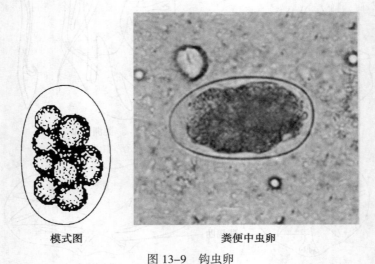

模式图　　　　　　粪便中虫卵

图13-9　钩虫卵

【生活史】

2种钩虫的生活史基本相同。生活史过程不需要中间宿主，可分为在土壤中和在人体内发育2个阶段（图13-10）。

1. 在土壤中发育阶段　成虫寄生于十二指肠及空肠上部，借助于口囊内的钩齿或板齿咬附在肠黏膜上，以宿主的血液、淋巴液、肠黏膜和脱落的上皮细胞为食。雌雄虫体交配后产卵于肠腔中，虫卵随粪便排出体外。虫卵在适宜的温度（22~30℃）和湿度（相对湿度60%~80%）下，在荫蔽、氧气充分、肥沃的土壤中，可在24~48 h经多细胞期、桑椹期、蝌蚪期等发育阶段而孵化出第一期杆状蚴。一般十二指肠钩虫卵比美洲钩虫卵孵化快。第一期杆状蚴以细菌和有机物为食，约48 h后脱皮一次，发育为第二期杆状蚴。第二期杆状蚴仍营自生生活，约在第5~6天停止摄食，口腔封闭，咽管变长，并进行第二次脱皮，发育为丝状蚴。丝状蚴口腔闭合，不能进食，其代谢和活动所需的能量靠原储存在体内的物质维持，在适宜的环境中，可以生活15周左右，但在干燥寒冷的冬季大多自然死亡。丝状蚴多生活在土壤表层6 cm厚的土层中，其中90%集中在1~2 cm深的土层。其水平运动能力有限，但向上爬升的能力较强，可借助于覆盖于其体表水膜的表面张力，沿植物茎或草枝向上爬行，最高可达22 cm。爬升至土壤表面的丝状蚴常聚集在一起，在

208

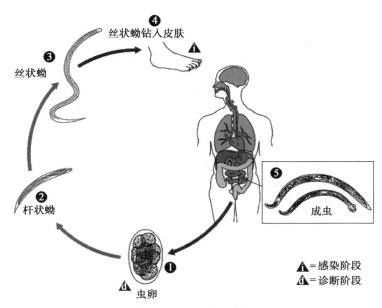

④
丝状蚴钻入皮肤

③
丝状蚴

②
杆状蚴

⑤
成虫

①
虫卵

⚠ = 感染阶段
⚠ = 诊断阶段

图 13-10 钩虫生活史

污染较重的小土块上可有数千条丝状蚴，而距离稍远（如1尺以外）的土块上可完全没有丝状蚴。这种分布特征使宿主受感染的机会大大增加。

2. 在人体内发育阶段 丝状蚴有明显的向温性、向湿性，对接触、二氧化碳或热均有明显的反应。当人体皮肤与土壤接触时，丝状蚴即向皮肤所接触的温暖地面移行，及至与皮肤接触后受到皮肤温度的刺激，活动能力显著增强，依靠机械性穿刺和咽管分泌的胶原酶的作用，经毛囊、汗腺口或破损皮肤侵入人体，时间多为30～60 s。丝状蚴侵入皮肤后，先在皮下组织内移行，24 h侵入皮下微血管或淋巴管，随血流到达右心、经肺动脉到肺，大部分幼虫能穿过肺毛细血管网进入肺泡，借助于宿主呼吸道上皮细胞纤毛的活动，沿细支气管、小支气管、支气管、气管上行至咽部，随宿主吞咽活动经食管、胃而到达小肠。感染后第3～4天幼虫在小肠内完成第3次脱皮，形成暂时性口腔，以宿主的血液为食，在3～4周进行第4次脱皮，发育为成虫并进行交配产卵。从丝状蚴侵入皮肤，直至成虫产卵，十二指肠钩虫最快需5周，平均为50 d。美洲钩虫最快需7周，平均为60 d。近年发现，十二指肠钩虫幼虫在一次大量侵入人体后，部分幼虫可滞留或移行于肠腔外的组织中存活200多天，其后有的幼虫仍可进入肠腔发育成熟，被称为延滞发育。美洲钩虫无此现象。

钩虫产卵量与虫龄、虫荷量和宿主状况有关。每条雌性十二指肠钩虫每日产卵10 000～30 000个，美洲钩虫为5 000～10 000个。十二指肠钩虫还可出现冬季和夏季停止排卵现象。十二指肠钩虫寿命为6～8年，美洲钩虫寿命为4～6年。

经皮肤感染是钩虫丝状蚴侵入宿主的主要方式，但十二指肠钩虫也可经口感染，其丝状蚴如被食入，少数未被胃酸杀死，直接在小肠内发育为成虫。丝状蚴也可经口腔黏膜或食管黏膜侵入组织，其移行途径与经皮肤感染一致。十二指肠钩虫丝状蚴还可感染某些动物（小牛、小羊、猪、兔）移行到肌肉中保持滞育状态。人若生食这些转续宿主的肉，也可能导致钩虫感染。十二指肠钩虫偶然还可通过母乳和胎盘感染。

【致病机制与临床表现】

1. 致病机制 钩虫带虫者是指感染钩虫后未出现明显的症状和体征者，而钩虫病患者则为感染钩虫后出现症状和体征者。病情的轻重与感染钩虫虫种、感染数量、感染次数、宿主的营养状况及免疫状态等因素有关。2 种钩虫的致病作用相同，但十二指肠钩虫对人的危害比美洲钩虫大。

（1）幼虫的致病作用 丝状蚴侵入皮肤时，运动活跃，由于机械性穿刺和化学性分泌物的作用，引起局部皮肤充血和炎症，导致钩蚴性皮炎。幼虫在体内移行，可引起小肠、肝、肺等内脏器官的局部出血和炎症。

（2）成虫的致病作用 钩虫成虫咬附在肠黏膜上，可造成肠黏膜出现出血点和小溃疡，溃疡大小为 3～5 mm；也可以形成出血性片状瘀斑，病变可深达黏膜下层或肌层，出现消化道症状或消化道出血。钩虫以血液、肠黏膜等为食，使人长期处于慢性失血状态，造成体内铁和蛋白质的大量丢失，加之钩虫对肠黏膜的损伤，影响营养物质的消化吸收，铁和蛋白质得不到有效补充，造成血红蛋白的合成速度比红细胞慢，形成红细胞体积较小、颜色偏淡、血红蛋白含量低的低色素小细胞性贫血，又称缺铁性贫血。钩虫造成患者长期慢性失血的原因包括：①虫体自身吸食血液，并且血液迅速经其消化道排出，每条美洲钩虫每天导致宿主的失血量为 0.01～0.09 mL，十二指肠钩虫则为 0.14～0.40 mL，超过美洲钩虫约 10 倍。②钩虫吸血时其头腺分泌抗凝素，阻止血液凝固，造成黏膜伤口渗血。③虫体有更换叮咬部位的习性，每条钩虫一生平均更换寄生部位 6.9 次。由于抗凝素的作用，旧伤口继续渗血，增加了失血量。

2. 临床表现

（1）幼虫所致损害

1）钩蚴性皮炎（dermatitis caused by hookworm larvae）：俗称"着土痒""土痒疹""粪毒"，常见于足趾、手指间，也可见于手足背部及其他皮肤裸露部位。皮炎发病有明显的季节性，大多发生于当地的钩虫易感季节，人群接触被人粪污染的土壤或农作物之后。丝状蚴侵入皮肤后数分钟至数小时，患者局部有奇痒或烧灼感，患处形成充血斑点或丘疹。1～2 d 出现小出血点、丘疹或小疱疹，瘙痒加剧，抓破后常继发感染，形成脓疱，数日后结痂、脱痂，一般于 1 周后自行消失。若继发细菌感染病情可延长 2～4 周。美洲钩虫引起的皮炎较十二指肠钩虫典型。

2）呼吸道症状：一般在感染后 3～5 d，患者出现咽喉发痒、咳嗽、咳痰、痰中带血、气喘等症状，重者肺部可闻及干、湿啰音和哮鸣音，有患者可出现剧烈干咳，甚至大量咯血；血液嗜酸性粒细胞增多，X 线摄片显示两肺纹理增粗，伴有点状阴影，病程多数持续1～2 周后自行消失。但当十二指肠钩虫迁延移行时，病情可反复，迁延数月而不愈。

（2）成虫所致损害

1）消化道症状：患者食欲亢进，但乏力、易倦，有"懒黄病"之称。可出现上腹不适、疼痛、恶心、呕吐、腹胀和腹泻等，钩虫病引起的腹泻呈黏液样或水样便，如有消化道出血，则可见黑便、柏油样便、血便和血水便。钩虫病所致消化道出血常被误诊为消化道溃疡、痢疾、食管胃底静脉曲张破裂、胃癌和胆石症等，应引起高度重视。少数患者，特别是重度感染的儿童可出现喜欢进食生米、生豆、土块、煤渣、破布、毛皮、木炭等异常嗜好，被称为异嗜症（allotriophagy）。异嗜症发生的原因不明，似与铁的耗损有关，给患者服用铁剂后，症状可自行消失。

2）贫血：为钩虫病最主要表现之一，多在感染后 10~20 周出现。患者出现皮肤蜡黄、黏膜苍白、头晕、乏力，长期和严重贫血可引起心慌、气短等贫血性心脏病的表现，部分患者有面部及全身水肿，尤以下肢为甚。

3）婴儿钩虫病（infant hookworm disease）：患儿的临床表现为急性便血性腹泻，大便呈黑色或柏油样，面色苍白，消化功能紊乱，发热，精神萎靡，肺偶可闻及啰音，心尖区有明显收缩期杂音，肝脾大，贫血多较严重，80% 病例的红细胞计数在 2×10^{12}/L 以下，血红蛋白 < 50 g/L，嗜酸性粒细胞的比例及直接计数值均有明显增高，生长发育迟缓。发病年龄多在 5 个月至 12 个月，部分为出生后 26 d 以内发病的新生儿钩虫病，甚至有出生后即发病的病例报道。患儿就诊时粪便均查到钩虫卵。婴儿钩虫病合并症多，预后差，病死率为 3.6%~6.0%。婴儿感染钩虫的途径有：①母亲在田间劳动时，将婴儿放在染有钩蚴土壤上或使用被丝状蚴污染的尿布、内衣、内裤等经皮肤感染。②我国北方农村，婴儿常可通过用沙袋代替尿布或睡沙袋、麦秸而受感染。③钩蚴经胎盘使胎儿先天感染。④钩虫感染的哺乳期妇女乳汁中可有活动的丝状蚴，可经母乳传递感染婴儿。

【实验诊断】

粪便检查中检出钩虫卵为主要的确诊依据。但是如果要区分十二指肠钩虫或美洲钩虫感染，需依赖于虫卵孵化出钩蚴或驱虫获得成虫，才能准确鉴别。通过内镜（胃镜、肠镜、胶囊内镜）检查亦可检获成虫从而确诊，并可进行虫种鉴定。

1. 粪便检查虫卵　常用的方法有粪便直接涂片法、饱和盐水浮聚法、Kato-Katz 厚涂片法等。直接涂片法是诊断钩虫病最简单迅速且较常用的定性诊断方法，但由于所用粪量极少，轻度感染时易漏诊。钩虫卵相对密度约为 1.06，在饱和盐水（相对密度为 1.20）中容易漂浮。饱和盐水浮聚法操作简单、检出率较高（较直接涂片法高 5~6 倍），是诊断钩虫感染的最适宜方法。Kato-Katz 厚涂片法出率较高，可用于钩虫感染度的测定，但由于钩虫卵易变形或"消失"，使结果缺乏相应的准确性和稳定性，对操作者技术要求较高，初学者一般不宜采用。

2. 钩蚴培养法　此法检出率较高，且可鉴别 2 种钩虫的丝状蚴，适用于流行病调查，但需培养 5~6 d 才能孵出钩蚴。

【流行病学】

1. 分布与流行　钩虫病在世界上分布较为广泛，全世界钩虫感染者人数约 4.39 亿，患者多数分布在亚洲的越南、老挝、菲律宾、泰国、马来西亚、印度尼西亚、朝鲜、中国、印度；非洲的埃及、尼日利亚、乌干达；美洲的巴西、哥伦比亚、墨西哥、波多黎各等国家。

钩虫病在我国的分布相当广泛，共分布于 25 个省（市、自治区）。全国钩虫感染率为 2.62%，感染率随着年龄的增长而升高，农村高于城市，女性高于男性，成年人高于儿童。感染率最高地区为海南省。尽管随着我国经济社会的发展，钩虫感染率已大幅度下降，但其下降幅度较其他土源性线虫小，目前钩虫已取代蛔虫成为我国土源性线虫中感染率最高、流行最为严重的虫种。

我国钩虫病的主要流行区在淮河及黄河一线以南，海拔高度 800 m 以下的丘陵地和平坝地，大部分地区系十二指肠钩虫与美洲钩虫混合流行，北纬 35° 以北（沿海地区除外）均属十二指肠钩虫分布；北纬 34°（沿海为 38°）以南出现美洲钩虫；北纬 34° 以南至 25° 以北地区，二种钩虫虽混合流行，但以十二指肠钩虫为多；北纬 25° 以南，则为美洲钩虫占优势的混合感染。

2. 传染源与传播途径　钩虫病患者和带虫者是钩虫病的传染源。人主要通过生产劳动等方式接触疫土（被丝状蚴污染的土壤）而受感染，特别是手、足暴露于用新鲜的人粪施肥的种植旱地作物的田地中更易感染。

3. 流行因素　钩虫病的流行与自然环境、种植作物、生产方式及生活条件等诸因素有密切关系。钩虫卵及钩蚴在外界的发育需要适宜的温度、湿度及土壤条件，因而感染季节各地也有所不同。各种自然因素中以温度和雨量最为重要。农作物种类、耕作习惯与钩虫分布关系密切。夏秋季施用人粪的旱地作物如红薯、桑、玉米、蔬菜、烟草、棉、麻、甘蔗等是钩虫病传播的关键作物。

【防治】

钩虫病的防治需针对传染源、传播途径、易感人群这三个流行环节进行综合防治方能取得良好效果。2006 年以来，我国采用以健康教育为先导的"四改一驱虫"（改厕、改水、改造环境、改善行为和驱虫）综合防治措施进行钩虫病防治。

1. 积极驱虫治疗，控制传染源　治疗患者控制传染源是预防钩虫病传播的重要环节，在流行区应定期开展普查普治工作，一般宜选在冬、春季进行。感染率高（>50%）的社区或地区，应进行全民性化疗，即不管粪便检查是否查出钩虫卵，全部都给予驱虫治疗；对于感染率较低的地区，应根据目标的不同采用仅治疗阳性者、仅治疗高带虫者、仅限于高危人群等不同类型的选择性化疗，需考虑到可行性、群众接受能力及花费等因素。常用驱虫药物有：甲苯咪唑、丙硫咪唑、噻嘧啶、伊维菌素、三苯双脒等药，除对成虫有杀灭驱虫作用外，对虫卵及幼虫亦有抑制发育或杀灭作用。我国研制的三苯双脒治疗钩虫病效果良好，特别是对于美洲钩虫的驱除，效果尤佳，优于其他药物；但对于十二指肠钩虫，三苯双脒的效果不及丙硫咪唑和伊维菌素，需注意依据感染虫种不同合理选用药物。用噻苯咪唑配制 15% 软膏局部涂敷，可治疗钩蚴性皮炎，若同时辅以透热疗法，效果更佳。将受染部位浸入 53℃ 热水中，持续 20～30 min，有可能杀死皮下组织内移行的幼虫。对钩虫病贫血患者在驱虫治疗前后给予适量的铁剂，积极纠正贫血十分必要。一般口服硫酸亚铁片，或葡糖酸铁。

2. 加强粪便管理，切断传播途径　加强粪便管理及无害化处理，是控制钩虫病的一个极为重要的环节。向群众宣传不能随地大便，以防止虫卵污染泥土。开展农村改厕粪管工作，推广无害化卫生厕所，采用粪尿混合贮存，经密封式沼气池、五格三池式沉淀或堆肥等杀灭虫卵后，再用于旱地作物施肥。

3. 改善行为、加强防护、保护易感人群　加强个人防护和防止感染，耕作时提倡穿鞋下地，需用手进行间苗或翻藤时可戴涂塑手套或厚布手套，或者合理安排农事，待晨露干后或傍晚进行操作。手、足皮肤涂抹 1.5% 左旋咪唑硼酸酒精液或 15% 噻苯咪唑软膏，对预防感染有一定作用。为防止丝状蚴经口感染，在喜生食瓜果蔬菜地区，应教育群众不食生菜或洗净用开水烫后食用。有婴儿钩虫病的地方，应使群众认识到使用沙土袋作婴儿尿布的危害性，勿让幼儿在施过人粪肥的庭院或地边游玩坐卧。

（方　强）

第五节　蠕形住肠线虫

蠕形住肠线虫 [*Enterobius vermicularis*（Linnaeus，1758）Leach，1853] 简称蛲虫，寄生于人体回盲部，引起蛲虫病（enterobiasis），是人体常见的肠道寄生虫病，以肛周瘙痒为突出症状。

【形态】

1. 成虫　细小，呈乳白色。虫体角皮具横纹，头部周围的角皮向外隆起形成头翼。口孔位于虫体前端顶部，其周围有 3 个唇瓣；口与咽管相连，咽管末端膨大呈球形，称咽管球。雌虫长为 8 ~ 13 mm，中部膨大，尾端直而尖细；生殖系统为双管型，前后两子宫会合通入阴道，阴门开口于虫体前中 1/3 交界处的腹面。肛门位于体后中 1/3 交界处腹面（图 13-11）。雄虫长 2 ~ 5 mm，宽 0.1 ~ 0.2 mm，体后端向腹面蜷曲，具有尾翼及数对乳突；生殖系统为单管型，包括睾丸、输精管及射精管。泄殖腔开口于尾端，有交合刺 1 根，长约 70 μm，末端弯曲。

2. 虫卵　呈不对称的近椭圆形的不等面三角体，一侧扁平，一侧稍凸，两端不等宽，形似柿核。大小为（50 ~ 60）μm ×（20 ~ 30）μm，无色透明，卵壳厚（图 13-11）。卵自虫体排出时，已含有 1 个发育至蝌蚪期的胚胎，在与外界空气接触后，该胚胎很快发育为幼虫，在卵内经 1 次蜕皮后发育为感染期卵。

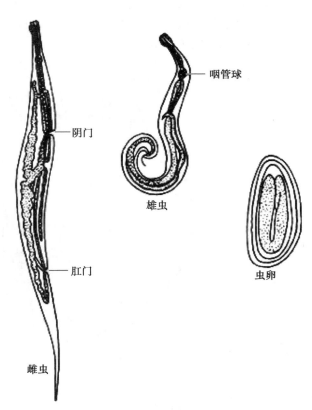

图 13-11　蛲虫成虫和虫卵

【生活史】

成虫寄生于人体的盲肠、阑尾、结肠、直肠及回肠下段，严重感染时也可寄生在小肠上段、胃及食管等部位。雌雄成虫交配后，雄虫很快死亡而被排出。一条雌虫子宫内约含虫卵 5 000 ~ 17 000 个，受孕雌虫逐渐向下移行至直肠，在肠腔内的温度及低氧压的环境下，雌虫一般不产卵或很少产卵。宿主睡眠后肛门括约肌松弛时，部分雌虫爬出肛门外，因受环境变化的刺激，开始大量排卵。虫卵可黏附在肛周皮肤上。产卵后的雌虫大多干瘪死亡，少数雌虫可再爬回肛门或进入阴道、尿道、膀胱等处，引起异位损害。

虫卵在肛门周围皮肤上，因局部环境条件适宜发育（温度 34 ~ 36℃；相对湿度 90% ~ 100%，氧气充足），约经 6 h，即发育为感染期卵。当患者用手搔抓肛门周围皮肤，虫卵污染手指，再经口食入而造成自身感染。虫卵也可脱落在衣裤、被褥、玩具或食物上，经口使自身或他人感染。粘在灰尘上的虫卵，可随灰尘飞扬，经空气吸入，黏附在咽部，随吞咽进入消化道而感染。虫卵在十二指肠内孵出幼虫，幼虫沿小肠下行，经 2 次蜕皮，到达结肠，再蜕皮 1 次后发育为成虫。虫体借助前端的头翼、唇瓣附着在肠黏膜上，或在肠腔内呈游离状态。以肠内容物、组织液或血液为食。人自食入感染期卵至雌虫发育成熟并开始产卵需 2 ~ 6 周。雌虫寿命 2 ~ 4 周，一般不超过 2 个月，最长者可达 101 d。但由于自体重复感染，蛲虫感染可持续若干年（图 13-12）。

虫卵在肛周皮肤上可孵化出幼虫，并经肛门进入肠腔，可发育至成虫阶段，这种感染方式称为逆行感染（retroinfection）。

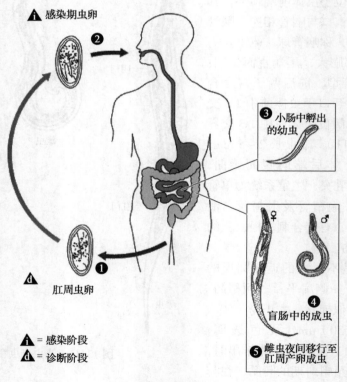

图 13-12 蛲虫生活史

【致病机制与临床表现】

1. 致病机制 雌蛲虫在肛门周围和会阴部产卵的刺激作用，可引起局部皮肤出现炎症反应、湿疹或皮肤角化。若皮肤抓破，可继发细菌感染。成虫寄生在肠内，附着处的黏膜受损，呈现慢性炎症。也可形成小的溃疡，引起出血。若合并细菌感染，则可产生黏膜下脓肿。

蛲虫成虫有时可侵入肠壁和阑尾组织，甚至肠外的一些组织与器官异位寄生，引起局部炎症和肉芽肿病变。蛲虫可侵犯的组织器官包括肠壁、阑尾、泌尿生殖系统、盆腔与腹腔、肛周皮肤及其他脏器，如肝、肺组织和结膜囊等。

2. 临床表现 由于蛲虫感染程度的轻重不同，又可发生异位寄生，因此在临床上可以无明显的症状，或表现出不同的症状体征，甚至出现并发症。

（1）肛周瘙痒 肛周瘙痒是蛲虫病的主要症状，夜间为甚。这是由于雌虫夜间在肛门周围产卵刺激所致。因为奇痒难忍，患儿常不自觉地搔抓，导致皮肤出现炎症或湿疹，若皮肤被抓破，会引起出血和继发感染。由于局部经常有痒感、刺痛或剧痛感，患儿可伴有恶梦、失眠、烦躁不安、食欲不佳、消瘦、夜间磨牙及夜惊等症状。

（2）消化道症状 蛲虫寄生可致胃肠功能紊乱和消化道症状，重度感染时刺激局部肠黏膜，可引起卡他性炎症或小溃疡，出现呕吐、腹泻、粪便中黏液增多。少数病例可出现嗜酸性粒细胞性小肠结肠炎的症状，表现为发热、急性腹痛、水样腹泻、便血，粪便中可有许多蛲虫幼虫。虫体侵入肠壁组织，可致肉芽肿形成，引起腹痛，腹泻等症状。

（3）异位寄生 蛲虫还可侵犯许多组织器官，引起相应的异位寄生表现。

1）蛲虫性阑尾炎 系蛲虫寄生于阑尾腔，或侵入阑尾组织中所致，可为急性或慢性阑尾炎。患者以阵发性腹痛、右下腹压痛为主。局部肌紧张不明显。阵发性腹痛较蛔虫性阑尾炎为轻；可伴有恶心、呕吐、发热。血液检查中性粒细胞和嗜酸性粒细胞增多，也有部分患者白细胞正常。

2）泌尿生殖系统炎症 蛲虫侵入女性外阴，经阴道进入生殖系统各脏器，引起外阴炎、阴道炎、子宫内膜炎、输卵管炎、卵巢炎，甚至腹膜炎。患者呈现外阴红肿、阴道瘙痒、分泌物增多、小腹部疼痛等症状。虫体侵入泌尿系统，可出现尿频、尿急、尿痛的症状，患儿夜间可发生遗尿。

3）其他部位的表现 虫体寄生在肛门周围皮下，出现肛周脓肿、肛门瘘管及炎性肉芽肿的表现。侵入生殖道及肠壁的虫体可进一步到达盆腔、腹腔，引起腹痛、腹膜炎的表现，可有腹部包块形成。侵入肝、脾、肺等器官，则出现相应的症状和体征。

异位寄生的蛲虫可引起急性或慢性阑尾炎、盆腔炎、腹膜炎，炎性包块的形成可继发肠梗阻，子宫内膜肉芽肿可引起不孕症。

【实验诊断】

儿童肛周瘙痒应首先考虑蛲虫病，可进行以下病原学检查。

1. 透明胶纸粘卵法 用长度略大于载玻片的透明胶纸贴于载玻片上。在清晨受检者大便前检查，将胶纸一端掀起，用胶面粘贴受检者肛门周围皮肤，使胶面与皮肤充分粘贴，然后将胶纸平贴于载玻片上，镜检蛲虫卵。

2. 棉签拭子法 清晨以生理盐水浸润的棉签在受检者肛周皮肤上擦拭，然后将棉拭子上的黏附物涂于滴加有生理盐水的载玻片上，加盖玻片镜检。或将棉拭子放入盛有生理盐水的试管中充分洗涤，离心沉淀后取沉渣镜检。

3. 检查成虫 夜间患儿入睡 2 h 后，将其肛门皱襞充分暴露，在良好照明下仔细检查肛门周围，若发现白色小虫，用镊子夹入盛有 70% 乙醇的小瓶内送检。

【流行病学】

蛲虫是常见的肠道线虫，呈世界性分布，感染率一般农村高于城市，儿童高于成年人，尤以集体生活的儿童感染率为高，并且具有家庭聚集性。我国 3~6 岁儿童蛲虫感染率 3.43%，感染人数约 155 万；感染度一般不重，平均约有数十条虫寄生，个别重度感染者高达 5 000~10 000 条。

蛲虫感染者是蛲虫病的唯一传染源。感染度主要受个人卫生状况和接触机会的影响；卫生不良、接触机会多、易于重复感染等因素导致学校、幼儿园、托儿所等集体机构的儿童感染率常较高。蛲虫的感染方式主要有以下 4 种：①肛门 - 手 - 口的直接感染：这是自体重复感染的主要方式，是蛲虫感染久治难愈的重要原因。②间接接触感染：蛲虫卵可能污染玩具等物品，通过接触虫卵污染的物品间接经口感染。③吸入感染：蛲虫卵可随尘埃悬浮于空气中，经吸入至咽部继之进入消化道而致感染。间接接触感染和吸入感染是集体机构和家庭传播蛲虫病的重要方式。④逆行感染：蛲虫卵在肛周皮肤上孵出幼虫，经肛门移行至肠内，发育为成虫并产卵，形成所谓的逆行感染。人体感染蛲虫后无明显的保护性免疫力。

【防治】

虽然蛲虫寿命短，易被药物驱除，但其生活史简单，感染方式多样，极易自身重复感染和相互感染。因此，要巩固药物驱虫效果，必须采取综合预防措施，才能有效地控制蛲虫病的流行。

1. 普查普治患者　对托儿所、幼儿园、学校的儿童进行普查普治，以控制传染源。常用药物有丙硫咪唑、甲苯咪唑、复方噻嘧啶、扑蛲灵等，外用药如蛲虫膏、2% 白降汞软膏等涂在肛门周围，有杀虫止痒作用。

2. 切断传播途径　幼儿园和家庭应搞好环境卫生，对衣服、被褥、玩具、桌椅等进行消毒。衣服、被单、床单毛巾，内裤可先用开水烫煮，以杀死虫卵。门窗、家具、玩具可用 10% 来苏尔（甲酚皂溶液）或开水擦洗，在阳光下晒干。用 0.5% 碘液处理 5 min 或 0.05% 碘液处理 1 h，虫卵可被全部杀死。这种低浓度的碘液对皮肤无刺激性，且药效可维持数小时。

3. 注意个人卫生　加强卫生宣传教育，患儿夜间睡眠时不穿开裆裤，避免用手直接搔抓肛门；儿童应养成饭前便后洗手、常剪指甲的良好习惯，不吸吮手指，防止虫卵入口，从而阻断重复感染。

（夏　惠）

第六节　粪类圆线虫

粪类圆线虫 [*Strongyloides stercoralis*（Bavay，1876）Stiles and Hassall，1902] 为一种兼性寄生虫，其生活史包括自生世代与寄生世代。粪类圆线虫成虫寄生于宿主小肠内，幼虫则可侵入肺、脑、肝、肾等器官，引起粪类圆线虫病（strongyloidiasis）。当患者免疫功能正常时，症状较轻或呈慢性感染状态，而若患者机体免疫功能低下时，则可因严重感染而死亡。

【形态】

1. 成虫 寄生世代的雄虫 0.7 mm×（0.04～0.06）mm。雌虫约 2.2 mm×（0.03～0.074）mm，半透明，体表具细横纹。口腔短，咽管细长，为体长的 1/3～2/5。肛门开口于近尾端。尾端尖细，略呈锥形。生殖系统为双管型。子宫前后排列，其内各含 8～12 个虫卵，单行纵列。

自生世代的雄虫（0.7～1.0）mm×（0.04～0.05）mm，尾端向腹面卷曲，2 根交合刺。雌虫（1.0～1.7）mm×（0.05～0.075）mm，尾端尖细（图 13–13）。

2. 虫卵 形似钩虫卵，椭圆形，壳薄，透明，大小（50～70）μm×（30～40）μm，部分卵内含有胚胎。

3. 幼虫

（1）杆状蚴 头端钝圆，尾部尖细，无鞘膜，大小 0.2～0.45 mm，具双球型咽管。

（2）丝状蚴 即感染期幼虫，虫体细长，大小 0.6～0.77 mm，咽管柱状，尾尖，尾末端具 2 个细小分支。

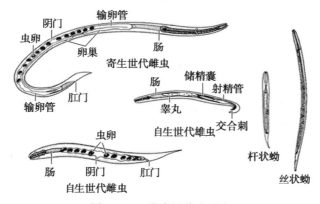

图 13–13 粪类圆线虫形态

【生活史】

粪类圆线虫为兼性寄生，整个生活史包括自生世代（土壤中完成）和寄生世代（宿主体内完成）（图 13–14）。

1. 自生世代 此阶段成虫生活并产卵于温暖、潮湿的土壤中。在适宜温度与湿度的条件下，虫卵在数小时内即可孵出杆状蚴，杆状蚴经 4 次蜕皮，在 1～2 d 发育为成虫。当外界条件适宜时，自生世代可循环进行多次，此种发育方式称为间接发育。但当外界环境不适宜虫体发育时，杆状蚴只进行 2 次蜕皮，随即发育为丝状蚴。丝状蚴为感染期幼虫，可通过皮肤或黏膜感染宿主，开始寄生世代，此方式称为直接发育。

2. 寄生世代 丝状蚴侵入人体后，随血循环经右心至肺，大部分虫体穿破毛细血管，进入肺泡，沿支气管、气管移行至咽部，最后经吞咽到达消化道。虫体定居于小肠，尤以十二指肠和空肠为多。虫体在小肠内经 2 次蜕皮发育为成虫。雌虫多钻入宿主肠黏膜，并

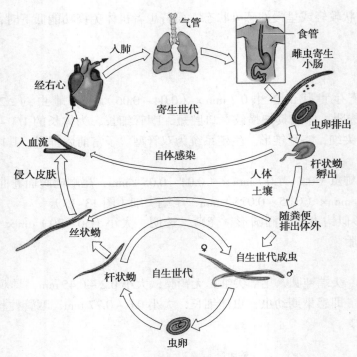

图 13-14　粪类圆线虫生活史

在此产卵，每条雌虫每天产卵约 50 个。虫卵经数小时发育即可孵出杆状蚴，杆状蚴钻出肠黏膜，随粪便排出体外。一般于感染后 17 d，可在人的粪便中发现杆状蚴。杆状蚴在外界经 2 次蜕皮发育为丝状蚴重新感染人体，也能通过间接发育成为自生世代成虫。

少数幼虫可在人体肺部和支气管内直接发育成熟，雌虫产卵后经杆状蚴发育为丝状蚴，后者可随患者痰液排出。此外，粪类圆线虫偶可寄生于人体泌尿生殖系统，此时，患者尿液中可找到杆状蚴。

当宿主机体免疫力下降或者发生便秘时，粪类圆线虫可引起人体自身感染。粪类圆线虫所致的自身感染包括 3 种类型。①直接体内自身感染：杆状蚴在肠黏膜中孵出后，可直接经肠黏膜侵入血循环继续发育。②间接体内自身感染：杆状蚴自肠黏膜钻出，在肠腔内迅速发育为丝状蚴，丝状蚴经小肠下段黏膜或结肠黏膜侵入血液循环。③体外自身感染：随粪便排出的过程中，丝状蚴可附着于肛门周围，经肛周皮肤重新侵入人体。

【致病机制与临床表现】

1. 致病机制　粪类圆线虫的致病作用与其感染程度、侵袭部位及机体免疫功能状态有密切关系。依据宿主的免疫状态，可表现为 3 种不同的临床类型：①宿主的免疫应答清除了虫体。②慢性自身感染，宿主免疫系统无法完全清除虫体，长期维持感染状态，患者可出现间歇性肠道症状。③播散性超度感染，此类型常见于免疫功能低下的患者，如长期应用免疫抑制剂、激素者和艾滋病患者，幼虫可侵入患者脑、肝、肺、肾及泌尿系统，引起腹泻、肺炎、出血、脑膜炎及败血症，甚至因严重衰竭而死亡。

2. 临床表现　粪类圆线虫在人体内不同的发育阶段及寄生在不同器官能引起不同的

病理变化和临床表现。

（1）皮肤症状 丝状蚴侵入后，患者皮肤可出现丘疹、水肿、刺痛与瘙痒等症状。如发生体外自身感染，肛周、腹股沟、臀部、大腿及腰背等处皮肤可反复出现这些症状。此外，幼虫的移行可导致皮肤出现移行性线状或带状荨麻疹，所引起的荨麻疹蔓延速度每小时可达 10 ~ 12 cm，荨麻疹的部位及快速蔓延是粪类圆线虫幼虫在皮肤内移行的显著特征，常持续数周。

（2）肺部症状 肺部病变与钩蚴、蛔蚴造成的病变类似，轻者表现为过敏性肺炎或哮喘，重度感染时可出现咳嗽、多痰、哮喘、呼吸困难、嗜酸性粒细胞增多等症状，肺部 X 线检查可见局限性或弥漫性炎症阴影。若雌虫定居于肺、支气管上皮，持续产卵，孵出幼虫，由于持续时间长，将加重肺部症状。

（3）消化道症状 粪类圆线虫所致肠道病变可分为轻度、中度和重度 3 型，分别以卡他性肠炎、水肿性肠炎、溃疡性肠炎为主要特征。患者主要表现为长期腹泻，呈水样便或黏液血样便，里急后重。其次为烧灼样腹痛，多位于右上腹部。少数患者有便秘出现。重度感染时，患者常有恶心、呕吐症状，患者还可出现麻痹性肠梗阻、腹胀、电解质紊乱，甚至脱水、衰竭。某些急性患者可排出恶臭、多泡沫的白色粪便，甚至严重的脂肪泻。

（4）其他症状 粪类圆线虫丝状蚴可侵入心内膜、膈肌、胃、肝、胰、卵巢和脑等处，并有肉芽肿形成。当患者抵抗力降低，如艾滋病、极度营养不良、先天性免疫缺陷、长期使用激素或免疫抑制剂时，宿主可出现重度的自身感染，大量幼虫在体内移行，造成多器官的弥漫性组织损伤，导致患者出现败血症，部分患者可因全身衰竭而死亡。

此外，虫体的代谢产物也可引起变态反应，如过敏性肺炎、过敏性关节炎；全身中毒症状，如发热、贫血、嗜酸性粒细胞增多等；神经症状，如烦躁、抑郁、失眠和全身不适等。

【实验诊断】

1. 病原学诊断 从粪便中找到粪类圆线虫的杆状蚴或丝状蚴为本病的确诊依据。由于虫体的排出有间歇性，一般要连续检查 3 次，甚至多次。当直接涂片法和沉淀法无法查获虫体而又高度怀疑本病时，可采用贝氏幼虫浓集法进行检查，此法检出率可达 98%，特别适用于粪便中幼虫数较少时。镜检时可滴加卢氏碘液，使虫体呈棕黄色且结构清晰，有助于鉴别。

此外，患者痰液、胃液、十二指肠液、脑脊液、尿液、支气管灌洗液等标本中都有可能找到杆状蚴或丝状蚴。在腹泻患者的粪便中，有时也可查到虫卵。如在 24 h 内的新鲜粪便中同时查到杆状蚴和丝状蚴，则可以认为患者存在自身感染。

2. 免疫学诊断 对病原检查阴性者，可采用 ELISA、间接荧光抗体试验等免疫学方法检查患者血清中特异性 IgG 抗体，阳性率均在 90% 以上，具有较高的敏感性和特异性。

3. 外周血象 患者急性期外周血白细胞总数与嗜酸性粒细胞百分比多增高，嗜酸性粒细胞百分比一般在 0.25 ~ 0.30，最高者可达 0.75。但严重感染者嗜酸性粒细胞数不升高甚至减少，提示预后不良。

【流行病学】

粪类圆线虫病的流行与钩虫病基本一致，主要发生在热带、亚热带和温带地区。由于幼虫对环境抵抗力较低，除少数流行区外，感染率一般较低。根据 1996 年全国肠道寄生虫分布调查，全国 26 个省（区、市）查到粪类圆线虫感染者，平均感染率为 0.122%，以广西、海南省的感染率最高。

粪类圆线虫病患者是主要传染源，此外，犬、猫也是重要的传染源。人体因接触被丝状蚴污染的土壤而感染。自体感染可使该病迁延不愈，最长可持续 30 年以上。

【防治】

本病的预防原则和措施与钩虫病相同。主要包括积极治疗患者与带虫者；加强粪便管理和粪便无害化处理，防止土壤和水源被污染；加强个人防护，避免接触被污染的土壤。为防止重度自身感染的发生，患者在应用激素类药物或免疫抑制剂前，应常规性做粪类圆线虫的病原学检查，如有感染，先予以彻底驱虫治疗。

对于确诊病例应立即驱虫治疗，并保持大便通畅，注意肛周清洁以防自身感染。驱虫药物以噻苯达唑效果最好，治愈率可达 95%，但有一定的副作用。对肝肾功能不全者，可选用甲紫。此外，阿苯达唑、左旋咪唑、伊维菌素也有一定疗效。

第七节　丝　　虫

丝虫隶属于线形动物门丝虫总科（Filarioidea），由吸血节肢动物传播，是可寄生于人体及其他脊椎动物（包括哺乳类、禽类、爬行类、两栖类）的一类寄生线虫的统称。现已知寄生于人体的丝虫有 8 种，按成虫寄生部位归为 3 类。①寄居在淋巴系统：班氏吴策线虫 [*Wuchereria bancrofti*（Cobbold，1877）Seurat，1921]（班氏丝虫）、马来布鲁线虫 [*Brugia malayi*（Brug，1927）Buckley，1958]（马来丝虫）、帝汶布鲁线虫 [*Brugia timori*（Davie & edeson，1964）Partono et al，1977]（帝汶丝虫）。②寄居在皮下组织：旋盘尾线虫 [*Onchocerca vulvulus*（Leukart，1893）Railliet and Henry，1910]（盘尾丝虫）、罗阿罗阿线虫 [*Loa loa*（Cobbold，1864）Castellani and Chalniers，1913]（罗阿丝虫）、链尾唇棘线虫 [*Dipetalonema streptocerca*（Macfie and Corson，1922）Peeland chardone，1946]（链尾丝虫）。③寄居在体腔：常现唇棘线虫 [*Dipetalonema perstans*（Manson，1891）Orihel and Eberhard，1982]（常现丝虫）、奥氏曼森线虫 [*Mansonella ozzardi*（Manson，1892）Fanst，1929]（奥氏丝虫）。班氏丝虫、马来丝虫引起的淋巴丝虫病和盘尾丝虫引起的河盲症是严重危害人体健康和流行较广的 3 种丝虫病。我国仅有班氏丝虫与马来丝虫流行，近年来陆续有援外回国人员感染罗阿丝虫的报道。

一、班氏吴策线虫和马来布鲁线虫

班氏吴策线虫（班氏丝虫）与马来布鲁线虫（马来丝虫）成虫寄生于人体淋巴系统，引起丝虫病。蚊为传播媒介。丝虫病曾是我国五大寄生虫病之一，经过多年防治，我国已于 2007 年宣布消除丝虫病。

【形态】

1. 成虫　2 种丝虫成虫的外部形态及内部结构相似。虫体细长如丝线状,乳白色,雄虫显著小于雌虫。班氏丝虫雌虫大小为(80~100)mm×(0.24~0.3)mm,雄虫为(28.2~42)×(0.1~0.15)mm;马来丝虫雌虫大小为(43~55)mm×(0.13~0.17)mm,雄虫为(13~23)mm×(0.07~0.08)mm。雄虫尾端向腹面蜷曲可达 2~3 圈,生殖器官呈单管型;雌虫尾部钝圆,略向腹面弯曲,生殖器官呈双管型。阴门位于虫体前部腹面,近阴门处子宫内含有微丝蚴。

2. 微丝蚴　虫卵在雌虫子宫内直接发育为幼虫,卵壳随幼虫伸展而拉长,被覆于幼虫体表形成透明鞘膜,这种幼虫即为微丝蚴。微丝蚴细长,头端钝圆,尾端尖细,体内有许多圆形或椭圆形的细胞核,称为体核。头部无体核区称为头间隙。马来微丝蚴头间隙长,其长宽比约为 2:1,体态硬直,大弯中有小弯,体核密集不易分清,尾部有 2 个尾核,尾核处角皮膨大。班氏微丝蚴头间隙短,长宽比约为 1:1,体态柔和,弯曲大而自然,体核清晰可数,排列均匀,无尾核(图 13-15,表 13-3)。

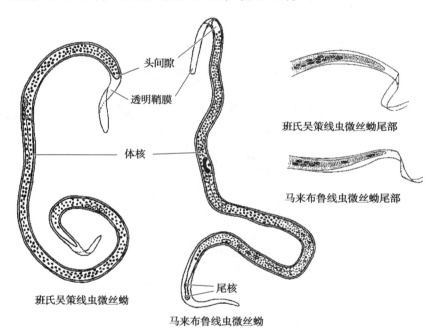

头间隙

透明鞘膜

体核

班氏吴策线虫微丝蚴尾部

马来布鲁线虫微丝蚴尾部

班氏吴策线虫微丝蚴

尾核

马来布鲁线虫微丝蚴

图 13-15　班氏微丝蚴和马来微丝蚴示意图

表 13-3　班氏微丝蚴和马来微丝蚴形态鉴别要点

鉴别点	班氏微丝蚴	马来微丝蚴
大小	(244~296)μm×(5.3~7.0)μm	(177~230)μm×(5~6)μm
体态	弯曲自然,柔和	弯曲僵直,大弯中有小弯
头间隙	较短,长度与宽度相等或小于宽度	较长,长度约为宽度的 2 倍
体核	圆形,较小,排列均匀,清晰可数	卵圆形,较大,排列密集,不易分清
尾部	无尾核,尾部尖细	2 个尾核前后排列,尾核处较膨大

【生活史】

2 种丝虫的生活史基本相似，都需要经过 2 个发育阶段，即成虫在人体（终宿主）内发育及幼虫在蚊体（中间宿主）内发育（图 13-16）。

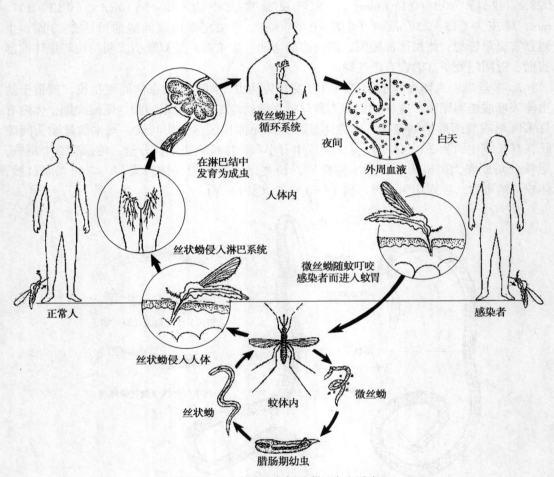

图 13-16　班氏丝虫与马来丝虫生活史

1. 在人体内的发育　雌、雄成虫寄生于人体的淋巴管、淋巴结内，互相缠绕，以淋巴液为食。班氏丝虫多寄生于上、下肢浅部和深部的淋巴系统及泌尿生殖系统中，主要见于下肢、阴囊、精索、腹腔、腹股沟、肾盂等部位。马来丝虫则主要寄生在上、下肢浅部淋巴系统中，以下肢多见。雌雄交配后，雌虫产出的微丝蚴随淋巴液经胸导管进入血循环。成虫的寿命一般为 4～10 年，个别可达 40 年。

微丝蚴在白天常滞留于内脏毛细血管中（主要在肺毛细血管中），仅夜间才出现于外周血液，这种微丝蚴在外周血液中昼少夜多的现象，称为微丝蚴的夜现周期性。此现象在2 种丝虫中均存在，但微丝蚴出现于周围血液的高峰时间有所不同，班氏丝虫以晚上 10 时至次晨 2 时最多，马来丝虫以晚上 8 点至次晨 4 时最多。微丝蚴在人体内可存活 2～3个月。

2. 在蚊体内的发育 微丝蚴在蚊体内仅发育不增殖。当蚊夜间叮吸微丝蚴血症者时,微丝蚴即随血液进入蚊胃,经 1~7 h 脱去鞘膜,经体腔侵入胸肌,形成腊肠期幼虫。随后蜕皮 2 次,发育成丝状蚴(感染期幼虫)。感染期幼虫由蚊胸肌移行至头部、口器及腹腔或其他部位,绝大多数到达蚊喙。当蚊虫再次叮吸人血时,丝状蚴即可由伤口处进入人体,先进入附近的淋巴管,然后移行到大淋巴管和淋巴结内,经 2 次蜕皮发育为成虫。在温度为 20~30℃,相对湿度为 75%~90% 的环境中,班氏微丝蚴在易感蚊体内发育至丝状蚴需 10~14 d,而马来微丝蚴仅需 6~6.5 d。

【致病机制与临床表现】

1. 致病机制 丝虫病的发病机制至今尚未完全阐明,丝虫病的发生与发展取决于多种因素,如:患者的免疫状况、感染与重复感染程度、丝虫的寄生部位及继发感染等。其成虫与幼虫均可致病,但主要由寄生在淋巴系统的丝虫成虫引起,其病变的基础为幼虫、成虫代谢产物及雌虫子宫排泄物等引起的全身过敏反应与局部淋巴系统的组织反应。马来丝虫主要寄居于四肢浅部淋巴系统,故以四肢症状多见;班氏丝虫寄居于腹腔、精索及下肢深部淋巴系统,常可出现泌尿系统症状。

急性期表现为渗出性炎症,淋巴结充血、淋巴管壁水肿,嗜酸性粒细胞浸润,纤维蛋白沉积。淋巴管和淋巴结内逐渐出现增生性肉芽肿反应,肉芽中心为变性的成虫和嗜酸性粒细胞,周围有纤维组织和上皮样细胞围绕,并有大量淋巴细胞和浆细胞聚集,形成类结核结节。

若未经治疗或治疗不彻底,因淋巴系统炎症反复发作,则可导致慢性期淋巴管阻塞、淋巴管曲张、乳糜尿、象皮肿等。慢性期由于炎症反应的长期存在,患者淋巴管、淋巴结内出现增生性肉芽肿,大量纤维组织增生,虫体钙化,淋巴结变硬,引起淋巴管腔狭窄、阻塞,形成闭塞性淋巴管内膜炎。由于淋巴液回流受阻,阻塞部位以下的远端淋巴管内压增高,导致淋巴管曲张甚至破裂,大量的淋巴液流入周围组织。由于淋巴液不断刺激组织,使纤维组织大量增生,皮下组织增厚、变粗、皱褶、变硬,形成象皮肿。阻塞位于深部淋巴系统,则出现阴囊象皮肿、淋巴腹水、乳糜腹泻、乳糜尿等。由于局部血液循环障碍,易引起继发感染使象皮肿加重及恶化,预后不良。

2. 临床表现 丝虫病临床表现轻重不一,约半数感染者无症状而血中有微丝蚴存在。病程可长达数年至数十年。临床表现可分为以下几个阶段。

(1)显性前期 因流行区人群感染丝虫后大多先出现微丝蚴血症,何时出现临床症状并不确定,故临床潜伏期不适用于淋巴丝虫病。显性前期是指从丝状蚴侵入人体到血内首次出现微丝蚴这段时间,班氏丝虫 7~8 个月,马来丝虫 2~3 个月。

(2)无症状微丝蚴血症 指在临床上无可见症状,但血中可查出微丝蚴。少数人血中可长期(甚至 1 年)存在微丝蚴而不发病。

(3)急性期

1)淋巴结炎和淋巴管炎:呈不定时的周期发作,一般每月或数月发作一次。发作时患者有畏寒、发热、全身乏力等症。淋巴结炎可单独发生,患者出现局部淋巴结肿大、疼痛并有压痛,持续 3~5 d 后,症状又自行消失,若继发感染,可形成脓肿。淋巴管炎常伴有淋巴结炎,以下肢为多,常发生于一侧,有时也可两腿同时或先后发生,其症状是沿大腿内侧淋巴管有一红线，逆行性（离心性）由腹股沟、股淋巴结经大腿内侧淋巴管向下延伸至小腿，民间俗称"流火"。当炎症波及毛细淋巴管时，局部皮肤可出现弥漫性红肿、发亮，有烧灼感及压痛，类似丹毒，称"丹毒样性皮炎"，2～3 d消退。

2）丝虫热：周期性寒战、高热，持续2 d至1周后消退。部分患者仅有低热症状，可能为深部淋巴管炎和淋巴结炎所致。

3）精囊炎、附睾炎、睾丸炎　主要见于班氏丝虫病。患者自觉阴囊疼痛由腹股沟向下蔓延，可向大腿内侧放射。睾丸及附睾肿大，阴囊红肿、有压痛，一侧或双侧精索可扪及1个至数个不等的结节性肿块，有压痛。可伴有鞘膜积液及腹股沟淋巴结肿大。

4）隐性丝虫病：热带性肺嗜酸性粒细胞增多症（tropical pulmonary eosinophilia，TPE），又称Weingarten综合征。临床特点为长期阵发性咳嗽、哮喘、厌食及发热等，或呼吸困难，尤以夜间为重。若不及时治疗，病程常迁延反复，数年后可因肺纤维化而出现肺功能不全的表现。此期在外周血中查不到微丝蚴，故又称为隐性丝虫病。

（4）慢性期　由淋巴系统增生和阻塞引起，其临床表现因阻塞部位不同而异。

1）象皮肿（elephantiasis）：见于丝虫病晚期，一般于感染后10年左右发生。多见于下肢和阴囊，也可发生于上肢、乳房和阴唇。开始呈凹性坚实性水肿，久之皮肤变粗增厚、皱纹加深，皮肤上出现苔藓样变等变化，易继发细菌感染形成慢性溃疡。马来丝虫引起象皮肿多在膝盖以下的小腿部分，班氏丝虫除小腿外常累及大腿。此期患者的外周血中很少查到微丝蚴。

2）睾丸鞘膜积液：当阻塞发生在精索或睾丸淋巴管时，淋巴液可流入鞘膜腔，引起睾丸鞘膜积液。此症状多见于班氏丝虫病，与成虫可寄生于深部淋巴系统有关。少数患者可在鞘膜积液中查到微丝蚴，部分患者的外周血中亦可查见微丝蚴。

3）乳糜尿：为班氏丝虫病常见症状。主要因腹主动脉前淋巴结或肠淋巴干阻塞，导致原本经小肠吸收的乳糜液从淋巴干反流至肾淋巴管，引起肾乳头的淋巴管曲张、破裂，乳糜液随尿液排出，使尿液呈乳白色。乳糜尿的特点是不定期间歇性发作，发作前可无症状或有畏寒、发热、腰部、盆腔及腹股沟处疼痛，继之出现乳糜尿。部分患者未经治疗可停止发作。大部分乳糜尿患者外周血可查见微丝蚴，小部分患者的乳糜尿中可查到微丝蚴。

【实验诊断】

临床上，丝虫病诊断可分为病原学诊断与免疫学诊断。前者包括从患者外周血、乳糜尿或积液中查找微丝蚴和成虫，后者为检测血清中特异性抗体或抗原。

1. 病原学诊断

（1）血检微丝蚴　因微丝蚴具夜现周期性，可从22：00时至次晨2：00时取血，以提高检出率。

1）厚血膜法：取末梢血3滴涂成厚片，溶血后染色镜检，可鉴别虫种。

2）新鲜血滴法：取末梢血1滴于载玻片上，加生理盐水后立即镜检，可观察微丝蚴的活动情况。

3）浓集法：取静脉血1～2 mL，溶血后离心，取沉淀染色镜检。此法可提高检出率。

4）海群生白天诱导法：白天被检者按2～6 mg/kg的剂量口服乙胺嗪（海群生），于服后 30～60 min 采血检查。此法可用于夜间取血不方便者。

（2）体液和尿液查微丝蚴 微丝蚴亦可见于各种体液和尿液。可将鞘膜积液、淋巴液、腹水和乳糜尿等直接涂片或离心取沉渣染色镜检。

（3）成虫检查法 因临床上取材不易，该检查方法较少使用。对淋巴系统炎症发作患者，或在治疗后出现淋巴结节的患者，可从可疑结节中抽取成虫，或切除可疑结节，在解剖镜下或肉眼下剥离组织检查成虫。同时亦可将取下的可疑结节，按常规法制成病理切片镜检。

2. 免疫学诊断

（1）皮内试验 不能作为确诊依据，可用于流行病学调查。

（2）检测抗体 方法较多，以间接荧光抗体试验（IFAT）、免疫酶染色试验（IEST）及酶联免疫吸附试验（ELISA）的敏感性和特异性较高。

（3）检测抗原 以抗丝虫抗原的单克隆抗体为基础，构建双抗体夹心 ELISA 法和斑点 ELISA 法分别检测丝虫循环抗原。

【流行病学】

班氏丝虫呈世界性分布，但以亚洲和非洲较严重。马来丝虫则仅分布于亚洲，主要集中于东南亚地区。

1. 流行环节

（1）传染源 班氏丝虫与马来丝虫的传染源是外周血中有微丝蚴的患者或带虫者。此外，马来丝虫在自然界存在多种动物保虫宿主，某种情况下这些动物保虫宿主亦可作为传染源。微丝蚴血症者在流行病学上所起的作用主要取决于外周血中的微丝蚴密度。血内微丝蚴密度愈高，蚊媒的幼虫感染率和感染度也愈高、愈重，将丝状蚴传给人的机会就愈多。

（2）传播媒介 丝虫病的传播媒介是蚊。班氏丝虫的主要传播媒介为淡色库蚊和致倦库蚊，马来丝虫的主要传播媒介为中华按蚊和嗜人按蚊。此外，在东南沿海地区，东乡伊蚊也是马来丝虫的重要传播媒介。

（3）易感人群 人体对丝虫普遍易感。在流行区，人群感染率和发病率的高低主要与受到蚊媒叮咬的概率有关。病后免疫力低，常反复感染。

2. 流行因素

（1）自然因素 温度、湿度和雨量可影响蚊媒的孳生地面积、吸血频率、生长繁殖、消化血液速度及微丝蚴在蚊体内发育速度等。微丝蚴在蚊体内发育的适宜温度为 20～30℃，相对湿度为 75%～90%。当气温低于 10℃时，微丝蚴则不能在蚊体内发育。

（2）社会因素 经济状况、居住条件、人口密度、环境卫生情况、防蚊设施、文化水平、卫生知识、预防和医疗条件、生活习惯等均对丝虫病的流行有密切关系。

【防治】

1. 防治策略

（1）消灭传染源 根据丝虫病病原学特点，预防本病重点以消灭传染源为主。及早发现患者和带虫者，及时治愈，既可保证人民健康，又可减少传染源。普查应以 1 周岁以上的全体居民为对象，要求 95% 以上居民接受采血。

（2）切断传播途径 改善环境卫生，清除蚊孳生地。应用杀蚊剂消灭蚊及其幼虫。同时教育群众合理利用蚊帐，减少蚊叮咬。

（3）保护易感人群 在流行区采用海群生食盐疗法，每千克食盐中掺入海群生 3 g，平均每人每日 16.7 g 食盐，内含海群生 50 mg，连用半年，可使中、低度流行区的人群微丝蚴阳性率降至 1% 以下。

（4）加强监测 在防治薄弱的流行区域应有计划地进行监测，巩固防治效果，杜绝重新流行。监测工作主要包括：复查复治既往感染者，同时对未检者进行补查补治；加强流动人口管理，发现病情、及时治疗；加强蚊媒监测。

2. 治疗

（1）病原治疗 乙胺嗪（diethylcarbamazine，DEC），又名海群生（hetrazan），是淋巴丝虫病病原治疗的主要药物。该药对 2 种丝虫的微丝蚴和成虫均具有良好的杀灭作用，尤其对于马来丝虫的作用较班氏丝虫迅速而完全，因此对班氏丝虫病的治疗剂量应比马来丝虫病的大。微丝蚴血症者服药后可出现一系列过敏反应，例如畏寒、发热、头痛、肌肉关节酸痛、皮疹、瘙痒等，偶尔可见眼睑、口唇、喉头水肿及支气管痉挛等，系微丝蚴被大量杀灭而释放异性蛋白所致。为了减少海群生的不良反应，目前的防治工作中广泛采用海群生药盐。药盐防治的最大优点是人群平均每天的海群生摄入量很低，故不良反应较轻。此外，已研制成功的抗丝虫新药呋喃嘧酮（furapyrimidone）同样对 2 种丝虫的微丝蚴与成虫均有杀灭作用，对班氏丝虫病的疗效要优于海群生。

（2）急性淋巴结炎、淋巴管炎 单纯患者一般可皮下注射 1% 肾上腺素、口服消炎镇痛药、局部湿敷等，可减轻症状，缩短病程。对合并细菌感染者，应尽早抗生素治疗。

（3）鞘膜积液 一般采用鞘膜外翻手术进行治疗，必要时可施行阴囊皮肤部分切除整形术。

（4）乳糜尿 对于乳糜尿患者应长期坚持严格的低脂肪、高蛋白质饮食，多饮水，并注意卧床休息，抬高骨盆部，避免负重。发作期应适当休息和严格限制脂肪摄入，口服中链油可使症状缓解。对乳糜血尿者，可服用 VitC、VitK4，或肌内注射卡巴克络、酚磺乙胺等。无效时，可用 1% 硝酸银 10 mL 或 12.5% 碘化钠溶液作肾盂冲洗。严重者以显微外科手术做淋巴管 – 血管吻合术治疗，疗效较好。

（5）象皮肿 对象皮肿患者除给予海群生杀虫外，还可结合中医中药及桑叶注射液加绑扎疗法或烘绑疗法治疗。此外，应注意对患者下肢皮肤的日常护理，包括每天至少仔细清洗患部 1 次、防止皮肤感染。对于损害皮肤处要涂敷抗菌药膏，坚持患肢运动和抬高以助淋巴回流，穿鞋等。阴囊和阴茎象皮肿可采用手术切除整形治疗。

二、旋盘尾线虫

旋盘尾线虫［*Onchocerca volvulus*（Leuckart，1893）Railliet & Henry，1910］简称盘尾丝虫，主要寄生人体皮肤内，引起盘尾丝虫病（onchocerciasis），由于本病主要流行于有蚋类孳生的河流附近地区，严重者可致失明，故又称为河盲症（river blindness）。

【形态】

盘尾丝虫成虫虫体丝线状、乳白色、略透明，两端细而钝圆，体表具明显横纹，外有螺旋状增厚部使横纹更为明显，常扭结成团寄生于人体皮下组织的纤维瘤中。微丝蚴在雌虫子宫内具鞘，产出时已脱鞘，大小为（220～360）μm×（5～9）μm，头间隙长宽相等，尾端尖细，无尾核，无尾核处长 10～15 μm。

【生活史】

盘尾丝虫的中间宿主为蚋类，终宿主为人。雌、雄成虫常成对寄生于人体皮下组织的纤维结节内，受精雌虫从皮肤结节壁上的小孔处产出微丝蚴。微丝蚴集中在成虫结节附近的结缔组织和皮肤淋巴管内，眼组织或尿内也可发现，但少见于血液中，无明显周期性。当雌蚋叮人时，微丝蚴即随组织液进入蚋体内，6～8 d 后发育为感染期幼虫，并移行至蚋的下唇，当蚋再叮人时，感染期幼虫即自蚋下唇逸出，进入人体皮肤使人感染。

【致病机制与临床表现】

盘尾丝虫成虫和微丝蚴对人均有致病作用，但微丝蚴致病较严重。

1. 皮肤损害 成虫寄生于皮下组织中的淋巴管汇合处，常发生于皮肤、淋巴结和眼组织，引起局部炎症反应，纤维组织增生，可形成包绕虫体的纤维结节，结节直径为 2～25 mm，无痛、较硬，其内含两至数条成虫及许多微丝蚴。微丝蚴的代谢产物及死亡后的虫体可引起皮肤过敏反应，并可导致严重皮炎。皮疹可发生于面、颈、肩等部位，最初症状为剧痒，伴大小不等的色素沉着区或色素消失的异常区，外观形似豹皮，故又称豹皮症。继之皮肤增厚、变色、裂口，最后皮肤失去弹性，皱缩、悬垂似老年人。

2. 淋巴系统病变 淋巴结病变是盘尾丝虫病的一个典型体征。淋巴结肿大、坚实、无痛，内含微丝蚴，最后呈弥漫性纤维性变。在非洲淋巴结病变常见于腹股沟处，在中美洲则可出现于腋部和颈部。此外，亦可引起阴囊鞘膜积液、外生殖器象皮肿和股疝。下肢可肿胀，似象皮肿，但可恢复。

3. 眼部损害 眼部损害为盘尾丝虫病最严重的病损。虫体可从皮肤经结膜进入角膜，或经血流、睫状体血管和神经鞘进入眼后部。微丝蚴侵犯角膜，导致角膜混浊，视力下降。此外，虫体亦可侵入眼球深部，引起虹膜、睫状体、视网膜及脉络膜炎症，或侵犯视神经。活微丝蚴一般不诱发炎症反应，但死亡后则引起炎症，随着眼内微丝蚴死亡的增多，炎症反应加重，纤维组织增生，影响视力，并逐渐导致失明。眼部损害的发展需经过多年，因此大部分受损者年龄都超过 40 岁。成年人患"河盲症"的比例可达 5%～20%。

4. 侏儒症 除上述病损外，非洲地区某些患者可发生癫痫或侏儒症等表现，系由微丝蚴直接或间接损害中枢神经系统或垂体所造成。

【实验诊断】

从肿物穿刺液或皮肤表皮进行活检，查见微丝蚴；或用裂隙灯显微镜、检眼镜直接查见眼前房中的微丝蚴；或外科手术摘除皮下结节中查见成虫均可确诊。此外，偶可在患者尿、血液标本中发现微丝蚴。迄今各种免疫学诊断法实用意义不大。在盘尾丝虫的基因组中，有一段长为150kb基因序列具有虫种特异性，可用各种分子生物学检测方法检测此基因，在盘尾丝虫病诊断中具有重要价值。盘尾丝虫感染者在口服海群生（2 mg/kg 体重）后，几小时内出现瘙痒和皮疹，可作为本病的辅助诊断，此方法称为 Mazzotti 氏试验。

【流行病学】

盘尾丝虫病流行于非洲、拉丁美洲及西亚的也门、苏丹，以非洲西部和中部最为严重。由于本病的传播媒介蚋的幼虫和蛹孳生在急流水体中，因此，邻近丘陵或山区的河流或溪水处常为疫源地。本病传染源是人。传播媒介的种类因地区而异，在非洲主要为憎蚋群和洁蚋群。此外，不同地区的盘尾丝虫存在不同的生理株，具有显著的生理差别，这在流行病学及临床方面均有重要意义。

【防治】

对传播媒介蚋的控制是预防盘尾丝虫病的主要措施。要清除有蚋幼虫孳生的沿河岸的灌木丛，以消除蚋的野外栖息场所。同时可定期在蚋幼虫孳生的河流中撒入安全无害的高效杀虫剂。

外科手术摘除结节已被广泛应用，但不适用于全身皮下组织有大量结节者。定期摘除结节可防止失明。伊维菌素是目前应用最广泛的盘尾丝虫病治疗药物。可杀灭皮肤内的微丝蚴，并能引起成虫子宫内微丝蚴的滞留和蜕变。但对成虫作用不明显，亦不影响虫体精子和胚胎发生。海群生效果好，但副作用大，可作为不能使用伊维菌素治疗者的药物。舒拉明钠（苏拉明）为杀成虫药物，但毒性大，不能作为常规用药。

三、罗阿罗阿线虫

罗阿罗阿线虫［*Loa loa*（Cobbold，1864）Castellani & Chalmers，1913］简称罗阿丝虫，流行区主要限于非洲热带雨林地区，可寄生于人眼，引起罗阿丝虫病，亦称游走性肿块或卡拉巴丝虫性肿块（Calabar swelling）。

【形态】

成虫虫体白色、线状，头端略细。除雌雄虫头端和雄虫尾端外，均有小而圆顶状的角质突起，以雌虫为多，排列不规则。微丝蚴体覆鞘膜，虫体（250～300）μm×（6～8.5）μm。头间隙长宽相等。尾端钝圆、略平。体核分布至尾端，尾末端有一大核。

【生活史】

罗阿丝虫成虫寄生于人体皮下组织，包括背、胸、腋、腹股沟、阴茎、头皮及眼等处，并可在皮下及深部结缔组织内自由移行，常周期性地在眼结膜下爬动。雌虫移行过程中间歇性产出微丝蚴进入血液，当中间宿主斑虻吸血时，微丝蚴随血液进入虻中肠内脱去鞘膜，再移行至虻腹部脂肪体，发育成感染期幼虫，然后移行至头部。当虻再次吸血时，感染期幼虫即自喙逸出，经吸血而侵入人体。

【致病机制与临床表现】

本病潜伏期约 1 年，之后可单独出现，或同时出现皮肤及眼部症状与体征。

1. 皮肤症状　成虫移行于皮下结缔组织，由于其代谢产物所致的变态反应，可使局部形成发展迅速的卡拉巴丝虫性肿块（或称游走性肿块）。肿块直径 5～10 cm，或呈马蜂蜇刺型游走性水肿，比一般水肿硬，且有弹性。肿块持续 2～3 d，以腕部和踝部为最常见。患者可伴全身发热、局部剧痛、皮肤瘙痒等症。此外，成虫可从皮下爬出体外，或侵入胃、膀胱等脏器中。偶有侵入声门裂或尿道内引起严重症状者。检查患部，皮下可摸到蠕动的条索状成虫。

2. 眼部症状　较常见。成虫常侵犯眼球前房，并在结膜下移行或横过鼻梁至另一眼，引起不同程度的丝虫性结膜炎。患者眼结膜充血、水肿，畏光及流泪，并有痒感及异物感，分泌物少，无严重危害，但有些患者由此而引起焦虑性精神症。眼睑部皮肤可见转移性肿块，呈条索状。

3. 其他　部分患者可表现四肢近端关节痛，有的局部肿胀，活动障碍。此外，罗阿丝虫的感染者亦可伴有肾小球损害及丝虫性心包炎、心肌炎及心内膜炎等。

【实验诊断】

从患者游走性皮下肿块、眼结膜下取出虫体或白天外周血检微丝蚴阳性可确诊。由于与其他丝虫有交叉反应，免疫学检测方法特异性普遍不高。

【流行病学】

罗阿丝虫病流行于热带非洲，主要在适于其传播媒介斑虻孳生的热带雨林地区，我国从援外回国人员中已发现有患本病者。罗阿丝虫病感染者为本病的唯一传染源。传播媒介为斑虻属，主要为分斑虻和静斑虻，俗称马蝇或红蝇。

【防治】

预防本病主要从治疗入手，大规模普查普治患者，控制传染源。消灭斑虻孳生地，使用杀虫剂杀灭斑虻幼虫。进入流行区应加强个人防护，可在皮肤上涂驱避剂（如邻苯二甲酸二甲酯）以预防斑虻叮咬。乙胺嗪（海群生）能有效杀死微丝蚴，对成虫也有一定效果，但剂量略大，疗程略长。此外，该药还是一种很好的预防药物。

第八节　旋毛形线虫

旋毛形线虫 [*Trichinella spiralis*（Owen，1835）Railliet，1895] 简称旋毛虫，最早由 Peacock（1828）在伦敦进行尸检时于人体肌肉内发现，1835 年 Owen 将其命名为旋毛虫，1860 年 Zenker 在德国报道了世界上首例人体旋毛虫病。

该虫可寄生于人体及猪、鼠、熊等多种动物体内，引起旋毛虫病（trichinellosis）。人体主要因生食、半生食含有旋毛虫幼虫囊包的猪肉或其他动物肉类所致，临床上主要表现为发热、眼睑水肿、皮疹、肌肉疼痛等，重症患者可因并发症死亡。此外，该病可对养猪业造成巨大的经济损失，因此是一种重要的食源性人兽共患寄生虫病。猪旋毛虫病分布于我国 26 个省（市、自治区），对公共卫生造成极大危害，对养殖业造成巨大经济损失，目前已成为肉品卫生检验的主要项目。

【形态】

1. 成虫　微小，细线状，乳白色，表皮光滑，头端稍细，消化道为一简单管道，包括口、咽管、中肠、后肠和肛门。口为圆形，咽管较长，约占虫体的 1/3～1/2，咽管后段背侧为杆状体（stichosome），由数十个（雄虫 53～59 个，雌虫 44～47 个）排列成串的单层圆盘状杆细胞（stichocyte）所组成，杆细胞分泌物经小管排入咽管腔，具有消化功能和抗原性。雌雄异体。生殖器官均为单管型。雄虫（1.0～1.8）mm×（0.03～0.05）mm，尾端有 2 个扁平叶状交配附器，无交合刺。雌虫（2.5～3.5）mm×（0.05～0.06）mm，尾部直而钝圆。卵巢位于虫体后部，管状，卵细胞发育后落入其中。卵巢之后为一短而窄的输卵管。在输卵管和子宫之间为受精囊，内藏无数精子。子宫较卵巢为长，中段含虫卵，后段则为幼虫。阴门开口于虫体前段 1/5 处，紧接杆状体后部（图 13-17）。成熟幼虫自阴门排出，故旋毛虫的生殖方式为卵胎生，在宿主粪便中不出现虫卵。

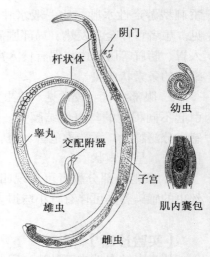

图 13-17　旋毛虫成虫和幼虫

2. 新生幼虫　大小约为 124 μm×6 μm，圆柱状或棒状，两端钝圆。顶端有正在发育的口孔，略凹陷，其后为分化较差的咽管球，咽管后布满细胞核，体前半部密度较高，顶端后 26 μm 处有一倾斜的空隙，为神经环。

3. 成熟幼虫　亦称感染性幼虫、成囊期或肌肉期幼虫（简称肌幼虫），是未蜕皮的第一期幼虫，具有感染性，大小约为 1.0 mm×0.03 mm。因假体腔内含有血红蛋白，幼虫呈淡橙红色，尤其当大量幼虫聚集时更为明显。虫体两端钝圆，无异常突起或附器。消化道完全，咽管结构似成虫。杆状体由 45～55 个杆细胞组成。生殖系统由未分化的生殖原基组成，根据其解剖特点可区分雌、雄。成熟幼虫蜷曲于横纹肌内的梭形囊包中（图 13-17）。囊包大小为（0.25～0.5）mm×（0.21～0.42）mm，其长轴与横纹肌纤维平行排列。一个囊包内通常含有 1～2 条幼虫，有时可多达 6～7 条。

【生活史】

旋毛虫生活史较特殊，成虫主要寄生在宿主的十二指肠和空肠上段（称肠旋毛虫），含幼虫的囊包则寄生于该宿主的横纹肌细胞内（称肌旋毛虫），具有感染性。两者均无需在外界发育，但必须转换宿主才能延续生活史。因此，被旋毛虫寄生的宿主既是终宿主，也是中间宿主。旋毛虫的宿主种类广泛，人、猪、犬、猫、熊、鼠等多种野生动物和食草动物均可作为本虫的宿主（图 13-18）。

人或动物食入含有活幼虫囊包的病肉后，经消化液的作用，幼虫在数小时内自囊包内逸出，侵入十二指肠及空肠上部黏膜，于感染后的48小时内经4次蜕皮发育为成虫。雌、雄成虫交配后不久，雄虫即死亡。雌虫则继续发育并深入肠黏膜，甚至到达腹膜与肠系膜淋巴结处寄生。受精卵细胞与卵黄物质结合后，在子宫后部形成虫卵。卵内幼虫继续生长、分化，至感染后第5 d，雌虫开始产出幼虫，此期将持续4~16周。每条雌虫可产幼虫1 500~2 000条，最多可达10 000条，雌虫寿命一般为1~2个月，也可达3~4个月，雌虫死亡后随宿主粪便排出体外。

附在肠黏膜表面的少数新生幼虫可自肠腔排出，其余绝大多数则经小肠毛细血管和门静脉进入体循环，少部分经小肠淋巴管和胸导管进入体循环。进入体循环的幼虫随血液到达全

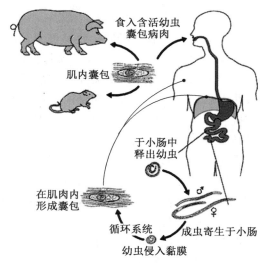

图13-18 旋毛虫生活史

身器官、组织及体腔，但只有到达横纹肌的幼虫才能继续发育。侵入部位多是活动较多、血液供应丰富的肌肉，如膈肌、舌肌、咬肌、咽喉肌、胸肌、肋间肌及腓肠肌等处。新生幼虫在血液循环中一般不超过5 h，血液循环中幼虫数量在感染后7~25 d达到高峰。感染后6~9 d，第一批幼虫到达横纹肌，穿破微血管进入肌纤维。由于虫体的机械性刺激及其代谢产物的化学性刺激，导致肌纤维受损、炎症细胞浸润、纤维组织增生，约在感染后1个月内（最早在第19 d）于幼虫周围形成梭形囊包。成熟囊包具有感染性，若被新宿主吞食可重复其生活史。否则，半年后囊包两端开始钙化，幼虫逐渐丧失感染能力并随之死亡，最后整个囊包钙化。钙化囊包内幼虫偶尔可持续存活数年至数十年不等。

旋毛虫成虫对宿主种类的特异性很低，但幼虫对寄生部位却具极强的组织特异性，只有横纹肌才是幼虫适宜寄生的组织。但在脑、心肌、肺、肝及肾等器官中也可发现未成囊的幼虫。

【致病机制与临床表现】

1. 致病机制　旋毛虫的主要致病阶段为幼虫，致病作用与囊包数量、幼虫发育阶段及其活力、幼虫侵入部位及宿主的功能状态等有关，尤以前两个因素更为重要。旋毛虫的致病过程可分为连续的3个时期。

（1）侵入期（约1周）　此期脱囊幼虫和成虫侵入肠黏膜，导致十二指肠和空肠广泛炎症。病变局部充血、水肿、灶性出血，甚至出现浅表溃疡，但病变一般较轻。

（2）幼虫移行期（2~3周）　新生幼虫从肠黏膜侵入血液循环中移行，并穿破各脏器的毛细血管，引起全身中毒症状及过敏反应，从而导致全身性血管炎和肌炎。

（3）成囊期（4~16周）　随着虫龄的增长，幼虫定居的肌细胞逐渐膨大形成菱形囊腔包围虫体，肌膜周围纤维结缔组织增生，最终形成囊包。

2. 临床表现　旋毛虫病的潜伏期短则数小时，长则可达46 d，一般为5~15 d。潜伏期越短，病情越重。临床表现可与致病过程相应地分为3期。

（1）肠道期 患者可出现恶心、呕吐、腹痛、腹泻或便秘等症状。除少数严重感染者外，本期症状一般较轻微，容易被忽视。此外可同时伴有乏力、畏寒及低热等全身症状。若未及时治疗，患者可因广泛性肠炎和严重腹泻而死亡，但该情况在临床上极为罕见。

（2）急性期 急性期又称幼虫移行期。典型表现为持续性高热、眼睑和面部水肿、过敏性皮疹、外周血中嗜酸性粒细胞增多等变态反应性表现及全身性肌肉酸痛等。患者可在发病后第2周出现持续性高热，体温常在38~40℃，以弛张热为主，常持续2~4周。发热同时，多数患者可出现眼睑、眶周及面部水肿，部分患者尚有眼结膜下、指（趾）甲下线状或半月形出血，重者可伴有下肢甚至全身水肿。水肿常在感染后第7天内出现并持续1周，退肿后罕见复发。因面部水肿患者的原有面部特征不易被识别，常称此期患者为"大头病"。全身性肌痛是旋毛虫病最突出的症状，肌肉肿胀，有硬结感，压痛与触痛明显，尤以腓肠肌、肱二头肌及肱三头肌为甚，患者常呈强迫屈曲状而不敢活动，几乎呈瘫痪状态。部分患者可伴有咀嚼、吞咽和说话困难，甚至呼吸和动眼时均感到疼痛，患者感觉极度乏力。水肿可遍及多个器官，如肺水肿、胸腔和心包腔积液等，可出现心脏与肺部并发症，患者因心力呼吸衰竭而死亡。此期持续2周至2个月。

（3）恢复期 随着肌肉内幼虫囊包的形成，急性炎症消退，全身症状亦随之消失，但肌痛仍可持续数月之久，并有乏力、消瘦及肌肉硬结等。重症者可呈恶病质、虚脱，或因毒血症、心肌炎而死亡。此期可持续数月至数年之久。

旋毛虫病典型临床表现常见于有食生肉习惯的西藏、云南等地及严重感染者，而我国北方地区多数患者的临床表现一般较轻或不典型，多数表现为长期不明原因发热及四肢、腰、背部肌肉酸痛，部分患者伴有早期眼睑和面部水肿。也有部分患者仅表现为四肢关节、颈及腰背部疼痛或仅表现为四肢酸困乏力。少数患者表现为眼眶肌肉疼痛、眼球突出、球结膜下出血、视网膜静脉曲张、视网膜出血、视物模糊、斜视、复视等。儿童患者的临床表现更不典型，潜伏期长，病情较轻，主要表现为长期发热和嗜酸性粒细胞增多。

【实验诊断】

由于旋毛虫病的临床表现十分复杂，诊断时应结合流行病学史、实验室检查等综合判断。

1. 流行病学史 冬季为高发季节，患者居住或到过流行区，常有生食或半生食肉的病史，在暴发性流行时同批患者往往能追溯到会餐史。如有食剩的余肉等，可取材压片镜检。

2. 临床表现 典型病例有持续性高热、眼睑水肿、全身性肌肉疼痛与嗜酸性粒细胞明显增多。

3. 血象与生化学检查 急性期白细胞总数升高，多为（10~20）×10⁹/L，多数患者嗜酸性粒细胞明显升高，占10%~40%，甚至高达90%，但在发病早期、重症患者及激素治疗后可不增多，而应用抗旋毛虫药物治疗后又可明显升高。中枢神经系统症状患者的脑脊液标本中嗜酸性粒细胞增多，偶可发现旋毛虫幼虫。此外，患者血清中肌细胞特异的酶，如肌酸磷酸激酶、磷酸果糖醛缩酶、乳酸脱氢酶等活性明显增高。

4. 病原学检查 采用活检法，自患者腓肠肌、肱二头肌或三角肌取样，经压片或切片镜检有无幼虫或梭形囊包即可确诊。若患者尚有食剩的肉，亦可用同法检查，以资佐证。轻度感染或病程早期（感染后 10 d 内）均不易检获虫体，可采用人工胃液消化分离法或贝氏法分离幼虫以提高检出率。对肌肉活检标本进行病理学检查，可发现虫体断面和胶原囊的存在、炎性细胞的浸润及肌细胞的嗜碱性转变。即便未发现旋毛虫幼虫，肌细胞的嗜碱性转变也是诊断旋毛虫感染的一条重要标准。

5. 免疫学检查　目前已有多种免疫学方法被用于旋毛虫病的诊断和血清流行病学调查。包括皮内试验（ID）、环幼沉淀试验（CLPT）、间接荧光抗体试验（IFAT）、间接血凝试验（IHA）、酶联免疫吸附试验（ELISA）、酶联免疫印迹技术（ELIB）、胶乳凝集试验（LAT）及胶体金免疫渗滤试验（DIGFA）等，其中以 IFAT、ELISA 及 ELIB 的敏感性和特异性较好。尤其是 ELISA 法已在国内被广泛应用于人体旋毛虫病血清流行病学的调查，国外也将此法列为商品猪宰杀前常规检测方法之一。对临床疑似患者，建议同时应用 2 种免疫学试验方法，以提高其敏感性和特异性。

【流行病学】

1. 地理分布　旋毛虫病呈世界性分布，流行最严重的地区为巴尔干地区、俄罗斯、波罗的海地区、中国及阿根廷。我国自 1964 年在西藏自治区首次发现人体旋毛虫病以来，在云南、广东、广西、四川、内蒙古、辽宁、吉林、黑龙江、河北、香港等 17 个省（市、自治区）均有本病的散发或暴发流行。

2. 流行因素　旋毛虫病有 2 个传播链，即家养动物链与野生动物链。在无人类感染情况下，两链均能各自运转。

（1）传染源　现已发现有 150 多种家畜和野生动物可自然感染旋毛虫。动物之间的互相残杀、吞食含旋毛虫活幼虫的动物尸体是旋毛虫得以传播的主要因素。以猪肉与人体感染关系最密切，猪的感染主要是由于吞食了含活幼虫囊包的肉屑或鼠类，猪与鼠的相互感染是人群旋毛虫病流行的重要来源。此外，我国犬、羊的感染率也较高。某些野生动物，如野猪、狐、山猫、狼、熊及一些海洋哺乳动物的旋毛虫感染率亦相当高，甚至高于家畜。近年来随着人们饮食习惯的改变，野生动物肉类作为人体旋毛虫病传染源的重要性日渐明显，应引起重视。

（2）传播途径　人体感染主要因生食、半生食含旋毛虫囊包的猪肉及其他动物肉类所致，发病人数中食生肉者占 90% 以上。囊包内幼虫耐低温，如猪肉囊包内幼虫在 –15℃可存活 20 d，–12℃时可存活 57 d，但在 70℃时可很快被杀死。凉拌、腌制、熏烤及涮食等方法常不能杀死幼虫。此外，生熟刀砧不分也是传播的原因之一。

（3）易感人群　人群对旋毛虫均易感，但一般男性患者较多。

【防治】

加强食品卫生管理与宣传教育，不食生的或未熟的哺乳动物肉及肉制品，提倡切生、熟食品刀砧分开，未经检疫的猪肉禁止上市销售，感染旋毛虫的猪肉要坚决销毁。提倡科学养猪，保持猪舍清洁，饲料宜加温至 55℃以上，消灭鼠及野犬等保虫宿主以减少传染源。

阿苯达唑为目前治疗旋毛虫病的首选药物，该药既有驱除肠内早期脱囊幼虫和成虫、抑制雌虫产幼虫的作用，还能杀死移行期幼虫和肌肉中幼虫。

第九节 广州管圆线虫

广州管圆线虫［*Angiostrongylus cantonensis*（Chen，1935）Dougherty，1946］是由我国学者陈心陶于 1935 在广州家鼠体内首先发现。1946 年由 Dougherty 正式命名为广州管圆线虫。该虫成虫寄生于啮齿类动物肺动脉内，幼虫偶可侵入人体中枢神经系统，导致嗜酸性粒细胞增多性脑膜炎或脑膜脑炎（*eosinophilic meningoencephalitis*），简称"酸脑"。1944 年，首例人体广州管圆线虫病在我国台湾地区被确诊。2004 年卫生部将该病列为我国新发传染病。

【形态】

1. 成虫 虫体呈线状，两端略细，角皮透明光滑，其上有微细环状横纹。头端钝圆，中央有一小圆口，口周有环状的唇，无明显口囊，肛孔开口于虫体末端。雌虫大小（17～45）mm×（0.3～0.66）mm，尾端呈斜锥形。子宫双管型，白色，与充满血液的肠管缠绕，呈红（或黑褐）白相间。阴门开口于肛孔前方。雄虫大小（11～26）mm×（0.21～0.53）mm，

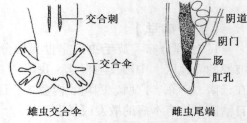

图 13-19 广州管圆线虫成虫形态

尾端略向腹面弯曲，交合伞呈肾形，对称排列，内具辐肋。2 根交合刺、等长、棕色、有横纹（图 13-19）。

2. 虫卵 椭圆形，形似"初生鸡蛋"，大小（64.2～82.1）μm×（33.8～48.3）μm，卵壳薄而透明，新鲜虫卵多为单细胞期，偶可见双细胞期。

3. 幼虫

（1）第三期幼虫 虫体无色透明，大小（0.462～0.525）mm×（0.022～0.027）mm。体表被覆 2 层鞘膜。头端稍圆，尾端骤变尖细，可见排泄孔、肛孔与生殖原基（图 13-20）。

（2）第四期幼虫 此期虫体雌雄区分明显。大小约为第三期幼虫的 2 倍，肠内充满折光颗粒。雌虫前端可见双管型子宫，阴道与肛孔位于虫体近末端。雄虫后端膨大，出现交合刺与交合刺囊。

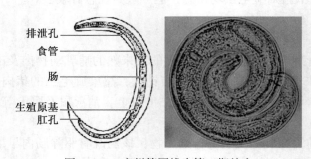

图 13-20 广州管圆线虫第三期幼虫

（3）第五期幼虫　虫体体积较四期增大。雄虫尾端已形成交合伞，与成虫相似，仅形态略小，其内可见辐肋，交合刺、交合刺囊清晰可见，但刺上少有角质层沉着。雌虫阴门明显。

【生活史】

该虫完成生活史需在终宿主与中间宿主体内发育，经历成虫、虫卵与幼虫 3 个发育阶段。

成虫多寄生于黑家鼠、褐家鼠及多种野鼠的肺动脉内，偶见于右心。雌雄成虫交配后，雌虫产卵于肺动脉内，虫卵随血流至肺毛细血管，孵出第一期幼虫。幼虫穿过肺毛细血管进入肺泡，沿气管上行至咽喉部，经吞咽入消化道，随粪便排出体外。排出体外的第一期幼虫不耐干燥，但在潮湿的环境中可存活 20 d 左右。当被吞食或主动侵入中间宿主陆生软体动物体内后，约经 1 周蜕皮发育为第二期幼虫，2 周后经第 2 次蜕皮发育成第三期幼虫（感染期幼虫）。终宿主常因吞食含第三期幼虫的中间宿主、转续宿主，或食入/饮入被第三期幼虫污染的食物或水而被感染。进入体内的幼虫脱去鞘膜进入肠壁血管，随血流经肝、右心、肺至左心，由此至全身各处。但多数幼虫沿颈总动脉到达脑部，经 2 次蜕皮发育为第五期幼虫，进入蛛网膜下腔发育一段时间后，重新进入血管，随血流到达肺动脉定居并发育成熟。一般在感染后 33～45 d 可在终宿主粪便内查到第一期幼虫（图 13-21）。人是广州管圆线虫的非正常宿主，幼虫通常滞留于中枢神经系统，如大脑髓质、脑桥、小脑和软脑膜等部位。但若幼虫进入肺部，也可完成发育。

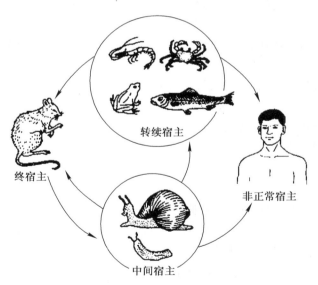

图 13-21　广州管圆线虫生活史

【致病机制与临床表现】

1. 致病机制　广州管圆线虫病属于幼虫移行症。虫体移行可致宿主各器官出现机械性损伤，此外，广州管圆线虫成虫、幼虫与虫卵均可引起宿主的肉芽肿反应，以嗜酸性粒细胞浸润为主。肉芽肿是广州管圆线虫病的一个重要致病原因，但另一方面，肉芽肿的形成又有利于破坏寄生虫，限制来自寄生虫的毒性物质，对宿主起到一定保护作用。

根据受损器官，临床上将广州管圆线虫病分为 3 型。①颅脑型：广州管圆线虫具嗜神经性，常侵犯中枢神经系统，引起嗜酸性粒细胞增多性脑膜脑炎或脑膜炎。②肺型：主要由幼虫在肺部移行所致。③眼型：广州管圆线虫幼虫若侵入眼部，可寄生于眼睛的各部分。在已报道的病例中，约 16% 的患者有不同程度的视觉损伤，严重的可致视力丧失或失明。

2. 临床表现　广州管圆线虫病的主要临床表现为剧烈头痛、发热、颈项僵直感、皮肤异常感觉等，可伴有面部或肢体麻痹、畏光、复视等。重症患者可有持续性高颅压，有脑部、肺部定位性损坏造成的相应表现，甚至嗜睡、意识丧失、昏迷，严重者可致死。

【实验诊断】
广州管圆线虫病主要根据流行病学史、临床表现及实验室检查结果等予以诊断。

1. 流行病学史　近期（通常为 1 个月内）有接触或生食、半生食本虫中间宿主、转续宿主史。

2. 临床表现
（1）起病较急，以剧烈头痛等为突出表现，可有神经根痛、痛觉过敏等症状，伴有发热、恶心、呕吐等。
（2）临床检查时可有颈部抵抗，甚至颈项强直等脑膜刺激症状。

3. 实验室检查
（1）血常规检查　嗜酸性粒细胞的百分比和（或）绝对值增高。
（2）脑脊液检查　可有脑脊液压力增高、嗜酸性粒细胞增多。
（3）免疫学检查　血清或脑脊液中广州管圆线虫抗体或循环抗原阳性，可作为辅助诊断方法。常用方法有间接酶联免疫吸附试验、间接荧光抗体试验、免疫酶染色试验和双抗体夹心酶联免疫吸附试验等。
（4）病原学检查　在脑脊液、眼等部位查见第四、五期幼虫，为本病的确诊依据，但一般检出率较低。

诊断中应注意与结核性脑膜炎、病毒性脑膜炎、流行性脑脊髓膜炎、神经性头痛及某些脑型寄生虫病相鉴别。

【流行病学】
广州管圆线虫主要分布于热带和亚热带地区，全世界已报告广州管圆线虫病例超过 3 000 例，泰国、越南、马来西亚、日本、夏威夷、新赫布里底群岛、中国等国家和地区已有确诊病例报告。在我国，总病例数已超过 300 例，主要集中于广东、浙江、福建、北京、广西及云南等地。本病多呈散在分布，但也有局部暴发流行报道，如浙江省温州市（1997 年）和北京市（2006 年）人群因食用凉拌福寿螺肉而出现局部暴发流行。广州管圆线虫的终宿主主要是鼠类，达 29 种之多，其中以褐家鼠自然感染最普遍。中间宿主为软体动物，包括螺、蜗牛、蛞蝓等，其中福寿螺和褐云玛瑙螺在我国不仅幼虫感染率高，而且分布广泛。蟾蜍、蛙、巨蜥、鱼、蟹等可作为广州管圆线虫的转续宿主。人类的感染主要是由于生食或半生食含幼虫的中间宿主或转续宿主而引起的，偶可由于误食或接触被幼虫污染的食物或水而引起。

【防治】

本病的预防以卫生宣教为主，增强群众自我保护意识，改变不良饮食习惯。结合爱国卫生运动，改造乡村环境，开展群众性的灭鼠、灭螺工作。健全卫生执法监督体系，加强对市面上出售的淡水螺类的监测与管理。

本病的临床治疗以对症和支持疗法为主。病原治疗常用药为阿苯达唑，同时使用肾上腺皮质激素可缓解脑部炎症。

第十节 其 他 线 虫

一、结膜吸吮线虫

结膜吸吮线虫（*Thelazia callipaeda* Railliet & Henry，1910）主要寄生在犬、猫和兔等动物眼内，也可寄生人眼致结膜吸吮线虫病（thelaziasis），属人兽共患性疾病。因多分布于亚洲，故又称东方眼虫病。

【形态】

结膜吸吮线虫成虫乳白色、半透明、线状。除头、尾外，体表密布微细环纹，环纹两边呈锯齿状上下排列。头端钝圆，无唇瓣，具圆形角质口囊。雄虫（4.5～17.0）mm×（0.2～0.8）mm，尾端向腹面蜷曲，具长短、形状各异交合刺2根。雌虫较大，（6.2～23.0）mm×（0.3～0.85）mm。生殖系统双管型。子宫内充满虫卵，椭圆形。虫卵在排出体外之前即发育为幼虫，卵壳被于虫体体表，形成鞘膜，多余鞘膜在虫体尾部形成鞘膜囊。产出的幼虫叫初产蚴（newborn larva），该虫属卵胎生。

【生活史】

结膜吸吮线虫完成生活史需要在终宿主和中间宿主体内发育。终宿主为犬、猫、兔等哺乳动物，中间宿主为果蝇。成虫主要寄生于犬、猫等动物的眼结膜囊及泪管内，偶尔寄生于人眼。雌虫直接产幼虫于结膜囊内，当中间宿主果蝇舐吸终宿主眼部分泌物时而被吸入蝇体内，并经果蝇消化系统侵入睾丸表层组织和雄果蝇血腔壁组织内，形成血泡囊，经2次蜕皮发育为感染期幼虫（丝状蚴）。幼虫穿破囊壁进入血腔，经胸、颈、头部到达果蝇的口器。当蝇再舐吸人或其他动物眼部时，感染期幼虫自蝇口器逸出并侵入宿主眼部，经15～20 d发育为成虫（图13-22）。成虫寿命可达2年以上。

【致病机制与临床表现】

成虫多寄生于人眼结膜囊内，以上穹隆部外眦侧为多见，其次为眼前房、泪小管及眼睑，也可寄生于泪腺、结膜下及皮脂腺管内。由于虫体体表环边缘锐利，加之口囊吸附力强，蠕动时可引起机械性刺激或划伤结膜、角膜组织，造成机械性损伤。由于患者常用手揉眼，可将细菌带入眼内，合并继发性感染，加剧炎症程度。此外，虫体分泌物、代谢产物引起的化学性刺激也是导致眼部刺激感、炎症病变的原因之一。

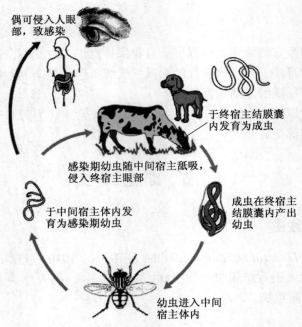

图 13-22　结膜吸吮线虫生活史

患者眼部有异物感，伴痒痛、刺痛、畏光、流泪、分泌物增多等症状、体征，但视觉一般无障碍。取出虫体后症状即可自行消失。若寄生于眼前房，患者可有眼部丝状物飘动感，并伴有眼睑水肿、结膜充血、发炎或形成小溃疡面。还可致睫状体充血、房水混浊、眼压增高、瞳孔散大、视力下降，有时可引起继发性青光眼等。累及泪小管时可引起泪点外翻。多侵犯单侧眼，少数病例可双眼感染。

【实验诊断】

取患者眼内眦处分泌物压片镜检，若发现蜷曲的初产蚴，即可诊断。此外，亦可从结膜囊内直接取出虫体镜检。

【流行病学】

结膜吸吮线虫病在亚洲分布范围很广，我国病例分布在山东、江苏、湖北、安徽、河南、云南、河北、四川、重庆、贵州、辽宁、北京、广西、陕西、广东、天津、黑龙江、江西、浙江、上海、湖南、福建、吉林、山西、内蒙古等 25 个省（市、自治区），以前 5 个省的病例数较多。

病犬、病猫是本病的主要传染源。果蝇是其传播媒介。人体感染主要决定于感染机会。一般以婴幼儿较多，可能与年龄小，不注意面部清洁，以及防御能力较弱有关。农村多于城市，夏秋季较多见。

【防治】

加强对动物宿主的管理与防治、搞好环境卫生、防蝇灭蝇，同时注意个人卫生，特别注意儿童眼部卫生，即可防止本病的传播。农村居民，尤其幼儿，最好不在室外睡觉，以免果蝇叮眼而感染。

摘除虫体、对症治疗，症状可很快消失。对于难以配合取虫的幼儿，可用 2% 可卡因或 1% 丁卡因滴眼，约 5 min 后虫体随药液溢出而外露，此时取出虫体即可，同时给予抗菌眼药水滴眼以防细菌感染。因本虫常可多条寄生，一次不易取尽，须加强随访。

二、异尖线虫

异尖线虫（*Anisakis* Dujardin，1845）属蛔目异尖科，主要寄生于海洋哺乳动物体内，人可因食生鱼而受感染，是一种人兽共患寄生虫病。我国报道引起人体异尖线虫病的主要有 3 种，分别是：简单异尖线虫（*Anisakis simplex*）、典型异尖线虫（*A. typica*）和抹香鲸异尖线虫（*A. physeteris*）。

【形态】

1. 成虫　异尖线虫属各成虫之间的差异较大，抹香鲸异尖线虫虫体最为粗大，典型异尖线虫次之，简单异尖线虫最短。雄虫尾端均具 2 根交合刺，交合刺长度比是虫种的鉴别依据。其中抹香鲸异尖线虫雄虫交合刺等长，典型异尖线虫 2 交合刺长度比约为 1:2.9，简单异尖线虫的约为 1:1.5。雌虫的主要区别为阴门位置。抹香鲸异尖线虫雌虫阴门位置约距离头端 30%，典型异尖线虫约 40%，简单异尖线虫约 60%。

2. 幼虫　在人体寄生的异尖线虫均为第三期幼虫。虫体呈长纺锤形，无色，微透明，胃部白色，虫体两端变细尤以头端为甚。体长 12.5～30.0 mm。头部为融合的唇块，唇瓣尚未分化，腹侧有一明显的钻齿，腹侧稍后两亚腹唇之间为排泄管开口。简单异尖线虫幼虫尾短、略圆，顶端有一角皮性小棘称尾突。抹香鲸异尖线虫幼虫尾部呈圆锥形，末端变尖，无尾突。伪新地蛔线虫幼虫尾部与简单异尖线虫幼虫相似。

【生活史】

异尖线虫成虫寄生于终宿主海栖哺乳类动物的胃内，其头部钻入宿主胃壁。雌虫产出的虫卵随粪便排入海水，在适宜温度（约 10℃）下发育成第一期幼虫，并在卵内蜕皮 1 次，进而发育为第二期幼虫。当被中间宿主海生浮游甲壳类（如磷虾等）摄食后，则在血体腔内蜕皮为第三期幼虫。随着终宿主捕食浮游甲壳类动物，第三期幼虫即可进入终宿主体内发育为成虫。但大多数情况下，这些中间宿主首先是被海洋中各种鱼类和软体动物捕食，第三期幼虫经消化管入腹腔，进而移行至脏器如肠系膜、卵巢、肝、胰和肌肉等形成囊包或游离于腹腔及脏器表面。鱼体及乌贼体内的幼虫几乎不再进一步发育。作为转续宿主，这些动物体内的幼虫和囊包数量逐渐增多。当海栖哺乳类动物捕食这些含异尖线虫幼虫的转续宿主后即可被感染，在其胃内发育为成虫。

人不是异尖线虫的适宜宿主，幼虫可寄生于人体消化道各部位，亦可引起内脏幼虫移行症。

【致病机制与临床表现】

异尖线虫幼虫如被人体食入，可在口腔、扁桃体、食管、胃、十二指肠、小肠、大肠等各部位钻入体内，但大部分发生在胃部。虫体的移行可致脏器出现水肿、大量小出血点、糜烂和溃疡，肠壁增厚可达正常的 3 ~ 5 倍，因此易造成肠腔狭窄或肠梗阻。

人体感染幼虫后，轻者仅有胃肠不适，故常食生鱼的患者往往不易发觉。幼虫所致临床症状多在食鱼后 2 ~ 20 h 发病。为突然性上腹部剧痛，这是幼虫钻入胃或小肠壁中所致。同时伴有呕吐、饱胀，偶有腹泻等症状。本病的症状和体征随幼虫侵入的部位不同而异，主要包括胃异尖线虫病、肠异尖线虫病、食管异尖线虫病、消化道外异尖线虫病及过敏反应等。

胃异尖线虫病 85% 以上位于胃体部与胃角部。主要症状为不同程度的腹痛，患者主诉绞窄样上腹痛，呈间歇性加重。常伴有恶心、呕吐，少数有背部痛、下腹痛甚至呼吸困难。肠异尖线虫病的病变部位遍及整个肠道。潜伏期较长，一般在食生鱼后 1 ~ 5 d 突发剧烈腹痛、恶心、呕吐、低热、腹胀（腹水），患者可出现便秘、腹泻、柏油样黏液便或便潜血阳性，右下腹、脐部等处有压痛等。异尖线虫偶可经消化道逆蠕动到食管，引起食管异尖线虫病。此外，异尖线虫幼虫还可在腹腔、泌尿系统、皮下组织等处寄生，引起消化道外异尖线虫病（异位性异尖线虫病）。异尖线虫虫体及其分泌、代谢产物可引起全身的过敏反应，表现为哮喘、荨麻疹、皮肤干燥、瘙痒、口腔炎或唇炎等症状。

【实验诊断】

异尖线虫病以胃肠道的症状为主，结合饮食史等可提示诊断。若纤维内镜检查出幼虫，便可明确诊断，该检查的优点是可以同时取出虫体，但并非所有的病例均能检出虫体。肠异尖线虫病做纤维内镜检查目前尚存在一定的困难。此时可采用 X 线钡剂检查。该方法是有效的确诊手段之一，尤其是对于肠异尖线虫病具有重要意义。胃异尖线虫病 X 线主要表现为黏膜皱襞呈纵轴方向肿胀、反抛物线状胃角增宽、胃边缘异常等，有时可见到线状透明的虫体。肠异尖线虫病 X 线则表现为钡剂行进呈分节状，患部可见锯齿状或棍棒状阴影，患部上方肠管有较强的扩张，其中滞留的钡剂可见颗粒状阴影。

血清免疫学检查是本病的重要辅助诊断方法，尤其在肠异尖线虫病及消化道外异尖线虫病的诊断上更具有重要意义，其中又以乳胶凝集试验效果最佳。此外，有时消化道外异尖线虫病需做活组织检查发现虫体方能确诊。

【流行病学】

异尖线虫分布十分广泛，世界各大水域均存在终宿主与中间宿主的感染，以北太平洋和北大西洋沿岸及其岛屿较多。我国至今虽尚未见此病的正式报告，但根据我国沿海鱼类的调查，异尖线虫幼虫感染的鱼种较多，其感染率也相当高，因此有必要在防治方面及早采取措施。

该虫的主要终宿主中，鲸类有 11 种，海豚类有 12 种，还有其他海栖哺乳类。其中海豚是最佳宿主，其感染率可高达 60%，寄生虫可达数百条以上。

异尖线虫幼虫对酸的抵抗力较强，胃酸反而能增强其活动性。但对热和低温的抵抗力很差，冷冻处理（–20℃，24 h）和充分加热有助预防异尖线虫病的发生。

【防治】

目前对于异尖线虫病尚无特效治疗药物，因此，防重于治，不食生鱼是最好的预防措施。对于疑似胃或食管异尖线虫病者应立即进行纤维内镜检查，并尽快取出虫体，以免引起机体的过敏反应或消化道外异尖线虫病。

三、美丽筒线虫

美丽筒线虫（*Gongylonema pulchrum* Molin，1857）是寄生于许多反刍类动物、鸟类及猪、猴、熊等口腔与食管黏膜、黏膜下层的寄生虫，偶可感染人体引起美丽筒线虫病（gongylonemiasis）。

【形态】

成虫虫体细长，乳白色，体表具细横纹，体前端两侧各有 1 个波浪状颈翼，头端稍后处两侧各有 1 个颈乳突，表面凹陷，形似钮扣。雄虫（21.5 ~ 62）mm×（0.1 ~ 0.36）mm，尾部有明显尾翼，左右不对称。2 根交合刺，大小、形状各异。尾部末端有 4 个无柄乳突。雌虫（32 ~ 150）mm×（0.2 ~ 0.53）mm，尾部呈短锥形，略向腹侧弯曲。生殖器呈双管型，占虫体大部分。子宫粗大，其内充满大量虫卵，阴道内也有少量虫卵。虫卵（50 ~ 70）μm×（25 ~ 42）μm，呈椭圆形，卵壳厚而透明，表面光滑（图 13-23）。

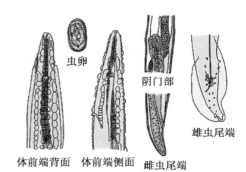

图 13-23　美丽筒线虫形态

【生活史】

美丽筒线虫成虫寄生于反刍类动物及猪等的食管、咽部和口腔黏膜下。虫卵随宿主粪便排出体外，如被中间宿主甲虫或蜚蠊吞入，则在消化道内孵出第一期幼虫，并经消化道而进入血体腔，经过 2 次蜕皮发育为第三期幼虫。第三期幼虫在 24 h 内即可于血体腔中成囊，变为感染期幼虫。幼虫一般于夏末和秋季感染甲虫，并于次夏感染牧场的终宿主。有时可因中间宿主死亡，体内幼虫逸出而污染水源、蔬菜和食物。当被非正常宿主吞入后，可重新形成囊蚴。而当被正常的终宿主吞入后，幼虫即脱囊而出，并迅速移行至食管、胃相接处，钻入黏膜下层发育为成虫。

【致病机制与临床表现】

美丽筒线虫在人体主要寄生于口腔、咽喉或食管等处黏膜及黏膜下层。在口腔内的寄生部位依次为上下唇、颊部、舌部、硬软腭、牙龈及扁桃体附近等。虫体可在黏膜及黏膜下层自由移行，寄生部位黏膜上可出现小疱及白色的线状隆起。患者口腔内有虫样蠕动感、异物感或发痒，也可有麻木感、肿胀、轻微疼痛、黏膜粗糙、唾液增多、食欲减退、食量减少及乏力等，重者舌颊麻木僵硬、活动不便，影响说话，声音嘶哑或吞咽困难等。

亦可引起水疱、血疱或嗜酸性粒细胞增多，可占外周白细胞数的 20%。若在食管黏膜下层寄生，则可造成黏膜浅表溃疡，引起吐血。

【实验诊断】

根据患者口腔症状和病史可作出初步诊断。以针挑破有虫体移行处的黏膜，取出虫体作虫种鉴定是确诊本病的依据。由于人体感染者的唾液和粪便中不易找到虫卵，故检查虫卵无诊断意义。

【流行病学】

中国自 1955 年在河南发现第 1 例患者后，迄今已报道百余例，分布于山东、黑龙江、辽宁、内蒙古、甘肃、陕西、青海、四川、北京、河北、天津、河南、山西、上海、江苏、湖北、湖南、福建、广东等 19 个省（市、自治区），其中以山东省报告的病例最多。

人体感染本虫的传染源包括有牛、羊、猪等家畜，鼠亦可能为本虫的传染源。传播途径可能是误食本虫的中间宿主如蜚蠊、甲虫、螳螂、蝗虫、天牛或蝈蝈等，或饮用被本虫感染期幼虫所污染的水。感染本虫与性别、年龄无显著关系，主要可能取决于饮食或饮水习惯。

【防治】

预防美丽筒线虫病的主要措施是加强卫生宣传，禁止食用甲虫、蝗虫、蜚蠊等节肢动物，注意个人卫生，勿饮生水。在有家畜和鼠美丽筒线虫病流行的地方，应注意积极防治，以杜绝感染来源。

本病的主要治疗方法是挑破寄生部位黏膜，取出虫体，取虫前局部涂麻醉剂如普鲁卡因等，可有助于虫体移出。虫体取出后，应用消毒液漱口，局部涂以甲紫，症状可自行消失。

四、棘颚口线虫

棘颚口线虫（*Gnathostoma spinigerum* Owen，1836）成虫寄生于哺乳类动物的胃、食管、肝和肾，其幼虫可寄生于人体，引起人体皮肤和内脏棘颚口线虫病（gnathostomiasis）。

【形态】

1. 成虫　棘颚口线虫成虫短粗，活时呈鲜红色，稍透明。两端稍向腹面弯曲，头端膨大呈球形，上有 8 ~ 11 环小钩，颈部狭窄，体前半部和近尾端处被有很多体棘，体棘的形态与大小因部位而异，有分类学意义。雄虫长 11 ~ 25 mm，末端膨大形成假交合伞，尾端附有 4 对大的具柄乳突和 4 对小乳突，1 对交合刺，不等长。雌虫长 25 ~ 54 mm，阴门位于虫体中部稍后。

2. 虫卵　椭圆形，大小为 38.5 ~ 69.3 mm，表面粗糙，一端有帽状透明塞，内含 1 ~ 2 个卵细胞。

3. 第三期幼虫　呈 "6" 字形盘曲，长约 4 mm，头顶端有唇，头球上具 4 圈小钩，数目和形状有助虫种鉴别。全身体表被有 200 列以上环形体棘，体前部棘长 10 mm，向后逐渐变小、变稀。体内前 1/4 处有 4 个肌质的管状颈囊，均开口于头球内气室中，内含浆液，有助于头球的扩张和收缩。食管呈棒状（图 13-24）。

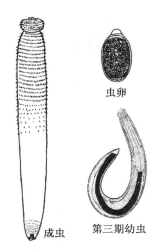

虫卵

成虫

第三期幼虫

图 13-24　棘颚口线虫形态图

【生活史】

棘颚口线虫生活史中需要第一、第二中间宿主和终宿主。终宿主主要是猫、虎、豹和犬等，第一中间宿主主要是剑水蚤，第二中间宿主主要是淡水鱼类（如乌鳢、黄鳝、泥鳅等）。成虫寄生于终宿主胃壁肿块内，肿块破溃后虫卵入肠道随粪便排出，5 d 后发育为含第一期幼虫的卵，7 d 后幼虫孵出。在水中孵出的第一期幼虫被剑水蚤吞食后，脱去鞘膜，钻入胃壁到达血体腔，经 7～10 d 发育为第二期幼虫。当含第二期幼虫的剑水蚤被淡水鱼类吞食后，入肝和肌肉结囊，1个月后发育为第三期幼虫，即感染期幼虫。终宿主食入含第三期幼虫的淡水鱼类后，幼虫在胃内脱囊，穿过肠壁移行至肝、肌肉或结缔组织，最后进入胃壁，在黏膜下形成特殊的肿块，逐渐发育为成虫，一个肿块中常有 1 至数条虫体寄生。

蛙、蛇、鸡、猪、鸭及多种灵长类动物等食入已感染的鱼后，体内幼虫不能进一步发育，故为转续宿主。人亦非本虫的适宜宿主，感染后在人体组织内寄生的虫体仍停留在第三期幼虫或性未成熟的成虫早期阶段，幼虫在人体内可存活数年，长者可达 10 年以上。

【致病机制与临床表现】

虫体致病主要因虫体的机械性损伤及其分泌的毒素所引起。人不是棘颚口线虫的适宜宿主，虫体侵入人体后以幼虫的形式在体内移行，累及多个器官和组织。根据病变部位可分为皮肤型棘颚口线虫病和内脏型棘颚口线虫病。

1. 皮肤型棘颚口线虫病　虫体可在皮肤的表皮和真皮间或皮下组织游走，形成隧道，引起皮肤幼虫移行症。患者周身可出现间歇性移行肿块，局部皮肤表面有轻度发红、水肿、疼痛和痒感，有些病例只痒不痛。虫体若近于体表，则发生皮肤硬结、线状疹或点状疹（匐行疹），伴有剧痛。有时可形成脓肿，或以脓肿为中心的硬结节，肿块大小不一，小如蚕豆、大如鸡蛋，可在额、面、枕、胸、腹、手臂、乳房、颈、背、腋下、面颊等多个部位出现，有时虫体可自动从脓肿处逸出。患者可出现红细胞沉降率增高、嗜酸性粒细胞增多（范围在 10%～75%）。

2. 内脏型棘颚口线虫病　虫体可在消化、呼吸、泌尿、神经等系统内移行或寄居，引起内脏型幼虫移行症，其临床表现因寄生部位不同而异，除出现间歇性移行肿块、局部水肿和疼痛外，一般损害部位会出现急、慢性炎症反应，有大量嗜酸性粒细胞、浆细胞、中性粒细胞和淋巴细胞积聚，也常并发出血、组织坏死和纤维化形成等，甚至在结肠壁上形成类似恶性肿瘤的包块。迄今为止，肺、气管、胃肠道、尿道、子宫、阴茎、眼、耳、脑和脊髓中都有发现虫体的报道。

【实验诊断】

临床上对有生食、半生食淡水鱼或转续宿主史、血中嗜酸性粒细胞增多、红细胞沉降率加快的疑似患者，应考虑本病。从病变组织中取出虫体作镜检是最可靠的确诊方法。对病原学检查阴性的患者可用免疫学方法作辅助诊断，诊断方法包括皮内试验、沉淀反应、对流免疫电泳试验、酶联免疫吸附试验和间接荧光抗体试验等。

对非移行性的感染，应注意与疖、囊尾蚴病或其他局部的细菌性疾病相鉴别。对移行性的感染则需与钩蚴移行症、皮肤型并殖吸虫病、皮下裂头蚴及蝇蛆病等相鉴别。

【流行病学】

人体颚口线虫病主要分布于亚洲，其中日本和泰国人体感染较为严重，这与喜食鱼生有密切关系。我国棘颚口线虫病分布广泛，浙江、江苏、安徽、湖南、湖北、山东、河南、江西、广东、海南、台湾、陕西、福建、上海、黑龙江等15个省（市、自治区）有病例报道。

目前发现，可作为棘颚口线虫第二中间宿主和转续宿主的有104种，包括鱼类、两栖类、爬行类、鸟类和哺乳类等。终宿主有17种，包括猫、犬、貉、水獭、虎、豹等，其中猫和犬是常见的宿主。人体感染主要途径是经口感染，常因生食、半生食含第三期幼虫的淡水鱼类或转续宿主鸡肉、鸭肉和猪肉而感染，但也有经皮肤或胎盘感染的病例报道。

【防治】

加强宣传教育，不食生的与半生的鱼肉和其他转续宿主肉类。注意个人卫生，不喝生水，以防误食含棘颚口线虫幼虫的剑水蚤而被感染。加强犬、猫等动物的普查与管理。此外，还应防止切鱼所用的刀具、砧板、餐具及手等的污染。

目前没有特效治疗药物，某些药物有一定的对症治疗效果。泼尼松龙、硫酸奎宁可使移行性肿块消退，噻苯咪唑、阿苯哒唑可预防虫体反复移行性肿胀的发生，但不能控制急性症状。若寄生部位明确，特别是皮肤型棘颚口线虫病，外科手术取出虫体是一种安全有效的治疗方法。需注意由于幼虫在皮下移行速度较快，为防止虫体提前逃避，手术过程中可用止血带绑于虫体两侧。

小　结

线虫雌雄异体，雌虫大于雄虫。线虫的发育分虫卵、幼虫、成虫3个阶段，具蜕皮现象。根据生活史过程中是否需要中间宿主，可分为土源性线虫和生物源性线虫2大类。按照寄生线虫的寄生部位，常见的重要人体寄生线虫可分为肠道寄生线虫和组织寄生线虫2大类（表13-4，表13-5）。

表 13-4　肠道寄生线虫小结

寄生虫	成虫寄生部位	感染阶段	感染方式	临床表现	实验诊断
似蚓蛔线虫	小肠	感染期虫卵	经口	蛔蚴性肺炎、消化系统症状、并发症	粪检虫卵
毛首鞭形线虫	盲肠	感染期虫卵	经口	消化系统症状、营养不良	粪检虫卵
十二指肠钩口线虫和美洲板口线虫	小肠	丝状蚴	经皮肤黏膜	钩蚴性皮炎、贫血、消化道症状、异食症	粪检查虫卵、钩蚴培养法、查成虫、免疫学诊断
蠕形住肠线虫	回盲部	含蚴卵	经口	烦躁不安、失眠、夜惊、夜间磨牙	透明胶纸法或棉签拭子法
粪类圆线虫	小肠	丝状蚴	皮肤、黏膜	皮肤荨麻疹、过敏性肺炎、消化道病变、弥漫性病变	粪检杆状蚴或丝状蚴

表 13-5　组织寄生线虫小结

寄生虫	寄生部位	感染阶段	感染方式	终宿主	中间宿主	实验诊断
班氏吴策线虫	淋巴系统	丝状蚴	昆虫叮咬	人	淡色库蚊、致倦库蚊	血检微丝蚴、免疫学辅助诊断
马来布鲁线虫	淋巴系统	丝状蚴	昆虫叮咬	人、哺乳动物	中华按蚊、嗜人按蚊	同上
旋盘尾线虫	皮下组织	丝状蚴	昆虫叮咬	人	蚋类	皮下活检微丝蚴或成虫；分子学检测 150kb 基因
罗阿罗阿线虫	皮下组织	丝状蚴	昆虫叮咬	人	斑虻	皮下查虫、白天外周血检微丝蚴
旋毛形线虫	横纹肌细胞内	含活幼虫囊包	经口	被本虫寄生的宿主既是终宿主，也是中间宿主		肌肉活检幼虫囊包、免疫学辅助诊断
广州管圆线虫	中枢神经系统	第三期幼虫	经口	鼠	螺、蜗牛、蛞蝓	脑脊液查幼虫、免疫学辅助诊断
结膜吸吮线虫	眼	丝状蚴	果蝇舐吸眼部	犬、猫、兔等哺乳动物	果蝇	眼部直接查虫
异尖线虫	消化系统、消化道外组织	第三期幼虫	经口	海栖哺乳动物	海生浮游甲壳类	纤维内镜、X 线钡剂查虫
棘颚口线虫	皮肤、内脏	第三期幼虫	经口	猫、虎、豹和犬等	第一中间宿主：剑水蚤；第二中间宿主：淡水鱼	直接查虫、免疫学辅助诊断
美丽筒线虫	上消化道黏膜及黏膜下层	囊状感染期幼虫	经口	反刍类动物	甲虫、蜚蠊	口腔黏膜部直接查虫

复习思考题

1. 蛔虫病在我国流行广泛的原因是什么？如何防治蛔虫病？
2. 蛔虫病实验诊断的主要方法与诊断价值是什么？
3. 简述寄生于人体的 2 种主要钩虫的形态鉴别要点。
4. 钩虫病的症状有哪些？如何做好预防护理措施？
5. 如何诊断、防治蛲虫病？
6. 我国流行的丝虫种类及鉴别要点是什么？
7. 旋毛虫感染人的方式及在人体内的发育过程是什么？
8. 如何进行广州管圆线虫病的临床诊断？

（谭　峰）

数字课程学习

▶️ 教学视频　　　⬇️ 教学 PPT　　　✍️ 自测题

第十四章
猪巨吻棘头虫

猪巨吻棘头虫 [*Macracanthorhynchus hirudinaceus*（Pallas，1781）Travassos，1916] 属棘头动物门，为一类介于线虫和绦虫之间的蠕虫。主要寄生于猪小肠内，偶可寄生人小肠，引起猪巨吻棘头虫病（macracanthorhynchiasis）。

【形态】

1. 成虫　乳白色或淡红色、圆柱状、略向腹侧弯曲，活时背腹稍扁平，体表有环状横皱纹。体分吻部、颈部和体部。吻突位于虫体前端，类圆球形、可伸缩，其周环绕 5 ~ 6 排透明尖锐吻钩（图 14-1）。颈部紧接其后，连于吻鞘。体部前段较粗长，后段渐细，尾端钝圆。含假体腔，无口腔及消化系统。雌虫体长 20 ~ 65 cm，尾端钝圆。雄虫体长 5 ~ 10 cm，尾端有一交合伞，内无辐肋，多呈弧形，张开时呈钟罩形。

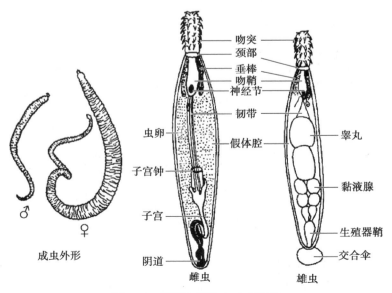

图 14-1　猪巨吻棘头虫成虫形态

2. 虫卵　成熟虫卵呈椭圆形，棕褐色，（67～110）μm×（40～65）μm。卵壳分3层，外层薄而透明，中间层明显增厚，且有不规则皱纹，一端闭合不全，呈透明状，卵壳易从此处破裂，内层薄且光滑。内含1个具有小钩的幼虫，称棘头蚴（图14-2）。

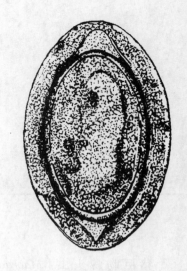

图14-2　猪巨吻棘头虫虫卵形态

【生活史】

猪巨吻棘头虫发育历经成虫、虫卵、棘头蚴（acanthor）、棘头体（acanthella）和感染性棘头体（cystacanth）5个阶段，后3个阶段需在中间宿主鞘翅目昆虫（甲虫）体内发育。本虫的终宿主主要为猪、野猪。人不是本虫的适宜宿主，在人体内棘头虫大多不能发育成熟和产卵。

成虫以吻突固着于终宿主小肠壁，虫卵随宿主粪便排出体外，耐干旱和寒冷，在土壤中可存活数月甚至数年。当虫卵被甲虫类幼虫吞食后，卵壳破裂，棘头蚴逸出，穿透肠壁进入中间宿主血腔，经棘头体阶段，最后发育为感染性棘头体。感染性棘头体可寄生于甲虫类各个发育阶段（幼虫、蛹、成虫）体内并保持对终宿主的感染力。当猪等终宿主吞食含有感染性棘头体的甲虫后，感染性棘头体伸出吻突，固定于肠壁上，经5～12周发育为成虫。人因误食了含活感染性棘头体的甲虫而受到感染（图14-3）。

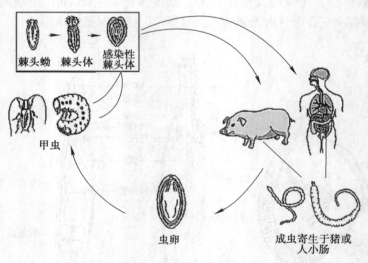

棘头蚴　棘头体　感染性棘头体

甲虫

虫卵

成虫寄生于猪或人小肠

图14-3　猪巨吻棘头虫生活史

【致病机制与临床表现】

1. 致病机制　猪巨吻棘头虫成虫主要寄生于人回肠的中下部，以吻钩附着于肠黏膜上，造成黏膜小出血及机械性损伤。同时，吻腺可分泌毒素致使周围组织发生炎症反应，继而形成坏死和溃疡，随后结缔组织大量增生形成棘头虫结节。结节呈圆形或椭圆形，突

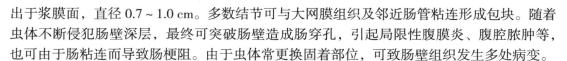

出于浆膜面，直径 0.7 ~ 1.0 cm。多数结节可与大网膜组织及邻近肠管粘连形成包块。随着虫体不断侵犯肠壁深层，最终可突破肠壁造成肠穿孔，引起局限性腹膜炎、腹腔脓肿等，也可由于肠粘连而导致肠梗阻。由于虫体常更换固着部位，可致肠壁组织发生多处病变。

2. 临床表现　本病潜伏期 1 ~ 3 个月。感染早期仅有食欲减退、消化不良、乏力等症状，若不进行治疗，患者可逐渐出现不同程度的消瘦和贫血，并伴有腹泻与黑便。脐周或右下腹常出现阵发性疼痛，在压痛明显处常可扪及单个或数个圆形或卵圆形包块。随着虫体代谢产物、毒素等被机体吸收，患者可伴有发热、腹痛、腹胀、恶心、呕吐、睡眠不安、夜惊等症状，同时外周血中嗜酸性粒细胞增多。本病对人体主要危害是易引起外科并发症，常见者有肠穿孔、腹膜炎、腹腔脓肿、肠梗阻等，部分患者可出现浆液性腹水或消化道出血，严重者可发生休克。少数感染者可无任何症状及体征，自然排出虫体后自愈。

【实验诊断】

1. 病原学诊断　诊断猪巨吻棘头虫病主要依据流行病学及临床症状，以排出成虫或手术取出虫体来确诊。由于人非本虫的适宜宿主，在粪便发现虫卵的概率较低。

2. 免疫学诊断　采用虫卵抗原进行皮内试验，具有一定的诊断价值。

本病应注意与蛔虫病、阑尾炎、肠梗阻等疾病进行鉴别诊断。

【流行病学】

1. 传染源　猪是本虫重要传染源。在猪群中分布广，呈世界性流行。国内辽宁、吉林、山东、新疆、内蒙古、陕西、河南、河北、甘肃、广东、广西、福建、安徽、江苏、江西、贵州、四川、云南、北京、天津、上海等省市均发现猪体内有本虫寄生。

2. 传播途径　鞘翅目昆虫既是本虫中间宿主，又是传播媒介。我国已发现有 9 科 35 种，以曲牙锯天牛、大牙锯天牛及棕色金龟感染率最高。

3. 易感人群　人群感染棘头虫病与生食、半生食甲虫有密切关系。由于儿童、青少年喜好捕食甲虫，棘头虫感染率显著高于其他人群。

4. 流行特征　人体猪巨吻棘头虫病在国外报道较早，但病例数甚少。国内已报道了数百例，分布于山东、河北、河南、广东、安徽、吉林、云南、四川、海南、内蒙古、西藏等省。在山东与河北部分地区，猪巨吻棘头虫病已成为地区性流行病。此外，由于各地区传播媒介的消长季节不同，本病流行具有明显的地区性和季节性，如在辽宁省，发病时间集中于 9—11 月间，而在山东省则集中于 6—8 月间。

【防治】

禁食甲虫等媒介昆虫，切断传播途径，是预防猪巨吻棘头虫病最有效的方法，要加强卫生宣传教育工作，特别要教育儿童不要捕食甲虫。同时加强对猪群的饲养管理，定期用药给猪驱虫以消灭传染源，提倡圈养猪，猪粪需经无害化处理后才能用于施肥。

目前临床上尚无理想的驱虫药物，阿苯达唑和甲苯达唑有一定疗效。出现各种外科并发症时应及早进行手术治疗。

小　结

猪巨吻棘头虫为介于线虫和绦虫之间的一类蠕虫。猪、野猪是其终宿主，天牛、金龟子等甲虫是其中间宿主。人们可因误食这些昆虫而感染。但人非其正常宿主，因此在人体不易成熟，粪便中亦难发现虫卵。虫体寄生于人体小肠，以其头部吻突、倒钩附于肠黏膜，致局部肠壁炎症、溃疡，严重可致肠穿孔。患者伴恶心、厌食及腹痛，偶可出现急性腹膜炎等症。外科手术常可确诊本病，皮试有助于诊断。阿苯达唑和甲苯达唑有一定疗效。出现各种外科并发症时应及早进行手术治疗。

复习思考题

简述人体猪巨吻棘头虫病的临床表现和实验诊断要点。

（谭　峰）

数字课程学习

▶ 教学视频　　　⬇ 教学 PPT　　　✎ 自测题

04

第四篇 | 医学节肢动物学

第十五章
医学节肢动物概述

节肢动物是动物界中最大的一个生物类群，种类繁多且分布广泛。其中，有一类节肢动物与医学密切相关，即通过骚扰、刺螫、吸血、毒害、寄生和传播病原体等方式来危害人类的健康，称医学节肢动物（medical arthropod）。由于医学节肢动物绝大多数属于昆虫纲的种类，因此习惯上又称为医学昆虫（medical insect）。研究医学节肢动物的形态、分类、生活史、生态、习性、地理分布、致病或传播规律及防制措施的科学称为医学节肢动物学（medical arthropodology）或医学昆虫学（medical entomology）。

节肢动物具有以下共同特征：①躯体分节，左右对称；具有成对分节的附肢。②外骨骼由几丁质和醌单宁蛋白（quinone tanned protein）组成，内有肌肉附着。③循环系统为开放式，与体腔（血腔 haemocoel）相通，内含血淋巴。④发育过程大多经历蜕皮（ecdysis）和变态（metamorphosis）。

第一节 医学节肢动物主要类群

节肢动物门通常可以分为 13 个纲，其中与医学有关的节肢动物分属于以下 6 个纲，最重要的是昆虫纲和蛛形纲。

1. 昆虫纲（Insecta） 虫体分为头、胸、腹 3 部分。头部有 1 对触角，具有感觉功能；胸部有 3 对足，具有运动功能。能传播或引起疾病的主要虫种有：蚊、蝇、白蛉、蚤、虱、蜚蠊（蟑螂）等。

2. 蛛形纲（Arachnida） 虫体分头胸和腹两部分或头胸腹愈合成躯体。体前端为颚体，无触角，有 4 对足。能传播或引起疾病的主要虫种有：蜱、革螨、恙螨、疥螨、蠕形螨等。

3. 甲壳纲（Crustacea） 虫体分头胸部和腹部，头胸部前方有 2 对触角，胸两侧有步足 5 对。有些是蠕虫的中间宿主，如溪蟹、喇蛄是卫氏并殖吸虫的第二中间宿主；剑水蚤是曼氏迭宫绦虫的中间宿主。

4. 唇足纲（Chilopoda） 虫体扁而长，分头部和躯干部。头部有 1 对触角，躯干部通常含 10 个以上的体节，各体节均有 1 对足，第一体节有 1 对毒爪，螫人时，毒腺可排出有毒物质伤害人体，如蜈蚣。

5. 倍足纲（Diplopoda）　体呈长管形，分头部和若干体节部。头部有 1 对触角，除第一体节外，每节有 2 对足。其体节内腺体分泌的物质常引起皮肤过敏，如马陆。

6. 舌形纲（Pentastomida）　体长形，有许多假体节，但头、胸、腹不能区分。口器简单，成虫无附肢，幼虫有 2 对足，如舌形虫。

第二节　医学节肢动物对人类的危害

医学节肢动物对人体的危害形式分为 2 大类：直接危害和间接危害。直接危害是指某些医学节肢动物通过骚扰、刺螫、吸血、毒害和寄生等方式直接损害人体健康；间接危害是指医学节肢动物作为传播媒介携带病原体，并引起虫媒传染病。能传播病原体的节肢动物称为媒介，或病媒昆虫（insect vector），由节肢动物传播的疾病称为虫媒病（entomophilous disease）。

【直接危害】

1. 骚扰和吸血　多种节肢动物如蚊、白蛉、蠓、虻、蚤、虱、螨、蜱等都能叮刺吸血。有些节肢动物（如蚊、蝇）的活动还会骚扰人，影响工作和睡眠。

2. 螫刺和毒害　某些节肢动物具有毒腺、毒毛或体液有毒，螫刺时通常将分泌的毒液注入人体而造成危害，轻者产生局部的红、肿、痛，重者可引起全身症状，甚至死亡。如蝎子、蜈蚣螫刺时分泌毒液注入人体，致局部疼痛；蜱叮咬引起"蜱瘫痪"；松毛虫的毒毛和毒液可引起皮炎、结膜炎，甚至还可引起骨关节疼痛、功能障碍等。

3. 超敏反应　医学节肢动物的唾液、分泌物、排泄物和脱落的表皮等异源蛋白，可引起过敏体质的人群产生超敏反应。如尘螨引起的过敏性哮喘、过敏性鼻炎，革螨和恙螨引起的螨性皮炎等。

4. 寄生　有些节肢动物可以寄生于人的体表或体内引起病变，如蝇类幼虫、潜蚤、疥螨和蠕形螨寄生宿主组织分别引起蝇蛆病、潜蚤病、疥疮和蠕形螨病等。

【间接危害】

医学节肢动物作为媒介，携带细菌、病毒或寄生虫等病原体，在人和（或）动物之间传播虫媒病。根据病原体与医学节肢动物的关系，传播方式可分为机械性传播和生物性传播。

1. 机械性传播（mechanical transmission）　有些医学节肢动物对病原体的传播仅起携带、输送的作用，病原体附着在节肢动物的体表或体内无数量或形态上的变化，这种传播方式称为机械性传播。通过这种传播方式，医学节肢动物将病原体从一个宿主传给另一个宿主，或通过污染食物、餐具等将病原体传送给另一个宿主。如蝇传播痢疾、伤寒、霍乱等。

2. 生物性传播（biological transmission）　有些医学节肢动物传播疾病时，病原体在节肢动物体内必须经历发育、繁殖或完成生活史的某一阶段后才具有感染性，医学节肢动物是病原体完成生活史或（和）传播不可缺少的环节，这种传播方式称为生物性传播。根据病原体在节肢动物体内的发育与繁殖情况，可将生物性传播分为以下 4 种方式。

（1）发育式传播　病原体在医学节肢动物体内发育，只有形态的变化，而无数量的增加。如丝虫在蚊体内经微丝蚴发育成感染期幼虫后感染人体。

（2）繁殖式传播　病原体在医学节肢动物体内繁殖，只有数量增加，而无形态的变化。如黄热病毒和登革病毒在蚊虫体内、鼠疫杆菌在蚤体内、回归热螺旋体在虱体内，恙虫病立克次体在恙螨体内的繁殖等。

（3）发育繁殖式传播　病原体在医学节肢动物体内，不但发育而且繁殖，即病原体在其体内既有形态的变化，又有数量的增加。如疟原虫在蚊体内、杜氏利什曼原虫在白蛉体内的发育和繁殖。

（4）经卵传递式传播　有些病原体（特别是病毒和立克次体等）不仅在医学节肢动物体内繁殖，而且还可以侵入卵巢，经卵传递到下一代并使之也具有感染性。如硬蜱体内的森林脑炎病毒、蚊体内的日本脑炎病毒、软蜱体内的回归热疏螺旋体。

【病媒节肢动物的判定】

判定某种节肢动物是否为某种疾病在某一地区的传播媒介需要以下四个方面的证据。

1. 生物学证据

（1）与人类关系密切，可通过吸血或污染食物导致人体感染。

（2）节肢动物在流行区数量大，是当地的优势种或常见种。

（3）病原体能在节肢动物体内完成发育和（或）增殖。

2. 流行病学证据　病媒节肢动物的地域分布和季节消长与该疾病的流行特征基本一致。

3. 实验室证据　在实验室条件下，可通过人工感染的方式证明该病原体能够在节肢动物体内发育或增殖，并通过该节肢动物感染易感的实验动物。

4. 自然感染证据　在流行区和流行季节采集可疑的病媒节肢动物，可经实验室检查、分离到自然感染的病原体，某些病原体须查到感染期。

若满足上述证据，即可初步判定该节肢动物为某种疾病的传播媒介。但也要考虑各地区之间存在的地理环境、气温的差异可能导致同一虫媒病在同一国家出现的时间不同。另外，媒介节肢动物可能有一种或多种，如有多种时，应区分主要媒介和次要媒介。

第三节　医学节肢动物防制

医学节肢动物的防制是预防和控制虫媒病的一个重要环节，也是医学节肢动物研究的最终目的。过去对医学节肢动物的防制广泛采用化学杀虫剂来对其进行杀灭，虽然取得了一定的效果，但随着杀虫剂长期、大量使用，节肢动物的抗药性也越来越普遍，杀虫剂对环境污染及其对生态平衡的影响也日益严重。加之节肢动物的繁殖力和适应能力较强、生态习性复杂、种群数量庞大，因此，单凭某一种措施常难以达到效果，必须采取综合防制的办法才能达到有效控制的目的。

医学节肢动物的综合防制方法包括环境治理、物理防制、化学防制、生物防制、遗传防制和法规防制6个方面。

1. 环境治理　根据医学节肢动物的生态和生物学特点，通过改造、清除医学节肢动物的孳生和栖息场所，使之不利于节肢动物的生长、繁殖和生存，而达到防制的目的。主要措施包括：改造基础卫生设施；整治周围环境，清除蚊虫孳生地；改善人群居住条件，搞好环境卫生，以减少或避免人 – 媒介 – 病原体三者接触的机会。同时适当保护益虫及天敌的生存环境，最终达到控制害虫种群的目的。

2. 物理防制　物理防制是利用机械力、热、光、声、放射线等物理方法捕杀、隔离或驱走节肢动物，使它们不能伤害人体或传播疾病。如用蚊蝇拍打杀蚊蝇，粘蝇纸粘蝇，装纱窗、纱门防蚊蝇进入室内，挂蚊帐防止蚊虫叮咬；用热水或蒸汽喷浇床板、缝隙灭臭虫和体虱；利用灯光、声波和紫外线诱杀、诱捕或驱避节肢动物等。

3. 化学防制　化学防制是指利用天然或合成的对医学节肢动物有毒性的物质来毒杀、驱避或诱杀医学节肢动物。虽然化学防制存在节肢动物抗药性和环境污染的问题，但它具有使用方便、见效快、适于大规模应用等优点，因此仍然是目前节肢动物综合防制的重要手段。为达到最佳的杀虫效果和避免因过度使用杀虫剂可能带来的副作用，在使用前必须了解有关医学节肢动物的食性、栖性、活动和对杀虫剂的敏感性，以选择最佳的杀虫剂。目前用于医学节肢动物防治的杀虫剂包括有机氯类，有机磷类，氨基甲酸酯类，拟除虫菊酯类、昆虫生长调节剂和驱避剂等。

4. 生物防制　生物防制是指通过利用某种生物（如捕食性天敌、寄生虫或病原微生物等）及其代谢产物（如昆虫信息素等）来消灭和控制医学节肢动物的防制措施。其优点在于对人、畜安全，不污染环境，已成为目前医学节肢动物防制研究的热点。现在用于媒介节肢动物生物防制的生物主要有①捕食性生物：如养鱼以捕食蚊幼虫等；②致病性生物：种类较多，包括寄生性生物和病原微生物，主要有病毒、细菌、真菌、原虫、线虫、寄生蜂等。

5. 遗传防制　遗传防制是指通过各种方法处理以改变或移换节肢动物的遗传物质，降低其繁殖能力或生存竞争力，从而达到控制或消灭种群的目的。如用物理、化学、基因工程方法对雄性蚊虫进行绝育处理，并释放到自然环境中，与可育雄虫竞争雌虫交配，产出未受精卵，从而减少蚊虫种群后代数量直至灭绝。近年来，遗传防制的研究取得了很大进展，但多尚处于实验阶段，实际应用中还存在许多亟待解决的问题，包括种群的动态变化问题及由此可能引发的生态问题等。

6. 法规防制　利用法律、法规或条例，防止媒介节肢动物传入本国或携带至其他地区，并对有关媒介节肢动物采取法令性监督，以及强制性防制。如为防止登革热的流行，新加坡政府曾采取强制措施，规定每户人家不准有埃及伊蚊的孳生地，违者重罚。

小　结

医学节肢动物是指一类与医学密切相关，通过骚扰、刺蜇、吸血、毒害、寄生和传播病原体等方式来危害人类健康的节肢动物。医学节肢动物的主要特征是虫体左右对称，躯体及附肢分节，具有几丁质外骨骼，循环系统开放式，具充满血淋巴的血腔。与医学有关的节肢动物分别属于昆虫纲、蛛形纲、甲壳纲、唇足纲、倍足纲和舌形纲，其中以昆虫纲最为重要，蛛形纲次之。

　　医学节肢动物对人体的危害方式分为直接危害和间接危害（传播疾病）。间接危害是医学节肢动物对人类危害的主要方式。医学节肢动物传播疾病的方式有机械性传播和生物性传播，后者又可以分为发育式、繁殖式、发育繁殖式和经卵传递式。

　　医学节肢动物的综合防制方法包括环境治理、物理防制、化学防制、生物防制、遗传防制和法规防制 6 个方面。

复习思考题

　　1. 医学节肢动物的主要特征有哪些？

　　2. 医学节肢动物对人类危害的方式有哪些？

　　3. 医学节肢动物传播疾病有哪些方式？各种传播疾病的方式有何特点？

（刘文权）

数字课程学习

▶▶ 教学视频　　　⬇ 教学 PPT　　　✎ 自测题

第十六章

昆 虫 纲

第一节 昆虫纲概述

昆虫纲（Insecta）是地球上种类最多、种群数量最大的一类动物（78万多种），与人类经济和健康关系极为密切，是医学节肢动物重要的组成部分。昆虫纲的主要特征是：虫体分头、胸、腹3部分，胸部有3对足，头部有1对触角（图16-1），又称六足纲。

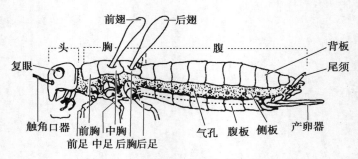

图 16-1 昆虫外部形态模式图（雌）

【形态】

1. 头部 头部有1对触角，司嗅觉和触觉。两侧有1对复眼；有的昆虫还有单眼若干个。头部前方或腹面有口器，通常由上内唇、上颚、舌、下颚及下唇组成。根据形状和取食方式的不同，分为3种，咀嚼式、刺吸式和舐吸式口器。

2. 胸部 胸部分前胸、中胸和后胸，各胸节的腹面均有1对足，分别称为前、中和后足。足分节，分为基节、转节、股节、胫节和跗节，跗节又分1~5节，跗节末端有爪。大多数昆虫的中胸及后胸的背侧各有1对翅，分别称前翅和后翅。

3. 腹部 腹部分节，通常由9~11节组成。第一腹节常退化或消失，最后数节多演变为外生殖器。外生殖器形态构造因种而异，尤其是雄虫的外生殖器，是昆虫种类鉴定的重要依据之一。

【生活史】

昆虫的发育包括胚胎发育和胚后发育。胚胎发育在卵内完成；所有昆虫幼体（如幼虫、若虫等）破卵而出的过程称为孵化（eclosion），从幼虫到成虫的整个发育过程称为胚后发育。幼体在发育过程中需要经历数次蜕皮，两次蜕皮之间的虫态称为龄（instar），其所对应的发育时期称为龄期（stadium）。幼虫发育为蛹的过程称为化蛹（pupation）；蛹自蛹壳脱出发育为成虫的过程称羽化（emergence）。从幼虫发育为成虫所经历的形态结构、生理及生活习性等一系列变化过程的总和，称为变态（metamorphosis）。变态分为完全变态和不完全变态 2 种。

1. 完全变态（complete metamorphosis） 生活史经历卵、幼虫、蛹和成虫四个阶段，各阶段在形态结构、生活习性上有显著差别，如蚊、蝇、白蛉、蚤等昆虫。

2. 不完全变态（incomplete metamorphosis） 生活史经历卵、若虫、成虫三个阶段，若虫体积小，形态、生活习性与成虫相似，但性器官和翅尚未发育。如臭虫、虱、蜚蠊等昆虫。

昆虫纲分 33 个目，与医学有关的有 9 个目，双翅目、蚤目、虱目、蜚蠊目、半翅目、鞘翅目、鳞翅目、膜翅目、直翅目。本章主要介绍蚊、蝇、白蛉、蚤、虱、蜚蠊、臭虫等。

第二节　蚊

蚊属双翅目（Diptera），蚊科（Culicidae），能传播多种疾病，是一类重要的医学昆虫。蚊的种类繁多，全世界已知 41 属 3 564 种和亚种。我国报告有 21 属 400 余种和亚种，其中具有重要医学意义的蚊虫主要见于按蚊属、库蚊属和伊蚊属。

蚊与其他双翅目昆虫的主要区别是①喙细长，有利于穿刺吸血及吸食液体食物；②翅狭长，翅脉特殊，翅脉与翅缘有鳞片；③足细长，覆有鳞片。

【形态】

1. 成虫 成蚊体小，体长 1.6 ~ 12.6 mm，虫体灰褐色、棕褐色或黑色，分头、胸、腹 3 部分，有 3 对足（图 16-2）。

（1）头部 头部似半球形，有复眼、触角和触须各 1 对。触角 15 节，第 1 节称柄节，第 2 节称梗节，第 3 节之后的各节均称鞭节。各鞭节着生轮毛，雄蚊的轮毛长而密，雌蚊的轮毛短而稀，据此可辨别雌雄。雌蚊触角鞭节上除轮毛外，还有短毛，短毛可感知空气中的化学物质变化，尤

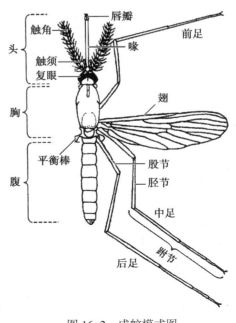

图 16-2　成蚊模式图

其是二氧化碳和湿度的变化，这有利于雌蚊寻找吸血对象。触
须的长短和形状因种类和性别而不同。蚊的口器属于刺吸式口
器，又称喙。喙由上内唇、1 对上颚、1 对下颚和舌共同组成
细长的针状结构，包藏在鞘状下唇之内（图 16-3）。上颚末端
呈镰刀状，下颚末端呈锯齿状，是蚊虫吸血切割皮肤的工具。
下唇末端为唇瓣。当雌蚊吸血时，针状结构刺入皮肤，唇瓣内
吸，夹住所有刺吸器官，下唇后弯呈弓形，起到保护和支持刺
吸器的作用。雄蚊上、下颚退化或几乎消失，故雄蚊不吸血，
只以植物汁液为食。

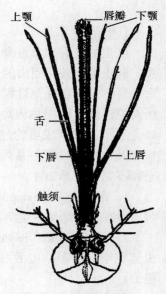

图 16-3　雌蚊口器

（2）胸部　胸部分前、中、后胸。每胸节附 1 对足，细
长。足上常有鳞片形成的黑白斑点和环纹。中胸发达，1 对翅，
膜质，窄长，其上覆盖鳞片，所形成的斑点、麻点或条纹，是
按蚊分类的重要特征。后胸有 1 对平衡棒，中胸、后胸各有 1
对气门。

（3）腹部　腹部共 11 节，第一节难查见，末 3 节特化为
外生殖器。雌蚊腹部末端有 1 对尾须，雄蚊腹部末端为钳状的
抱器，构造复杂，是蚊种鉴别的重要依据。

（4）内部结构　蚊体内有消化、呼吸、循环、神经和生殖系统等。与医学有关的主要
是消化和生殖系统。（图 16-4）。

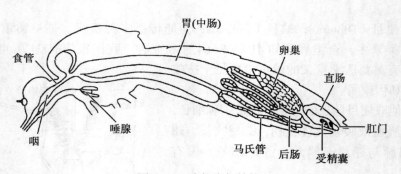

图 16-4　成蚊内部结构

成蚊消化系统呈管状，分前肠，中肠和后肠。前肠包括口、咽、食管、前胃；中肠即
胃，是消化道最发达的部分；后肠自中肠后端直至肛门。食管和前胃交接处有 3 个支囊，
是水和糖的储存处，具调节体液浓度的作用；中肠后部与 5 条马氏管相通，主排泄。在前
胸内有 1 对唾液腺。每个唾液腺又分 3 叶，左右两叶较长，分为近端、中间和远端；中央
小叶较短，仅分为近端和远端；每叶发出 1 个唾液腺小管，最后汇合成唾液腺总管，通入
舌内。唾液腺能分泌和贮存唾液。蚊的唾液含有多种活性蛋白，具有抗凝血、抗炎和免疫
调控的功能，在促进蚊虫吸血、传病中具有重要作用。

雌蚊有 1 对卵巢，长椭圆形，由卵巢小管组成，外披单层细胞膜。两侧卵巢发出输卵
管，汇合成输卵总管，输卵总管连接阴道，阴道远端有受精囊和一对副腺开口，阴道开口
在第八、九腹节腹面的交界处。雄蚊有 1 对睾丸，每只睾丸发出一条输精管，远端膨大为

储精囊，两储精囊汇合成射精管。射精管远端为阴茎，阴茎两侧有抱器。

2. 虫卵　蚊卵小，呈长椭圆形，不足 1 mm 长，形态因种而异。按蚊卵呈舟状，两侧有浮囊，产出后浮在水面。库蚊卵呈圆锥状，无浮囊，成堆连在一起形成卵筏浮于水面。伊蚊卵呈橄榄状，产出后单个分散，沉于水底。

3. 幼虫　俗称孑孓，分头、胸、腹 3 部分。头部有触角、复眼、单眼各 1 对，具咀嚼式口器，两侧有细毛密集的口刷，迅速摆动摄取水中的食物。胸部略呈方形，不分节。腹部细长，可见 9 节。前 7 节形状相似，第 8 节背面有气门或呼吸管，是幼虫期分类的重要依据。按蚊属幼虫无呼吸管，有 1 对气门，第 1 至 7 腹节背面有成对的掌状毛（palmate hair），有漂浮作用；库蚊属和伊蚊属幼虫有呼吸管，库蚊属呼吸管细长，伊蚊属呼吸管粗短。

4. 蛹　形似逗点状，分头胸部和腹部。胸背两侧有 1 对呼吸管，是分属的重要依据。

三属蚊生活史各期主要形态特征见图 16-5 和表 16-1。

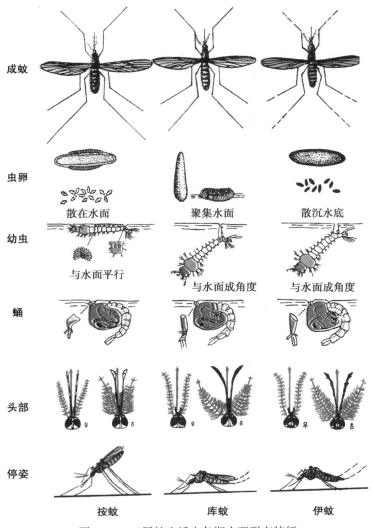

图 16-5　三属蚊生活史各期主要形态特征

表 16-1　三属蚊生活史各期主要形态特征

期别	区别点	按蚊属	库蚊属	伊蚊属
成蚊	触须	雌、雄蚊触须与喙等长，雄蚊末端膨大呈棒状	雌蚊触须短于喙之一半，雄蚊比喙长	雌蚊触须同库蚊，雄蚊与喙等长
	翅	多有黑白斑	多无黑白斑	多无黑白斑
	停落姿势	躯体与喙成一直线，与停落面成一角度	躯体与喙成一角度，与停落面平行	躯体与喙成一角度，与停落面平行
卵	形态	舟形，两侧有浮囊	圆锥形，无浮囊	橄榄形，无浮囊
	在水面情况	单个散在，浮于水面	聚集成筏，浮于水面	单个散在，沉于水底
幼虫	呼吸管	无，有1对气门	细长，有2对呼吸管毛	粗短，有2对呼吸管毛
	静态	平浮于水面	头倒垂，与水面成角度	头倒垂，与水面成角度
蛹		呼吸管粗而短、口宽似漏斗状、具深裂隙，体大多灰褐色	呼吸管细长、管状、口小、无裂隙，体大多棕褐色	呼吸管长短不一、口斜向或三角形、无裂隙，体黑色

【生活史】

蚊的发育属于全变态。蚊卵必须入水才能孵化，夏天经2~3 d可孵出幼虫。幼虫期共4龄。在气温30℃和食物充足的条件下，幼虫5~8 d化蛹。蛹不食但能动，经2~3 d后羽化。成蚊羽化后不久即行交配、吸血，吸血后3 d开始产卵。自卵发育至成蚊所需时间因气候、环境温度及食物等因素而异，在适宜条件下需9~15 d，一年可繁殖7~8代（图16-6）。

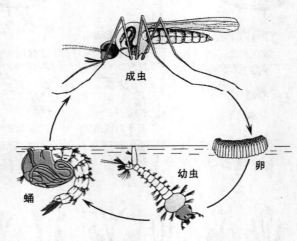

图 16-6　蚊生活史

【生理与生态】

1. 孳生习性　成蚊产卵的地点就是幼虫的孳生地。蚊种不同，对水体的选择不同，主要有以下几种类型。

（1）田塘型　指稻田、沼泽、芦苇塘、池塘等大型静止水体。代表性蚊种：中华按蚊、嗜人按蚊、三带喙库蚊等。

（2）缓流型 指山涧、溪床、灌溉沟渠、渗水坑等清洁的缓流水体。代表性蚊种：微小按蚊。

（3）丛林型 指丛林浓荫下的山涧溪流、石穴、泉潭等小型清洁水体。代表性蚊种：大劣按蚊。

（4）污水型 指各种生活污水及自然有机污水、粪池、阴沟等水体。代表性蚊种：致倦库蚊、淡色库蚊等。

（5）容器型 指各种小型生活容器和自然形成的容器积水，如缸、桶、盆、轮胎、竹桶、椰子壳等。代表性蚊种：白纹伊蚊、埃及伊蚊。

2. 吸血习性 吸血是蚊虫的重要生态习性，雌蚊必须吸食人或动物的血液，卵巢才能发育、繁殖后代。雌蚊多在羽化后 2~3 d 开始吸血，吸血时间多在黄昏及凌晨。蚊种不同，嗜吸对象不同。有的偏嗜吸人血，如嗜人按蚊、白纹伊蚊、致倦库蚊等；有的偏嗜吸家畜血，如中华按蚊、三带喙库蚊等。

3. 栖息习性 雌蚊吸血后通常在阴暗、潮湿、避风的场所栖息。在室内多栖于床下、屋角、门后、墙面及杂物上。在室外多栖于草丛、洞穴、树下及农作物。根据栖息习性不同，大致分为 3 种类型。①家栖型：吸血和栖息均在室内，如嗜人按蚊。②半家栖型：吸血后稍在室内停留，然后飞出室外栖息，如中华按蚊。③野栖型：吸血至产卵完全在野外，如大劣按蚊。掌握蚊的栖息习性，是制订蚊虫防制措施及考核防蚊效果的依据。

4. 交配与产卵 蚊羽化后 1~2 d 即可交配。交配在群舞时进行。群舞是几个至几百、几千个雄蚊在草地上空、屋檐下或人畜上空飞舞的一种性行为。通常雌蚊一生只需交配一次，产卵多次。

5. 生殖营养周期和生理龄期 成蚊自吸血到产卵的整个过程，包括雌蚊饱血、胃血消化和卵巢发育、产卵三个阶段，被称作一个生殖营养周期（gonotrophic cycle）。完成一个生殖营养周期的时间取决于胃血消化和卵巢发育的速度，与蚊种、栖息场所的温度和湿度有关。雌蚊生殖营养周期的次数是雌蚊寿命的一个指标，又称为生理龄期（physiological age）。蚊虫每排卵一次，在卵巢小管上就留有一个膨大部，根据卵巢小管上的膨大部数量，可判断雌蚊的生理龄期。生理龄期越长，其传播疾病的机会越大。因此雌蚊生理龄期的判断在流行病学上具有重要意义。

6. 季节消长和越冬 蚊的季节消长受温度、湿度和雨量影响。我国气候南北悬殊，各蚊种季节消长各异。同种蚊在不同地区季节消长也不同，如中华按蚊每年 3 月初出现第一代幼虫，成蚊密度在 5 月起开始上升，7 月达高峰，9 月以后下降，但在台湾地区每年 4 月和 9 月间出现 2 个高峰。掌握各地区不同蚊种的季节消长情况，对蚊虫防制有很大意义。在外界温度低于 10℃时，蚊进入冬眠，这是蚊对气候季节性变化而产生的一种生理适应现象。此时，蚊的生理状态受到阻抑，进入休眠或滞育，雌蚊不吸血，卵巢停止发育，脂肪体增大，隐匿于地下室等阴暗不通风处。到第二年春天，蚊复苏飞出，吸血产卵。以成蚊越冬的有致倦库蚊、淡色库蚊、中华按蚊等；以卵越冬的多见于伊蚊，嗜人按蚊也可以卵越冬；以幼虫越冬的多见于清洁水体孳生的蚊种，如微小按蚊。在热带及亚热带地区，全年平均温度均达 10℃上，蚊无越冬现象。蚊越冬机制复杂，受外界因素如温度、光照、内分泌调节、种的遗传性等各种因素的影响。

【重要传病种类及与疾病的关系】

蚊除了吸血骚扰人外，传播疾病是其对人类的最大危害。据统计，蚊虫可其传播的疾病多达 100 余种，在我国主要有疟疾、淋巴丝虫病、流行性乙型脑炎、登革热等。主要传病蚊种如下：

1. 中华按蚊（*Anopheles sinensis*）　是我国疟疾和丝虫病的传播媒介。成虫灰褐色，触须具有 4 个白环；翅前缘具 2 个白斑；腹侧膜上有"T"形暗斑，后足 1~4 跗节有白环。幼虫孳生于面积较大的静水中，常见稻田等处。成蚊偏嗜畜血，兼吸人血，多栖于畜房。中华按蚊分布在除青海、西藏外全国各地，是最常见的蚊种。

2. 嗜人按蚊（*Anopheles anthropophagus*）　是我国疟疾和马来丝虫病的主要传播媒介。成蚊类似中华按蚊，但触须较细，翅前缘基部一致暗色，尖端白斑小，后足同中华按蚊。幼虫多孳生于遮阴面积较大的积水中，如沟溪等处。成蚊偏嗜人血，多栖息于人房。嗜人按蚊分布于我国东经 100° 以东，北纬 22°~34° 广大地区。

3. 微小按蚊（*Anopheles minimus*）　疟疾的主要传播媒介。雌蚊触须具 3 个白环，末端 2 个白环等长并夹一约等长的黑环；翅前缘具 4 个白斑；各足跗节一致暗色。分布在北纬 33° 以南山地和丘陵地区。

4. 大劣按蚊（*Anopheles dirus*）　疟疾的重要媒介。成蚊中等大，灰褐色。雌蚊触须有 4 个白环；翅前缘脉有 6 个白斑；各足股节和胫节都有白斑。幼虫主要孳生于丛林荫蔽的积水、小池等处。大劣按蚊在我国主要分布于海南岛及云南西部和广西南部的少数地区，是海南岛疟疾媒介防制的主要对象。

5. 淡色库蚊（*Culex pipiens pallens*）与致倦库蚊（*Cx.p.quinquefasciatus*）　库蚊属的 2 个亚种，班氏丝虫病的主要传播媒介。喙无白环；腹部背面有基白带，淡色库蚊基白带下缘平整，致倦库蚊基白带的下缘呈弧状；足跗节无淡色环，末端有发达的爪垫。幼虫孳生于污水坑、清水粪坑等处。淡色库蚊和致倦库蚊的形态、生态习性近似，但在我国的地理分布不同，以北纬 32°~34° 分界，淡色库蚊分布于长江流域及以北地区，致倦库蚊分布在南方广大地区。

6. 三带喙库蚊（*Culex tritaeniorhynchus*）　流行性乙型脑炎的主要传播媒介。成蚊体小，呈棕褐色。喙中段有一白环，触须尖端呈白色，腹背基部有淡黄色的狭带，各足跗节基部有一细窄的白环。幼虫主要孳生于稻田等处。成蚊偏嗜畜血，尤喜猪血，兼吸人血，多栖于畜房。三带喙库蚊广布除新疆、西藏以外的全国各省区。

7. 白纹伊蚊（*Aedes albopictus*）　我国登革热的重要媒介。成蚊中小体形，黑色。体有银白色斑纹，中胸盾片有中央银白纵纹，腹部背面有基白带，后跗 1 至 4 节有基白环，末节全白。幼虫孳生于树洞、旧轮胎、雨水积水及假山盆景中。白纹伊蚊主要分布在我国辽宁省以南广大地区。

【防制】

当前，我国蚊虫防制采用综合防制措施，其目的旨在将蚊虫种群控制在不足为害的水平。

1. 环境防制　环境防制是蚊虫防制的根本措施。通过环境改造和环境处理改变孳生环境，减少人蚊接触。可采用的方法有：间歇灌溉稻田、定期开放水闸、开伐灌木丛、处理污水、平洼填坑、堵塞树洞、及时清理废弃器皿及废旧轮胎等。

2. 物理防制　在家悬挂蚊帐，安装纱门、纱窗等可避免蚊叮咬。使用电蚊拍，诱蚊灯可消灭成蚊。

3. 化学防制　目前室内采用的蚊香、电蚊香、杀蚊喷雾剂大多为化学制剂，主要成分为拟除虫菊酯类、有机磷和氨基甲酸酯类等的复合剂。室外的下水道、小型防空洞可使用敌百虫烟剂或敌敌畏，在疫区及周围可用辛硫磷及马拉硫磷合剂喷杀。

4. 生物防制　包括放养食蚊鱼类和施放生物杀虫剂。如在水池、河溪、稻田放养柳条鱼、鲫鱼、鲤鱼、草鱼；在污水池、蓄水池、消防池及城市的一般水池投放苏云金杆菌（Bacillus thuringiensis）Bti-14株或球形芽孢杆菌（B.sphaericus，Bs）制剂等方法进行蚊的生物防制。当前WHO推荐使用蚊虫共生菌 wolbachia 作为生物防治剂防控蚊虫。

第三节　蝇

蝇属双翅目环裂亚目（Cyclorrhapha）。全世界已知34 000余种，我国记录有4 200余种。与医学有关的多属蝇科（Muscidae）、丽蝇科（Calliphoridae）、麻蝇科（Sarcophagidae）及狂蝇科（Oestridae）等。

【形态】

1. 成虫　成蝇体长一般4～14 mm，呈暗灰、黑、黄褐等色，有些种类呈蓝绿、青、紫等色并带金属光泽，全身被有鬃毛（图16-7）。

（1）头部　近半球形，有1对复眼，3个单眼。根据复眼间距离可鉴别雌雄。雄蝇复眼间距离窄或相接，雌蝇较宽。头顶3个单眼呈倒三角形排列。1对触角，分3节，第3节最长，其基部前外侧有1根触角芒。头部下方为口器，大多数蝇类为舐吸式口器，由基喙、中喙和口盘（1对唇瓣）构成，基喙上有触须1对。口器可伸缩，以唇瓣直接舐吸食物，唇瓣腹面有对称排列的假气管，扩大与食物的接触面（图16-8）。

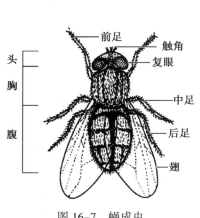

图 16-7　蝇成虫

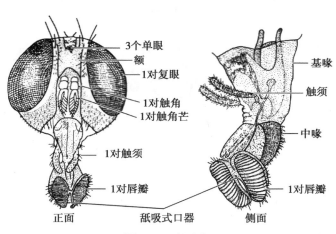

图 16-8　蝇头部

265

（2）胸部　前、后胸退化，中胸发达，中胸背板的鬃毛、斑纹等是蝇分类的根据。有1对翅，有6条不分支纵脉，第4纵脉弯曲形状不同，可作为某些种属的鉴别特征，有1对平衡棒。3对足，足上密布鬃毛，末端有爪和爪垫各1对，中间有1爪间突，爪垫发达，密布黏毛，可分泌黏液。鬃毛和黏毛均可黏附多种病原体（图16-9）。

（3）腹部　圆筒形，末端尖圆。由11节构成，仅可见前5节，其余各节演化成外生殖器。雄蝇外生殖器是蝇种鉴定的重要依据。

2. 虫卵　呈乳白色，长约1 mm，香蕉形，常数十至数百粒堆积成块。

3. 幼虫　幼虫俗称蛆，呈乳白色，圆柱形，前尖后钝，无足无眼，见图16-10。幼虫分3龄。头尖小，有1对口钩外露；胸分3节；腹部分10节，第8节后侧有1对后气门，由气门环、气门裂和气门钮组成，见图16-11。后气门形状是蝇幼虫分类的重要依据。

4. 蛹　圆筒状，长5~8 mm，棕褐色或黑色，外表被有成熟幼虫表皮硬化而成的蛹壳，见图16-10。

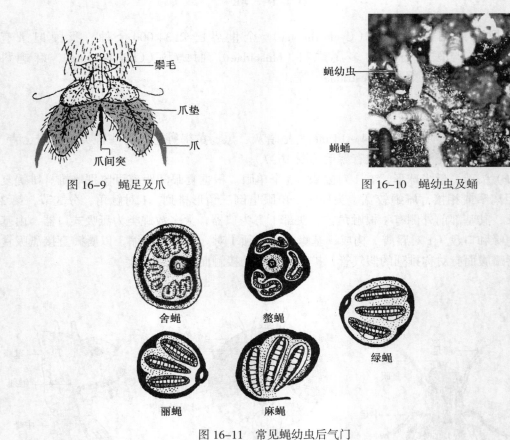

图16-9　蝇足及爪

图16-10　蝇幼虫及蛹

图16-11　常见蝇幼虫后气门

【生活史】

蝇为全变态昆虫，生活史有卵、幼虫、蛹和成虫4个阶段（图16-12）。有些种类直接产幼虫，如狂蝇、舌蝇、多数麻蝇等。

成蝇羽化后 1~2 d 进行交配，一生仅交配一次，交配 2~3 d 后雌蝇产卵，一次产卵几十个到几百个，一生可产卵 4~6 次。在夏秋季，产卵后一天即可孵化为幼虫，发育到三龄幼虫后钻入土中或在松软的孳生物中化蛹，蛹不食不动，经 3~6 d 后蛹羽化。蝇卵发育为成虫所需时间与蝇种、温度、湿度、食物等因素有关。如大头金蝇，32℃约 11 d，25℃约 13 d，22℃约 20 d。成蝇寿命视蝇种而有所不同，多为 1~2 个月。

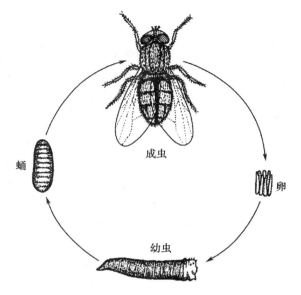

图 16-12 蝇生活史

【生态】

1. 孳生地 蝇幼虫孳生于腐败有机物中，并以此为食。根据孳生地性质的不同，可将其分为人粪类、畜粪类、垃圾类、腐败植物类和腐败动物类 5 种。舍蝇类适应性较强，在 5 种孳生地中均可生存，以畜粪和腐败植物中居多。

2. 食性 成蝇的食性分 3 类。不食蝇类口器退化，不食，如狂蝇、皮蝇和胃蝇等；吸血蝇类为刺吸式口器，以动物和人血液为食，如厩螫蝇；非吸血蝇类为舐吸式口器，杂食性，以腐败的动植物、人畜排泄物、分泌物等为食。蝇取食频繁，且边食、边吐、边排粪，该习性对蝇类机械性传播疾病具有重要意义。常见蝇的孳生地和吸食习性见图 16-13。

3. 活动与栖息 蝇的活动、栖息场所因种类而异。蝇有趋光避暗性，喜白天活动，夜间常停落于天花板、电线或悬空的绳索上。蝇的活动受温度影响较大，如家蝇在 4~7℃仅能爬动，20℃以上才比较活跃，在 30~35℃时最活跃。蝇飞行能力强，家蝇

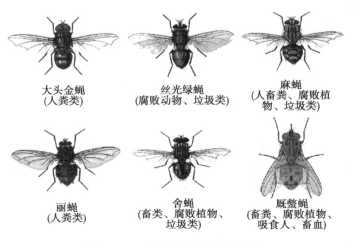

大头金蝇
(人粪类)

丝光绿蝇
(腐败动物、垃圾类)

麻蝇
(人畜粪、腐败植物、垃圾类)

丽蝇
(人粪类)

舍蝇
(畜类、腐败植物、垃圾类)

厩螫蝇
(畜粪、腐败植物、吸食人、畜血)

图 16-13 常见蝇的孳生地和食性

每小时可飞行 6~8km，活动范围一般在 1~2km，有时可随车、船、飞机等交通工具扩散。

4. 季节消长 蝇类的季节消长因气候和蝇种而异。根据季节消长不同，可将我国蝇类分为春秋型（如巨尾阿丽蝇）、夏秋型（如大头金蝇、丝光绿蝇、黑尾黑麻蝇）、夏型（如厩螫蝇）和秋型（如家蝇），其中以夏秋型和秋型蝇类与夏秋季肠道传染病的关系密切。

5. 越冬 多数蝇以蛹在孳生地附近的表层土壤中越冬，如金蝇、丽蝇、麻蝇。少数蝇类以幼虫在孳生物底层或以成虫蛰伏于墙缝、屋角、菜地窖、地下室等温暖隐蔽处越冬，前者如绿蝇，后者如厩螫蝇。

【蝇与疾病的关系及我国常见蝇种】

蝇是主要的城市害虫，对人的危害除了骚扰、吸血外，其成虫可传播疾病和幼虫引起的蝇蛆病。蝇类传播疾病的方式包括机械性传播和生物性传播。机械性传播是蝇类主要的传病方式，蝇可通过停落、舐食、呕吐和排泄等活动将痢疾、霍乱、伤寒、肠道蠕虫病、肠道原虫病、沙眼等病原体传播扩散；生物性传播如舌蝇传播非洲锥虫病，冈田绕眼果蝇传播结膜吸吮线虫病。蝇幼虫直接寄生人体和动物的组织和器官而引起的疾病称为蝇蛆病。临床上根据寄生部位分为胃肠蝇蛆病、口腔、耳、鼻、咽蝇蛆病、眼蝇蛆病、泌尿生殖道蝇蛆病及皮肤蝇蛆病。我国常见蝇种如下。

1. 家蝇（Musca domestica） 体长 5~8 mm，呈灰褐色，胸部背面有 4 条黑色纵纹，第四纵脉末端向上急弯成折角，腹部为橙黄色，以基部两侧最明显，并具黑色纵条。幼虫主要孳生于畜粪和垃圾中。成虫常出入住室。

2. 大头金蝇（Chrysomyia megacephala） 体长 8~11 mm，头宽于胸，复眼呈深红色，颊呈橙黄色，呈青绿色金属光泽。幼虫主要孳生于人、畜粪便中。成虫主要活动于腐烂的植物、瓜果、蔬菜及人畜粪周围。

3. 巨尾阿丽蝇（Aldrichina grahami） 体长 5~12 mm，颊部呈黑色，胸部呈青灰色，中胸背部中央有 3 条黑色纵纹，腹部背面有深蓝色金属光泽。幼虫主要孳生于人的稀粪及尿中。成虫主要在室外活动。

4. 丝光绿蝇（Lucilia sericata） 体长 5~10 mm，颊部呈银白色，体呈绿色金属光泽。幼虫主要孳生于动物尸体或腐败的动物质中。成虫主要活动在腥臭腐烂的动物质及垃圾等处。

5. 黑尾黑麻蝇（Helicophagella melanura） 体长 6~12 mm，呈暗灰色，胸背部有 3 条黑色纵纹，腹部背面有黑白相间的棋盘状斑。幼虫孳生在人畜粪便中。成虫活动于室外，也可飞入室内。

6. 厩螫蝇（Stomoxys calcitrans） 体长 5~8 mm，呈暗灰色，具刺吸式口器，胸部背面有 4 条不清晰的黑色纵纹，第四纵脉末端呈弧形弯曲。幼虫孳生于腐败植物、畜粪中。成蝇活动于室外，以人、畜血为食。

【防制】

1. 环境防制 灭蝇的根本措施是搞好环境卫生，清除蝇的孳生场所。如及时清除垃圾、粪便等蝇类孳生物；对粪便实行无害化处理，如高温堆肥、沼气池发酵等。

2. **物理防制** 对成蝇可进行直接拍打，用捕蝇笼、粘蝇纸等捕杀。对幼虫及蛹可进行淹、闷、捞出烫死、喂鸡鸭、堆肥或依靠堆肥发酵产生有害气体来灭杀。

3. **化学防制** 常用敌百虫、马拉硫磷、倍硫磷等化学制剂灭幼虫。灭成蝇可用毒饵诱杀，也可用倍硫磷、辛硫磷、马拉硫磷喷洒。

4. **生物防制** 利用蝇类天敌进行防制，如寄生蜂可消灭蝇蛹。应用苏云金杆菌 H-9 的外毒素可使家蝇及丝光绿蝇的幼虫中毒死亡。

第四节 白 蛉

白蛉属双翅目、毛蛉科（Psychodidae）、白蛉亚科（Phlebotominae），是一类小型吸血昆虫，全世界已发现 700 多种，我国已报告 40 多种。

【形态】

1. **成虫** 体长 1.5～4.0 mm，呈灰黄色或浅灰色，全身密被细毛，见图 16-14。头部呈球形，1 对复眼大而黑，触角细长，分 16 节，触须向下后方弯曲。具刺吸式口器，喙约与头等长，基本构造与蚊相同。喙内的食道向后延至口腔及咽，口腔形似烧瓶，内有口甲和色板，咽似舌状，内有咽甲，见图 16-15。口甲、色板及咽甲的形态是白蛉分类的重要依据。胸背隆起呈驼背状，翅狭长，末端尖，上被有长毛，停息时两翅向背面竖立，与躯体约呈 45°。有 3 对足，细长，多毛。腹部 10 节，2～6 节背面有长毛，或竖立，或平卧，或两者混杂；腹部最后两节演变为外生殖器。雄蛉外生殖器形态为分类的重要依据。

2. **虫卵** 呈椭圆形，灰白色，大小为 0.38 mm×0.12 mm，常见于地面泥土、墙缝、洞穴内。

3. **幼虫** 白色，体小，共分 4 龄，一龄幼虫长 1.0～1.5 mm，四龄幼虫约 3 mm。幼虫尾端具尾鬃。

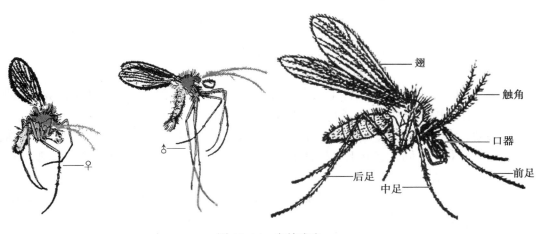

图 16-14 白蛉成虫

4. 蛹　蛹体外无茧，呈淡黄色，长约 4 mm，尾端连附有四龄幼虫蜕下的皮。

【生活史】

白蛉为全变态昆虫。生活史中有卵、幼虫、蛹和成虫 4 期（图 16-16）。

成虫羽化后 1~2 d 即可交配。雌蛉通常一生交配一次，多在吸血前进行，吸血后 3~4 d 产卵，可产卵多次，一生产卵 60~80 个。卵在适宜条件下，6~12 d 孵化为幼虫。幼虫以土壤中有机物为食，一般 25~30 d 化蛹。蛹不食不动，6~10 d 后羽化为成虫。白蛉从虫卵发育到成虫整个生活史所需时间与温度、湿度及食物有关，通常需 6~8 周。白蛉发育的最适温度是 21~28℃，雌蛉可存活 2~3 周。

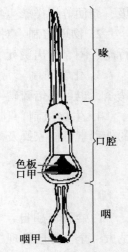

图 16-15　白蛉口腔和咽

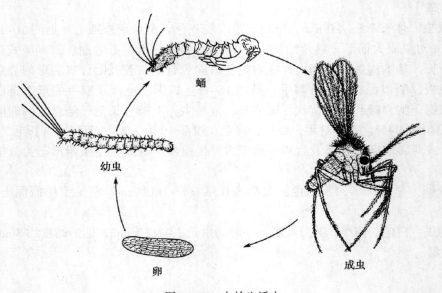

图 16-16　白蛉生活史

【生态】

1. 孳生地　白蛉各期幼虫都生活在土壤中，只要温度、湿度适宜，土质疏松，场所隐蔽且富含有机物，均可是白蛉的孳生地。如墙缝、畜舍、厕所等处。

2. 食性　雄蛉不吸血，以植物汁液为食。雌蛉羽化 24 h 后多在黄昏与黎明前吸血。不同蛉种吸血对象不同，竖立毛类蛉种嗜吸人、哺乳动物血，而平卧毛类蛉种嗜吸鸟类、爬行类与两栖类动物血。

3. 栖息与活动　白蛉的活动能力弱，跳跃式飞行，一般在 30 m 范围内活动。成虫栖于室内外阴暗、无风的场所，如屋角、墙缝、畜舍、桥洞等处。

4. 季节消长与越冬　白蛉的季节分布与温度变化有关，通常时间较短，一年出现 3~

5 个月。大多蛉种一年繁殖一代，白蛉以幼虫越冬。

【我国主要传病白蛉及其与疾病的关系】

白蛉除了叮人吸血外，可传播利什曼病、白蛉热、巴尔通体病等多种疾病，在我国主要传播黑热病。黑热病又称内脏利什曼病，病原体是杜氏利什曼原虫，主要媒介为中华白蛉，新疆、甘肃、内蒙古等地主要媒介为长管白蛉、吴氏白蛉和亚历山大白蛉。

中华白蛉（*Phlebotomus chinensis*）体长 3.0～3.5 mm，呈淡黄色，口甲不发达，无色板，咽甲的前、中部有众多尖齿，基部有若干横脊。广泛分布在北纬 18°～42°，东经 102°～124° 之间。

【防制】

白蛉活动范围小，飞行能力弱，以药物杀灭成蛉为防制的主要措施。杀灭成蛉的药剂有溴氰菊酯、氯氰菊酯和马拉硫磷等，用以进行室内滞留喷洒，也可用敌敌畏熏杀。环境治理措施包括保持室内、畜舍及禽圈卫生，清除周围环境内的垃圾，以消除幼虫孳生地。个人防护可使用细孔蚊帐、纱窗、涂擦驱避剂（避蚊胺、驱蚊露）或用艾蒿烟熏。

第五节 蚤

蚤属蚤目（Siphonaptera），是哺乳动物和鸟类的体外寄生虫。全世界已知约 2 500 余种和亚种，我国已报告 650 种和亚种。

【形态】

1. 成虫 体小而侧扁，长 3 mm 左右，体呈棕黄至深褐色。头部呈三角形，触角长在触角窝内，具刺吸式口器。胸部分 3 节，每节均由背板、腹板各 1 块及侧板 2 块构成。无翅。3 对足，长而发达，以基节尤甚，跗节分 5 节，末节有 1 对爪。全身所有鬃、毛、刺和栉均向后方生长，便于在宿主的毛、羽间迅速穿行。腹部 10 节，每节背板两侧各有气门 1 对。雄蚤 8～9 节、雌蚤 7～9 节演变为外生殖器，是蚤分类的重要依据。第 7 腹节背板后缘两侧各有一组臀前鬃，其后方为臀板，为感觉器官；雌蚤腹部末端钝圆，在 7～8 腹板位置可见骨化较厚的受精囊。

2. 虫卵 呈椭圆形，长 0.4～1.0 mm，初产时为白色、有光泽，以后逐渐变成暗黄色。

3. 幼虫 幼虫形小似蛆，分三龄。体呈白色或淡黄色，头部有 1 对触角，无眼、无足，每个体节上均有 1～2 对鬃。

4. 蛹 蛹呈长椭圆形，黄白色，外面黏附一些灰尘或碎屑，有伪装作用。蛹已具成虫雏形，头、胸、腹及足均已形成，并逐渐变为淡棕色。

【生活史】

蚤生活史为全变态，包括卵、幼虫、蛹和成虫 4 个时期（图 16-17）。

成虫羽化后可立即交配，吸血后 1～2 d 产卵，雌蚤一生可产卵数百个。卵在温度、湿度适宜条件下，经 5 d 左右可孵出幼虫。幼虫活泼，爬行敏捷，在适宜条件下经 2~3 周蜕皮 2 次发育为成熟幼虫，成熟幼虫体长可达 4~6 mm，用丝作蛹，在蛹内完成第三次蜕皮。蛹期一般为 1~2 周，有时可长达 1 年，其长短取决于温、湿度是否适宜。蛹羽化时需要外界的刺激，如空气振动，动物骚扰，温度的升高等都可诱使成虫破茧而出。蚤的寿命约 1~2 年。

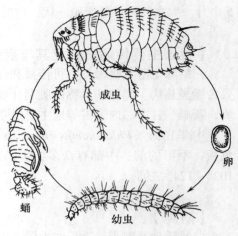

图 16-17　蚤生活史

【生态】

1. 孳生地　蚤幼虫通常孳生在鼠洞、畜舍、屋角、床下及土坑等处，因雌蚤通常在宿主皮毛中产卵，卵壳缺乏黏性，故宿主身上的卵常散落到窝巢及活动场所。幼虫以宿主脱落的皮屑、成虫排出的粪便及未消化的血块等有机物为食。

2. 食性　雌、雄蚤都吸血，通常一天需吸血数次，每次吸血 2~3 min。蚤抗饥饿能力也很强，某些种类耐饥达 10 个月以上。

3. 栖息与活动　蚤的宿主包括兽类和鸟类，但主要是小型哺乳动物，以鼠为多。因蚤善跳跃，可在宿主体表和窝巢内外自由活动。宿主选择性随种而异。

5. 季节消长　可分为 5 型，春季型、夏季型、秋季型、冬季型和春秋型。

6. 温度　蚤各期发育和繁殖主要受温度的影响，温度降低，卵的孵化、幼虫蜕皮化蛹都减慢。

【蚤与疾病的关系及我国常见蚤种】

蚤对人的危害包括吸血，寄生和传播疾病。蚤随家畜或鼠类活动侵入人居室吸血骚扰，严重者可因搔破致皮肤感染。在中南美洲及热带非洲，穿皮潜蚤寄生于人体引起潜蚤病。对人体最主要的危害是生物性传病，可传播鼠疫、鼠型斑疹伤寒、绦虫病等。

鼠疫在我国是甲类传染病，其病原体是鼠疫杆菌，自然宿主是旱獭、黄鼠和沙鼠，蚤是重要的传播媒介。当蚤吸食病鼠血后，鼠疫杆菌在蚤的前胃棘间增殖形成菌栓，造成前胃不完全堵塞，当再次吸食新宿主血时血液被阻，血液冲刷菌栓并携带菌回流到新宿主体内致使新宿主感染。受染蚤因饥饿，吸血频繁，可使更多宿主感染。该习性在鼠疫的传播上具有重要意义。

鼠型斑疹伤寒，又称地方性斑疹伤寒，病原体是莫氏立克次体。蚤吸血感染后，立克次体在其胃和马氏管上皮细胞内繁殖，细胞破裂后随粪排出，人由于被蚤叮咬后蚤粪污染伤口而致感染。此外，蚤是犬复孔绦虫、缩小膜壳绦虫和微小膜壳绦虫的中间宿主，人主要因误食含似囊尾蚴的蚤而感染。

我国常见的蚤种如下。

1. 致痒蚤（*Pulex irritans*）　俗称人蚤，是人体最常见的蚤。眼下方有 1 根鬃毛，受精囊的头部呈圆形，尾部细长弯曲。我国各地均可见，嗜吸人血、狗血和猪血，可传播鼠疫，是犬复孔绦虫、缩小膜壳绦虫的中间宿主。

2. 印鼠客蚤（*Xenopsylla cheopis*） 眼的前方有 1 根鬃毛，受精囊的头部与尾部宽度接近，大部分呈暗色。在我国沿海省市多见，嗜吸家栖鼠类血、人血，可传播鼠疫、鼠型斑疹伤寒和缩小膜壳绦虫。

【防制】

蚤的防制以清除孳生地为主，需同时结合鼠的防制。定期堵塞鼠洞，清除鼠窝，清扫禽畜棚圈、室内暗角等，用药物敌百虫、敌敌畏等喷洒杀蚤，定期用药液给狗、猫洗澡。在鼠疫流行时应采取紧急灭蚤措施并加强个人防护。

第六节　虱

虱属于吸虱目（Anoplura），是鸟类和哺乳动物体外永久性寄生虫。寄生于人体的虱有 2 种，即人虱（*Pediculus humanus*）和耻阴虱（*Phthirus pubis*）。人虱又分为人头虱（*P. h. humanus*）和人体虱（*P. h. capitis*）。

【形态】

人虱呈灰白色，体狭长，头呈菱形，触角约与头等长，向头两侧伸出，眼位于触角后方。口器为刺吸式，由吸喙和口针组成，平时储在咽部的口针囊内，吸血时以吸喙固着皮肤，口针刺入，靠咽和食窦泵的收缩将血吸入消化道。中胸有 1 对气门，无翅，3 对足，粗壮，大小相似，末端有一弯曲的爪，爪与胫突配合形成强有力的攫握器，故虱能紧握宿主的毛发或内衣的纤维不致脱落。腹部分节明显，外观可见 8 节，雌虱腹部末端呈 "W" 形，雄虱腹部末端呈 "V" 形。

耻阴虱体小，呈灰白色，宽短似蟹。前足及爪均较细小，中、后足胫节和爪粗壮，攫握器发达。腹部宽短，有 6 对气门，第 3～5 节融合；第 5～8 腹节侧缘具锥形突起，上有刚毛，见图 16-18。

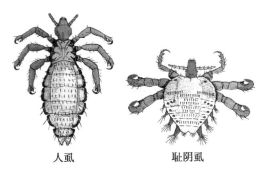

人虱　　　　　耻阴虱

图 16-18　人虱和耻阴虱成虫

【生活史和习性】

虱为半变态昆虫，生活史分卵、若虫和成虫 3 期（图 16-19）。

人头虱寄生在人头发中，产卵于发根，以耳后居多。人体虱主要寄生在贴身衣裤上，在衣裤的织物纤维上产卵，以衣缝、皱褶和裤腰等处居多。耻阴虱寄生在睫毛、阴毛及肛门周围的毛发上，产卵于毛发根部。人虱一生产卵量可达 300 枚，耻阴虱约为 30 枚。卵呈白色，椭圆形，俗称虮子。卵黏附在毛发或纤维上，游离端有盖，上有气孔和小室，若虫从卵盖处孵出。若虫小，外形与成虫相似，腹部较短，生殖器未发育成熟。若虫经 3 次蜕皮发育为成虫。若虫和雌雄成虫都嗜吸人血。虱不耐饥饿，若虫每日至少需吸血 1 次，成虫则需数次，常边吸血边排粪。在最适条件下，人虱由卵发育到成虫需 23～30 d，耻阴虱需 34～41 d。虱对温度和湿度极其敏感，正常人的体温、湿度是虱最适合的温湿度，当宿主患病、剧烈运动、死亡时，虱即离开宿主。人虱的传播由人与人的直接或间接接触引起，耻阴虱的传播主要是通过性交。WHO 已将耻阴虱感染列为性传播疾病之一。

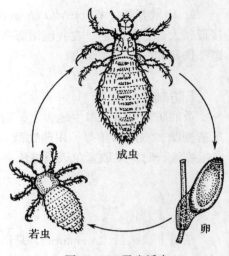

图 16-19　虱生活史

【与疾病的关系】

虱吸血，在刺叮部位可出现剧痒和丘疹，搔破后可引起继发感染。阴虱病患者多有不洁性交史，初发症状为阴部皮肤瘙痒，虫爬感，遇热更甚。皮肤可见红斑、淡褐色苔藓样变等，严重者因搔抓引起脓疱、溃疡。寄生在睫毛上的耻阴虱多见于婴幼儿，引起眼睑充血、奇痒等。能传播疾病的主要是人虱，可传播流行性斑疹伤寒、战壕热和虱传回归热。

流行性斑疹伤寒，又称虱传斑疹伤寒，病原体是普氏立克次体，是一种急性传染病。人虱吸食患者血后，立克次体侵入虱胃上皮细胞并大量增殖，数日后上皮细胞破裂，立克次体同虱粪一同排出，当虱再吸正常人血时，因虱粪污染皮肤伤口而感染，也可借呼吸或手污染眼结膜而感染。

战壕热又称五日热，病原体是五日立克次体，患者表现为急性发热。人体感染方式同流行性斑疹伤寒，只是五日立克次体只在虱胃内或上皮细胞表面繁殖，却不侵入细胞。

虱传回归热病原体是俄拜氏疏螺旋体，是一种周期性发作的急性发热传染病。病原体随患者血液被虱吸入后 5～6 d 穿过胃壁进入虱血腔，大量繁殖，不进入组织亦不从粪便排出，因虱体被碾破后其体液中的病原体经伤口进入人体而感染。

【防制】

虱的防制关键是搞好个人卫生，如勤洗澡、勤换衣、勤换洗被褥等。讲究科学灭虱，不用指甲掐或用牙齿咬虱。通常用蒸煮、干热、熨烫等方法处理衣物，不耐高温的衣物可用冷冻法；也可用敌敌畏乳剂、倍硫磷粉剂或水剂等药物喷洒、浸泡衣物。对患者采用剪去毛发，使用灭虱灵等药物灭虱。此外，虱对酒精敏感，可用高浓度酒精灭虱。

第七节　臭　虫

臭虫俗称壁虱，属半翅目（Hemiptera）、臭虫科（Cimicidae）。嗜吸人血的臭虫有温带臭虫和热带臭虫 2 种，两者形态和生活史均相似。前者分布广泛，后者仅分布在热带和亚热带。

【形态】

成虫背腹扁平，呈卵圆形，红褐色，大小为（4～5）mm×3 mm，遍体生有细毛。头

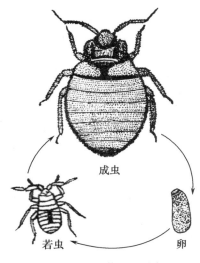

部两侧有 1 对复眼，1 对触角；口器为刺吸式口器，不吸血时向后弯折在头、胸部腹面的纵沟内，吸血时向前伸出与体约成直角。无翅，有 3 对足，在中、后足基部间有 1 对新月形的臭腺孔。雌虫腹部后端钝圆，雄虫腹部后端窄而尖。

【生活史和习性】

臭虫发育为半变态，生活史有卵、若虫和成虫 3 期（图 16-20）。

雌虫饱血后在人居室及床榻的各种缝隙中产卵，每次产卵数个，一生产卵数百个。卵呈黄白色，长圆形，一端有小盖，在 18～25℃条件下经 1 周即可孵出若虫。若虫小，色白，外形与成虫相似，体内生殖器尚未成熟，缺翅基。若虫分 5 龄，在末次蜕皮后翅基出现，变

图 16-20 臭虫生活史

为成虫，整个生活史需 6～8 周。若虫和成虫都嗜吸人血，也可吸鼠类、蝙蝠或家畜的血。若虫耐饥力不如成虫强，成虫一般可耐饥 6～7 个月，成虫寿命可达 9～18 个月。臭虫习惯群居，主要栖息于室内墙壁、木质家具的缝隙、草垫、床席等处，也可栖息于交通工具及公共场所的桌椅缝隙中。白天藏匿，夜晚活动吸血，行动敏捷，不易捕捉。

【与疾病的关系】

臭虫对人类最大危害是夜间吸血骚扰，使人不能安眠。人被刺叮后，局部出现红肿，痛痒难忍。在非洲，有因臭虫大量吸血引起贫血，或诱发心脏病及感冒的报道。臭虫至今尚未被证实在自然条件下可传播疾病。

【防制】

防制臭虫主要是搞好居室卫生，堵塞墙壁、地板、床椅的缝隙。最简单的方法是用开水烫杀，也可使用各种杀虫剂。

第八节 蜚 蠊

蜚蠊俗称蟑螂，属蜚蠊目（Blattaria）、蜚蠊科（Blattidae）。全世界已发现约 5 000 种，我国已记载 250 余种。

【形态】

蜚蠊成虫呈椭圆形，背腹扁平，体长一般为 10～35 mm，呈黄褐色或深褐色，体表具油亮光泽（图 16-21）。头小且向下弯曲，复眼大，单眼 1 对或退化，触角细长，口器为咀嚼式。翅的有无和大小形状是蜚蠊分类依据之一。有 3 对足，足基节变宽，几乎覆盖腹板全部。腹部扁阔，分 10 节。腹部背面分布臭腺，开口于第 6，7 腹节；雌雄虫第 10 腹背板特化为肛上板；两侧着生 1 对分节的尾须，上有许多感觉毛，是重要的感觉器官；雄

虫第9腹板特化为下生殖板，端部有1对腹刺，雌虫无腹刺，此为雌雄鉴别依据。雌虫的第7腹板为分叶状构造，具有夹持卵鞘的作用。

【生活史】

蜚蠊生活史为半变态，分为卵、若虫和成虫3个发育阶段（图16-22）。

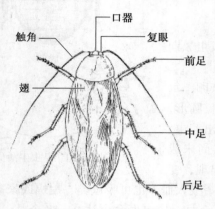

图 16-21 蜚蠊成虫

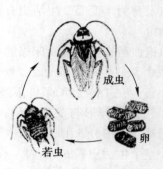

图 16-22 蜚蠊生活史

　　成虫羽化后即可交配，10 d 后开始产卵，雌虫产卵前先排泄一种物质形成卵鞘。鞘坚硬、呈暗褐色，长 1 cm，钱袋状，卵成对排列在鞘内。雌虫一生可产卵鞘数个或数十个不等，每个卵鞘含卵 16～48 粒，卵鞘形态及其内含卵数为蜚蠊分类的重要依据。卵鞘内的卵 1～2 个月后孵化，经一次蜕皮后成为若虫，若虫小，色淡，无翅，生殖器未发育成熟，生活习性与成虫相似。若虫经 5～7 个月羽化为成虫。整个生活史所需时间因温度、虫种、营养等不同而异，一般需数月或 1 年以上。雌虫寿命约 6 个月，雄虫寿命较短。

【生态】

1. 食性　蜚蠊为杂食性昆虫，人、畜的各种食物、排泄物、分泌物及垃圾等均可为食，尤嗜食糖类和肉食类，并需经常饮水。蜚蠊耐饥不耐渴。

2. 栖息与活动　多数种类蜚蠊栖居野外，少数种类栖息室内，尤喜温暖、潮湿、食物丰富、多缝隙的隐蔽场所。蜚蠊喜群居，这是由若虫、成虫直肠内壁分泌的"聚集信息素"引起的。在蟑螂栖居的地方，常可见粪便形成的棕褐色粪迹斑点，粪迹越多，蟑螂聚集也越多。蜚蠊的臭腺能分泌一种气味特殊的棕黄色油状物质，是其驱避敌害的一种天然防御功能，该分泌物留于所经过之处，通常称之"蟑螂臭"。蜚蠊昼伏夜行，夜晚21：00时至次日凌晨2：00时为其活动高峰。蜚蠊通常用足行走，飞翔力较差。

3. 季节消长与越冬　蜚蠊的季节消长主要受温度的影响。我国的大部分地区，蜚蠊通常始见于4月，7～9月达高峰，10月以后逐渐减少消失。当温度低于12℃时，便以成虫、若虫或卵在阴暗、无风的隐蔽场所越冬。

【蜚蠊与疾病的关系及我国常见蜚蠊种类】

蜚蠊是重要的城市害虫，主要通过体表或体内机械性地携带并传播多种病原体，如痢疾杆菌，沙门副伤寒甲、乙菌，绿脓杆菌，变形杆菌8株，青霉、黄曲霉等多种霉菌，腺病毒，肠道病毒血清型，脊髓灰质炎病毒，蠕虫卵，阿米巴包囊等。蜚蠊还可作为美丽筒线虫、东方筒线虫、念株棘头虫和缩小膜壳绦虫的中间宿主。蜚蠊的分泌物、粪便还可作为过敏原引起过敏性哮喘、皮炎等。

我国室内常见蜚蠊主要有德国小蠊、美洲大蠊、澳洲大蠊、黑胸大蠊和东方蜚蠊。以德国小蠊和美洲大蠊居多。

1. 德国小蠊（Blattella germanica）　是我国最常见的种类之一，多出没于车、船、飞机等交通工具内。体长1.0～1.4 cm，淡褐色，前胸背板上有2条黑色纵纹。卵鞘小而扁薄，内含卵20～40粒。

2. 美洲大蠊（Periplaneta americana）　是我国最常见的种类之一，多见于厨房、贮物间和卫生间等处。体长2.8～3.2 cm，暗褐色，触角长，前胸背板边缘有淡黄色带纹，中间有褐色蝶形斑。卵鞘内含卵16粒。

【防制】

防制蜚蠊的根本措施是保持室内清洁卫生，保持室内干燥，妥善保存食品，及时清除垃圾，注意堵洞抹缝，消除栖息场所。消灭成虫除用诱捕器或诱捕盒捕杀外，用除虫菊酯类杀虫剂制成"蟑螂笔"在蜚蠊出入处涂画，或制成药片、药板等放置于其活动场所进行除虫，该方法适合于家庭使用。在旅馆、饭店、交通工具可采用喷洒二氯苯醚菊酯加敌百虫。

小　结

昆虫纲虫体分头、胸、腹3部分，具1对触角，3对足。昆虫的发育分完全变态和不完全变态。完全变态包括卵、幼虫、蛹和成虫4个阶段，不完全变态包括卵、若虫和成虫3个阶段。

医学昆虫常见的种类有蚊、蝇、白蛉、蚤、虱和蜚蠊，其主要传播的虫媒病见表16-2。此外要掌握按蚊、库蚊、伊蚊三属蚊的鉴别，蝇的形态和生活习性与疾病传播的关系，主要昆虫媒介与疾病的关系及其防制要点。

表16-2　常见医学昆虫传播的虫媒病

昆虫种类	传播的疾病
蚊	疟疾、淋巴丝虫病、流行性乙型脑炎、登革热
苍蝇	结膜吸吮线虫病、锥虫病
白蛉	黑热病、东方疖、白蛉热、巴尔通体病
蚤	鼠疫、鼠型斑疹伤寒、绦虫病
虱	流行性斑疹伤寒、战壕热、虱传回归热

复习思考题

1. 什么叫变态？简述医学昆虫的变态类型。
2. 简述按蚊、库蚊、伊蚊三属蚊生活史各期形态的区别。
3. 主要的医学昆虫有哪些？可以传播哪些虫媒病？请各举 2~3 例。
4. 蝇的哪些形态结构、生物学习性与传病有关？
5. 何为蝇蛆病？

（吴家红）

数字课程学习

▶ 教学视频　　⬇ 教学 PPT　　✎ 自测题

第十七章
蛛 形 纲

第一节　蛛形纲概述

蛛形纲的特征是虫体分头胸部及腹部，或头胸腹愈合为一体称为躯体。成虫有 4 对足，无翅亦无触角。蛛形纲至少可分为 9 个亚纲，与医学有关的是蜱螨亚纲（Acari）、蝎亚纲（Scorpiones）、和蜘蛛亚纲（Araneae）。其中，蜱螨亚纲中的许多虫种可传播病原体，有些甚至可危害人体，是本纲中最重要的类群。

蜱螨亚纲已知种类约 5 万种，其中蜱类约 800 种。蜱螨类属于小型节肢动物，其中蜱较大，螨较小，大多数在 1 mm 以下，偶有数毫米的。虫体形状多为圆形或椭圆形，通常由颚体和躯体两部分组成。颚体又称假头，位于躯体前端，由口上板、口下板、口器、螯肢和须肢等部分构成。颚体上有刺吸式口器和一些感觉器官。躯体位于颚体的后方，呈囊状，表皮有的较柔软，有的形成不同程度的骨化板。此外，在表皮上还有各种条纹、刚毛等。躯体腹面的前半部有生殖孔，后半部有肛门。有 4 对足，通常分为基节、转节、股节、膝节、胫节和跗节等 6 个节段，跗节末端有爪和爪间突。足上的毛以一定数量排列，这种排列称毛序，可作为分类的标志。

蜱螨的发育要经过卵、幼虫、若虫和成虫 4 个时期，其中若虫期因类群而异，可进一步分为 1~3 个或更多阶段。幼虫有 3 对足，若虫与成虫有 4 对足。若虫与成虫形态相似，但生殖器官尚未发育成熟。雌成虫的生殖方式可分为产卵、产幼虫，产若虫和孤雌生殖等。

蜱螨亚纲中具有重要医学意义的种类有蜱、革螨、恙螨、蠕形螨、疥螨和尘螨。

第二节　蜱

蜱俗称"扁虱"、"草爬子"，属于蜱螨亚纲、寄螨目、蜱总科（Ixodoidea）。全世界已知的蜱类 850 多种，我国约有 120 余种，分别属于硬蜱科和软蜱科。硬蜱的躯体背面有一块几丁质的盾板，而软蜱则不具有该结构。蜱属于专性体表寄生的医学节肢动物，不仅可以吸食人畜的血，更重要的是还可传播多种人兽共患的病原体。

一、硬蜱

硬蜱属于硬蜱科，是蜱螨类体型最大的一种。我国已发现并有记录的硬蜱约107种。

【形态】

硬蜱躯体呈圆形或长圆形，体长2~10 mm，雌蜱吸饱血后体积比未吸血时可增大3~4倍，胀大如赤豆。颚体位于躯体前端，狭窄，向前突出。颚体由颚基、螯肢、口下板和须肢组成。颚基与躯体前端相连，雌蜱颚基背面有1对孔区，具有感觉及分泌体液帮助产卵的功能。1对螯肢，从颚基背面中央伸出，具有切割宿主皮肤的功能。1块口下板，位于螯肢腹面，与螯肢合拢时形成口腔。口下板腹面有倒齿，为吸血时固着器官。1对须肢，位于螯肢两侧，分4节，第4节短小，嵌生于第3节端部腹面小凹陷内，对蜱体有固定作用。

躯体呈袋状，左右对称。雄蜱背面的盾板几乎覆盖整个躯体，雌蜱盾板小，有的蜱的盾板后缘形成不同花饰，称缘垛。腹面有4对足，分6节，即基节、转节、股节、胫节、后跗节和跗节。基节上通常有距。跗节末端有1对爪及1个爪间突。第Ⅰ对足跗节具哈氏器，司嗅觉功能。1对气门，位于第Ⅳ对足基节的后外侧，气门板宽阔。生殖孔位于腹面的前半，常在第Ⅱ、Ⅲ对足基节之间的水平线上。肛门位于躯体的后部，常有肛沟（图17-1）。

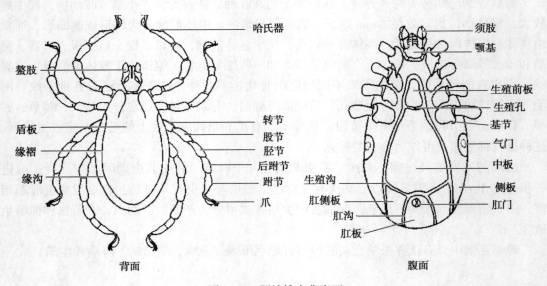

图17-1 硬蜱雄虫背腹面

【生活史】

硬蜱的生活史过程分为卵、幼虫、若虫和成虫4个时期。从幼虫发育到成虫的每一个变态期均需蜕皮完成。卵呈球形或椭圆形，淡黄色至褐色。适宜条件下卵可在2~4周孵化出幼虫。幼虫形似若虫，但体小，有3对足，幼虫吸血后经1~4周蜕皮为若虫。硬蜱若虫只一期，若虫与成虫形态相似，有4对足，生殖系统未发育成熟，无生殖孔。若虫再

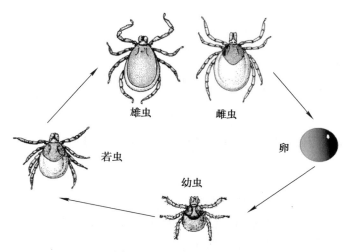

图 17-2　硬蜱的生活史

吸血后经 1～4 周蜕皮为成虫（图 17-2）。硬蜱完成一代生活史所需时间，因个体发育情况而异，从 2 个月至 3 年不等。硬蜱寿命从几个月到数十个月不等。

【生态】

硬蜱多生活在森林、灌木丛、草原、野生动物洞穴或牲畜圈舍等处。雌性成虫吸血后交配落地产卵，产卵场所常为草、树根、畜舍等处的缝隙。硬蜱一生仅产卵 1 次，饱血后卵在 4～40 d 全部产出，产卵数量因种而异，从数千至数万枚不等。雌虫产卵后干瘪死亡，雄虫可交配数次。

硬蜱的幼虫、若虫和成虫期都吸血，且各发育阶段均吸血 1 次，吸血时间较长，一般需要数天。寄生的宿主范围广泛，涉及陆生哺乳动物类（包括人）、鸟类、爬行类和两栖类。硬蜱多在白天侵袭宿主，吸血量很大，饱血后身体可胀大几倍至几十倍不等。因为硬蜱在生活史中有更换宿主吸血的习性，所以完成发育至少需要 1 个宿主，这在流行病学上有重要意义。根据其更换宿主的种类和次数可分为 4 种宿主类型。①单宿主蜱：发育各期都在同一个宿主上寄生、吸血，雌虫饱血后落地产卵，如微小牛蜱；②二宿主蜱：幼虫与若虫在同一宿主寄生、吸血，成虫则寄生于另一宿主，如残缘璃眼蜱；③三宿主蜱：幼虫、若虫、成虫分别在 3 个不同宿主体上寄生，90% 以上的硬蜱为三宿主蜱，如全沟硬蜱、草原革蜱等；④多宿主蜱：幼虫、各龄若虫和成虫及雌蜱每次产卵前都需要寻找宿主寄生吸血，每次饱血后离去。有时一个世代需要更换 5～20 个宿主，这种宿主更换使其有可能在不同宿主之间传播蜱媒病。

蜱的嗅觉敏锐，对动物的汗味和二氧化碳很敏感，当宿主靠近时，可主动攀爬到宿主身上。蜱对宿主寄生部位有一定的选择性，多寄生于皮肤较薄，不易被搔抓的部位，如动物或人的颈部、耳后、腋窝和大腿内侧等处。

影响硬蜱的季节消长和活动的因素很多，包括温湿度、光照、土壤及宿主等。蜱多在温暖季节活动。例如，我国东北林区的全沟硬蜱出现在 4 月中、下旬，5 月份达到活动高峰，6 月份以后很少见。硬蜱多在栖息场所越冬，如动物的洞穴、土块、落叶层中或宿主体表。越冬虫期因种类而异。

【重要种类】

1. 全沟硬蜱　体呈卵圆形，褐色。颚基宽短，须肢细长。雌虫盾板呈椭圆形，无眼及缘垛。成虫寄生于家畜和野生动物，也侵袭人；幼虫和若虫寄生于小型哺乳动物及鸟类。栖息在针阔混交林，为三宿主蜱。以饥饿的幼虫、若虫和成虫越冬。分布于东北和华北、新疆、甘肃和西藏等地。全沟硬蜱是蜱媒脑炎和莱姆病的主要传播媒介。能传染 Q 热和北亚蜱传斑疹伤寒等其他病原体。

2. 亚东璃眼蜱　颚基两侧缘略突出，须肢狭长。盾板上刻点稀少。眼大突出呈半球形。足各关节呈淡色环带。生活于荒漠或半荒漠地带。成虫主要寄生于骆驼，牛，羊等家畜，也能侵袭人，幼虫和若虫常寄生于小型野生动物。分布于吉林，内蒙古及西北等地区。亚东璃眼蜱是克里木－刚果出血热的主要传播媒介。

3. 草原革蜱　盾板上珐琅斑明显，有眼和缘垛；须肢宽短，颚基呈矩形，足 I 转节的背距短而圆钝。属于三宿主蜱，成虫寄生于大型哺乳类，有时侵袭人；幼虫和若虫寄生于各种啮齿动物。草原革蜱分布于东北，华北，西北和西藏等地区，是北亚蜱传斑疹伤寒的主要传播媒介。

【与疾病的关系】

硬蜱由于吸血及频繁更换宿主，可以传播多种疾病。

1. 叮刺吸血　硬蜱叮刺宿主皮肤，可导致局部充血，水肿等急性炎症反应，还可以造成继发感染。有些硬蜱能分泌神经毒素，随蜱的叮刺吸血活动注入宿主体内导致运动性神经纤维传导阻滞，引起上行性肌肉萎缩性麻痹或神经麻痹，称为蜱瘫痪，重者可致呼吸衰竭而死亡。该病在我国东北和山西均有报道。

2. 传播疾病　蜱能够充当传播媒介，传播一系列疾病（蜱媒病），多数蜱媒病同时也是自然疫性疾病及人兽共患病，能够在人与其他脊椎动物宿主之间传播。

（1）蜱媒脑炎（tickborne encephalitis）　又称森林脑炎（forest encephalitis），病原体为森林脑炎病毒，主要分布在俄罗斯远东地区、欧洲和我国东北林区等地，我国四川、河北、新疆、云南等省（自治区）也有散发病例，患者主要是伐木工人。传染源主要为森林脑炎病毒的保虫宿主，如野生哺乳动物和鸟类等。本病通过硬蜱叮刺吸血传播，我国的主要媒介是全沟硬蜱，病毒可经卵传递，多发生在 5~8 月，人群普遍易感。

（2）发热伴血小板减少综合征　俗称"蜱咬病"，病原体是一种属于布尼亚科的新型病毒，即发热伴血小板减少综合征病毒（severe fever with thrombocytopenia syndrome virus, SFTSV）。近年来，在我国的湖北、河南、山东、江苏、安徽和浙江等省相继发现了相关病例，患者以严重发热伴血小板减少为主要临床特征。"蜱咬病"是一种自然疫源性疾病，主要通过蜱虫叮咬吸血传播，极少见人传人现象，但接触患者的血液亦可能被传染。在丘陵、山地、森林等地区生活、生产的居民和劳动者及赴该类地区户外活动的旅游者感染风险较高。流行期为 4~10 月，其中 5~7 月为流行的高峰期。

（3）克里木－刚果出血热　病原体是克里木－刚果出血热病毒。因主要流行于我国新疆，又称新疆出血热。患者多见于牧民。传染源主要是保虫宿主绵羊和塔里木兔，其次是急性期患者及其他牧区家畜或野生动物。本病可通过硬蜱叮刺吸血传播，传播媒介主要是亚东璃眼蜱，病毒可经卵传递，也可以接触传播。发病高峰期为 4—5 月，人群普遍易感。

（4）莱姆病　因首先在美国康涅狄格州莱姆镇发现而得名，病原体是包柔螺旋体。呈世界性流行，我国黑龙江、新疆、吉林和河南等省（自治区）存在本病流行。传染源为啮齿类动物、其他大型哺乳动物及患者，主要通过硬蜱的叮刺吸血传播，在我国的传播媒介是全沟硬蜱等。

（5）Q 热　病原体为 Q 热立克次体。我国许多省都有流行，患者多见于兽医、农民、屠宰场及皮革厂工人等。家畜（牛、羊等）是人体 Q 热的主要传染源，其次是野生哺乳动物。Q 热主要由呼吸道吸入传播，亦可通过蜱的叮刺吸血传播及蜱的粪便污染伤口而感染等，多种硬蜱可作为本病的传播媒介。人群普遍易感，病后可获得持久免疫力。此病的流行无明显季节性。

（6）北亚蜱媒斑疹热　又称西伯利亚蜱媒斑疹伤寒，病原体为西伯利亚立克次体，临床以蜱叮咬原发病灶、淋巴结肿胀、突然发热和早期出现玫瑰疹等为特征。在我国主要流行于新疆、内蒙古、黑龙江一带。传染源主要是小型啮齿动物（鼠类），主要通过硬蜱的叮刺吸血传播，媒介蜱种较多，如草原革蜱等。人群普遍易感。发病季节多在 3～11 月。

（7）人巴贝虫病　巴贝虫病是一种原虫病，病原体为巴贝虫，主要寄生于牛、马、羊等哺乳动物的红细胞内，该虫是通过硬蜱传播寄生于宿主红细胞内，在哺乳动物间传播感染。人偶尔感染，我国云南有报道。人群普遍易感。

（8）其他疾病　硬蜱同时还可以作为苏格兰脑炎、波瓦脑炎、凯萨努森林病、颚木斯克出血热、落基山斑点热和人埃立克体病等的传播媒介，但这些疾病在我国尚未见报道。

【防制】

硬蜱的综合防制以环境防制、化学防制及个人防护为主。

1. 环境防制　草原地带可采用牧场轮换和牧场隔离办法灭蜱，使硬蜱得不到吸血机会。结合垦荒，清除灌木杂草，清理禽畜圈舍，堵洞嵌缝以防硬蜱孳生，捕杀啮齿类动物等。

2. 化学防制　在硬蜱栖息及越冬场所喷洒化学杀虫剂如敌敌畏、马拉硫磷等。牲畜可定期药浴杀蜱，林区用烟雾剂处理。

3. 个人防护　进入硬蜱地区应穿防护服、长袜长靴及戴防护帽等，并可用药物浸泡衣物。皮肤裸露部位可涂驱避剂。并要快步走，定期检查体表，防止蜱叮咬。离开时应相互检查，勿将蜱带出疫区。

二、软蜱

软蜱属于蜱总科、软蜱科。成虫的躯体背面无盾板。全世界已发现的软蜱约 150 种。我国有记录的软蜱科 10 余种。重要种类有乳突钝缘蜱等。

【形态】

软蜱颚体较小，位于躯体前部的腹面，从背面不可见。颚基背面无孔区，须肢呈长杆状，各节均可活动。躯体体壁柔韧，体型似扁囊，呈卵圆形，前端突起部分为顶突。躯体背面无盾板，体表多呈颗粒状小疣或具皱纹、盘状凹陷。气门板小，位于第Ⅳ对足前外侧。生殖孔位于腹面的前部，两性特征不显著。各基节均无距刺，跗节有爪，无爪垫。肛门位于身体中间或稍后，某些种类有肛前沟、肛后中沟和肛后横沟，分别位于肛门的前后方，见图17-3。成虫及若虫第Ⅰ、Ⅱ对足间有基节腺开口。基节腺液有调节虫体血淋巴、水分和电解质平衡的作用。某些钝缘蜱在吸血时，病原体可随基节腺液的分泌物而感染宿主。雌雄软蜱区别不明显。

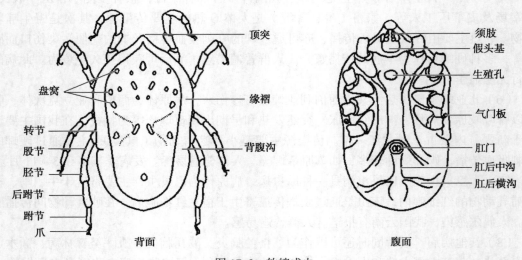

图 17-3　软蜱成虫

【生活史】

软蜱的生活史过程分为卵、幼虫、若虫和成虫4个时期。卵呈球形或椭圆形。成虫有多次吸血的习性。雌成虫可多次产卵，一次产卵50～200枚，总数可达上千。在适宜条件下卵在2～4周孵化出幼虫。幼虫形似若虫，但体小，3对足，幼虫经1～4周蜕皮为若虫。若虫再经1～4周蜕皮为成虫。多数软蜱完成一代生活史需要半年至2年。软蜱耐饥时间可长达几年甚至十几年，一般可存活5～6年，甚至数十年。

【生态】

软蜱一生可寄生多个宿主，幼虫、若虫和成虫及雌蜱每次产卵前都需要寻找宿主吸血。侵袭宿主吸血多发生在夜间。吸血时间较短，一般持续数分钟到1 h。软蜱主要寄生于鸟类和洞穴哺乳动物等，有些种类可侵袭人体。常栖息于家畜的圈舍、野生动物的洞穴、鸟巢及房舍的缝隙中。候鸟的季节迁移，是软蜱播散的重要因素。软蜱因多在宿主洞巢内，故终年都可活动。主要在宿主住处附近越冬，越冬虫期因种而异。

【重要种类】

乳突钝缘蜱　体缘圆钝，背腹面之间无缝隙相隔。体表呈颗粒状。口下板短，其前端只达须肢第2节前缘。肛后横沟与肛后中沟交界处成直角。栖息于中小型兽洞或岩窟内，在房舍内也有发现。寄生于蟾蜍、刺猬、野兔、野鼠和牛羊等家畜，也可侵袭人。国内分布于新疆等地，为蜱回归热的媒介，亦可传播 Q 热等。

【与疾病的关系】

1. 蜱媒回归热　又称地方回归热，病原体为螺旋体科疏螺旋体属中的约 20 种螺旋体。临床上以多次反复发热为特征。本病在我国新疆及西部边缘省份存在流行，鼠类及患者是本病的主要传染源。软蜱是本病的传播媒介，病原体可以通过软蜱的唾液腺或基节腺排出体外，经叮刺吸血或基节腺分泌物污染皮肤伤口传播，我国的主要传播媒介是乳突钝缘蜱和特突钝缘蜱，传播病原体分别是伊朗包柔螺旋体和拉氏包柔螺旋体。发病多在 4～8 月，人群普遍易感。

2. 其他疾病　研究表明土拉热杆菌在拉合尔钝缘蜱体内可存活 200～700 天，故软蜱在保存这些病的自然疫源中起一定作用。软蜱同时也是 Q 热和北亚蜱媒斑疹热的传播媒介。

【防制】

定期清理家屋，禽舍、马厩和牛栏等裂隙或洞缝等软蜱的孳生地，同时喷洒杀虫剂。人进入这些地方应尽量不要停留，也可以穿戴防护服、帽，以防软蜱爬附。

第三节 革 螨

革螨属于寄螨目、革螨总科（Gamasoidea），全世界已知的革螨有 800 余种，我国约 400 多种。专性血食或兼性血食型革螨可侵袭叮刺人体，不仅引起螨性皮炎，还可以传播病毒、细菌、原虫和蠕虫等人畜共患病的病原体，具有流行病学意义。

【形态】

成虫呈卵圆形或椭圆形，长 0.2～0.5 mm，个别种类可达 1.5～3.0 mm，螨体颜色呈黄褐色、鲜红或暗红色。体表膜质，具有骨化的骨板。虫体分为颚体和躯体两部分。颚体位于螨体前端，由颚基、螯肢及须肢组成。颚基紧连躯体，其形状是分类鉴定的依据。螯肢由螯杆和螯钳组成。雄虫螯肢演变为导精趾（spermatodactyl），具有外生殖器的作用。须肢呈长棒状，位于颚体前端两侧。

躯体背面隆起，有背板 1～2 块。背板上的刚毛数目和排列的毛序因种而异。多数种类躯体腹面前缘具叉形胸叉。雌螨腹面有几块骨板，分别为胸板、生殖板、腹板和肛板。某些种类生殖板和腹板可愈合为生殖腹板。雄螨腹面的骨板常愈合为 1 块全腹板。雌虫生殖孔位于胸板之后，被生殖板遮盖，呈横缝隙状，见图 17-4。雄虫生殖孔位于胸板前缘，呈漏斗状。1 对具气门，位于第 Ⅲ、Ⅳ 对足基节间的外侧，向前延伸形成气门沟，呈圆孔状。4 对足，分 6 节，足 Ⅰ 跗节背面亚末端有 1 个跗感器，司感觉功能。

【生活史】

革螨的生活史分为卵、幼虫、第一若虫（前若虫）、第二若虫（后若虫）和成虫 5 个时期。革螨行卵生、卵胎生或孤雌生殖，也有的直接产幼虫或第一若虫。卵一般在产出后

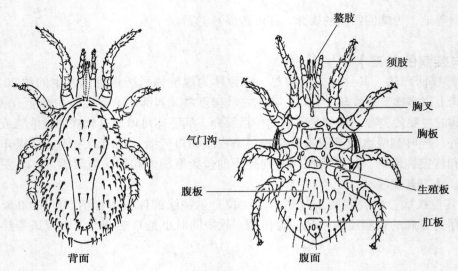

螯肢

须肢

胸叉

胸板

气门沟

生殖板

腹板

肛板

背面

腹面

图 17-4　革螨雌虫背腹面模式图

1~2 d 孵出幼虫，幼虫呈白色，不进食，在 24 h 内蜕皮为第一若虫。第一若虫期的雌虫吸血 2 次，雄虫吸血 1 次，经 2~6 d 发育为第二若虫。第二若虫与成虫相似，但无生殖孔和生殖板；进食后经 1~2 d 蜕皮为成虫。革螨完成一代生活史需 1~2 周。

【生态】

革螨大多数营自生生活，少数营寄生生活。寄生革螨刺吸宿主的血液，并传播疾病。革螨寄生宿主的范围广泛，包括哺乳类、鸟类、爬行类、两栖类及无脊椎动物等，有些种类可侵袭人体。多数寄生在宿主体表，如厉螨属；少数寄生于体内，如呼吸道、外耳道、肺部等部位，如肺刺螨属。体表寄生革螨食性复杂，有的专性吸血，如皮刺螨属；有的兼性吸血，既可刺吸血液，也可捕食小型节肢动物或有机物质，如格氏血厉螨。

根据生活习性，体表寄生的革螨又可分为巢栖型和毛栖型，巢栖型是指革螨在整个发育和繁殖过程都在宿主巢穴中进行，仅在吸血时才与宿主接触，对宿主无选择性。毛栖型是指革螨长期寄生在宿主体表，对宿主有明显的选择性。大多数寄生革螨整年都可活动，但有明显的季节性繁殖高峰，主要决定于宿主活动的季节变化、宿主巢穴内微小气候条件及宿主居住在巢穴中的时间等影响。一般 9 月份以后逐渐增高，10~11 月出现高峰，入冬后渐降，春夏季最少。

【重要种类】

1. 格氏血厉螨（Haemolaelaps glasgowi）　体型中等，呈卵形，淡黄色。雌螨背板几乎覆盖整个背部；胸板宽大于长，后缘内凹；生殖腹板较短。本种属巢栖型兼性吸血螨类，寄生于鼠类，也能叮吸人血。广泛分布于我国各地。

2. 柏氏禽刺螨（Ornithonyssus bacoti）　体型中等，雌虫背板前宽后窄，背部有 18 对刚毛，胸板宽大于长，生殖板呈长椭圆形。螯肢细长，呈剪状。本种属巢栖型专性吸血螨类，寄生于鼠类，也侵袭人，在我国大多数省（自治区）均有发现。

3. 鸡皮刺螨（Dermanyssus gallinae） 体型中等偏大，呈长卵形。雌虫背板前端宽后端窄，末端平直。胸板宽大于长，呈拱形。生殖板末端钝圆。螯肢刺针状或鞭状。本种寄生于家禽和鸟类，常自禽窝中爬出叮刺人体。分布于我国大多数省份。

4. 毒厉螨（Laelapsechidninus） 属宽卵圆形，棕黄色，体长 1 ~ 1.4 mm。胸板长宽约相等，呈近似正方形，上有 3 对刚毛。生殖腹板后端膨大、后端凹，几乎与肛门相接，上有 4 对毛。属毛栖型兼寄生性革螨，常寄生于鼠类，可侵袭人，呈世界性分布。

【与疾病的关系】

1. 直接危害 革螨叮刺吸血可引起革螨皮炎，患者局部皮肤出现 0.5 ~ 1.0 cm 直径的红色丘疹，中央有针尖大小的"刺痕"，并伴有痒感，通常由柏氏禽刺螨、鸡皮刺螨和血厉螨等所致。此外，少数体内寄生革螨偶尔侵入人体，引起各种螨病，如由肺刺螨属的革螨寄生肺部引起肺螨病。

2. 传播疾病 革螨可传播如下疾病。

（1）流行性出血热（epidemic hemorrhagic fever，EHF） 又称肾综合征出血热（hemorrhagic fever with renal syndrome，HFRS），病原体是汉坦病毒（Hantavirus，HTV）。患者的临床表现为发热、出血倾向和肾损害。该病在欧洲和亚洲流行较为广泛，我国绝大多数地方都有流行。患者多见于青壮年。传染源主要是鼠类。国内已证实多种革螨可作为该病的传播媒介，病毒在革螨体内可经卵传递。人群普遍易感，一年四季可发病，潜伏期为 8 ~ 40 d。

（2）立克次体痘（rickettsial pox） 又称疱疹性立克次体病（herpes rickettsiosis），病原体为小蛛立克次体，临床特异性表现为发热、背部和全身肌痛、斑丘疹、水痘、全身淋巴结肿大等。本病主要流行于美国东北部，我国可能有此病存在。传染源主要是鼠类，本病的主要媒介为血红异皮螨，通过叮刺吸血传播。

（3）其他疾病 革螨还被怀疑与蜱媒脑炎、Q 热、地方性斑疹伤寒、土拉菌病、圣路易脑炎、淋巴细胞脉络性脑膜炎等疾病的传播有关。

【防制】

1. 环境防制 保持室内清洁，清理鼠穴、鸡窝、鸽巢。对床铺定期暴晒。传病的革螨大多是寄生于鼠体或栖息鼠穴中的种类，故灭鼠是防制革螨的重要措施。

2. 化学防制 有机磷类杀虫剂的杀螨效果较佳。定期用药物喷洒地面，动物饲养房和鼠洞用敌敌畏熏蒸灭螨效果较好。

3. 个人防护 可能接触革螨的工作人员，应穿"五紧"服，裸露部位涂抹驱蚊剂等，对革螨有一定的驱避效果。

第四节 恙 螨

恙螨又称沙螨，恙虫，中医学称为"沙虱"，属于真螨目（Acariformes）、恙螨科（Trombiculidae）。恙螨的成虫和若虫营自生生活，幼虫营寄生生活，可引起恙螨性皮炎、传播恙虫病等。全世界已知恙螨超过 3 000 多种和亚种，其中 50 余种侵袭人体。我国已知恙螨约 400 多种，分布遍及全国。

【形态】

1. 成虫与若虫　成虫体长 1.0~2.0 mm，外形呈 "8" 字形，通常为红色，全身密布绒毛；若虫形似成虫，但较小，体表覆盖的绒毛也相对稀疏。成虫和若虫均具有 4 对足。

2. 幼虫　椭圆形虫体，呈红、橙、淡黄或乳白色。幼虫初孵出时体长约 0.2 mm，饱食后体长达 0.5~1.0 mm。鄂体位于躯体前端，螯肢基节宽大，呈三角形。须肢呈圆锥形，分 5 节，节末端有爪。颚基在腹面向前延伸，其外侧形成 1 对螯盔。躯体背面前部有盾板，形状因种而异。盾板中央有一对感器。盾板后方的躯体上有横列的背毛，其排列的行数和数目等因种而异。幼虫有 3 对足，分为 6 或 7 节，足上呈多羽状毛，见图 17-5。

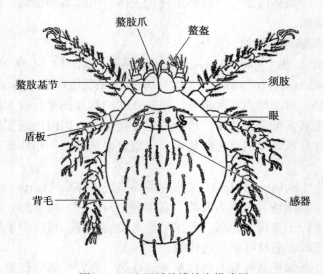

图 17-5　地里纤恙螨幼虫模式图

【生活史】

恙螨的生活史中包括卵、前幼虫、幼虫、若蛹、若虫、成蛹和成虫 7 期。

恙螨卵呈球形，淡黄色，成堆产于土壤浅表缝隙中。在适宜条件下，经 2~8 d 卵内逸出包有薄膜的前幼虫。经 7~14 d 的发育，幼虫破膜而出，遇到适宜宿主即攀附寄生，吸取被分解的组织细胞和淋巴液，经 3~5 d 饱食后，坠落地面缝隙中，3~7 d 后静止不动变为若蛹，若蛹内若虫发育成熟后，进入静止的成蛹期，经 7~15 d 发育为成虫。成虫成熟后，雌螨寻找到雄螨产出的精胞，摄取精胞本体并在体内完成受精。雌螨受精后约 3 周开始产卵于泥土表层缝隙中，产卵可达 15 枚 / 日，持续时间平均为 30 d。雌虫一生可产卵 100~200 粒，产卵后约经 30 d 死亡。恙螨的寿命一般为 3 个月至 2 年。

【生态】

1. 活动、食性及取食方式　恙螨幼虫活动范围很小，在遇到宿主之前，幼虫常聚集于一处，在地表呈点状分布，称 "螨岛"。幼虫喜群集于草树叶、石头或地面物体尖端，有利于其攀附宿主。幼虫多孳生于温暖、潮湿的环境，对宿主的呼吸、气味、体温和颜色等敏感，主要依靠宿主携带而得以散布。

成虫和若虫主要以土壤中的小型节肢动物及昆虫卵为食，幼虫则以分解的宿主组织细胞和淋巴液为食。幼虫在宿主皮肤叮刺吸吮时，先以螯肢爪刺入皮肤，然后注入唾液（含多种溶酶和抗凝物质）溶解周围组织。同时，由于上皮细胞、胶原纤维及蛋白发生变性而出现凝固坏死，宿主皮肤在唾液周围形成 1 个环圈，继而往纵深发展形成 1 条小吸管通到幼虫口中，称为茎口。液化了的组织和淋巴液，通过茎口进入幼虫消化道。幼虫只饱食 1 次，在刺吸过程中，一般不更换部位或转换宿主。

2. 幼虫宿主与寄生部位　恙螨幼虫的宿主范围很广泛，包括哺乳类（主要是鼠类）、鸟类、爬行类、两栖类及无脊椎动物，有些种类也可侵袭人体。多数种类的恙螨对宿主的选择性不强。寄生的部位多为宿主体表细嫩而湿润处，如哺乳动物的耳窝、会阴部和肛门，鸟类的腹股沟和翼腋，爬行类的鳞片下等。在人体则常寄生在后头发缘、颈和肩部，少数寄生于腋窝、腹股沟、阴部等处。

3. 分布、孳生地与季节消长　恙螨分布广泛，多在温暖、潮湿的地区，其中以东南亚地区的恙螨种类最多，也是世界上恙螨最集中的地区。在我国，恙螨主要分布于东南沿海至西南边境省区，其中以云南省至广东省一线最为集中。

除幼虫必须寄生外，恙螨其他的生活史期均生活在地面浅表层，孳生地多见于土壤湿润、幼虫宿主（鼠类）经常出没和其他小型节肢动物及其卵丰富的场所。恙螨幼虫在宿主体上的季节消长因种类和地区而异。根据恙螨每年出现的高峰，可分为 3 型：夏季型和春秋型的恙螨多以若虫及成虫在土壤中越冬，秋冬型恙螨无越冬现象。

【重要种类】

我国重要的媒介恙螨有地里纤恙螨、小盾纤恙螨、红纤恙螨和高湖纤恙螨等种类，其中地里纤恙螨和小盾纤恙螨最为重要。

1. 地里纤恙螨（*Leptotrombidium deliense*）　幼虫呈卵圆形，橘红色，2 对眼明显红色。盾板略呈长方形，前缘和两侧缘微内凹，后缘微凸出，而中部微内凹。盾板上有 5 根羽状毛。感器呈鞭丝状。地里纤恙螨是我国恙虫病的主要媒介。以黄毛鼠、褐家鼠、黄胸鼠、社鼠、黑线姬鼠为主要宿主，分布于广东和福建等地。

2. 小盾纤恙螨（*L. scutellare*）　幼虫呈橘红色。眼红色，明显。盾板呈长方形，前缘稍内凹，后缘向后略呈弧形凸出。盾板有 5 根刚毛。感器呈鞭丝状。小盾纤恙螨是日本秋冬型恙虫病的传播媒介。以黄毛鼠、社鼠、黑线姬鼠为主要宿主，分布于我国的东北和华北地区。

【与疾病的关系】

恙螨仅幼虫营寄生生活，有不少种类可对人体造成直接或间接伤害。

1. 恙螨皮炎　由恙螨幼虫叮刺取食所致。由于恙螨幼虫的唾液能溶解宿主皮肤组织，造成周围组织的凝固性坏死，产生炎症性损害。人体被恙螨叮刺后，皮肤剧痒难忍，被叮刺处出现红色丘疹，继而形成水疱，水疱破裂后可继发细菌感染。水疱可发生坏死和出血，随后结成黑色痂皮，成为焦痂。

2. 恙虫病　又称丛林斑疹伤寒，病原体是恙虫立克次体。目前已确证地里纤恙螨、小盾纤恙螨、微红纤恙螨、高湖纤恙螨、海岛纤恙螨和吉首纤恙螨等6种恙螨为恙虫病的主要传播媒介。人群对该病普遍易感，但患者以青壮年为主，潜伏期4~20 d，感染后免疫力可持续数月。临床特征为突然起病、发热、叮刺处有焦痂或溃疡、淋巴结肿大及皮疹。

3. 流行性出血热　又称肾综合征出血热，病原体为汉坦病毒（Hantavirus，HV）。该病可通过恙螨叮刺传播。在我国，黑线姬鼠是该病的主要保虫宿主，人群普遍易感，潜伏期8~40 d，临床上常有发热、出血倾向和肾损害三大表现。

【防制】

1. 药物杀螨，控制传播媒介　在人经常活动的地方、鼠洞和鼠道附近及孳生地，定期喷洒六氯环己烷、林旦、美曲磷酯等杀虫剂。

2. 清除孳生场所，切断传播途径　搞好环境卫生、填平坑洼，保存干燥，定期铲除杂草与灌丛，堵塞鼠洞及灭鼠。若发现螨岛，可采用机械、除草剂或焚烧的方式清除植被。

3. 加强个人防护，提高防病意识　在疫区，不要在溪沟边草地上坐、卧休息。野外作业人员应注意着装，袖口、裤腿要扎紧，上衣要扎入裤腰内。外露皮肤可涂抹邻苯二甲酸二甲丁酯等驱蚊剂。工作后及时换衣、洗澡可减少被叮咬的机会。

第五节　疥　螨

疥螨属真螨目（Acariformes）、疥螨总科（Sarcoptoidea），寄生于人和哺乳动物的皮肤表皮角质层内。寄生于人体的疥螨称为人疥螨（*Sarcoptes scabiei*）。

【形态】

成虫呈短椭圆形，背面隆起，腹面较平，乳黄色。雌螨体长为0.3~0.5 mm，雄螨0.2~0.3 mm。颚体短小，位于前端。螯肢钳状，其内缘有锯齿。须肢分3节。体表有大量波状横纹，背面有许多圆锥形皮棘及成对的粗刺和刚毛。躯体前部有盾板，雄螨背面后半部还有1对后侧盾板。腹面光滑，仅有少数刚毛。足短圆锥形，分前后两组。足的基节与腹壁融合成基节内突。前2对足跗节上有爪突，末端均有具长柄的吸垫（ambulacra）；后2对足的末端雌雄不同，雌螨均为长刚毛鬃，而雄螨的第4对足末端具长柄的吸垫。雌螨产卵孔位于躯体腹面后2对足之间偏前体的中央，呈横裂缝状。雄螨的外生殖器位于第4对足之间略后处。雄螨肛门位于躯体后缘正中，雌螨肛门位于阴道的背侧，见图17-6。

【生活史】

疥螨的生活史包含卵、幼虫、前若虫、后若虫和成虫5期，均在宿主皮肤角质层内完成。卵呈椭圆形，淡黄色，壳薄。雌虫产卵于宿主皮内的隧道中，卵产出后经3~5 d孵出幼虫。幼虫形似成螨，有3对足，前2对具有吸垫，后一对足具长鬃。幼虫在隧道中，经3~4 d蜕皮为前若虫。前若虫形似成虫，但体形较小，生殖器尚未显现。雄性若虫只有1期，经2~3 d蜕皮为雄疥螨；雌性有2个若虫期，前若虫经2~3 d蜕皮为后若虫，

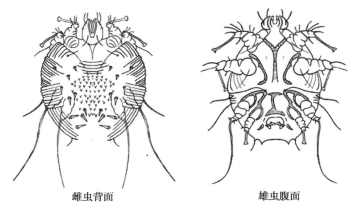

图 17-6　疥螨成虫模式图（仿陈佩慧）

该期若虫的阴道已形成，可进行交配。后若虫再经 3～4 d 蜕皮为雌疥螨。疥螨完成生活史一般需 10～14 d。疥螨交配发生在雄性成虫和雌性后若虫之间，多于夜间在人体皮肤表面进行。雄疥螨大多在交配后不久即死亡；雌性后若虫在交配后 20～30 min 钻入宿主皮肤内，蜕皮为雌疥螨，2～3 d 后即在隧道内产卵。每次可产卵 2～3 粒，一生共可产卵 40～50 粒，雌疥螨寿命 6～8 周。

【生态】

疥螨常寄生于人体皮肤较柔软嫩薄之处，如指间、手背、腕屈侧、肘窝、腋窝、脐周、腹股沟、阴囊、阴茎、乳房下等处；儿童全身均可被侵犯，以足部最多。

疥螨以角质组织和淋巴液为食，并以螯肢和前两足跗节爪突在宿主皮肤内挖掘，形成一条长 2～16 mm 的隧道。雌螨挖掘隧道的能力强，雄螨与后若虫亦可单独挖掘，但能力较弱。前若虫与幼虫不能挖掘隧道，生活在雌螨所挖隧道中。交配受精后的雌螨最为活跃，每分钟可爬行 2.5 cm，此时也是最易感染新宿主的时期。

疥螨的扩散与环境的温、湿度有关。温度较低，湿度较高时寿命较长，有利于其扩散。而高温低湿则对其生存不利。

【致病机制和临床表现】

人疥螨引起的皮肤病，称为疥疮（scabies）。其致病作用包括虫体挖掘隧道时对角皮层的机械性刺激及生活中产生的排泄物、分泌物及死亡虫体的崩解物引起的超敏反应。皮损的表现为局部皮肤出现丘疹、水疱、脓疱、结节、肉芽肿及隧道。多呈散在分布。丘疹呈淡红色，针头大小；水疱直径 2～4 cm；脓疱呈乳黄色；结节呈棕红色，多为黄豆或绿豆大小；隧道呈浅灰色或浅黑色的弯曲细线。内有成虫、幼虫、虫卵、空卵壳及排出物等。雌虫常位于隧道盲端，呈针尖大小的灰白小点。隧道内可有细胞角化不全，棘细胞水肿、坏死，真皮乳头层水肿，浅、深层血管周围炎性细胞浸润。隧道外可有鳞屑微翘，表皮常剥脱。

疥疮在临床上表现为皮肤的病理性损伤和剧烈瘙痒。感染部位的皮肤瘙痒白天较轻，夜晚加剧，睡后更甚。可能是由于疥螨夜间在温暖的被褥内活动所致。感染者因剧烈瘙痒而搔抓，致使疥螨在皮肤内移动、破坏加重。由于剧痒、搔抓，可引起出血或继发感染，引起脓疮、毛囊炎等并发症。

【实验诊断】

根据接触史及临床症状，如好发部位、特异性损害、夜间痛痒加剧等可作出初步诊断，检出疥螨，则可确诊。用消毒针尖挑破隧道的尽端，取出疥螨镜检；或用消毒的矿物油滴于皮肤患处，再用刀片轻刮局部，将刮取物镜检。也有采用解剖镜直接检查皮损部位，发现有隧道和其盲端的疥螨轮廓后，用手术刀尖端挑出疥螨。

【流行病学】

疥疮呈世界性分布，其流行与个人卫生情况密切相关。患者是主要的传染源，其感染方式主要是通过直接接触，包括与患者握手、同床睡眠等。特别是在夜间睡眠时，疥螨活动十分活跃，常在宿主皮肤表面爬行和交配，增加了传播机会。雌螨离开宿主后尚能生存数天，且仍可产卵、孵化，因此可通过患者的衣被、手套、鞋袜等间接传播。公共浴室的更衣间是重要的传播场所。许多寄生于哺乳动物的疥螨，偶然也可感染人体，但症状较轻。

【防治】

预防工作主要是加强卫生宣教，注意个人卫生。避免与患者接触及使用患者的衣被。发现患者应及时治疗，患者的衣服应煮沸或蒸气处理。治疗疥疮的常用药物有：外用硫黄软膏、苄氯菊酯、甲硝唑、N-乙基邻丁烯酸甲苯胺霜剂等及口服伊维菌素。

第六节　蠕形螨

蠕形螨属于真螨目（Acariformes）、蠕形螨科（Demodicidae）、蠕形螨属（Demodex），是一类永久性寄生虫，寄生于多种哺乳动物的毛囊、皮脂腺或内脏中，对宿主的特异性很强。已知约有140余种（亚种）。寄生于人体的有毛囊蠕形螨（*Demodex folliculorum*）和皮脂蠕形螨（*Demodex brevis*）。

【形态】

毛囊蠕形螨与皮脂蠕形螨的形态基本相似。成虫体细长呈蠕虫状，乳白色，半透明，体长 0.15~0.40 mm，雌虫略大于雄虫。体分3部分：颚体、足体和末体。颚体宽短呈梯形，位于躯体前端，螯肢、须肢各一对。虫体腹面有4对足，粗短呈芽突状。末体细长如指状，体表有环形皮纹。皮脂蠕形螨虫体粗短，末体约占虫体全长的1/2，末端略尖，呈锥状；毛囊蠕形螨虫体较细长，末体约占虫体全长的2/3以上，末端较钝圆，见图17-7。

【生活史】

毛囊蠕形螨和皮脂蠕形螨的发育过程相似，均包括卵、幼虫、前若虫、若虫和成虫5期。成虫寄生于毛囊或皮脂腺内。雌虫在毛囊或皮脂腺内产卵。卵约经60 h孵出幼虫，

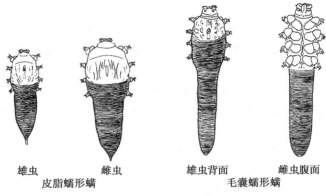

雄虫　　　　雌虫
皮脂蠕形螨

雄虫背面　　雌虫腹面
毛囊蠕形螨

图 17-7　蠕形螨成虫模式图

幼虫约经 36 h 蜕皮为前若虫。幼虫和前若虫有 3 对足，经 72 h 发育蜕皮为若虫。若虫形似成虫，唯生殖器尚未发育成熟，不食不动，经 2~3 d 发育蜕皮为成虫。雌雄螨发育成熟后，于毛囊口处交配，雌螨即进入毛囊或皮脂腺内产卵，雄螨在交配后即死亡。完成一代生活史约需半个月。雌螨寿命在 4 个月以上。

蠕形螨主要寄生于人体的鼻、鼻沟、额、下颌、颊部、眼睑周围和外耳道，也可寄生于头皮、颈、肩背、胸部、乳头、大阴唇、阴茎和肛门等处的毛囊和皮脂腺中，刺吸毛囊上皮细胞和腺细胞的内容物，也可取食皮脂腺分泌物、角质蛋白和细胞代谢物等。毛囊蠕形螨寄生于毛囊，以其颚体朝向毛囊底部，一个毛囊内一般为 3~6 个。皮脂蠕形螨常单个寄生于皮脂腺和毛囊中。其颚体朝向腺体基底。

蠕形螨对外界不良环境有一定的抵抗力。5℃时可活 1 周左右，而在干燥空气中可活 1~2 d，对酸性环境的耐受力强于碱性环境，尤以皮脂蠕形螨为明显。75% 乙醇和 3% 来苏尔（甲酚皂溶液）15 min 可杀死蠕形螨，日常用的肥皂不能杀死蠕形螨。

【致病机制和临床表现】

人体蠕形螨的寄生对上皮细胞和腺细胞造成机械性破坏，使毛囊、皮脂腺失去正常的结构和功能，引起毛囊扩张，上皮变性。当寄生的虫体较多时，可引起角质化过度或角质化不全，皮脂腺分泌阻塞，真皮层毛细血管增生并扩张等病变；虫体机械刺激及其分泌物、代谢产物的化学刺激可引起皮肤组织的炎症反应，导致宿主局部皮肤的非细菌性炎症反应。此外，虫体代谢产物可引起超敏反应；虫体的进出活动可携带其他病原体进入毛囊或皮脂腺致继发感染，引起毛囊周围细胞浸润、纤维组织增生。

由蠕形螨感染导致的疾病称为蠕形螨病。临床上表现为患者的皮损部位出现弥漫性潮红、充血、散在的针尖至粟粒大的红色丘疹、小结节、脓疱、结痂和脱屑，可见肉芽肿，皮脂异常渗出，毛囊口显著扩大，表面粗糙，甚至凸凹不平等。并发细菌感染时，可引起毛囊周围细胞浸润，纤维组织增生。另外，蠕形螨感染还可能与毛囊炎、脂溢性皮炎、痤疮、酒渣鼻、眼睑缘炎和外耳道瘙痒等皮肤病的发生有关。在绝大多数情况下，蠕形螨感染者为无症状的带虫者，其致病危害程度取决于虫种感染度高低、宿主的反应性和是否并发细菌感染等。

【实验诊断】

根据症状和皮肤损伤情况，并结合镜检蠕形螨可确诊。常用的蠕形螨检查方法有如下3种。

1. 透明胶纸粘贴法　用透明胶纸于晚上睡前，粘贴于面部的鼻、鼻沟、额、颧及颏部等处，至次晨取下贴于载玻片上镜检。检出率与胶纸的黏性，粘贴的部位、面积和时间有关。

2. 挤刮涂片法　通常采用痤疮压迫器刮取，或用手挤压，或用沾水笔尖后端等器材刮取受检部位皮肤，将刮出物置于载玻片上，加1滴甘油，铺开，加盖玻片镜检。

3. 挤粘结合法　在检查部位粘贴透明胶纸后，再用拇指挤压胶纸粘贴部位，取下胶带镜检。此法检出率较高。

【流行病学】

蠕形螨感染呈世界性分布。我国的人群感染率一般为4%～90%。感染以毛囊蠕形螨多见，皮脂蠕形螨次之，部分患者存在双重感染。人体蠕形螨可通过直接或间接接触而传播。

【防治】

预防感染，要尽量避免与患者接触，不用公共盥洗器具，毛巾、枕巾、被褥等物要勤洗勤晒。常用的治疗药物：口服甲硝唑、伊维菌素、维生素B_6及复合维生素B；外用甲硝唑霜、苯甲酸苄酯乳剂、二氯苯醚菊酯霜剂、10%硫黄软膏等涂擦患处。

第七节　尘　螨

尘螨属于真螨目、粉螨总科（Acaroidea）、蚍螨科（Pyroglyphidae），约有35种，是一种强烈的过敏原。尘螨广泛存在于家居和工作环境中，可引起多种变态反应性疾病。与人类疾病关系密切的主要种类有屋尘螨（*Dermatophagoides pteronyssinus*），粉尘螨（*D.farinae*）和埋内欧尘螨（*Euroglyphus maynei*）。

【形态】

成虫呈椭圆形或卵圆形，白色至淡黄色，足色深，体长0.17～0.50 mm。颚体位于躯体前端，螯肢呈钳状。体表具粗皱或细密的皮纹和少量刚毛。躯体背面前端有狭长的盾板。雄虫体背后还有后盾板。肩部有一对长鬃，后端有2对长鬃。外生殖器位于腹面正中，雌螨为产卵孔，雄螨为阴茎。肛门靠近后端，呈纵行裂孔，雄螨菱形肛区两侧有一对肛吸盘。有4对足，基节形成基节内突，跗节末端具爪和钟罩形爪垫各1个，见图17-8。

【生活史】

尘螨的发育过程包括卵、幼虫、第一若虫、第三若虫和成虫5期，无第二若虫期。从幼虫到成虫的各期之间都要蜕皮一次。卵呈长椭圆形，乳白色。卵期约8 d，幼虫有3对

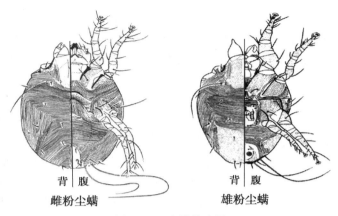

背 腹　　　　　　　背 腹
雌粉尘螨　　　　　　雄粉尘螨

图 17-8　尘螨模式图

足。若虫似成虫，有 4 对足，但生殖器尚未发育成熟。蜕变的成虫经 1~3 d 即可交配，雄虫可终生进行交配，雌虫仅前半生交配 1~3 次。雌虫的产卵期为 1 个月左右，一生可产卵 20~200 枚。在适宜条件下完成一代生活史约需 1 个月。

【生态】

尘螨分布广泛，营自生生活。在人类居所，屋尘螨主要孳生于枕头、被褥、毛毯、毛衣、软垫家具和不常洗涤的厚纤维衣服中，也可在卧室地面、生活起居室中发现；粉尘螨可在人居室内孳生，亦可在面粉厂、棉纺厂、食品仓库、中药仓库、动物饲料等处的地面大量孳生；埋内欧尘螨则普遍存在卧室、被褥、羊毛衣物等。尘螨以人体脱落的皮屑为主要食物来源，也可取食面粉、棉籽饼、真菌孢子、花粉等其他粉末物质。

尘螨一般在温暖潮湿的场所孳生，主要通过人的衣物和家具等携带而散布。尘螨的密度随气温的变化呈季节性消长，一般在春秋季大量繁殖，秋后数量下降。

【致病机制与临床表现】

尘螨的分泌物、排泄物和死亡虫体的分解产物等是过敏原，引起人体的螨虫性超敏反应，与遗传因素、环境因素等密切相关。患者往往有家族过敏史或个人过敏史。

1. 螨性哮喘　属于吸入型哮喘，幼年起病，有婴儿湿疹史或兼有慢性支气管炎史，到 3~5 岁时，部分患儿转为哮喘，病程可延续至成年期。其特点是常突然、反复发作，开始时常有干咳或连续打喷嚏等前驱症状，随后胸闷、气急、吐泡沫黏痰，不能平卧，呼气性呼吸困难，发哮鸣音，严重时因缺氧而致口唇、面、指端发绀。发作时症状较重而持续时间较短，以后可以反复发作。春、秋季好发且症状加重，可能与环境中的尘螨大量孳生有关。发作常在睡后或晨起时。

2. 过敏性鼻炎　本病表现为鼻塞、鼻内奇痒、连续喷嚏或流清鼻涕不止，有的患者还兼有流泪、头痛。过敏性鼻炎常在接触尘螨过敏原后突然发作，持续时间与接触时间和量的多少有关，然后症状迅速消失。经过长或短的间歇期后，又重复发作。

3. 特应性湿疹（皮炎）综合征　本病又称遗传过敏性皮炎或异位皮炎，多见于婴儿，表现为面部湿疹。成年人表现为四肢屈面、肘窝和腘窝处湿疹或苔藓样变，多年不愈的慢性皮炎。好发于冬季，严重时累及颜面，甚至扩展至全身。

4. 过敏性荨麻疹 主要表现为皮肤突发性瘙痒，迅速出现 1~2 个圆形或椭圆形、米粒至手掌大小不等的风团，中央发白，周围有红晕，1~2 h 后可自行消退。皮疹 1 d 之内可发作数次。

【实验诊断】

通过询问病史和免疫学诊断。询问病史包括过敏史、发病季节、典型症状及是否生活在潮湿多尘的环境等。尘螨性过敏有典型的病史，包括家属和个人的过敏史。常用的免疫诊断方法有皮内试验、皮肤挑刺试验（skin prick test, SPT）、鼻黏膜激发试验、放射过敏原固相试验（radioallergosorbent test, RAST）和酶联免疫吸附试验等，其中，皮肤挑刺试验得到患者的普遍接受。

【流行病学】

尘螨呈世界性分布。在我国以温暖潮湿的地区为多。尘螨性过敏发病因素很多，通常与地区、职业、接触和遗传因素有关。尘螨过敏的儿童发病率高于成年人，患者中 50% 以上在 12 岁前初发。

【防制】

防制原则主要是控制尘螨孳生，减少室内尘螨密度，降低过敏原量。如注意清除室内灰尘，勤洗、勤晒被褥床垫，保持卧室和仓库通风、干燥、少尘，也可使用药物灭螨，如 7% 对羟基苯甲酸甲酯、1% 林旦、虫螨磷等可起一定的灭螨作用。

治疗主要包括少量多次注射尘螨抗原的脱敏疗法和用抗过敏药物对症治疗。用粉尘螨过敏原治疗哮喘、过敏性鼻炎、皮炎均有良效。近年来，通过重组 DNA 技术产生的重组螨性过敏原或用标准化脱敏疫苗治疗，可提高疗效。

小 结

蛛形纲的特征是虫体分头胸部及腹部或头胸腹愈合为躯体，无翅，无触角，幼虫 3 对足，若虫和成虫 4 对足。蜱螨类多为椭圆形虫体结构，由颚体和躯体两部分组成。蜱螨类生活史可分为卵、幼虫、若虫和成虫 4 个时期。其中，若虫又可分为 1~3 或 4 个以上期。

蜱：包括硬蜱和软蜱。硬蜱的颚体位于躯体前端，躯体背面有盾板。多栖息于森林、草原、动物洞穴或家畜圈舍中。一般在白天侵袭宿主，可频繁更换宿主吸血。软蜱的颚体位于躯体腹面，无盾板，雌雄成虫不易区分。多栖息于动物洞穴、禽舍鸟巢、家畜圈舍及房屋的缝隙等处。一般在夜间侵袭宿主。蜱类可传播多种疾病。硬蜱传播森林脑炎、新疆出血热、莱姆病和埃立克次体病、Q 热等。软蜱主要传播蜱媒回归热等。全沟硬蜱、草原革蜱、亚东璃眼蜱、乳突钝缘蜱等是我国重要的传播媒介。

革螨：生活史包括卵、幼虫、第一若虫、第二若虫和成虫五期。只有少数种类的革螨营寄生生活。以啮齿类和禽类为宿主，分为巢栖型、毛栖型和腔道寄生型。寄生人的革螨可引起革螨性皮炎，并传播流行性出血热、森林脑炎立克次体痘等疾病。柏氏禽刺螨、鸡皮刺螨、血厉螨、毒厉螨等是重要的传播媒介。

恙螨：生活史包括卵、前幼虫、幼虫、若蛹、若虫、成蛹和成虫等 7 期，只有幼虫阶段营寄生生活，宿主范围广泛。孳生在温暖、潮湿、杂草丛生的小溪、河沟旁等啮齿类活动处。幼螨活动范围小，常群集形成孤立分散的孳生点，称螨岛。恙螨叮咬人可引起恙螨皮炎，同时还可传播恙虫病和出血热。地里纤恙螨和小盾纤恙螨是重要的传播媒介。

疥螨：寄生于人和哺乳动物的皮肤角质层内，寄生于人体的疥螨为人疥螨。疥螨生活史分为卵、幼虫、前若虫、后若虫和成虫 5 个期，均在皮肤的隧道内完成。疥螨寄生引起疥疮，由于剧痒、搔抓，可引起继发性感染。其感染方式主要是直接接触，也可通过患者的衣服、被褥等间接传播。

蠕形螨：寄生人体的蠕形螨有 2 种：毛囊蠕形螨和皮脂蠕形螨。2 种蠕形螨形态相似，呈蠕虫状，体表有环纹。生活史分卵、幼虫、前若虫、若虫和成虫 5 个期。毛囊蠕形螨寄生于毛囊内；皮脂蠕形螨寄生于皮脂腺和毛囊中。人体蠕形螨可引起蠕形螨病，多发于面部皮肤，如毛囊皮脂炎、痤疮、酒渣鼻等。通过直接或间接接触传播。

尘螨：是一种很强的过敏原。吸入尘螨的排泄物、分泌物、虫卵及死亡后的虫体碎片均可引起螨性哮喘、过敏性鼻炎等。治疗主要用脱敏疗法。常见的致病性尘螨有屋尘螨、粉尘螨和埋内欧尘螨。

复习思考题

1. 蛛形纲的主要形特征有哪些？常见的、有重要意义的种类有哪些？
2. 简要说明蜱螨传播疾病的病原体、媒介种类及传播方式。

（刘文权）

数字课程学习

教学视频　　　教学 PPT　　　自测题

05

第五篇 | 寄生虫病实验诊断技术

第十八章
病原学诊断技术

第一节　粪便及肛周检查

粪便检查是诊断寄生虫病常用的病原学检测方法。人体内寄生的蠕虫、原虫生活史的某一时期均可随宿主粪便排出体外。为了确保结果的准确,送检标本需保持新鲜,送检时间一般不宜超过 24 h。如检查肠内原虫滋养体,建议即刻检查,稀便应于排出体外后 30 min 内,软便应于排出体外后 1 h 内检查。粪便标本不应受到水和尿液的污染,以免影响检查结果。采集粪便的容器须洁净、干燥,容器上须标注被检查者姓名、标本收集日期与时间。单一的检查方法常容易漏诊,两种或几种方法联合使用,可以提高检出率。粪便中的某些成分,如植物细胞、花粉颗粒或真菌芽孢等容易与蠕虫卵、原虫包囊、球虫卵囊等混淆,应注意鉴别。

一、直接涂片法

直接涂片法(direct smear)又称湿涂片法(wet mount),用以检查蠕虫卵、原虫的滋养体和包囊。用生理盐水稀释粪便,病原体在等渗状态下保持原有形状及活力,便于观察。此法适用于蠕虫卵、原虫滋养体的检查,是适用范围最广的方法。但由于取粪量少,易漏诊。每份粪便连续检查涂片 3 张,可提高检出率。

1. 查蠕虫卵　滴 1 滴生理盐水(氯化钠 0.9 g 加蒸馏水至 100 mL)于洁净的载玻片中央,用棉签或牙签挑取绿豆大小(2 mg)的粪便,在生理盐水中涂抹均匀,剔除粗大的颗粒和纤维,涂抹成边缘整齐的椭圆形粪膜,加盖玻片避免出现气泡和液体溢出。粪膜的大小为盖玻片长、宽的 1/2~2/3,其厚度以透过载玻片可辨认下面的印刷体字迹为宜。一般先在低倍镜(10×10)下检查,再换高倍镜(10×40)观察。观察时,应注意虫卵与粪便中异物的鉴别。

2. 查原虫滋养体　涂片方法同上,在高倍镜下观察。粪便应在排出后立即送检,取有脓血及黏液部分涂片,涂片应薄而均匀。气温低时,应保温观察,以保持滋养体的活力。

3. 碘液染色法查原虫包囊　碘液染色法适用于粪便内原虫包囊的检查。生理盐水直接涂片中无法分辨包囊的核、拟染色体、糖原泡等,需用碘液染色法才能显示。由于原虫包囊有间隙排出的特点，故通常隔天检查，共查 3 次，如仍未检到包囊，方可排除。

涂片方法同上，以 1 滴碘液（碘化钾 4 g，碘 2 g，蒸馏水 100 mL）代替生理盐水，加盖玻片后在高倍镜下观察。或已制备好的生理盐水涂片，则从盖玻片一侧滴碘液 1 滴，待其渗入后观察；同一载玻片上，可一侧作生理盐水直接涂片，另一侧作碘液涂片，分别检查滋养体和包囊。所用碘液不宜太多、太浓，否则粪便凝成团块，包囊折光性降低不利于观察。

二、加藤厚涂片法

用粪便做厚涂片，可增加视野中虫卵的数量，但粪便过厚，光线不易透过，不利于观察。甘油可使粪便透明，便于光线透过镜检虫卵。孔雀绿使视野光线柔和，减少眼睛的疲劳。

1. 甘油–孔雀绿溶液配制　甘油 100 mL、水 100 mL 和 1 mL 3% 孔雀绿的水溶液。

2. 玻璃纸准备　将玻璃纸剪成 22 mm×30 mm 大小的小片，浸于甘油–孔雀绿溶液中至少 24 h，至玻璃纸呈现绿色。

3. 操作方法　取已用 100 目不锈钢筛除去粪渣的粪便约 50 mg，置于载玻片上，覆盖浸透甘油–孔雀绿溶液的玻璃纸片，轻压，使粪便铺开（20 mm×25 mm）。置于 30～36℃温箱中约 30 min 或 25℃、1～2 h。待粪膜稍干，即可镜检。

三、浓集法

粪便中含有少量的虫卵和包囊，用直接涂片法很难检出，若用较多的粪便，通过某些方法使蠕虫卵浓集则易于检出。浓集法是利用虫卵的相对密度不同而使虫卵浓集。

1. 沉淀法（sedimentation method）　原虫包囊和蠕虫卵的相对密度比水大，可沉积于容器底部，有助于提高检出率。沉淀所需的时间与包囊和虫卵的相对密度以及粪便的浓度有关。但对于相对密度较小的钩虫卵和某些原虫包囊则效果较差。

（1）自然沉淀法　取新鲜粪便 20～30 g 置于玻璃杯中，加水制成混悬液；经 60 目铜筛过滤去除粗渣到沉淀杯（或锥形量筒）中，加满清水，静置 20～30 min；弃去上清液，重新加满清水，静置 15～20 min，如此反复 3～4 次，直到上清液澄清为止，最后弃去上清液，取沉渣涂片镜检，见图 18-1；如检查原虫包囊则换水间隔时间延长为 6 h，使包囊充分沉于水底，同时加盖玻片及用碘液染色。

（2）离心沉淀法　将上述滤去粗渣的粪液离心（1 500～2 000 r/min）1～2 min，弃去上清液，注入清水，再离心沉淀，如此反复沉淀 3～4 次，直至上层液澄清为止，最后倒去上层液，取沉渣镜检。

（3）汞碘醛离心沉淀法　该法可浓集，又可固定和染色，适用于原虫的包囊、滋养体及蠕虫的虫卵、幼虫的检查。如准确称取 1 g 粪便，即可作蠕虫卵的定量检查。取粪便 1 g，加 10 mL 汞碘醛溶液混匀，用铜筛或双层纱布过滤后置于 15 mL 离心管中，加入乙醚 4 mL，充分摇匀，静置 2 min，2 000 r/min 离心 2 min，管内混悬液分成乙醚、粪渣、汞碘醛及沉淀物 4 层，用吸管吸去上面 3 层，留取沉淀物镜检。

试剂配制：①汞醛液。1/1 000 硫柳汞酊 200 mL（硫柳汞 1 g 溶于 1 000 mL 70% 乙醇中）；甲醛（40%）25 mL，甘油 50 mL，蒸馏水 200 mL。②卢戈碘液：碘 5 g，碘化钾

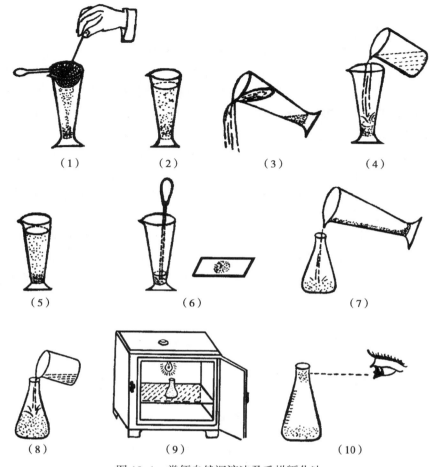

图 18-1 粪便自然沉淀法及毛蚴孵化法

（1）~（10）示步骤

10 g，蒸馏水 100 mL。保存在棕色瓶内，且不宜超过 1 周。

检查时，取汞醛液 2.35 mL 及 5% 卢戈碘液 0.15 mL 混合备用。但混合液保存 8 h 后即变质，不宜使用。

（4）醛醚沉淀法　本法即甲醛乙醚离心沉淀法，所用的甲醛可固定和保存虫卵和包囊，乙醚可除去粪便中的脂肪，并吸附部分较轻的粪便物质使之上浮，虫卵和包囊不受影响而沉于管底。该法不仅浓集效果好，而且不损伤包囊和虫卵的形态，易于观察和鉴定。对于含脂肪较多的粪便，本法效果优于硫酸锌浮聚法。适用于多种蠕虫卵和原虫包囊的检查，但对布氏嗜碘阿米巴包囊、蓝氏贾第鞭毛虫包囊及微小膜壳绦虫卵等检查效果较差。

取粪便 1~2 g，加水 10~20 mL 调匀；将粪便混悬液经 100 目金属筛网过滤，2 000 r/min 离心 2 min；倒去上层粪液，保留沉渣，加 10 mL 水混匀，离心 2 min；弃去上清液，加 10% 甲醛 7 mL，搅拌沉淀，静置 5~10 min，加乙醚 3 mL。用橡皮塞塞紧管口并充分摇匀；取下橡皮塞，用 1 000~1 500 r/min 离心 2 min，即可见管内自上而下分为 4

层：乙醚层、绿色粪渣层、甲醛层和微细粪渣层（此层含虫卵及原虫包囊），取管底沉渣涂片镜检。若检查包囊，可滴加碘液，加盖玻片镜检。

2. 浮聚法（flotation method）　利用相对密度较大的液体，使粪便中的原虫包囊或蠕虫卵上浮，集中于液体表面，以提高检出率。常用的方法如下。

（1）饱和盐水浮聚法　此法用以检查钩虫卵效果最好，也可用于检查其他线虫卵如鞭虫卵、受精蛔虫卵、带绦虫卵和微小膜壳绦虫卵。但不适于检查相对密度比较大的未受精蛔虫卵、吸虫卵以及原虫包囊。

1）饱和盐水的配制：将食盐缓慢加入盛有沸水的容器内，不断搅动，直至食盐不再溶解为止。100 mL 沸水溶解 38～40 g 食盐。饱和盐水的相对密度约为 1.20。

2）操作方法：用竹签取黄豆粒大小（约 1 g）的粪便量于浮聚杯（高 3.5 cm、直径约 2 cm 的圆形直筒瓶）中，加入少量饱和盐水（1/5～1/3 杯），用玻璃棒充分搅拌调匀，再慢慢加入饱和盐水，除去液面上飘浮的大块杂质，至液面接近杯口时改用滴管缓慢加入饱和盐水至液面略高而不溢出为止。此时在杯口覆盖一载玻片，注意不产生气泡，静置 15～20 min 后，将载玻片垂直提起并迅速而平稳翻转，避免液体滴落，置显微镜下直接镜检，见图 18-2。

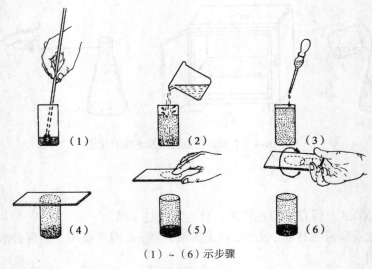

（1）～（6）示步骤

图 18-2　饱和盐水浮聚法

（2）硫酸锌离心浮聚法　硫酸锌离心浮聚法是利用包囊、虫卵等相对密度小于 33% 硫酸锌的相对密度（1.18），经离心后上浮于液面的原理来达到浓集的目的。适用于检查原虫的包囊、卵囊和大多数蠕虫卵，但不适用于相对密度大于 1.18 的虫卵。

取粪便约 1 g，加 10～15 倍的水，充分搅碎、混匀，按离心沉淀法过滤，反复离心 3～4 次，直至上清液澄清。最后倒去上清液，在沉渣中加入 33% 硫酸锌液至离管口 1 cm 处，离心 1 min。用金属环取表面粪液置于载玻片上，如查包囊需加碘液一滴，盖上盖玻片即可镜检。取标本时，用金属环轻轻接触液面即可，切勿搅动。离心后应立即取标本镜检，若放置时间超过 1 h，会因包囊或虫卵变形而影响观察效果。

（3）蔗糖溶液离心浮聚法　此法适用于检查粪便中隐孢子虫卵囊。取粪便约 5 g，加水 15～20 ml，以 260 目尼龙袋或 4 层纱布过滤。取滤液离心 5～10 min，吸弃上清液，加蔗糖溶液（蔗糖 500 g，蒸馏水 320 mL，苯酚 6.5 mL）再离心，然后如饱和盐水浮聚法，取其表面液镜检（高倍或油镜）。卵囊透明无色，囊壁光滑，内含一小暗点和呈蛋黄色的子孢子。隐孢子虫卵囊在漂浮液中浮力较大，常紧贴于盖玻片之下，1 h 后卵囊脱水变形不易辨认，故须立即镜检。也可用饱和硫酸锌溶液或饱和盐水代替蔗糖溶液。

四、毛蚴孵化法

毛蚴孵化法（miracidium hatching method）是根据血吸虫卵内的毛蚴在适宜温度和光照的条件下，在清水中短时间内可孵出的特性而设计的方法，适用于早期血吸虫病患者的粪便检查。

取粪便约 30 g，先经自然沉淀法浓集处理，再将粪便沉渣倒入 500 mL 三角烧瓶内，加清水（城市中须用去氯自来水）至离瓶口 1 cm 处，在 20～30℃的条件下，用柔和的灯光照射，经 4～6 h 后用肉眼或放大镜观察结果。观察时应将三角烧瓶向着光源，并衬以黑色背景，若在三角烧瓶颈部水面观察到白色点状物作直线游动，即是毛蚴。必要时也可以用吸管将毛蚴吸出镜检。如无毛蚴，每隔 4～6 h（24 h 内）观察 1 次。气温高时，毛蚴可在短时间内孵出，因此在夏季要用 1.2% 氯化钠溶液水或冰水冲洗粪便，最后一次改用室温清水，见图 18-1。

五、棉签拭子法

棉签拭子法是针对某些寄生虫的特殊排卵方式设计的检查方法。本法用于蛲虫卵、带绦虫卵的检查。先将消毒棉签浸泡在生理盐水中，取出时挤去过多的盐水，在肛门周围擦拭；随后将棉签放入盛有饱和盐水的试管中，充分搅动，迅速提起棉签，在试管内壁挤干盐水后弃去；再加饱和盐水至管口处，覆盖一载玻片使其接触液面并不留气泡，5 min 后取下载玻片，翻转并镜检。也可将擦拭肛门的棉签放在盛清水的试管中，经充分浸泡，取出，在试管内壁挤去水分后弃去。试管静置 10 min 或经离心后，弃去上液，取沉渣镜检。

六、透明胶纸法

透明胶纸法的适用范围同上。将市售宽透明胶纸（宽约 2 cm），剪成长约 6 cm，将其一端向胶面折叠约 0.5 cm（便于揭开）贴在干净的载玻片上，载玻片的一端标注受检者姓名、编号。检查于清晨第一次排便前，将胶纸从载玻片上揭开，用胶面粘贴肛门周围的皮肤，背面用棉签拭子压迫，取下后将有胶面平贴在载玻片上，镜检。

七、钩蚴培养法

钩蚴培养法是根据钩虫卵内幼虫在适宜条件下可在短时间内孵出而设计的方法。加冷开水约 1 mL 于洁净试管内（1 cm×10 cm），将滤纸剪成与试管等宽但较试管稍长的"T"字形纸条，用铅笔标注受检者姓名或编号于横条部分。取粪便 0.2～0.4 g，均匀涂抹在纸条竖部的上 2/3 处，再将纸条插入试管，下端浸泡在水中，以粪便不接触水面为度，在 20～30℃条件下培养。培养期间每天沿管壁补充冷开水，以保持水面高度。3 d 后用肉眼或放大镜检查试管底部。钩蚴在水中常作蛇行游动，虫体透明。如未发现钩蚴，应继续培养观察至第 5 天。气温太低时可将培养管放入 30℃左右温水中数分钟后，再行检查，见图 18-3。

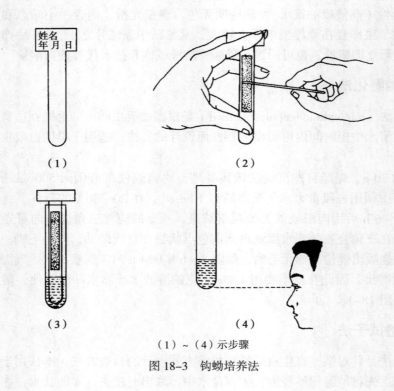

（1）~（4）示步骤

图 18-3 钩蚴培养法

八、定量透明法

定量透明法适用于各种粪便内蠕虫卵的检查及计数。采用聚苯乙烯作定量板，大小约为 40 mm×30 mm×1.37 mm，模孔为一长圆孔，大小为 8 mm×4 mm，两端呈半圆形，所取粪便平均约为 41.7 mg。将大小约 4 cm×4 cm 的 100 目筛网覆盖在粪便标本上，自筛网上用刮片刮取粪便，将定量板放在载玻片上，用两指固定定量板的两端，刮片上的粪便应填满模孔，刮去多余粪便。掀起定量板，载玻片上留下一个长条形粪便，覆以浸透甘油 - 孔雀绿溶液的玻璃纸片，轻压，使粪便铺开（20 mm×25 mm）。置于 30~36℃温箱中约 30 min 或 25℃、1~2 h。待粪膜稍干，即可镜检并计数这些粪膜中的所有虫卵数。将所得虫卵数乘 24，再乘粪便性状系数（成形粪便为 1，软便为 2，稀便为 3，水样便为 4），即为每克粪便所含虫卵数（eggs per gram，EPG）。

九、淘虫检查法

为了考核驱虫效果，常需从粪便中淘取驱除的虫体进行鉴定与计数。淘虫检查法是取患者服药后 24~72 h 的全部粪便，加水搅拌，用 40 目筛网或纱布滤出粪渣，经水反复冲洗后，将粪渣倒入盛有清水的大型玻璃培养皿内，检查混杂在粪渣中的虫体。检查虫体时，应在玻璃培养皿下衬以黑纸。

十、带绦虫孕节检查法

绦虫节片用清水洗净，置于两张载玻片之间，轻轻压平，对光观察内部结构，并根据子宫分支情况鉴定虫种。也可用注射器从孕节后端正中部插入子宫内徐徐注射碳素墨水或卡红，待子宫分支显现后计数。卡红染液配制：钾明矾饱和液 100 mL，卡红 3 g，冰醋酸 10 mL。混合液置于 37℃温箱内过夜，过滤后即可使用。

第二节　血 液 检 查

血液检查是诊断疟疾、丝虫病的基本方法。也用于弓形虫、锥虫、杜氏利什曼原虫的检查，但效果不理想。

一、厚薄血膜染色法检查疟原虫

显微镜检查是传统的形态学检测技术，是疟疾诊断的金标方法。通过采血涂制单层血细胞（薄血膜）和多层血细胞（厚血膜）片，经染色后，显微镜下观察血液中的寄生虫。在薄血膜中，寄生虫形态清晰可见，适用于疟原虫虫种鉴定，而厚血膜单位面积血量大，更易查见病原体，适用于轻度感染和流行病学筛查。

涂制血膜用的载玻片使用前需经洗涤液洗涤，再用蒸馏水冲洗，在 95% 乙醇中浸泡，擦干或烤干后使用。使用一次性采血针，1 人 1 针，避免交叉感染。

洗涤液配制：常用玻璃器皿的洗涤液为铬酸洗液，含工业浓硫酸 100 mL、重铬酸钾 80 g、水 1 000 mL。先用冷水将重铬酸钾溶化，用玻璃棒搅拌同时加入浓硫酸。

1. 采血　用 75% 乙醇棉球消毒患者耳垂或指尖，右手持采血针，刺破皮肤，用消毒干棉球擦去第一滴血，迅速用载玻片蘸取血滴。血膜应尽快制作，以防凝固。间日疟原虫宜在发作后数小时内采血，恶性疟在发作初期采血可见大量环状体，晚期滋养体以后的发育阶段在外周血液中不易查见，1 周后可见配子体。

2. 薄血膜涂片　薄血膜是由单层的血细胞构成，细胞与细胞间分散不重叠。每个患者至少准备 2 个薄血膜。

取洁净载玻片，在其后端滴一小滴血。取另一载玻片（推片），让其一端与血滴接触，使血滴沿 2 块载玻片交界线迅速扩散。2 块载玻片成 30°～45°，向前快速推动推片。理想的薄血膜应是一层均匀分布的血细胞，血细胞间无空隙且血膜末端呈扫帚状。

3. 厚血膜涂片　厚血膜中的血液成分（包括寄生虫）较同样面积薄血膜更集中（约 30 倍），所以厚血膜能更有效地检出寄生虫，提高检出率。但是厚血膜不利于寄生虫形态的观察，主要由于厚血膜染色过程中血细胞被溶解，故不适用于疟原虫虫种的鉴别。若在厚血膜中观察到疟原虫，须再观察薄血膜以鉴别虫种。

滴 2～3 滴新鲜血液（不加抗凝剂）至载玻片上以制备厚血膜涂片。用推片的一角混合血滴并旋转涂抹，使其抹成直径约 1.5 cm 大小的圆形血膜。继续搅拌 30 s 防止纤维蛋白丝形成，以免影响染色后寄生虫的观察。血膜的厚度要求透过厚血膜刚刚能够看到印刷品上的字体。将载玻片平放，完全干透。室温下，血膜完全干透需 30 min 到数小时，若要缩短干燥时间（<30 min），可以用风扇或吹风机（冷风）加速血膜的干燥。在加速干燥

过程中，应避免用热风固定血膜。

在现场调查中，需在同一载玻片上同时制作厚血膜和薄血膜各一个（图18-4），2种血膜中只要有一个呈阳性就能作出诊断。

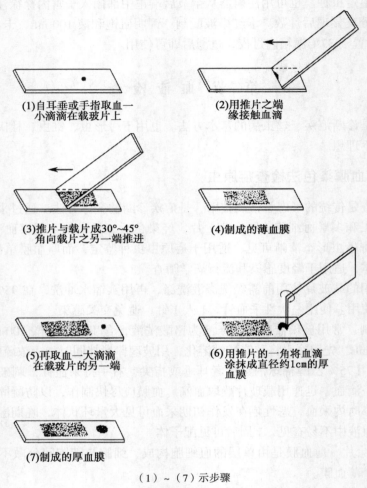

(1)自耳垂或手指取血一小滴滴在载玻片上

(2)用推片之端缘接触血滴

(3)推片与载片成30°~45°角向载片之另一端推进

(4)制成的薄血膜

(5)再取血一大滴滴在载玻片的另一端

(6)用推片的一角将血滴涂抹成直径约1cm的厚血膜

(7)制成的厚血膜

（1）~（7）示步骤

图18-4　厚、薄血膜制作

4. 固定与染色

（1）固定　滴加数滴甲醇于血膜上，使甲醇在载玻片上迅速散开，或将血膜浸入100%甲醇中固定。如厚、薄血膜涂在同一玻片上，应先将厚血膜溶血，再与薄血膜一同固定、染色。溶血：滴加蒸馏水于厚血膜上，待血膜呈灰白色，将水倒去，晾干。

（2）染色　临床实验室常用的染色液为吉姆萨染剂（Giemsa's stain）和瑞氏染剂（Wright's stain）。

1）吉姆萨染色法：吉姆萨染液染色效果良好，血膜退色较慢，保存时间较久，但染色时间较长。①染液配制：吉姆萨染剂粉1 g，甲醇50 mL，纯甘油50 mL。将吉姆萨染剂粉置于研钵中，加少量甘油充分研磨，持续滴加甘油，直至50 mL甘油加完为止，倒入棕色玻璃瓶中。分几次用少量甲醇冲洗钵中的甘油染粉，倒入玻璃瓶，直至50 mL甲醇用完为止，塞紧瓶塞，充分摇匀，置 65℃ 温箱 24 h 或室温内 1 周后过滤，备用。②染色方法：用 pH 为 7.0 ~ 7.2 的缓冲液，将吉姆萨染液稀释。比例为 15 ~ 20 份缓冲液加 1 份吉姆萨染液。将稀释后的吉姆萨染液滴于已固定的薄血膜和厚血膜上，室温下染色 20 ~ 30 min，用缓冲液或自来水冲洗，注意不可直接对着血膜冲洗，血涂片阴干后镜检。

2）瑞氏染色法：瑞氏染液染色方法简便快速，适用于临床检验。但血片较易褪色，保存时间不长，因此多用于临时性检验。①染液配制：瑞氏染剂粉 0.1 ~ 0.5 g，甲醇 97 mL，甘油 3 mL。将瑞氏染剂加入甘油中充分研磨后，加少量甲醇，研磨后倒入瓶内，再分几次用甲醇冲洗研钵中的甘油溶液，倒入棕色玻璃瓶内，直至甲醇用完为止。摇匀，24 h 后过滤待用。一般 1 ~ 2 周后再过滤。②染色方法：瑞氏染剂含甲醇，血膜无须先固定。快速滴加足量的染液覆盖全部厚、薄血膜上，以防甲醇挥发染液干涸在血膜上。30 ~ 60 s 后用滴管滴加等量的蒸馏水，轻轻摇动载玻片，使蒸馏水与染液混合均匀，此时出现一层灿铜色浮膜（染色），3 ~ 5 min 后用水缓慢地从载玻片一端冲洗，阴干后镜检。

二、微丝蚴血检法

淋巴丝虫微丝蚴经淋巴系统进入血液循环，病原学检查可取外周血液涂片镜检。临床实验室常用的检查方法有：新鲜血检查法、厚血膜法、浓集检查法。除从外周血中检查微丝蚴以外，还可从慢性丝虫患者的体液中查见微丝蚴。

1. 取血

（1）采血时间　微丝蚴在周围血液循环中出现有一定规律，不同的虫种或同一虫种的不同型间有所差异。由于班氏吴策线虫和马来布鲁线虫两种丝虫微丝蚴具有明显的夜现周期性，故宜在晚间取血。班氏吴策线虫微丝蚴在夜间 22：00 时至次晨 2：00 时外周血内较多；马来布鲁线虫微丝蚴出现于外周血的高峰时间是夜间 20：00 时至次晨 4：00 时。如白天检查，可用药物（乙胺嗪）将内脏毛细血管中的微丝蚴诱出至外周血后取血。

（2）血样类型　用于检查微丝蚴的样本分为末梢血液和静脉血 2 种。

2. 新鲜血检查微丝蚴法　针刺取末梢血 1 ~ 2 滴于载玻片上，在血滴上加 1 ~ 2 滴生理盐水混合，盖上盖玻片，在低倍镜下检查，可观察微丝蚴蜷曲摆动情况，但该方法不能确定虫种。

3. 厚血膜法

（1）厚血膜制作　同本节检查疟原虫的"厚血膜涂片"操作。

（2）厚血膜染色　待厚血膜干燥，浸入蒸馏水中溶血 15 min，溶血后血膜应为灰白色。若镜检发现微丝蚴，待血膜晾干后固定、染色。

1）吉姆萨染色或瑞氏染色（方法同疟原虫染色）。

2）德氏苏木精染色：为了更好地鉴别虫种，德氏苏木精染液（Delafield hematoxylin stain）是一种染细胞核的优良染色剂，并可使细胞中不同的结构呈现不同的颜色。染色方法：将溶血、固定的厚血膜置于已稀释的德氏苏木精溶液中染色 10 ~ 15 min，在 1% 盐酸乙醇中分色 1 ~ 2 min，用蒸馏水洗涤 1 ~ 5 min，至血膜呈蓝色，再用 1% 伊红染色 0.5 ~ 1 min，以水洗涤 2 ~ 5 min，晾干后镜检。

4. 活微丝蚴浓集法　当患者血液或体液中的微丝蚴数量较少，用常规取材方法所制作的标本未查见微丝蚴，而临床上高度怀疑为丝虫病，可对所取样本进行浓集后检查。

在离心管内加入半管蒸馏水、血液 10～12 滴，再加生理盐水混匀，离心（3 000 r/min）3 min，取沉渣镜检。或无菌抽取静脉血 1 mL，置于盛有 0.1 mL 3.8% 枸橼酸钠的试管中（枸橼酸钠兼有抗凝和溶血作用）摇匀，加蒸馏水 9 mL。待红细胞溶解后离心（3 000 r/min）2 min，弃去上清，再加蒸馏水重复离心一次，取沉淀涂片镜检。

三、荧光染色检查血液中寄生虫

荧光素能与细胞中的核酸相结合，可用于血液中寄生虫的检测。血液用荧光染料（如吖啶橙等）染色，并在荧光显微镜、激光共聚焦显微镜或装有干涉滤光片的光镜上检查。细胞核中的 DNA 呈绿色，细胞质中 RNA 呈橙红色，可判断血液中寄生虫的存在。

厚、薄血膜吖啶橙染色法是在涂制好的厚血膜上直接滴加吖啶橙染液，薄血膜须用甲醇固定后再滴加吖啶橙染液，染色 1～2 min 后加盖玻片，荧光显微镜下观察，检查血涂片中的疟原虫。

第三节　其他体液检查

一、尿液检查

尿液检查可查见丝虫微丝蚴、阴道毛滴虫、弓形虫滋养体、埃及血吸虫卵、艾氏小杆线虫、肾膨结线虫等。

1. 离心沉淀法　留取中段尿，采集尿液过程中，应避免阴道分泌物、月经血、粪便的污染；防止表面活性剂、消毒剂等干扰性化学物质的混入。取新鲜尿液 3～5 mL，置清洁干净的离心管中，2 000 r/min，离心 3～5 min，取沉渣镜检。

2. 乳糜尿检查　乳糜尿呈不同程度的乳白色，严重的似乳汁。乳糜由脂肪微粒组成，利用其溶解乙醚的特性，在乳糜尿中加入等量乙醚，用力振荡，使脂肪溶于乙醚，吸去脂肪层，加水稀释 10 倍，以 2 000 r/min 离心 3～5 min，取沉渣镜检。

二、阴道分泌物检查

患者的阴道分泌物中可查见阴道毛滴虫，偶可查到雌蛲虫或蛲虫卵。

1. 直接涂片法　用无菌棉签在受检查者阴道后穹、子宫颈及阴道壁上取分泌物，用生理盐水涂片镜检，即可发现活动的虫体。天气寒冷时，应注意保温。

2. 悬滴法　取一盖玻片，在其周缘涂抹一薄层凡士林，中间滴 1～2 滴生理盐水。将阴道分泌物置于生理盐水中，翻转盖玻片小心覆盖在具凹孔的载玻片上，稍加压使两片黏合，液滴悬于盖玻片下面，镜检可见阴道毛滴虫鞭毛及波动膜。在生理盐水中滴加 5% 的中性红，滴虫本身不着色，但滴虫周围呈粉红色，易于鉴别滴虫。

3. 涂片染色法　将拭取阴道分泌物的棉拭子，在载玻片上向同一方向涂片，注意不要来回或重叠涂抹。亦可将拭取阴道分泌物的棉拭子，在盛有生理盐水的离心管中荡洗，经 2 000 r/min 离心 2～3 min，吸沉渣做涂片，待自然干燥后瑞氏染色镜检。

三、痰液检查

患者痰液中可查见肺吸虫虫卵、溶组织内阿米巴滋养体、棘球蚴的原头蚴、粪类圆线虫幼虫、蛔蚴、钩蚴、尘螨等。

1. 直接涂片法　用直接涂片法检查的寄生虫有肺吸虫卵、溶组织内阿米巴滋养体。

在洁净载玻片上先加 1 ~ 2 滴生理盐水。挑取痰液少许，最好选带铁锈色的痰，涂成痰膜，加盖玻片镜检。如未发现肺吸虫卵，但见有夏科 – 莱登晶体，提示可能是肺吸虫患者。多次涂片检查为阴性者，可改用浓集法。

2. 浓集法　多次检查肺吸虫卵阴性或检查其他蠕虫的幼虫及螨类均适宜选用浓集法。收集 24 h 痰液，置于玻璃杯中，加入等量 10% 氢氧化钠溶液，用玻璃棒搅匀后，放入 37℃温箱内，静置 2 h，使痰液消化成稀液状。分装于数个离心管内，以 1 500 r/min 离心 5 ~ 10 min，弃去上清液，取沉渣涂片检查。

四、十二指肠液和胆汁检查

寄生在十二指肠或胆道的寄生虫可在十二指肠引流液中查见。如蓝氏贾第鞭毛虫滋养体、隐孢子虫卵囊、华支睾吸虫卵、异形吸虫卵、肝片吸虫卵、蛔虫卵、布氏姜片虫卵等；急性阿米巴肝脓肿患者偶在胆汁中发现滋养体。

十二指肠液的采集方法：通过放入十二指肠引流管至十二指肠降部（相当于第 2、3 腰椎），此时抽出的引流液为十二指肠液。收集十二指肠液后，引流管注入微温的 33% 硫酸镁 50 mL 或橄榄油 40 mL。5 ~ 10 min 引流出的液体如为金黄色即为胆总管胆汁，可收集来自胆囊的绿褐色胆汁和来自肝胆管的柠檬黄胆汁。收集引流的十二指肠液，放入消毒的离心管内，尽快送检。

可将各部分十二指肠引流液或胆汁液滴于载玻片上，加盖玻片后直接镜检。为提高寄生虫检出率，常将各部分引流液加生理盐水稀释搅拌后，分装离心管，以 2 000 r/min 离心 5 ~ 10 min，吸取沉渣涂片镜检。若引流液过分黏稠，可加 10% 氢氧化钠溶液消化后离心，但不适用于原虫滋养体的检查。

五、脑脊液检查

在脑脊液中能查到的寄生虫有：福氏耐格里阿米巴滋养体、棘阿米巴滋养体、杜氏利什曼原虫无鞭毛体、广州管圆线虫的幼虫、弓形虫滋养体、布氏冈比亚锥虫与罗得西亚锥虫锥鞭毛体、粪类圆线虫杆状蚴和丝状蚴和脑囊虫等。

采集脑脊液一般采用腰椎穿刺术获得。必要时，可从小脑延脑池或侧脑室穿刺获得。抽取到的脑脊液分别放入 3 个保温无菌的试管中，尽量避免凝固和混入血液。加盖后进行实验室检查。脑囊虫和弓形虫脑脊液样本要求室温存放。怀疑福氏耐格里阿米巴感染，抽取的脑脊液不能离心和冷藏，抽取后在室温中检查。

1. 沉淀法　将穿刺收集的脑脊液放置于小试管中，待自然沉淀后，取管底沉淀滴于载玻片上，加盖玻片镜下观察，观察时光线不能太强。也可取脑脊液接种到培养基中，于 37℃中培养 3 ~ 5 d 后观察。此法可用于检查溶组织内阿米巴滋养体、广州管圆线虫幼虫等。

2. 离心法 将穿刺收集的脑脊液放置于尖底离心管,以 1 500 r/min,离心 5 min,取沉淀做涂片后低倍、高倍镜检。

3. 吉姆萨染色法 取急性期患者的脑脊液经离心后,沉淀做涂片,经吉姆萨染色后,镜检弓形虫滋养体、布氏冈比亚锥虫锥鞭毛体。

第四节 活组织检查

许多寄生虫的幼虫或成虫可在人体的组织中寄生,从身体病变组织中取组织进行活组织形态学检查,为诊断提供可靠依据。寄生虫活组织检查主要有骨髓穿刺检查、淋巴结穿刺涂片法、皮下及肌肉活组织活检、肠黏膜活检及肺组织活检。

一、骨髓穿刺检查

骨髓穿刺法主要检查杜氏利什曼原虫无鞭毛体。一般常做髂骨穿刺,嘱患者侧卧,暴露髂骨部位。视年龄大小,选用 17～20 号带有针芯的干燥无菌髓道穿刺针,从髂前上棘后约 1 cm 处刺入,当针尖触及骨面时,再慢慢地钻入骨内 0.5～1.0 cm,即可拔出针芯,接一支 2 mL 干燥注射器,抽取骨髓液。取少许骨髓做涂片,甲醇固定,同薄血膜染色法染色,油镜检查。

二、淋巴结穿刺涂片法

组织内寄生的某些原虫由于抗寄生虫治疗后淋巴结内原虫消失慢,又常是复发的病灶,故该方法常用于评价疗效和追踪观察。一般穿刺多选表浅、肿大的淋巴结。主要用于不明原因的淋巴结肿大,如用于利什曼原虫和锥虫的检查。

选择适于穿刺的部位,取肿大较明显的淋巴结穿刺。检查利什曼原虫一般选择腹股沟部位,而锥虫则选择颈部淋巴结。选取的淋巴结不宜过小,且应远离大血管。

以左手示指和拇指固定淋巴结,右手持 10 mL 干燥注射器,将针头直接刺入淋巴结内,深度依淋巴结大小而定,然后边拔针边用力抽吸,利用空针的负压将淋巴结内的液体和细胞成分吸出。固定注射器内栓,拔出针头后取下注射器。充气后将针头内的淋巴结液排到载片上均匀涂片后镜检。

三、皮下及肌肉活组织检查

多种蠕虫的幼虫或成虫在人体皮下可形成结节或包块。皮肤活组织检查可直接检出寄生虫,是可靠的诊断方法。主要用于检查囊尾蚴、裂头蚴、并殖吸虫童虫、杜氏利什曼原虫无鞭毛体、蠕形螨及疥螨。

1. 直接镜检 将皮肤刮取物置于载玻片上涂开,加 1 滴甘油或液状石蜡等,加盖玻片镜检。也可将采集的液体用生理盐水稀释后,取少量沉淀置载玻片上镜检。透明胶纸粘贴后可将取下的透明胶带黏性的一面贴在载玻片上,揭起胶带一端并在胶带的中央下面滴一滴甘油,然后重新贴上胶带镜检。小块皮肤直接镜检,可在载玻片上加一滴蒸馏水或生理盐水,再把小块皮肤放在液滴里,加盖玻片使皮肤在盖玻片下可以移动。静置 30 min 后在 ×10 物镜下检查是否有幼虫在生理盐水中蠕动,切忌按压皮肤或盖玻片。

2. 涂片染色镜检　组织液或皮肤切面涂片，用瑞氏或吉姆萨染液染色镜检。

3. 压片镜检　将剥去外层纤维被膜的组织置载玻片上，滴加 50% 甘油乙醇（或 50% 甘油）1 滴，盖上另一载玻片，用力压紧，并用橡皮筋固定载玻片两端，低倍镜下观察。

四、肠黏膜活检

对不明原因的腹泻或多次粪检阴性而疑有溶组织内阿米巴、蓝氏贾第鞭毛虫、结肠小袋纤毛虫感染者，必要时可采用内镜、乙状结肠镜或纤维结肠镜检查小肠或结肠的炎症、溃疡部位。慢性及晚期血吸虫患者肠壁组织增厚，虫卵排出受阻，故粪便中也不易查获虫卵，可做肠镜并取直肠活组织检查。

用直肠镜观察后，自可疑病变处，从边缘刮取少量组织做生理盐水涂片镜检，也可用活检钳取小片病变组织，加生理盐水后，置于 2 个载玻片间，轻轻压平，镜检。也可取出一小块病变黏膜组织，甲醛固定后切片镜检。

第五节　培　养　法

一、溶组织内阿米巴培养

1. 取材、接种　取新鲜脓血便、稀便、肝穿刺物以及自然沉淀法浓集物约 0.5 mL，接种于培养基内。滋养体应在排便后 15 min 内接种，包囊可在 1 ~ 2 d 内接种。

2. 培养　在 37℃温箱中加温数管培养基 1 ~ 2 h。每管培养基中加入青霉素和链霉素。旋转或摇动培养管后，每管培养基中加 3 滴米淀粉悬浮液。加黄豆大小粪便于培养管底部，并轻轻打碎粪便。拧紧试管，37℃培养 48 h，用倒置显微镜低倍镜观察。72 h 后如需继续培养阳性管中虫体，离心 10 min，弃上清液，将沉淀转到新培养基中培养。如果粪便培养 48 h 为阿米巴阳性，用永久染色法（铁苏木精法）进行鉴定。如果培养阴性，需转种培养 48 h，如仍为阴性，即可报告阴性。

二、阴道毛滴虫培养

1. 取材　以无菌棉拭子从阴道后穹隆处取阴道分泌物，或离心阴道冲洗液后的沉淀，尽快接种入培养基中。

2. 操作方法　以无菌棉拭子从阴道后穹隆处取阴道分泌物，将棉拭子直接插入含有终浓度为 1 000 U/mL 青霉素、150 ~ 1 000 μg/mL 链霉素及 0.25 μg/mL 两性霉素 B 的 CPLM 液态培养基中，或者吸取阴道冲洗液离心沉淀接种入液态培养基中，置于 37℃温箱中培养。

三、利什曼原虫培养

1. 取材　标本来自患者的骨髓、淋巴结、肝、脾内组织液。骨髓取自髂骨和腰椎棘突处，培养阳性率为 80% ~ 90%。淋巴结内组织液培养阳性率为 71.8%，淋巴结穿刺在各种穿刺中最为安全且简便易行，患者痛苦小。而肝、脾穿刺液虽含虫体数多，阳性率高达 90% ~ 99%，但易损伤组织，不宜作为常规标本采集方法。

2. 操作方法　取自患者骨髓或淋巴结的穿刺物，立即注入培养基中，将培养管置于20~25℃温箱中培养。如果接种的虫体数量较多，3 d 后就可见到前鞭毛体，一般要在接种后 7~10 d 才出现显著生长，偶尔 2~3 周后才查见前鞭毛体。所以，接种虫体后应观察 1 个月左右，如仍查不到前鞭毛体，则可确定阴性结果。

第六节　动 物 接 种

常规进行的寄生虫病原学诊断，有时会因感染度低或标本取材部位的差异等原因导致漏检。通过动物接种方法可增加虫体密度，有助于获得阳性结果。

一、杜氏利什曼原虫动物接种

取患者骨髓或淋巴结穿刺物，或皮肤型黑热病患者的皮肤刮取物，加适量无菌生理盐水稀释后腹腔接种仓鼠或 BALB/c 小鼠，每鼠接种 0.5 mL，1~2 个月后处死接种的动物，取脾、肝或骨髓印片或涂片，瑞氏或吉姆萨染色后镜检无鞭毛体。

二、刚地弓形虫动物接种

所有的实验动物均能被刚地弓形虫感染，通常使用大白鼠和小白鼠。大白鼠为慢性感染，适合保存虫株，而在小白鼠腹腔液中弓形虫大量繁殖，导致小白鼠几天内死亡。

取患者脑脊液、淋巴结组织液或死亡不久的畸胎儿脑组织液 0.5~1.0 mL，注射于体重 18~25 g 健康小白鼠腹腔内，2~3 周后抽取小鼠腹腔液涂片检查，可见滋养体集于腹腔巨噬细胞内，少数散于细胞外。

小　结

病原学诊断是寄生虫病确诊的依据，常用方法有粪便及肛周检查、血液检查、其他体液检查、活组织检查、寄生虫体外培养及动物接种。其中粪便及血液检查是最常用的病原学诊断方法。

复习思考题

1. 常用的粪便检查方法有哪些？指出可检出的寄生虫虫种和虫期。
2. 饱和盐水浮聚法的原理是什么？
3. 如何制备厚薄血膜涂片？
4. 血涂片检查可诊断哪些寄生虫病？请写出能查见的寄生虫发育阶段。
5. 寄生虫病活组织检查有哪些方法？可分别诊断哪些寄生虫病？

（陈金铃）

数字课程学习

▶ 教学视频　　　⬇ 教学 PPT　　　✍ 自测题

第十九章
免疫学诊断技术

寄生虫病原学诊断虽有确诊寄生虫病的优点,但对早期和隐性感染,以及晚期和未治愈的患者却常常出现漏诊,免疫学诊断方法作为辅助手段可弥补这方面的不足。随着抗原纯化技术的进步、诊断方法准确性的提高和标准化的解决,使得免疫学诊断技术更加广泛地应用于寄生虫病的临床诊断、疗效考核以及流行病学调查。本章重点介绍与寄生虫病诊断相关的免疫学诊断技术。

第一节 一般免疫学诊断技术

一、皮内试验

皮内试验(intradermal test,IDT)是以速发型超敏反应为基础的免疫学诊断方法,应用范围广。操作方法是将特异性抗原液注入皮内,观测皮丘及红晕反应,判断体内是否有某种特异性抗体存在。

皮内试验操作简单,可在短时间内观察结果。一般认为其阳性检出率可达90%以上,但特异性较低,由于寄生虫病之间有明显的交叉反应,患者治疗若干年后皮内试验仍可呈阳性反应。因此,皮内试验不能作为确诊的依据,也不宜用于疗效考核,只适用于在流行区对可疑患者进行筛选。皮内试验可用于多种寄生虫病的检测,如血吸虫病、肺吸虫病、肝吸虫病、包虫病、囊虫病、丝虫病等。

二、间接红细胞凝集试验

以红细胞作免疫配体的载体并使之致敏,致敏的红细胞与特异性抗体结合而产生凝集,抗原与抗体间的特异性反应由此而显现。常用的红细胞为绵羊或人(O型)红细胞,作为抗原或抗体的载体。目前均用醛化红细胞,可保存半年而不失其免疫吸附性能。操作方法如下。

1. 致敏红细胞 将4℃保存的醛化红细胞,用pH 7.2的磷酸缓冲盐溶液(PBS)洗1~2次,并用此PBS配成2.5%红细胞悬液,与等量的1:20 000鞣酸混合,置于37℃水浴20 min,不断摇动,进行鞣化。离心后弃上清液,用pH 7.2的PBS洗1次,以pH 6.4

的 PBS 配成 10% 红细胞悬液。每份悬液加等量适当稀释的抗原液，悬于 37℃水浴箱中 30 min（每 5 min 振动 1 次），经 2 000 r/min 离心 5 min，弃上清液。沉淀的红细胞用含有 1% 健康兔血清的 pH 7.2 的 PBS 洗 2 次，充分洗去游离的抗原或抗体，再用含 1% 健康兔血清的 pH 7.2 的 PBS 配成 2% 致敏红细胞悬液，加 0.1% 叠氮化钠防腐。储存于 4℃或减压冻干备用。冻干以后的致敏红细胞其凝集效价不变，亦无自凝现象，在 4~6℃可保存 6 个月。

2. 微量血凝试验　在微量血凝板上，将标本倍比稀释，每孔含稀释血清 0.025 mL，同时设不含标本的稀释液为对照孔。每孔加入 0.5% 致敏红细胞悬液 0.025 mL，充分混匀，置于室温 1~2 h，即可观察结果。

3. 结果判定　根据血细胞在孔底的沉淀型而定。

＋＋＋＋：100% 红细胞凝集，凝集颗粒均匀地分布在整个孔底，呈薄膜状。

＋＋＋：75% 红细胞凝集，孔底红细胞呈液滴状，凝集边缘不整齐。

＋＋：50% 红细胞凝集，孔底形成环状，周围有凝集颗粒，但不成膜状。

＋：25% 红细胞凝集，孔底形成一个小团，但小团边缘不整齐，周围有少量凝集。

—：红细胞完全不凝集，红细胞在孔底形成小团，小团边缘整齐，周围无凝集颗粒。

呈明显阳性反应（＋）的最高稀释度为该血清的滴度或效价。

反向间接血凝试验的操作和判断与间接血凝试验一样，反向间接血凝试验仅仅是用抗体致敏红细胞来检测组织悬液或细胞培养液中的抗原。

间接红细胞凝集试验用于多种寄生虫病的检测，操作简便，特异性和敏感性高，适宜于寄生虫病的辅助诊断和现场流行病学调查。现已用于诊断疟疾、阿米巴病、弓形虫病、血吸虫病、猪囊尾蚴病、旋毛虫病、肺吸虫病和肝吸虫病等。

三、间接荧光抗体试验

1. 间接荧光抗体试验原理　将抗原与未标记的特异性抗体结合，然后使之与荧光标记的抗免疫球蛋白抗体结合，结合上的免疫抗体在荧光显微镜下可发荧光。最常用的荧光素为异硫氰基荧光素（fluorescein isothiocyanate，FITC）。本法具有较高的敏感性、特异性和重现性等优点，除可用于寄生虫病的快速诊断，流行病学调查和疫情监测外，还可用于组织切片中抗原定位以及在细胞和亚细胞水平观察和鉴定抗原、抗体和免疫复合物。现已用于诊断疟疾、丝虫病、血吸虫病、肺吸虫病、肝吸虫病、棘球蚴病及弓形虫病。

2. 操作方法

（1）滴加 0.01 mol/L，pH 7.4 的 PBS 于已知抗原标本片，10 min 后弃去，使标本片保持一定湿度。

（2）滴加 0.01 mol/L，pH 7.4 的 PBS 适当稀释的待检抗体标本，覆盖已知抗原标本片。将载玻片置于湿盒内，37℃保温 30 min。

（3）取出载玻片，置于载玻片架上，先用 0.01 mol/L，pH 7.4 PBS 洗 1~2 次，然后按顺序经 0.01 mol/L，pH 7.4 PBS 3 缸浸泡，每缸 5 min，不时振荡。

（4）取出载玻片，用滤纸吸去多余水分，但不使标本干燥，滴加一滴一定稀释度的荧光标记的抗人球蛋白抗体。

（5）将载玻片平放在湿盒内，37℃保温 30 min。

（6）取出载玻片，置于载玻片架上，先用 0.01 mol/L，pH 7.4 PBS 冲洗 1～2 次，然后按顺序经 0.01 mol/L，pH 7.4 PBS 3 缸浸泡，每缸 5 min，不时振荡。

（7）取出载玻片，用滤纸吸去多余水分，滴加一滴缓冲甘油，再覆以盖玻片。

（8）荧光显微镜高倍视野下观察，判定结果。

四、酶联免疫吸附试验

1. 原理　抗原或抗体能物理性地吸附于固相载体表面，并保持其免疫学活性。抗原或抗体可通过共价键与酶连接形成酶结合物，且保持其免疫学和酶学活性。酶结合物与相应抗原或抗体结合后，可根据加入底物的颜色反应来判定是否有免疫反应的存在，且颜色反应的深浅与标本中相应抗原或抗体的量成正比例，因此，可以按底物显色的程度目测或用酶标仪测定 OD 值判定结果。

2. 操作方法

（1）包被抗原。用包被液（0.05 mol/L pH 9.6 碳酸缓冲液）将抗原作适当稀释，一般为 1～10 μg/ 孔，每孔加 200 μl，37℃温育 1 h 后，4℃冰箱放置 16～18 h。

（2）洗涤。弃尽板孔中液体，加入洗涤液（0.01 mol/L pH 7.4 PBS 缓冲液配制的 PBST）200 μL，静置 3 min，重复 3 次，最后将反应板倒置在吸水纸上，使孔中洗涤液流尽。

（3）加被检血清。用稀释液（0.01 mol/L pH 7.4 的 PBS 缓冲液配制的 PBST）稀释被检血清作几种稀释，每孔加稀释血清 200 μL。同时作稀释液对照。37℃孵育 2 h。

（4）洗涤。弃尽板孔中液体，加入洗涤液 200 μL，静置 3 min，重复 3 次，最后将反应板倒置在吸水纸上，使孔中洗涤液流尽。

（5）加入 PBST 稀释的酶标记抗体 200 μL，37℃孵育 1 h。

（6）如上洗涤，甩干后即刻加入新鲜配制的底物溶液（邻苯二胺）100 μL，暗盒室温放置 15 min。

（7）每孔加入终止液（2 mol/L H_2SO_4）50 μL。

（8）酶标仪测定吸光值。

由于 ELISA 法一方面建立在抗原与抗体免疫学反应的基础上，故其具有特异性；另一方面又由于酶标记抗原或抗体是酶分子与抗原或抗体分子的结合物，它可以催化底物分子发生反应，产生放大作用，正因为此种放大作用而使本法具有很高的敏感性。

本法可用于宿主体液、排泄物和分泌物内特异抗体或抗原的检测。已用于多种寄生虫感染的诊断和血清流行病学调查。

五、免疫印迹试验

1. 原理　由十二烷基硫酸钠－聚丙烯酰胺凝胶电泳（SDS-PAGE），电转印及固相酶免疫试验三项技术结合为一体的一种特殊的分析检测技术，用于分析蛋白抗原和鉴别生物学活性抗体成分。

2. 操作方法

（1）制备样品　将样品经蛋白裂解液裂解后，4℃，13 000 g 离心 15 min，取上清液备用。

（2）电泳 制备电泳凝胶，进行 SDS-PAGE。

（3）转移（半干式转移）

1）电泳结束后将胶条割至合适大小，用转膜缓冲液平衡，5 min×3 次。

2）预先裁好与胶条同样大小的滤纸和 NC 膜，浸入转膜缓冲液中 10 min。

3）转膜装置从下至上依次按阳极碳板、滤纸、NC 膜、凝胶、滤纸、阴极碳板的顺序放好，滤纸、凝胶、NC 膜精确对齐，每一步去除气泡。接通电源，250 mA，转移 1.5 h。转移结束后，断开电源将膜取出，割取待测膜条做免疫印迹。

（4）免疫反应

1）用 TBST 洗膜，5 min×3 次。

2）加入包被液（5% 脱脂奶粉），平稳摇动，室温 2 h。

3）弃包被液，用 TBST 洗膜，5 min×3 次。

4）加入一抗（按合适稀释比例用 TBST 稀释，液体必须覆盖膜的全部），4℃放置 12 h 以上。

5）弃一抗，用 TBST 分别洗膜，5 min×4 次。

6）加入辣根过氧化物酶偶联的二抗（按合适稀释比例用 TBST 稀释），平稳摇动，室温 2 h。

7）弃二抗，用 TBST 洗膜，5 min×4 次。

8）加入显色液，避光显色至出现条带时放入双蒸水中终止反应。

免疫印迹试验是一项高敏感和高特异的诊断方法，具有很大发展潜力。可用于寄生虫免疫检测和流行病学调查。

第二节 寄生虫学特殊免疫学诊断技术

一、血吸虫环卵沉淀试验

以完整血吸虫虫卵为抗原的特异免疫血清学试验（也有用血吸虫病鼠肝组织制成的石蜡切片为抗原），成熟虫卵内毛蚴或胚胎分泌排泄的抗原物质经卵壳微孔渗出，与检测血清内的特异抗体结合，可在虫卵周围形成特殊的复合物沉淀，在光镜下判读反应强度，并计数反应卵的百分率即环沉率。环卵沉淀试验为诊断血吸虫病的血清学方法之一，也可用作临床疗效考核、血清流行病学调查及疫情监测。

（一）操作方法

用载玻片或凹玻片进行，加样本血清后，挑取适量鲜卵或干卵（100～150 个，从感染动物肝分离），盖以 24 mm×24 mm 盖片，用石蜡密封，37℃保温，48 h 后，低倍镜观察结果，必要时需观察 72 小时的反应结果。典型的阳性反应为在虫卵周围形成泡状、指状、片状或细长卷曲状的折光性沉淀物，边缘整齐，与卵壳牢固粘连。阴性反应必须观察全片；阳性者观察 100 个成熟卵，计算环沉率及反应强度。

环沉率是指 100 个成熟虫卵中出现沉淀物的虫卵的百分数。凡环沉率 ≥ 5% 者可报告为阳性（在基本消灭和已消灭血吸虫病的地区，环沉率 ≥ 3% 者即可判为阳性），1%～4% 者为弱阳性。环沉率在治疗上具有参考意义。

（二）沉淀反应强度判断标准

"–"：虫卵周围光滑，无沉淀物；或有直径 <10 μm 的泡状沉淀物。

"+"：虫卵周围泡状沉淀物直径 >10 μm，出现泡状沉淀物的虫卵外围长度小于虫卵周长的 1/4；或细长卷曲状沉淀物小于虫卵长径；或沉淀物累计面积小于虫卵面积的 1/2。

"++"：出现泡状沉淀物的虫卵外围长度大于虫卵周长的 1/4；或细长卷曲状沉淀物相当于或超过虫卵长径；或沉淀物累计面积大于虫卵面积的 1/2。

"+++"：出现泡状沉淀物的虫卵外围长度大于虫卵周长的 1/2；或细长卷曲状沉淀物相当于或超过虫卵长径的 2 倍；或沉淀物累计面积相当或超过虫卵的面积（图 19-1）。

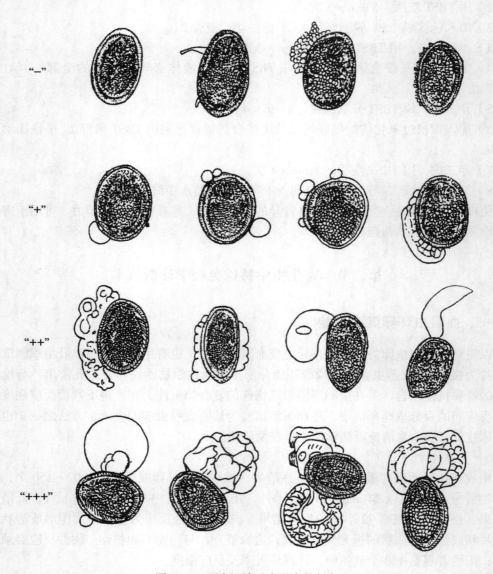

图 19-1　环卵沉淀反应强度的判定

二、弓形虫染色试验

染色试验（dye test，DT）是诊断弓形虫病的一种经典方法，具有高度的特异性和敏感性。其主要缺点是需要活的虫体和人血清，具有一定的危险性，检测有一定的局限性。

（一）原理

将活的弓形虫滋养体与正常血清混合后，在37℃作用1 h或室温下数小时后，大多数虫体失去原有的新月形特征，变为椭圆形或圆形，此时用碱性的亚甲蓝染色则胞质会深染。相反，将虫体与免疫血清和补体（辅助因子）混合时，仍能保持原有形态，对碱性亚甲蓝不着色。

（二）材料和试剂

1. 辅助因子　取正常人血清与弓形虫速殖子混合，于37℃作用1h，有90%以上虫体被亚甲蓝染色，该血清方可使用，分装后置于–20℃保存备用。

2. 抗原制备　弓形虫速殖子经腹腔感染小鼠，3日后抽取腹腔液以生理盐水离心（3 000 r/min×10 min）3次，收集虫体，用含补体的血清稀释后，将虫液调至50个虫体/高倍视野。

3. 碱性亚甲蓝溶液　将亚甲蓝10 g溶于100 mL乙醇（95%），制备成饱和乙醇溶液，过滤。取3 mL溶液与10 mL临时配制的碱性缓冲液（pH 11.0）混合。

4. 待检血清　血清灭活（56℃，30 min）后，4℃保存备用。

5. 检测　将待检血清经生理盐水倍比稀释，每管0.1 mL倍比稀释的血清加抗原液0.1 mL，置于37℃水浴1h，加碱性亚甲蓝溶液0.02 mL/管，继续水浴15 min后，自每管取悬液1滴镜检。

6. 结果判断　镜下记数100个弓形虫速殖子，统计着色和不着色速殖子数，以50%虫体不着色的血清稀释度为该份受检血清的最高稀释度。以血清稀释度1∶8阳性者判断为隐性感染；1∶125阳性者判断为活动性感染；1∶1 024及以上者判断为急性感染。

三、旋毛虫环蚴沉淀试验

取50~100条脱囊的旋毛虫活幼虫（也可用空气干燥幼虫或冻干幼虫），放入待检血清中，37℃温育24 h，如果1条以上幼虫体表出现袋状或泡状沉淀物附着，即为阳性反应。

旋毛虫环蚴沉淀试验具有较高的特异性和敏感性，阳性率可高达97%以上，与常见的线虫（蛔虫、鞭虫、钩虫、丝虫）无交叉反应。一般在感染后的第3周末或临床症状出现后10~20 d即可呈现阳性反应。环蚴沉淀试验操作简单，无须任何特殊设备且有较高的特异性和敏感性。

小　结

与寄生虫病诊断相关的免疫学方法主要包括一般的免疫学诊断技术（皮内试验、间接红细胞凝集试验、间接荧光抗体试验、酶联免疫吸附试验和免疫印迹试验）以及寄生虫学特殊的免疫学诊断技术（环卵沉淀试验、染色试验和环蚴沉淀试验）。

复习思考题

1. 环卵沉淀试验的原理是什么？如何操作？
2. 酶联免疫吸附试验的原理是什么？
3. 环沉率是什么？沉淀反应强度判断标准是什么？
4. 弓形虫染色试验的原理是什么？

（陈金铃）

数字课程学习

▶ 教学视频　　　⤓ 教学 PPT　　　✎ 自测题

第二十章
分子生物学诊断技术

新近发展的分子生物学诊断技术即基因、核酸和蛋白质诊断技术，在寄生虫病的诊断中显示了高度的敏感性和特异性，同时具有早期诊断和确定现症感染等优点。本项技术主要包括 DNA 探针（DNA probe）、聚合酶链反应（polymerase chain reaction，PCR）和生物芯片技术（biochip）。

第一节　DNA 探针和 PCR 技术

一、DNA 探针技术

DNA 探针（或称基因探针）是指用放射性核素、生物素、酶或其他半抗原标记的特定 DNA 片段。在其与 DNA 样本杂交过程中，借助上述标记物可探查出特异性或差异性 DNA。双链 DNA 的变性和复性特点是本技术的基础。经加热，或在强酸、强碱作用下，双链 DNA 氢键被破坏，双股链分离，变成单链（此即变性）；而当条件缓慢变为中性或温度下降（50℃左右）时，氢键恢复，分开的两股单链又重新合为互补的双链结构，此即复性。DNA 探针分子杂交就是将样本 DNA 分子经上述条件处理后，使其变性为单链状态，固定在载体硝酸纤维素膜上，再与经小分子标记的 DNA 探针单链分子混合，在一定条件下使它们互补杂交结合。将未杂交的成分洗脱后，标记物显色，即可观察结果。

目前 DNA 探针已用于疟原虫、隐孢子虫、贾第虫、锥虫、巴贝西虫、弓形虫、丝虫、血吸虫、棘球蚴、猪带绦虫、肝片吸虫和猪囊尾蚴等虫种的鉴定和相应疾病的诊断。

二、PCR 技术

聚合酶链反应（PCR）或多聚酶链反应是一种对特定的 DNA 片段在体外进行快速扩增的方法。该方法操作简便，在数小时内可使几个拷贝的模板序列甚至一个 DNA 分子扩增 $10^7 \sim 10^8$ 倍。PCR 是在试管中进行的 DNA 复制反应，基本原理主要由高温变性、低温退火和适温延伸 3 个步骤反复的热循环构成：即在高温（95℃）下，待扩增的靶 DNA 双链受热变性成为两条单链 DNA 模板；而后在低温（37～55℃）情况下，2 条人工合成的寡核苷酸引物与互补的单链 DNA 模板结合，形成部分双链；在 Taq 酶的最适温度（72℃）

下，以引物 3′ 端为合成的起点，以单核苷酸为原料，沿模板以 5′→3′ 方向延伸，合成 DNA 新链。这样，每一双链的 DNA 模板，经过一次解链、退火、延伸 2 个步骤的热循环后就成了 2 条双链 DNA 分子。如此反复进行，每一次循环所产生的 DNA 均能成为下一次循环的模板，每一次循环都使两条人工合成的引物间的 DNA 特异区拷贝数扩增 1 倍，PCR 产物以 2^n 的指数形式迅速扩增，经过 25～30 个循环后，理论上可使基因扩增 10^9 倍以上，实际上一般可达 10^6～10^7 倍。将扩增产物进行电泳，经溴化乙锭染色，在紫外灯照射下（254 nm）一般都可见到 DNA 的特异扩增区带。

PCR 具有特异性强、敏感性高、操作简便、快速、样品处理简单等优点。反应过程可在 PCR 仪内自动进行。除常规 PCR 外，还有诸如 RTPCR、巢氏 PCR、复合 PCR、非对称 PCR 和免疫 PCR 等多种 PCR 技术。目前，PCR 技术多用于寄生虫病的基因诊断、分子流行病学研究和种株鉴定、分析等领域。现已用于诊断利什曼原虫病、疟疾、弓形虫病、阿米巴病、旋毛虫病、锥虫病、隐孢子虫病、贾第虫病、猪带绦虫病和丝虫病等。

第二节　生物芯片技术

生物芯片采用原位制备或制备后交联等方法，将数目不等的探针分子如 cDNA、寡核苷酸、多糖、多肽、蛋白质及细胞或组织切片等生物样品，按设计序列固化于固相载体（硝酸纤维素膜、尼龙膜、聚丙烯酰胺膜或玻璃片等），然后与放射性核素或荧光素等活性物质标记的生物靶分子（核酸或蛋白质等）进行杂交，通过激光共聚焦扫描仪或 CCD 扫描仪，以及计算机分析软件对各待检物（DNA、细胞、蛋白质以及其他生物组分）进行准确、快速的检测，从而获得大量信息。常用生物芯片为基因芯片（gene chip）和蛋白质芯片（protein chip）。

一、基因芯片

基因芯片是生物芯片技术中发展最成熟和最先实现商品化的产品。基因芯片是指将大量特定的寡核苷酸片段或基因片段，有规律地排列固定于支持物表面，样品 DNA，通过 PCR 扩增、体外转录等技术掺入荧光标记分子作为探针，然后按碱基配对原理进行杂交，再通过荧光检测系统等对芯片进行扫描，并配以计算机系统对荧光信号做出比较和检测，从而迅速得出所要的信息。据载体上固定的 DNA 种类的不同，基因芯片可分为寡核苷酸芯片、cDNA 芯片和 Genomic 芯片 3 种。而按照基因芯片的用途，又可分为表达谱芯片、诊断芯片、指纹图谱芯片、测序芯片、毒理芯片等，比较成熟的产品是检测基因突变的基因诊断芯片和检测细胞基因表达水平的基因表达谱芯片。

1. 芯片制备　成功地制作芯片，需要具备 3 方面的条件：准备固定在芯片上的生物分子样品、芯片片基和制作芯片的仪器。

2. 探针的准备　从血液或活组织中获取的 DNA/RNA/mRNA 样品首先进行 PCR 扩增以提高阅读灵敏度，为了获得基因的杂交信号必须在 PCR 扩增过程中对目的基因进行标记，标记方法有荧光标记法、生物素标记法、放射性核素标记法等。标记后须去除标记反应中的杂质和未掺入的标记物，才能进行下一步的杂交。

对于表达芯片分析，常用的有以下几种方法制备和标记探针：将纯化的样品 mRNA

通过特定的引物反转录合成单链 cDNA 探针，在合成的过程中掺入标记物；或者先将待测样品的 RNA 反转录合成 cDNA，再进一步通过加入标记物进行体外转录合成 cRNA 单链探针；或者将合成的 cDNA 加标记物和特殊引物进行 PCR 扩增，制备标记的双链 DNA 探针。

3. 杂交　基因芯片的杂交应用碱基配对原理，使互补链杂交，但要根据探针的类型、长度以及研究目的的不同，选择不同的优化杂交条件。如用于基因表达检测，杂交时需要高盐浓度、样品浓度高、低温和长时间（往往要求过夜），但严谨性要求则比较低，这有利于增加检测的特异性和低拷贝基因检测的灵敏度；若用于突变检测，要鉴别出单碱基错配，则需要在短时间内、低盐、高温条件下高严谨性杂交；用于多态性分析或者基因测序时，须检测每个核苷酸或突变位，通常设计出一套四种寡聚核酸，在靶序列上跨越每个位点，只在中央位点碱基有所不同，根据每套探针在某一特定位点的杂交严谨程度，即可测定出该碱基的种类。

4. 信号检测　生物芯片和样品探针杂交完毕后，就需要对杂交结果进行图像采集和分析。一般膜芯片的杂交都用放射性核素 ^{32}P 和 ^{33}P 作标记，其信号的检测需通过传统的磷光成像系统来完成。而对于用荧光标记的玻璃芯片杂交后的检测，则需要用专门的荧光芯片扫描仪。

5. 结果分析　一般化学发光物质（如荧光染料）标记样品成像过程与放射性类似。由于杂交时产生序列重叠，会有成百上千的杂交点出现在图谱上，形成极为复杂的杂交图谱。序列重叠虽然可为每个碱基的正确读出提供足够的信息，可提高序列分析的可靠性，但大大增加了信息处理量。一般这些图谱的多态性处理与存储都由专门设计的软件来完成。

6. 生物信息学分析　生物信息学在基因芯片研究开发中涉及基因表达信息分析管理系统及其分析工具和分析方法。

（1）基因表达数据库　基因表达数据库是整个基因表达信息分析管理系统的核心。微阵列数据库起着数据储存和查询、各种相关信息的整合作用。

（2）分析方法　选择分析方法的基本标准是能够简化原始数据，结果直观，使研究者能在极大量基因表达数据中解析出正确的基因表达谱和功能信息。微阵列数据分析简单来说就是对微阵列高密度杂交点阵图像处理并从中提取杂交点的荧光强度信号进行定量分析，通过有效数据的筛选和相关基因表达谱的类聚，最终整合杂交点的生物学信息，发现基因的表达谱与功能可能存在的联系。

二、蛋白质芯片

蛋白质芯片亦被称为蛋白质微阵列，蛋白芯片的技术将大量蛋白质、蛋白质检测试剂或检测探针按预先设置的排列固化于固相载体（硝酸纤维素膜、尼龙膜、聚丙烯酰胺膜或玻璃片等）组成密集的微阵列，能够高通量地测定蛋白质的生物活性，蛋白质与大分子和小分子的相互作用，或者用于高通量定性和定量检测蛋白质。蛋白质芯片的出现为我们提供了一种比传统的凝胶电泳、Western blot 及 ELISA 更为方便和快速的研究蛋白质的方法。

蛋白质芯片分为固相表面型芯片、微孔型芯片、毛细管电泳型芯片、液相载体型芯片和细胞组织型芯片。

✎ 小　结

分子生物学诊断寄生虫病的技术主要包括 DNA 探针、聚合酶链反应和生物芯片技术。其中 PCR 技术运用较广，多用于寄生虫病的基因诊断、分子流行病学研究和种株鉴定、分析等领域。

复习思考题

1. 聚合酶链反应的原理是什么？
2. 生物芯片技术的原理是什么？

（陈金铃）

数字课程学习

▶ 教学视频　　　⬇ 教学 PPT　　　✎ 自测题

参 考 文 献

［1］吴观陵. 人体寄生虫学［M］. 4 版. 北京：人民卫生出版社，2013.

［2］潘长旺，阴赪宏. 广州管圆线虫病［M］. 北京：人民卫生出版社，2007.

［3］李朝品. 人体寄生虫学实验研究技术［M］. 北京：人民卫生出版社，2008.

［4］李朝品. 医学节肢动物学［M］. 北京：人民卫生出版社，2009.

［5］高兴政. 医学寄生虫学［M］. 4 版. 北京：北京大学医学出版社，2015.

［6］陈家旭. 寄生虫病检测技术［M］. 北京：人民卫生出版社，2011.

［7］汤林华，许隆祺，陈颖丹. 中国寄生虫病防治与研究［M］. 北京：北京科学技术出版社，2012.

［8］李朝品，高兴政. 医学寄生虫图鉴［M］. 北京：人民卫生出版社，2012.

［9］段义农，王中全，方强，等. 现代寄生虫病学［M］. 2 版. 北京：人民军医出版社，2015.

［10］吴忠道，汪世平. 临床寄生虫学检验［M］. 3 版. 北京：中国医药科技出版社，2015.

［11］周晓农. 2015 年全国人体重点寄生虫病现状调查报告［M］. 北京：人民卫生出版社，2018.

［12］诸欣平，苏川. 人体寄生虫学［M］. 9 版. 北京：人民卫生出版社，2019.

［13］汪世平. 医学寄生虫学［M］. 3 版. 北京：高等教育出版社，2014.

［14］Gerald D Schmidt，Larry S Roberts. Foundations of Parasitology［M］. 9th ed. New York：McGraw-Hill，2013.

附录一
医学寄生虫学病相关国家标准和卫生行业标准